Tobias Sambale, Lars Bräuer

**Anatomie lernen mit Fällen**

Tobias Sambale, Lars Bräuer

# Anatomie lernen mit Fällen

1. Auflage

**Unter Mitarbeit von:** Sabrina Grötz, München

ELSEVIER

Elsevier GmbH, Bernhard-Wicki-Str. 5, 80636 München, Deutschland
Wir freuen uns über Ihr Feedback und Ihre Anregungen an kundendienst@elsevier.com

ISBN 978-3-437-28780-0
eISBN 978-3-437-06315-2


1. Auflage 2023


**Wichtiger Hinweis**
Die medizinischen Wissenschaften unterliegen einem sehr schnellen Wissenszuwachs. Der stetige Wandel von Methoden, Wirkstoffen und Erkenntnissen ist allen an diesem Werk Beteiligten bewusst. Sowohl der Verlag als auch die Autorinnen und Autoren und alle, die an der Entstehung dieses Werkes beteiligt waren, haben große Sorgfalt darauf verwandt, dass die Angaben zu Methoden, Anweisungen, Produkten, Anwendungen oder Konzepten dem aktuellen Wissensstand zum Zeitpunkt der Fertigstellung des Werkes entsprechen.

Der Verlag kann jedoch keine Gewähr für Angaben zu Dosierung und Applikationsformen übernehmen. Es sollte stets eine unabhängige und sorgfältige Überprüfung von Diagnosen und Arzneimitteldosierungen sowie möglicher Kontraindikationen erfolgen. Jede Dosierung oder Applikation liegt in der Verantwortung der Anwenderin oder des Anwenders. Die Elsevier GmbH, die Autorinnen und Autoren und alle, die an der Entstehung des Werkes mitgewirkt haben, können keinerlei Haftung in Bezug auf jegliche Verletzung und/oder Schäden an Personen oder Eigentum, im Rahmen von Produkthaftung, Fahrlässigkeit oder anderweitig übernehmen.

**Für die Vollständigkeit und Auswahl der aufgeführten Medikamente übernimmt der Verlag keine Gewähr.**
Geschützte Warennamen (Warenzeichen) werden in der Regel besonders kenntlich gemacht (®). Aus dem Fehlen eines solchen Hinweises kann jedoch nicht automatisch geschlossen werden, dass es sich um einen freien Warennamen handelt.

**Bibliografische Information der Deutschen Nationalbibliothek**
Die Deutsche Nationalbibliothek verzeichnet diese Publikation in der Deutschen Nationalbibliografie; detaillierte bibliografische Daten sind im Internet über https://www.dnb.de abrufbar.

23 24 25 26 27 5 4 3 2 1



In ihren Veröffentlichungen verfolgt die Elsevier GmbH das Ziel, genderneutrale Formulierungen für Personengruppen zu verwenden. Um jedoch den Textfluss nicht zu stören sowie die gestalterische Freiheit nicht einzuschränken, wurden bisweilen Kompromisse eingegangen. Selbstverständlich sind **immer alle Geschlechter** gemeint.

Planung: Julia Lux
Projektmanagement: Dr. Andrea Beilmann
Redaktion und Herstellung: Hildegard Graf, Germering
Bildredaktion und Rechteklärung: Lisa Neulinger
Satz: STRAIVE, Puducherry/Indien
Druck und Bindung: Printer Trento, Trento/Italien
Umschlaggestaltung: SpieszDesign, Neu-Ulm
Titelfotografie: Marker: © AlShadsky/stock.adobe.com; Buch: © SpieszDesign

Aktuelle Informationen finden Sie im Internet unter www.elsevier.de

# Vorwort

Liebe Leserinnen und Leser,

als wir dieses Buch geplant haben, wollten wir ein kleines Wagnis eingehen. Wir können von uns beiden sagen, dass wir immer dann am besten gelernt haben, wenn wir mit einem echten Problem konfrontiert wurden. Einem Problem aus dem Alltag. Etwas, das uns emotional berührt hat. Etwas, das sich bedeutsamer angefühlt hat als bloße Zahlen und Fakten. Das Lernen gelang uns immer dann besonders gut, wenn es sich an der Realität messen lassen musste.

Lehrbücher sind zumeist so konstruiert, dass sie auf das Notwendigste reduziert sind. In diesem Buch wollten wir anders vorgehen. Wir haben für Sie Fälle entwickelt, die aus dem wirklichen Leben stammen könnten. Wir haben versucht, den Figuren eine echte Geschichte zu geben. Sie werden jungen und alten Menschen begegnen, gesunden und kranken. Sie werden in schweren Momenten bei diesen Menschen sein und erleben, wie Ärztinnen und Ärzte, Pflegende und andere Fachkräfte sie nach bestem Wissen und Gewissen versorgen. Wir hoffen, dass die ein oder andere Geschichte Sie auf eine gedankliche Reise zu diesen Menschen mitnimmt.

Und da wir mit diesem Buch etwas Neues gewagt haben, freuen wir uns auf Ihr Feedback. Wir haben die Geschichten unterschiedlich gestaltet. Einige sind etwas ausschweifender, andere ein bisschen zielstrebiger. Die eine Geschichte ist unterhaltsamer und wieder eine andere etwas ernster. Sagen Sie uns gerne, was ihnen gut gefallen hat und gerne auch, welche Ideen, Wünschen oder Kritik Sie vielleicht haben. Wir freuen uns, von Ihnen zu hören!

Nun wünschen wir Ihnen viel Spaß und Freude mit dem Buch und für Ihre Zukunft alles Gute!

Tobias Sambale und Lars Bräuer
*im Januar 2023*

# Die Autoren

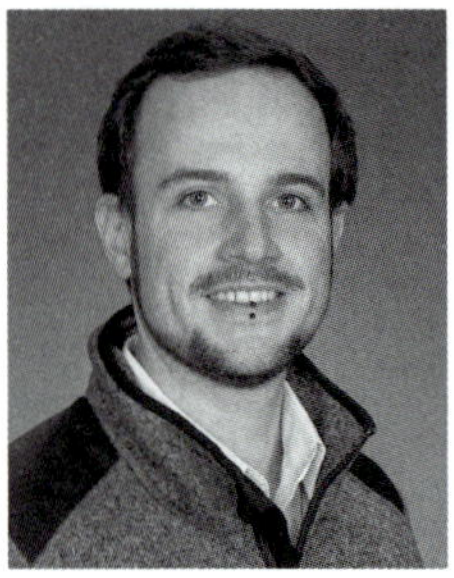

**Tobias Sambale** ist Notfallsanitäter und Autor. Er arbeitet neben seiner rettungsdienstlichen Tätigkeit für den Trainingsanbieter und Simulationstechnologie-Hersteller SKILLQUBE. Seit einigen Jahren studiert er Humanmedizin und widmet sich in seiner Freizeit dem Reisen.

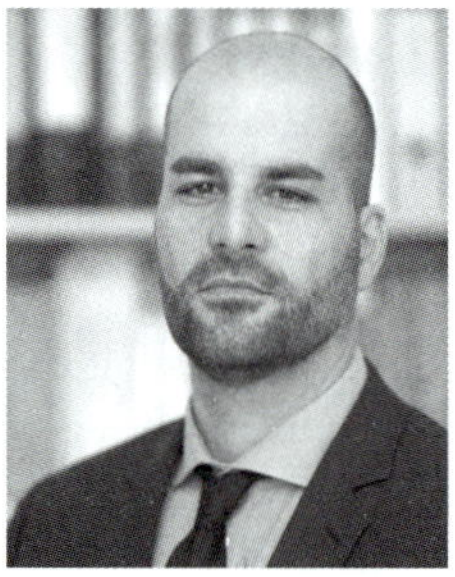

**Lars Bräuer** ist promovierter Biochemiker, Mikrobiologe und habilitierter Professor für Anatomie. Er ist Leiter der Makroskopischen Abteilung sowie stellvertretender Direktor des Instituts für Funktionelle und Klinische Anatomie der Friedrich-Alexander-Universität Erlangen-Nürnberg. Wissenschaftlich beschäftigt er sich mit Proteinen, die eine essenzielle Rolle für die Funktion des menschlichen Immunsystems spielen.

# Danksagung

Bei der Vorbereitung und Umsetzung dieses Buches ist uns sehr viel Hilfe von vielen Seiten zuteilgeworden. Herzlich bedanken möchten wir uns bei Frau Julia Lux und Frau Dr. Andrea Beilmann, ohne deren Hilfe und Geduld dieses Buch gar nicht entstanden wäre. Frau Hildegard Graf danken wir für ihre unermüdliche Redaktionsarbeit und ihre Akribie beim Finden von Fehlern. Bei Frau Sabrina Grötz möchten wir uns für ihr Fachwissen und ihre immer ehrliche, aber stets kollegiale Kritik im Begutachtungsprozess bedanken.

In das Buch sind zahlreiche klinische Abbildungen eingeflossen – für deren Zurverfügungstellung danken wir im besonderen Prof. Dr. Robert Grützmann (Chirurgische Klinik, Universitätsklinikum Erlangen), Prof. Dr. Matthias Beckmann und Dr. Michael Schneider (Universitätsfrauenklinik Erlangen), Prof. Dr. Michael Uder und Dr. Jan-Peter Roth (Radiologisches Institut, Universitätsklinikum Erlangen), Prof. Dr. Arndt Hartmann und Dr. Markus Eckstein (Pathologisches Institut, Universitätsklinikum Erlangen) sowie PD Dr. Jörg Jüngert und Dr. Gregor Siebenlist (Kinder- und Jugendklinik, Universitätsklinikum Erlangen).

Zum Schluss, aber nicht zuletzt möchten wir unseren Familien danken, die in den intensiven Phasen des Schreibens manchmal ein bisschen mehr auf uns verzichten mussten.

Tobias Sambale und Lars Bräuer
*im Januar 2023*

# Benutzerhinweise

Da Sie hier kein reguläres Lehrbuch in den Händen halten, wollen wir Ihnen eine kleine Gebrauchsanweisung ans Herz legen.

Es ist ein Arbeitsbuch. Sie sollen sich beim Lesen mit Problemen konfrontieren und durch diese Konfrontation lernen. Am Anfang des Buches finden Sie noch vor dem eigentlichen Inhaltsverzeichnis zwei spezielle Übersichten. Zum einen können Sie hier gezielt nach den gewünschten anatomischen Themen suchen, zum anderen finden Sie hier direkt die unterschiedlichen Krankheitsbilder.

Wir haben immer wieder versucht, das notwendige Wissen, das eine Gesundheitsfachkraft bei der Behandlung der vorgestellten Patientinnen und Patienten haben muss, nach dem jeweiligen Abschnitt des Falles zusammenzustellen. Da dieses Buch nicht alle Themengebiete abdecken kann, sollten Sie unbedingt ein umfangreicheres Lehrbuch zur Hand haben, um einzelne Themen zu vertiefen und besser nachvollziehen zu können. Arbeiten Sie also am besten mit zwei Büchern parallel. Am Ende eines jeden Kapitels finden Sie eine Themenübersicht und eine mögliche Zuordnung zu den curricularen Einheiten der Pflegeausbildung. Außerdem finden Sie einige Verweise „Zum Weiterlesen", die Ihnen bei der tiefergehenden Recherche helfen können. Auch haben wir am Ende eines jeden Kapitels einige Fragen „Zum Weiterdenken" gestellt, um Themen, die im eigentlichen Kapitel etwas zu kurz gekommen sind, nochmals aufzugreifen. Wenn Sie einen Begriff nicht verstehen, nutzen Sie gerne das Glossar im Anhang und wenn Sie Normwerte von Vitalparametern oder einem Laborwert brauchen, nutzen Sie die ebenfalls angefügte Tabelle.

Am besten gehen Sie so vor, dass Sie ein Kapitel durcharbeiten und ganz gezielt eigene Fragen an die einzelnen Abschnitte richten. Überlegen Sie sich, welche Informationen Ihnen fehlen und schauen Sie dann, ob Sie diese in den Verweisen „Zum Weiterlesen" oder Ihrem Lehrbuch finden. Mit diesem Wissen können Sie das Kapitel im Anschluss noch einmal lesen und Sie werden feststellen, dass Sie den Fall nun deutlich besser überblicken.

Die folgenden Kästen begleiten Sie daher durch alle Kapitel:

---

Die **Fallbeschreibungen** sind das Herzstück dieses Buches. Sie sind durch ihren Detailreichtum vielleicht etwas ungewohnt, da Sie mehr Informationen erhalten, als Sie zum Verständnis der Leiterkrankungen benötigen. Wir empfehlen Ihnen daher, stets „biopsychosozial" zu denken, wenn Sie den Fall lesen. Überlegen Sie immer, welche Aspekte (z.B. Symptome) für das naturwissenschaftliche Verständnis einer Krankheit notwendig sind, welche Aspekte (z.B. die Reaktionen der Angehörigen) für soziale Variablen beim Kranksein sorgen und welche Emotionen, Gedanken und Verhaltensweisen die vorgestellten Patienten haben. Ein junges Mädchen im Teenager-Alter hat andere Bedürfnisse als ein beruflich stark eingebundener Mann mittleren Alters.

---

**STECKBRIEF**

Die Steckbriefe am Ende eines Kapitels fassen wichtige Informationen zur jewiligen Leiterkrankung übersichtlich zusammen bzw. ergänzen sie sinnvoll. Jeder Steckbrief ist nach wichtigen Unterüberschriften, wie etwa „Epidemiologie", „Symptome" oder „Behandlung" gegliedert. Auf diese Weisen lernen Sie gleich eine sinnvolle Strukturierung zum Lernen von Krankheitsbildern kennen

| Themen im Überblick | Curriculare Einheiten der Pflegeausbildung (CE) |
|---|---|
| Jedes Kapitel hat am Ende auch eine Zusammenfassung der behandelten Themen und einer Zuordnung zu den curricularen Einheiten der Pflegeausbildung. Diese Auflistung steht in vielen Büchern am Anfang eines Kapitels. Für dieses Buch wurde sie jedoch absichtlich nach hinten gestellt, um den Verlauf des Falles nicht bereits im Vorfeld zu verraten. | |

**ZUM WEITERLESEN**

In diesen Kästen werden Empfehlungen zur tieferen Beschäftigung mit den im Kapitel behandelten Themen gegeben. Die genannten Leitlinien werden regelmäßig aktualisiert, sodass die verwendeten Links womöglich ab einem gewissen Zeitpunkt nicht mehr aktuell sind. In einem solchen Fall können Sie einfach den Namen der Leitlinie unter https://www.awmf.org im Suchfeld eingeben, um zur aktuellen Version zu gelangen.

**ZUM WEITERDENKEN**

Ebenfalls am Ende eines Kapitels finden Sie Fragen, mit denen Sie sich noch tiefergehend mit den behandelten Themen zu befassen. Dies hat auch noch einen weiteren Vorteil. Nicht alle Themen können innerhalb eines Kapitels behandelt werden. Durch die Fragen am Kapitelende bzw. die Antworten im Anhang können einige von ihnen wenigstens noch angeschnitten werden.

# Abkürzungen

| | |
|---|---|
| °C | Grad Celsius |
| γ-GT | Gamma-Glutamyltransferase |
| AAPV | Allgemeine ambulante Palliativversorgung |
| A./Aa. | Arteria/Arteriae |
| Abb. | Abbildung |
| ACD | Arteria coronaria dextra |
| ACE | Angiotensin-Converting-Enzyme |
| ACS | Arteria coronaria sinistra |
| ACS | Acute coronary syndrome, Akutes Koronarsyndrom |
| ACTH | Adrenocorticotropes Hormon |
| ADH | Antidiuretisches Hormon |
| ALL | Akute Lymphatische Leukämie |
| ALT | Alanin-Aminotransferase |
| AML | Akute Myeloische Leukämie |
| ANP | Atriales Natriuretisches Peptid |
| AP | Alkalische Phosphatase |
| ARDS | Acute Respiratory Distress Syndrome, akutes Atemnotsyndrom |
| ASS | Acetylsalicylsäure |
| AST | Aspartat-Aminotransferase |
| AT | Angiotensin |
| ATP | Adenosintriphosphat |
| AV-Knoten | Atrioventrikularknoten |
| BE | Broteinheit |
| BEL | Beckenendlage |
| BGA | Blutgasanalyse |
| BPS | Benigner paroxysmaler Lagerungsschwindel |
| BWS | Brustwirbelsäule |
| bzw. | beziehungsweise |
| CCD | Centrum-Collum-Diaphysenwinkel |
| CCP | Cerebral Perfusion Pressure; zerebraler Perfusionsdruck |
| cCT | Craniale Computertomographie |
| CE | Curriculare Einheit |
| Cl | Chlorid |
| CLL | Chronische Lymphatische Leukämie |
| $cmH_2O$ | Zentimeter Wassersäule |
| CML | Chronische Myeloische Leukämie |
| CNI | Chronische Niereninsuffizienz |
| $CO_2$ | Kohlendioxid |
| COPD | Chronic Obstructive Pulmonary Disease; Chronisch obstruktive Lungenerkrankung |
| CRH | Corticotropin-Releasing-Hormone |
| CRP | C-reaktives Protein |
| CT | Computertomographie |
| d.h. | das heißt |
| dB | Dezibel |
| DGE | Deutsche Gesellschaft für Ernährung |
| DGVS | Deutsche Gesellschaft für Gastroenterologie, Verdauungs- und Stoffwechselkrankheiten |
| DNA/DNS | Deoxyribonucleic acid/Desoxyribonukleinsäure |
| DOAKS | Direkte orale Antikoagulanzien |
| DRU | Digitale rektale Untersuchung |
| DSO | Deutsche Stiftung Organtransplantation e. V. |
| DXA | Dual Energy X-ray Absorptiometry |
| etc. | et cetera/und so weiter |
| EEG | Elektroenzephalogramm |
| EKG | Elektrokardiogramm |
| EPO | Erythropoetin |
| $FiO_2$ | Sauerstoffanteil der Einatemluft |
| g | Gramm |
| GABA | Gamma-Aminobuttersäure |
| GFR | Glomeruläre Filtrationsrate |
| GOT | Aspartat-Aminotransferase |
| GPT | Alanin-Aminotransferase |
| $H^+$ | Wasserstoff |
| $H_2O$ | Wasser |
| $HCO_3$ | Bikarbonat |
| $H_2CO_3$ | Kohlensäure |
| HDL | High Density Lipoprotein |
| HLA | Humanes Leukozytenantigen |
| HOPS | Hirnorganisches Psychosyndrom |
| HWS | Halswirbelsäule |
| i.d.R. | in der Regel |
| IARC | Internationale Krebsforschungsagentur |
| ICP | Intracranial Pressure; intrakranieller Druck |
| iFOBT | Immunologischer fäkaler okkulter Bluttest |
| Ig | Immunglobulin |
| IRDS | Infant Respiratory Distress Syndrome, kindliches Atemnotsyndrom |
| kcal | Kilokalorie |
| KE | Kohlenhydrateinheit |
| kg | Kilogramm |
| kgKG | Kilogramm Körpergewicht |
| KHK | Koronare Herzkrankheit |
| kHz | Kilohertz |
| kJ | Kilojoule |
| kPA | Kilopascal |
| l | Liter |
| LCA | Left Coronary Artery, linke Koronararterie |
| LDH | Laktatdehydrogenase |
| LDL | Low Density Lipoprotein |
| LWK | Lendenwirbelkörper |
| LWS | Lendenwirbelsäule |
| M./Mm. | Musculus/Musculi |
| m | Meter |
| $m^2$ | Quadratmeter |
| MAD | mittlerer arterieller Blutdruck |
| MAO | Monoaminooxidase |
| MAP | Mean Arterial Pressure; mittlerer arterieller Blutdruck |
| mg/L | Milligramm pro Liter |
| MHC | Major Histocompatibility Complex |
| MKG | Mund-Kiefer-Gesicht |
| min | Minute |
| ml | Milliliter |
| mm | Millimeter |
| mmHG | Millimeter Quecksilbersäule |
| mmol/L | Millimol pro Liter |
| MRT | Magnetresonanztomogramm |
| ms | Millisekunden |

**mV** Millivolt
**N./Nn.** Nervus/Nervi
**NA** Natrium
**NAPQI** N-Acetyl-p-benzochinonimin
**NKCC** Natrium-Kalium-2-Chlorid-Symporter
**NSAR** Nichtsteroidales Antirheumatikum
**NSTEMI** Non ST-segment elevation myocardial infarction, Nicht-ST-Streckenhebungsinfarkt
**NPV** Negativ prädiktiver Wert
**OP** Operation, auch: Operationssaal
**p.c.** post conceptionem; ab Empfängnis
**p.m.** post menstruationem; ab letzter Menstruation
**PAL** Physical Activity Level
**PALS** Periarterielle Lymphozytenscheiden
**$PaO_2$** Sauerstoffpartialdruck des arteriellen Blutes
**$pCO_2$** Kohlendioxidpartialdruck
**PCR** Polymerase Chain Reaction, Polymerase Kettenreaktion
**PDA** Periduralanästhesie
**PKD** Periduralkatheter
**PNS** Peripheres Nervensystem
**$pO_2$** Sauerstoffpartialdruck
**PPV** Positiv prädiktiver Wert
**PTCA** Perkutane transluminale Koronarangioplastie
**QL** Querlage
**R./Rr.** Ramus/Rami
**RAAS** Renin-Angiotensin-Aldosteron-System
**RCX** Ramus circumflexus
**RCA** Right Coronary Artery, rechte Koronararterie
**RIVA** Ramus interventricularis anterior
**RNA/RNS** Ribonucleic acid/Ribonukleinsäure
**s** Sekunden
**SAPV** Spezialisierte ambulante Palliativversorgung
**SGB** Sozialgesetzbuch
**SL** Schädellage
**SSW** Schwangerschaftswoche
**STEMI** ST-segment elevation myocardial infarction, ST-Streckenhebungsinfarkt
**Tab.** Tabelle
**TIPS** Transjugulärer intrahepatischer portosystemischer Shunt
**TRAK** TSH-Rezeptor-Antikörper
**TRH** Thyreotropin-Releasing-Hormon
**TSH** Thyroideastimulierendes Hormon
**u.a.** unter anderem
**U/L** Unit pro Liter
**UV** ultraviolett
**V./Vv.** Vena/Venae
**v.a.** vor allem
**W** Watt
**WCRF** World Cancer Research Fund
**z.B.** zum Beispiel
**ZNS** Zentrales Nervensystem
**ZVK** Zentraler Verweilkatheter

# Abbildungsnachweis

Der Verweis auf die jeweilige Abbildungsquelle befindet sich bei allen Abbildungen im Werk am Ende des Legendentextes in eckigen Klammern.

| | |
|---|---|
| **A400** | Reihe Pflege konkret, Elsevier GmbH, Urban & Fischer Verlag, München |
| **E650** | Cohen, B. A.: Pediatric Dermatology, Elsevier/Mosby, 3rd ed. 2005 |
| **E1102** | Daniel, S. J. et al.: Mosby's Dental Hygiene, Elsevier, 2nd ed. 2008 |
| **E1103** | Power-Kean, K. et al.: Huether and McCance's Understanding Pathophysiology, 2ed edition. Elsevier, 2022 |
| **G704-002** | Hagen-Ansert S. L.: Textbook of Diagnostic Sonography. Elsevier/Mosby, 9th ed. 2023 |
| **L106** | Henriette Rintelen, Velbert |
| **L126** | Dr. med. Katja Dalkowski, Erlangen |
| **L141** | Stefan Elsberger, Planegg |
| **L143** | Heike Hübner, Berlin |
| **L157** | Susanne Adler, Lübeck |
| **L190** | Gerda Raichle, Ulm |
| **L231** | Stefan Dangl, München |
| **L234** | Helmut Holtermann, Dannenberg |
| **L253** | Dr. Wolfgang Zettlmeier, Barbing |
| **L255** | Irina Kart, Berlin |
| **M375** | Prof. Dr. Ulrich Welsch, München |
| **P550** | Dr. Florian Schneider, Münster |
| **R252** | Sobotta: Atlas Histologie (Hrsg. Welsch), Urban & Fischer, 7. Aufl. 2005 |
| **S008-4** | Kauffmann, G./Sauer, R./Weber, W.: Radiologie. Elsevier/Urban & Fischer, 4. Aufl. 2011 |
| **S700** | Putz, R./Pabst, R.: Sobotta – Der komplette Atlas der Anatomie des Menschen in einem Band. Elsevier /Urban & Fischer, 22. Aufl. 2007 |
| **S700-L126** | Sobotta, Band 1/Dr. med. Katja Dalkowski, Erlangen |
| **S700-L127** | Sobotta, Band 1/Jörg Mair, Elsevier/Urban & Fischer, 24. Aufl. |
| **T873, L126** | Prof. Dr. Martin Trepel, Dr. med. Katja Dalkowski, Erlangen |
| **T1258** | Prof. Dr. med. Robert Grützmann, MBA-Direktor der Chirurgischen Klinik, Universitätsklinikum Erlangen |
| **T1256** | Prof. Dr. Michael Uder, Direktor des Radiologisches Institut, Universitätsklinikum Erlangen |
| **T1261** | Dr. Markus Eckstein, Institut für Pathologie, Universitätsklinikum Erlangen |
| **T1273** | Dr. med. Gregor Siebenlist, Uniklinikum Erlangen, Kinder- und Jugendklinik |
| **T1275** | Prof. Dr. med. Marianne Pavel, Universitätsklinikum Erlangen, Medizinische Klinik 1, Schwerpunkt Endokrinologie und Diabetologie |

## Fehler gefunden?

https://else4.de/978-3-437-28780-0

An unsere Inhalte haben wir sehr hohe Ansprüche. Trotz aller Sorgfalt kann es jedoch passieren, dass sich ein Fehler einschleicht oder fachlich-inhaltliche Aktualisierungen notwendig geworden sind.
Sobald ein relevanter Fehler entdeckt wird, stellen wir eine Korrektur zur Verfügung. Mit diesem QR-Code gelingt der schnelle Zugriff.

Wir sind dankbar für jeden Hinweis, der uns hilft, dieses Werk zu verbessern. Bitte richten Sie Ihre Anregungen, Lob und Kritik an folgende E-Mail-Adresse: kundendienst@elsevier.com

# Übersicht über die anatomischen Themen

| Thema | Kapitel |
|---|---|
| Ableitende Harnwege | 10.2 |
| Auge | 9.3 |
| Becken und Oberschenkel | 7.5 |
| Beckenbodenmuskulatur | 13.8 |
| Bewegungsapparat | 7.1 |
| Blut | 8.8, 8.9 |
| Blutgefäße | 1.8 |
| Dickdarm | 3.4, 3.5, 3.7 |
| Dünndarm | 8.11 |
| Ellenbogengelenk | 7.7 |
| Gebärmutter | 13.4 |
| Gehirn | 6.3 |
| Gelenke | 7.4 |
| Gesichtsschädel | 11.1 |
| Gleichgewichtsorgan | 12.7 |
| Halsgefäße | 2.15, 6.7 |
| Hand | 5.5 |
| Harnblase | 11.6 |
| Haut | 4.6 |
| Herz | 1.1, 1.3, 1.7, 1.9 |
| Hirngefäße | 6.7 |
| Hirnhäute | 6.8 |
| Hirnnerven | 11.10 |
| Hirnschädel | 11.2 |
| Hoden und Nebenhoden | 11.5 |
| Hypophyse | 12.4 |
| Hypothalamus | 12.4 |
| Immunsystem | 9.6 |
| Kehlkopf | 2.13 |
| Kniegelenk | 8.4 |
| Knochenmark | 9.7 |

| Thema | Kapitel |
|---|---|
| Kolon | 3.4, 3.5, 3.7 |
| Leber | 5.2 |
| Leistenkanal | 13.5 |
| Leitungsbahnen | 7.11 |
| Lunge | 2.4 |
| Magen | 8.10 |
| Milz | 5.9 |
| Mundhöhle und Zähne | 8.1 |
| Mund-Rachen-Raum | 2.1 |
| Muskulatur | 7.2 |
| Nase und Nasennebenhöhlen | 8.2 |
| Nervensystem | 6.2 |
| Neurone | 4.2 |
| Nieren | 10.2 |
| Ohr | 12.6 |
| Pankreas | 4.4 |
| Penis | 11.3 |
| Peritoneum | 3.9 |
| Pfortader | 5.3 |
| Prostata | 11.4 |
| Rektum | 3.2 |
| Rückenmark | 7.10 |
| Rumpfmuskulatur | 13.6 |
| Schilddrüse | 12.1 |
| Schulter und Oberarm | 7.6 |
| Skelett und Knochen | 7.3 |
| Speiseröhre | 8.10 |
| Ventrikelsystem | 6.10 |
| Weibliche Brust | 13.7 |
| Wirbelsäule | 7.9 |

# Übersicht über die Krankheitsbilder

| Krankheitsbild | Kapitel |
|---|---|
| Akutes Koronarsyndrom | 1.2 |
| Alkoholismus | 5 |
| Anämie | 8.8 |
| B-Symptomatik | 3.1 |
| Chronische Niereninsuffizienz | 10.1 |
| Chronisch-entzündliche Darmerkrankungen | 8 |
| COVID-19 | 2.8 |
| Darmkrebs | 3 |
| Depressionen | 4.1 |
| Diabetes mellitus und seine Folgeerkrankungen | 4.5 |
| Frakturen | 7.8 |
| Hepatische Enzephalopathie | 5.7 |
| Herzinfarkt | 1 |
| Hirndruck | 11.8 |
| Hyperthyreose | 12 |
| Kolonkarzinom | 3 |

| Krankheitsbild | Kapitel |
|---|---|
| Lähmungen | 6.12 |
| Leberzirrhose | 5.4 |
| Leukämien | 9.5 |
| Morbus Crohn | 8.12 |
| Morbus Menière | 12 |
| Osteoporose | 7.12 |
| Pfortaderthrombose | 5.8 |
| Polytrauma | 11 |
| Portale Hypertension mit Ösophagusvarizen und Aszites | 5.4 |
| Schlaganfall | 6.9 |
| Schwangerschaft | 13.2 |
| Schwindel | 12 |
| Trisomie 21 | 9.1 |
| Vorzeitige Plazentaablösung | 13 |
| Wernicke-Korsakow-Syndrom | 5.1 |

# Inhaltsverzeichnis

KAPITEL

# 1 Brustschmerz und Unwohlsein

Richard Meyer sitzt an einem Samstagmorgen mit seiner Ehefrau auf der Veranda. Er ist 67 Jahre alt und erst seit kurzem Rentner. Seine Ehefrau arbeitet halbtags in einem Bekleidungsgeschäft; sie hat heute frei und so haben sie beschlossen, die gemeinsame Zeit zu genießen und draußen zu frühstücken.

Nach dem ausgiebigen Frühstück drückt sich Herr Meyer im Stuhl hoch, um aufzustehen. Beim Vorbereiten des Essens hat er das Buch, das er gerade liest, in der Küche vergessen und er will es sich nun holen. Doch plötzlich bemerkt er einen dumpfen Schmerz im Brustkorb. Dieser ist zunächst nur schwach und nicht klar eingrenzbar, sodass Herr Meyer davon ausgeht, dass er sich wohl einen Nerv eingeklemmt hat, und er bittet seine Ehefrau, ihm das Buch und vielleicht noch ein Glas Wasser zu holen.

Seine Frau hingegen ist besorgter als er und schlägt vor, doch lieber gemeinsam in eine Notfallpraxis zu fahren. Herr Meyer winkt aber ab: Es werde schon nichts Schlimmes sein, immerhin seien sie beide bisher gesund gewesen. Doch als die Beschwerden eine Stunde später sogar noch zunehmen, wird auch er unruhig. Es fühlt sich an, als bekomme er zunehmend schlechter Luft, und bei jedem Versuch aufzustehen wird ihm schwindelig. Das Ehepaar beschließt daraufhin, den Rettungsdienst zu verständigen.

Das Notfallteam trifft 10 Minuten später vor Ort ein; es hat bereits früh den Verdacht auf ein Akutes Koronarsyndrom.

Während Herr Meyer sich etwas verkrampft an den Armlehnen seines Terrassenstuhls festhält, wird die Notfalluntersuchung durchgeführt. Er ist blass und seine Atmung ist deutlich beschleunigt, während seine Haut sich kühl und feucht anfühlt. Mit 120 Schlägen pro Minute ist auch sein Puls tachykard, und bei Druck auf den Fingernagel zeigt sich eine verzögerte Rekapillarisierungszeit von 3 Sekunden. Sein Blutdruck liegt bei 90/60 mmHg, sodass das Notfallteam zügig einen Venenzugang anlegt, um die Hypotonie behandeln zu können.

## 1.1 Aufbau und Pumpfunktion des Herzens

Das **Herz** (Cor) ist ein muskuläres Hohlorgan, das als **Blutpumpe** für den Organismus dient. Es schlägt in Ruhe etwa 50–80-mal pro Minute und pumpt mit jedem Schlag ungefähr 70–100 ml Blut in den Körper. Jede Minute ist das Herz also problemlos in der Lage, das gesamte Blutvolumen des Körpers, das beim Erwachsenen 5–6 l beträgt, umzuverteilen.

Das sauerstoffarme Blut fließt aus der V. cava in den rechten Vorhof (Atrium), über die Trikuspidalklappe in die rechte Herzkammer (Ventrikel) und über die Pulmonalklappe in den Lungenkreislauf. Dort wird es mit Sauerstoff angereichert und über die Pulmonalvenen in den linken Herzvorhof geleitet (➤ Abb. 1.1).

Auch hier werden Vorhof und Kammer durch eine Herzklappe getrennt, die Mitral- oder auch Bikuspidalklappe heißt. Die Herzklappen sollen dafür Sorge tragen, dass das Blut beim Pumpvorgang in die richtige Richtung fließt. Ein Defekt der Klappen könnte also dafür sorgen, dass der Blutfluss gestört wird.

Je nach Funktionsweise der Klappen werden Segel- und Taschenklappen unterschieden:

- Segelklappen: Trikuspidal- und Mitralklappe
- Taschenklappen: Aorten- und Pulmonalklappe

Die Segelklappen sind über Sehnenfäden an den Papillarmuskeln der Ventrikel befestigt, sodass sie während der Kontraktionsphase geschlossen bleiben und kein Blut in die Vorhöfe zurückfließt. Bei den Taschenklappen verhindern die Druckverhältnisse, dass es zu einem Rückfluss von Blut in die Kammern kommt. Die Blutsäule steht gewissermaßen auf den Taschenklappen und drückt diese so lange zu, wie der Druck in A. pulmonalis oder Aorta höher ist als in den Ventrikeln. Sie öffnen sich entsprechend, wenn die Ventrikel im Rahmen des Pumpvorganges einen höheren Druck aufbauen (➤ Abb. 1.2).

Aus dem linken Ventrikel wird das Blut über die Aortenklappe in den Körperkreislauf gepumpt, wo es die Zellen mit Sauerstoff versorgt. Ein Zurückfließen des Blutes, wie bei einer Aortenklappeninsuffizienz, oder ein erschwerter Auswurf,

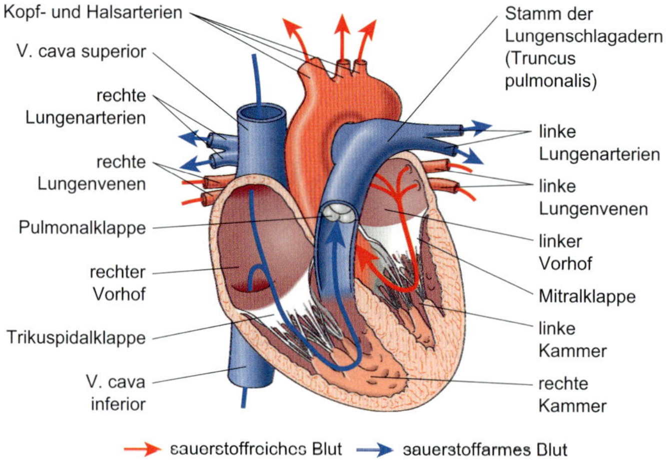


**Abb. 1.1** Längsschnitt durch das Herz mit Darstellung des Blutflusses. Die blauen Pfeile stellen den Fluss des sauerstoffarmen Blutes dar, die roten Pfeile den Fluss des sauerstoffreichen Blutes. [L190]

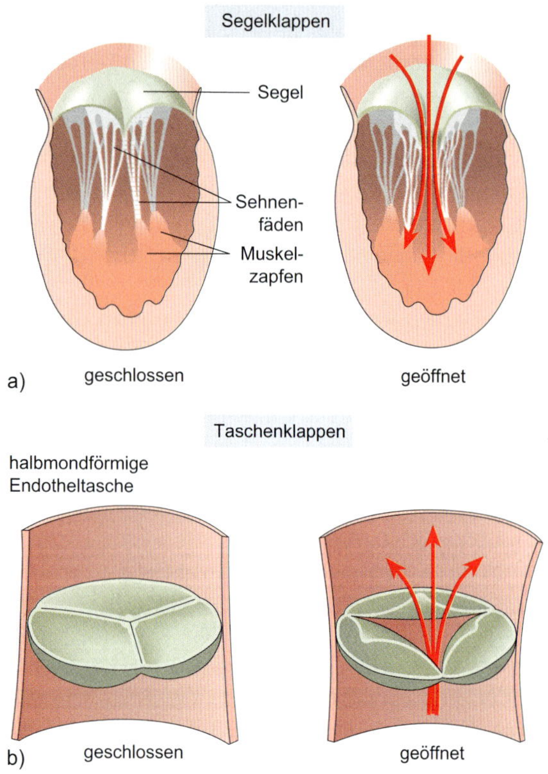


**Abb. 1.2** Segelklappen und Taschenklappen im geschlossenen und im geöffneten Zustand. Die Segelklappen werden durch die Sehnenfäden daran gehindert, in die Herzvorhöfe umzuschlagen. Sie befinden sich zwischen den Vorhöfen und den Kammern. Die Taschenklappen liegen zwischen den Kammern und den großen Gefäßen. [L190]

wie bei einer Aortenklappenstenose, würden also zu einer Sauerstoffunterversorgung des Körpers führen. Um die Arbeit des Herzens verstehen zu können, sollte man sich die **vier Phasen des Herzzyklus** merken, der sich in dieser Darstellung vor allem auf die Arbeit des linken Ventrikels bezieht:

1. In der **Anspannungsphase**, in der alle Klappen geschlossen sind, baut das Herz einen hohen Druck auf, um den Gegendruck aus dem Körperkreislauf zu überwinden. Erst dann kann sich die Aortenklappe öffnen.
2. Ist die Aortenklappe geöffnet, beginnt die **Austreibungsphase** und das Blut strömt in die Aorta und wird im Körper verteilt.
3. Sinkt nun der Pumpdruck des Herzens, schließt sich die Aortenklappe wieder und das Herz geht in die **Entspannungsphase** über. Da der Vorhofdruck in dieser Phase niedriger ist als der Kammerdruck, ist auch die Mitralklappe weiterhin geschlossen.
4. Dies ändert sich aber am Ende der Entspannungsphase, die in die **Füllungsphase** übergeht. Der Vorhofdruck ist nun höher als der Kammerdruck und die Mitralklappe öffnet sich, damit die Kammer gefüllt werden kann.

Anspannungs- und Austreibungsphase sind Teil der Systole, Entspannungs- und Füllungsphase Teil der Diastole. Wird der Herzmuskel, etwa im Rahmen eines Myokardinfarkts geschädigt, kann die Pumpfunktion beeinträchtigt werden. Der Blutdruck sinkt und die Versorgung der Körperzellen mit Sauerstoff wird beeinträchtigt.

## 1.2 Akutes Koronarsyndrom

Das akute Koronarsyndrom (Acute Coronary Syndrome, ACS) ist eine **Sammelbezeichnung** für folgende drei Notfallbilder:

- Instabile Angina pectoris
- NSTEMI (Non ST-Segment Elevation Myocardial Infarction"; Nicht-ST-Strecken-Hebungsinfarkt)
- STEMI (ST-Segment Elevation Myocardial Infarction; ST-Strecken-Hebungsinfarkt)

Sie wird vor allem in der Akutmedizin verwendet, da die Abgrenzung zwischen diesen drei Notfallbildern nur anhand von apparativen und labormedizinischen Untersuchungen möglich ist. Sowohl beim NSTEMI als auch beim STEMI handelt es sich um Formen des Herzinfarktes (Myokardinfarkt). Da insbesondere der **STEMI** ein zeitkritischer Notfall ist, wird das ACS standardisiert behandelt, um Patienten mit einem schweren **Myokardinfarkt** möglichst optimal versorgen zu können. Eine **Angina pectoris** ist eine Form der Brustenge, die vor allem bei Patienten mit einer koronaren Herzkrankheit (KHK) bei Belastung auftritt. Das Herz wird durch eine Arteriosklerose der Herzkranzgefäße nicht mehr ausreichend mit Sauerstoff versorgt, was bei körperlichen Belastungen auffällt. Die instabile Angina pectoris zeichnet sich durch eine neu auftretende Angina pectoris (De-novo-Angina), eine Angina pectoris in Ruhe oder andere auffällige Formen aus. Bei einer **instabilen Angina pectoris** liegen jedoch weder EKG-Veränderungen noch Auffälligkeiten in der Laboruntersuchung vor. STEMI und NSTEMI werden durch bestimmte Befunde im Elektrokardiogramm unterschieden (z. B. Vorliegen einer ST-Strecken-Hebung oder T-Negativierungen). Bei beiden Erkrankungen lassen sich erhöhte Troponinspiegel im Blut nachweisen, was auf einen Zelluntergang am Herzen hindeutet.

Typische **Symptome** eines akuten Koronarsyndroms sind ein dumpfer Brustschmerz mit Ausstrahlung in den linken Arm, Kaltschweißigkeit und Übelkeit. Die Schmerzen können auch in den Kiefer oder den Oberbauch ausstrahlen, und auch Todesangst oder eine Atemnot können vorliegen. Allerdings gibt es noch zahlreiche andere Symptome, die insbesondere bei Frauen auftreten und als „atypisch" bezeichnet werden, z. B. isolierter Schwindel, Oberbauchschmerz, eine Schmerzausstrahlung in die rechte Körperhälfte oder Synkopen. Auch stumme Infarkte sind möglich, bei denen überhaupt keine bzw. keine typischen Symptome auftreten. Dies betrifft vor allem Diabetiker mit einer Polyneuropathie.

Das akute Koronarsyndrom kann tödlich verlaufen und muss daher zügig behandelt werden. Es werden aus diesem Grunde Medikamente verabreicht, die die Blutgerinnung beeinflussen, und es erfolgt ein schneller Transport zur kardiologischen oder kardiochirurgischen Versorgung. Die Standardtherapie ist in den meisten Fällen die perkutane transluminale **Koronarangioplastie** (PTCA), bei der die Herzkranzgefäße dargestellt, Engstellen aufgedehnt und mit einem Metallstent offen gehalten werden. Auch die Anlage eines Bypasses ist möglich. Diese erfolgt vor allem in Fällen, in denen mehrere Gefäße des Herzens sehr stark verengt sind (sog. Zwei- bzw. Dreigefäßerkrankung). Sollten beide Verfahren nicht innerhalb von 120 Minuten möglich sein, kann auch eine Thrombolysebehandlung erwogen werden. Diese ist allerdings mit einer höheren Komplikationsrate verbunden.

## 1.3 Lage des Herzens

Für das Notfallteam ist nun der wichtigste diagnostische Schritt die Anlage eines 12-Kanal-EKGs (Elektrokardiogramm). Auf diese Weise können mögliche Durchblutungsstörungen am Herzen diagnostiziert werden. Ein unauffälliges EKG kann zwar Durchblutungsstörungen nicht absolut ausschließen, bei einem veränderten EKG besteht aber auf jeden Fall der dringende Verdacht auf ein kardiales Problem.

Mit etwas Hilfe durch die Sanitäter gelingt es Herrn Meyer, sein Hemd aufzuknöpfen, sodass die Elektroden am Brustkorb angebracht werden können. Die Sanitäter erläutern ihm dabei, wie wichtig es sei, die richtigen Positionen für die Elektroden auszuwählen, um die elektrische Herzfunktion sicher beurteilen zu können. Außerdem erleichtere es die Vergleichbarkeit mit zukünftigen EKGs.

Das Herz sitzt in der oberen Brustkorbhälfte und ist teilweise verdeckt vom Brustbein (Sternum). Zwei Drittel befinden sich in der linken, ein Drittel in der rechten Thoraxhälfte. Zudem ist es in das sogenannte Mediastinum (Mittelfell) eingebettet, durch das verschiedene Leitungsbahnen ziehen. Hinter dem Herzen befinden sich Speiseröhre (Ösophagus) und Aorta, rechtsseitig münden die obere Hohlvene (V. cava superior) und die obere Hohlvene (V. cava inferior) in den Vorhof und unten sitzt das Herz dem Zwerchfell (Diaphragma) auf. Die anatomische Herzachse verläuft diagonal von rechts oben hinten nach links unten vorne. Das gesunde Herz wiegt durchschnittlich etwa 300 g bei Männern und etwa 220 g bei Frauen. Ab 500 g spricht man von einem pathologischen Herzgewicht.

## 1.4 EKG im Überblick

Herrn Meyers EKG zeigt unter anderem Hebungen der ST-Strecke (➤ Abb. 1.3) in den Ableitungen II, III und aVF, was auf einen Myokardinfarkt im Versorgungsgebiet der rechten Herzkranzarterie (A. coronaria dextra) hindeutet.

Die Aufzeichnung eines 12-Kanal-EKG ist eine der **Standardmaßnahmen zur Diagnostik bei Brustschmerzen.** Die Elektroden werden so angebracht, dass die elektrischen Erregungen am Herzen von verschiedenen Punkten aus betrachtet aufgezeichnet werden können. Man muss sich dies so vorstellen wie Beobachtungsposten, die aufgestellt werden. Jede Ableitung (bei einem 12-Kanal-EKG sind 12 Ableitungen vorhanden) ermöglicht eine andere Beobachtungsperspektive auf das Herz. Dadurch sind die Wellen und Zacken des aufgezeichneten EKG auch unterschiedlich.

**Ein Beispiel zur Verdeutlichung:** 12 Auszubildende sitzen im Kreis um das Modell eines Herzens. Jeder von ihnen erhält nun einen Bleistift, einen Bogen Zeichenpapier und den Auftrag, das Herz abzuzeichnen. Aufstehen und um das Herz herumlaufen dürfen sie dabei allerdings nicht. Das Ergebnis werden 12 verschiedene Ansichten des Herzens sein, die aber alle richtig sind. Beim EKG ist es sehr ähnlich, nur dass hier nicht gezeichnet wird, was man anatomisch sieht. Aufgezeichnet werden die Messungen der elektrischen Herzaktionen, die ebenfalls perspektivisch unterschiedlich sind.

Die **Ableitungen eines Elektrokardiogramms** haben verschiedene Namen, um sie zu unterscheiden:

- Bipolare Extremitätenableitungen nach Einthoven I, II und III
- Unipolare Extremitätenableitungen nach Goldberger aVR, aVL und aVF
- Unipolare Brustwandableitungen nach Wilson V1, V2, V3, V4, V5 und V6

In jeder Ableitung kann ein anderer Teil des Herzens betrachtet werden. Was aber sieht man im EKG?

Die elektrische Erregung beginnt im rechten Herzvorhof, im sogenannten Sinusknoten. Sie läuft dann über die Wände der Vorhöfe zum AV-Knoten (Atrioventrikularknoten) und wird dort verzögert, damit Vorhöfe und Kammern nacheinander schlagen und so den Blutfluss gewährleisten können. Nun läuft die Erregung über das His-Bündel und die Tawara-Schenkel durch die Herzscheidewand und erregt das Kammermyokard über die Purkinjefasern. Mehr zum Reizleitungssystem des Herzens behandelt ➤ Kap. 6.1.

Eine EKG-Aufzeichnung besteht aus verschiedenen Wellen und Zacken. Ihre Höhe entspricht der Höhe der elektrischen Spannung und wird in Millivolt (mV) ausgedrückt. Der zeitliche Verlauf wird in Millisekunden (ms) oder Sekunden (s) ausgedrückt.

Jeder Abschnitt des EKG steht für eine andere Phase des Erregungszyklus. Benannt sind die Abschnitte mit den Buchstaben P, Q, R, S, T und U. Die P-Welle steht für die Erregung der Vorhöfe. Sie ist recht klein, da die Vorhöfe nur eine dünne Muskelschicht aufweisen und dort daher nur wenig elektrische Spannung gemessen werden kann. Der Abschnitt zwischen P und Q nennt sich PQ-Strecke. Sie steht für die Überleitungsverzögerung zwischen Herzvorhöfen und Herzkammern. Q, R und S werden zum QRS-Komplex zusammengefasst. Er bildet die Erregung der Herzkammern ab und ist vor allem durch die Muskelmasse des linken Ventrikels relativ groß. R ist definiert als die erste aufgezeichnete positive Zacke. Q steht für die erste negative Zacke vor dem R, und S für die erste negative Zacke nach dem R (➤ Abb. 1.4). QRS-Komplex und T-Welle werden über die ST-Strecke verbunden. ST-Strecke und T-Welle stehen für die Kammerrepolarisation, also die Phase des Erregungszyklus, in der das Kammermyokard wieder für die nächste Erregung vorbereitet wird. Das kann man sich vorstellen wie bei einem Stein, der von einem Abhang gerollt wird. Der Stein liegt oben auf dem Abhang und muss nur kurz angestoßen werden, um ins Rollen zu kommen. Es liegt also ein Potenzial vor. Rollt der Stein nun den Abhang hinunter, geht das Potenzial verloren (Depolarisation) und muss zunächst wieder aufgebaut werden (Repolarisation). Auf physiologischer Ebene ist es mit der Herzmuskulatur sehr ähnlich. Ist ein Stromstoß abgegeben worden, muss erst wieder ein Zustand hergestellt werden, in dem ein neuer Stromstoß abgegeben werden kann. Dies geschieht allerdings nicht auf

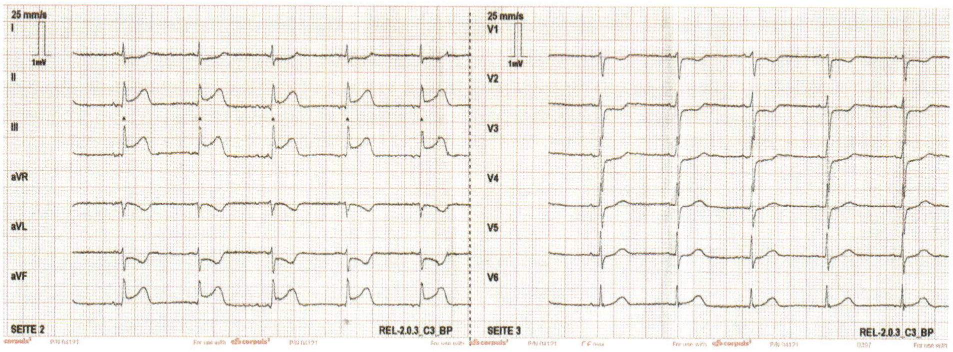


**Abb. 1.3** Ausdruck eines 12-Kanal-EKGs mit Hebungen der ST-Strecke in den Ableitungen II, III und aVF. In diesen Ableitungen sieht die Kombination aus QRS-Komplex, ST-Strecke und T-Welle ein wenig wie eine Kirche mit Kirchturm aus. [L143]

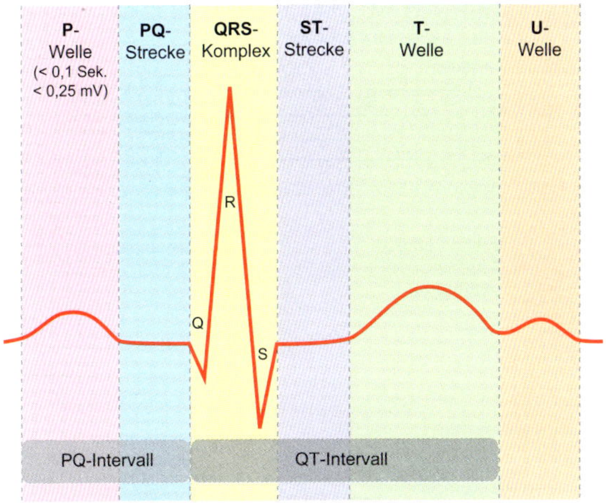


**Abb. 1.4** Darstellung der verschiedenen Abschnitte des EKGs. Die P-Welle bzw. die PQ-Strecke stellt die Phase der Vorhoferregung dar. Der QRS-Komplex repräsentiert die Kammererregung. ST-Strecke bzw. T-Welle stehen für die Erregungsrückbildung der Kammern. Gelegentlich lässt sich auch eine U-Welle im EKG ausmachen, deren Bedeutung nicht abschließend geklärt ist. [L157]

mechanischer Ebene wie bei dem Stein im Beispiel, sondern durch chemische Prozesse. Es ist aber energetisch betrachtet sehr ähnlich. Dort wo kein Potenzial besteht, kann auch keine physikalische Arbeit verrichtet werden. Veränderungen der ST-Strecke und der T-Welle entstehen vor allem dann, wenn die Herzmuskulatur von einem Sauerstoffmangel betroffen ist. Daher können Herzinfarkte in diesem Abschnitt des EKGs erkannt werden.

## 1.5 Blutgerinnung

Die Behandlung eines Myokardinfarktes ist außerhalb eines Krankenhauses nur sehr eingeschränkt möglich. Das oberste Ziel für das Notfallteam ist es daher nun, Herrn Meyer in eine Klink mit kardiologischer Fachabteilung und Herzkatheterlabor zu transportieren. Zudem erhält er einige Medikamente, darunter auch Substanzen wie ASS (Acetylsalicylsäure) und Heparin, die die Blutgerinnung beeinflussen sollen.

Das menschliche Blut besteht aus flüssigen und festen (zellulären) Bestandteilen. Die festen Blutbestandteile umfassen die roten Blutkörperchen (Erythrozyten), die weißen Blutkörperchen (Leukozyten) und die Blutplättchen (Thrombozyten). Der flüssige Anteil des Blutes mit den darin gelösten Teilchen wird als Blutplasma bezeichnet (➤ Abb. 1.5). Für die Blutgerinnung sind vor allem die Thrombozyten und bestimmte Proteine, die sogenannten Gerinnungsfaktoren, wichtig.

Kommt es zu einer Verletzung einer Arterienwand, zieht sich das Gefäß zunächst zusammen und Thrombozyten beginnen, sich am Ort der Verletzung anzulagern (Thrombozytenadhäsion). Sie verändern dabei ihre Form und beginnen, aneinander zu haften (Thrombozytenaggregation). Auf diese Weise wird ein erster Thrombozytenpfropf, der auch als **„Weißer Thrombus"** bezeichnet wird, gebildet, der die Blutung vorerst zum Stehen bringen kann.

Dieser vorläufige Pfropf ist allerdings nicht sehr stabil und muss noch durch Fibrin vernetzt und stabilisiert werden. Fibrin ist das Endprodukt einer langen Kette von enzymatischen Spaltungen, die als **Gerinnungskaskade** bezeichnet wird. Sie besteht aus insgesamt 13 verschiedenen Proteinen (Gerinnungsfaktoren I–XIII), die miteinander wechselwirken und sich dadurch biochemisch verändern. Manchmal werden noch weitere Hilfsproteine zu den Gerinnungsfaktoren gezählt. Am Ende der Gerinnungskaskade wird Prothrombin zu Thrombin gespalten, welches selbst wiederum als Enzym wirkt und Fibrinogen zu Fibrin umwandelt. Fibrin wirkt als eine Art Gewebeklebstoff. Durch die Vernetzung der Thrombozyten mit Fibrin entsteht von daher ein stabiler Thrombus, der unter anderem einige Erythrozyten miteinschließt und daher als **„Roter Thrombus"** bezeichnet wird (➤ Abb. 1.6).

Bedauerlicherweise kann es bei Patienten, die unter arteriosklerotischen Veränderungen der Koronararterien leiden, zu inneren Verletzungen der Blutgefäße kommen. Auch hier werden die Thrombozyten und die Gerinnungskaskade aktiviert und sorgen so für die Ausbildung eines Thrombus im betroffenen Blutgefäß und damit möglicherweise zu einem Gefäßverschluss. Im Notfall ist es also wichtig, diesen Prozess nach Möglichkeit aufzuhalten. ASS wirkt als Thrombozytenaggregationshemmer. Das heißt, es verhindert durch eine Veränderung

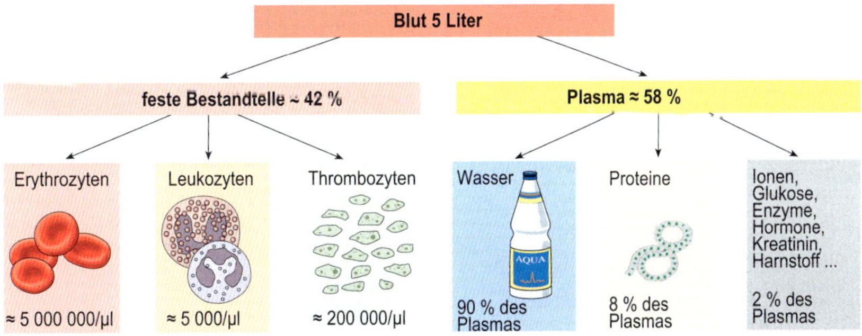


**Abb. 1.5** Blutbestandteile im Überblick. Die Prozent- und Mengenangaben dienen als Orientierung. Sie sind in der Realität je nach Patient durchaus unterschiedlich, ohne dass dies einen Krankheitswert hat. [L190]

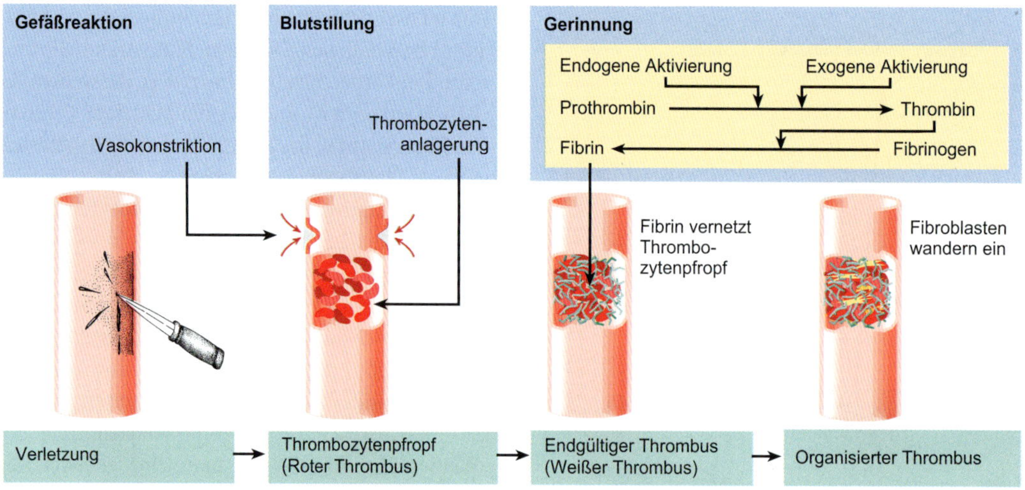


**Abb. 1.6** Ablauf der Blutgerinnung [L190]

der Thrombozytenfunktion die zusätzliche Anlagerung weiterer Thrombozyten an den bestehenden Thrombus. Heparin wirkt auf einige der Faktoren in der Gerinnungskaskade (II, IX, X, XI, XII) und reduziert so die weitere Ausbildung von Fibrin. Allerdings ist leider keines dieser Medikamente in der Lage, den bestehenden Thrombus aufzulösen. Dies erfolgt im Rahmen der klinischen Behandlung.

## 1.6 Echokardiografie

Der Transport von Herrn Meyer in die Notaufnahme verläuft ohne Komplikationen. Das Notfallteam hatte die Klinik bereits im Vorfeld benachrichtigt, sodass die Wartezeit vermindert werden konnte. Da der Herzmuskel bei einem Herzinfarkt mit der Zeit immer weiter geschädigt wird, ist ein effizientes und schnelles Vorgehen ein wichtiger Therapiebaustein. Nach der Verabreichung einer Vollelektrolytlösung steigt der Blutdruck von Herrn Meyer bereits auf 105/70 mmHg an, doch sein klinischer Zustand bereitet dem Notfallteam weiterhin Sorgen. Er atmet immer noch sehr angestrengt und hat die Augen oft geschlossen, was auf seine zunehmende Erschöpfung hindeutet.

Die Übergabe in der Notaufnahme verläuft zügig und effizient. Das Notaufnahmeteam bittet darum, auf der Trage des Rettungsdienstes einige kurze Untersuchungen durchführen zu können. So muss Herr Meyer nicht unnötig umgelagert werden und kann danach direkt in das angeschlossene Herzkatheterlabor gebracht werden. Das Team ist eingespielt, sodass alles sehr schnell geht. Es folgen eine zusätzliche EKG-Aufzeichnung, eine Blutentnahme zur Bestimmung der Herzenzyme und eine kurze Echokardiografie zur Beurteilung der Pumpfunktion (➤ Abb. 1.7).

Das Herzecho zeigt Wandbewegungsstörungen und eine Dilatation im Bereich des rechten Ventrikels. Das Team der Notaufnahme befürchtet, dass Herr Meyer in einen kardiogenen Schock rutschen könnte, daher ist eine zügige Koronarangiografie nun die wichtigste Maßnahme. Herr Meyer wird kurz über das weitere Vorgehen informiert, während sich das Notfallteam schon auf den Weg zum Herzkatheterlabor macht.

Bei einer Echokardiografie handelt es sich um eine Ultraschalluntersuchung (➤ Kap. 8.5) des Herzens. Sie kann entweder transthorakal oder transösophageal („Schluckecho")

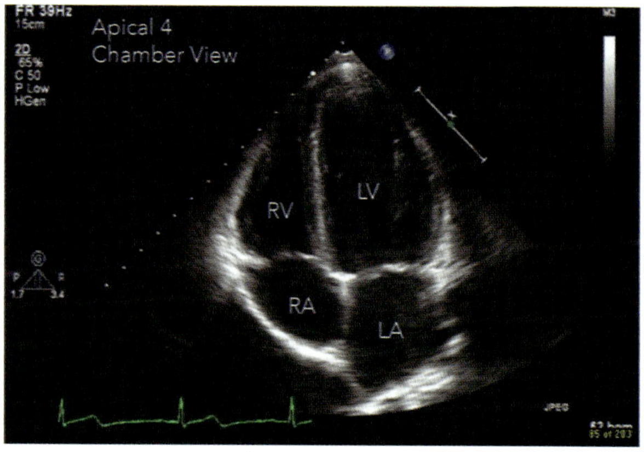


**Abb. 1.7** Im Rahmen der Echokardiografie wird ein zweidimensionales Bild des Herzens erzeugt. Je nachdem, wie der Schallkopf des Ultraschallgerätes gehalten und ausgerichtet wird, können unterschiedliche Abschnitte des Herzens eingesehen werden. In dieser Darstellung ist das Herz auf dem Kopf stehend zu sehen. [G704-002]
LA = linkes Atrium (linker Vorhof), RA = rechtes Atrium (rechter Vorhof), LV = linker Ventrikel (linke Kammer), RV = rechter Ventrikel (rechte Kammer)

erfolgen. Zumeist wird die Untersuchung transthorakal durchgeführt, da hierfür lediglich ein spezieller Ultraschallkopf notwendig und die Untersuchung nicht sehr invasiv ist. Die Echokardiografie ist ein wichtiger Teil der kardiologischen Diagnostik. Sie liefert zahlreiche Informationen, wie die Wanddicke der verschiedenen Herzabschnitte, die Klappenfunktion oder die Auswurfleistung. Daher dauert sie normalerweise 5–20 Minuten. Eine Echokardiografie kann aber auch als kurze orientierende Untersuchung in Notfall- und Intensivmedizin durchgeführt werden. Hier wird nach einem festgelegten Vorgehen nach bestimmten unmittelbar gefährlichen Befunden gesucht. So könnten vergrößerte Ventrikel etwa auf eine Pumpschwäche hindeuten. Wandbewegungsstörungen treten als Folge von Myokardschäden auf. Sie können phasenweise oder dauerhaft vorhanden sein.

## 1.7 Herzwand

Das Herz hat einen ganz typischen Wandaufbau. Da es ein Hohlorgan ist und dem Transport des Blutes durch den Körper dient, muss die innerste Wandschicht, das sogenannte Endokard, möglichst glatt sein, um einen reibungslosen Blutfluss zu gewährleisten.

Die mittlere, muskuläre Schicht des Herzens, das **Myokard**, ist je nach Herzabschnitt unterschiedlich dick. Sie dient dem **Pumpvorgang** und ihre Dicke steht im Verhältnis zum Druck, den der Herzabschnitt aufbauen muss. Dementsprechend ist das Myokard des linken Ventrikels etwa 10 mm dick, während das Myokard des rechten Ventrikels nur ca. 3 mm dick ist (➤ Abb. 1.8). Finden sich im Rahmen einer Echokardiografie Wandbewegungsstörungen, deutet dies auf eine Unterversorgung des Myokards mit Sauerstoff hin. Das Epikard hat eine besondere Rolle. Da das Herz von außen nicht eingeengt werden darf, um den Pumpvorgang dauerhaft erhalten zu können, liegt es im sogenannten Herzbeutel, dem Perikard. Epikard und Perikard gehen nahtlos ineinander über. Die äußerste Schicht des Herzens ist also gleichzeitig die Innenwand des Herzbeutels, in dem das Herz frei schlagen kann. Zwischen Epikard und Perikard befindet sich ein dünner Flüssigkeitsfilm, um Reibungskräfte zu reduzieren.

Betrachtet man die Muskelschicht, also das Myokard, genauer und zerlegt es in seine Bestandteile, kann man feststellen, dass es sich um einen besonderen Muskeltyp handelt, denn er verbindet die Eigenschaften von quergestreifter und glatter Muskulatur miteinander (➤ Kap. 7.2). Die Zellen des Myokards, die Kardiomyozyten, sind untereinander verbunden und können sich zusammenziehen. Ihr innerer Aufbau erinnert dabei an die sehr leistungsstarke Skelettmuskulatur. Allerdings bestehen einige Besonderheiten. Die Kardiomyozyten weisen drei spezielle histologische Eigenschaften auf:

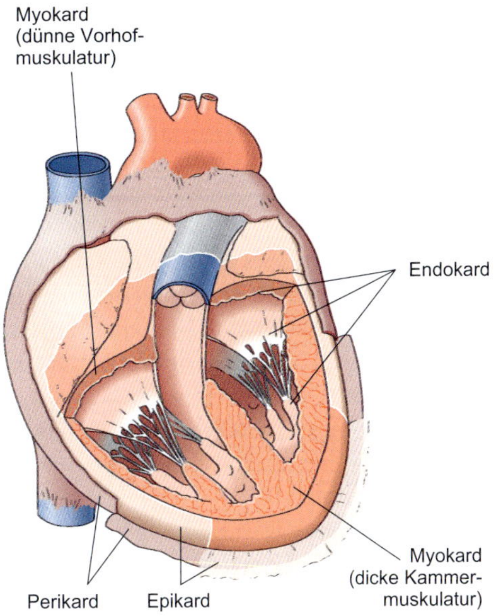


**Abb. 1.8** Darstellung der Herzwand mit eröffneten Herzkammern. Zu erkennen sind die verschiedenen Schichten des Herzens sowie die Papillarmuskeln mit den Sehnenfäden, die beim Pumpvorgang die Segelklappen am Umschlagen in die Herzvorhöfe hindern. [L190]

- Die Zellen sind einkernig und mit einem zentralen Zellkern ausgestattet.
- Die Höfe sind frei von Myofibrillen.
- Sie verfügen über viele Mitochondrien.

Daneben sind die Kardiomyozyten netzwerkartig miteinander verbunden und können Stoffe (Ionen) über kleine Verbindungskanälchen (Gap Junctions) austauschen. Auf diese Weise wandern Elektrolytströme von Zelle zu Zelle und verteilen so das elektrische Signal über die gesamte Herzmuskulatur. Wie auch in der Skelettmuskulatur weisen die Kardiomyozyten Sarkomere auf, die sich aus verschiedenen Molekülen zusammensetzen (➤ Kap. 7.2).

Wird im klinischen Alltag ganz allgemein von **Herzenzymen** gesprochen, sind einige dieser Moleküle gemeint. Besonders hervorzuheben ist hierbei das Troponin. Ist der Troponinspiegel im Blut erhöht, spricht vieles dafür, dass Herzmuskelzellen abgestorben sind (Infarkt).

## 1.8 Blutgefäße

Im Herzkatheterlabor angelangt, geht alles sehr schnell. Herr Meyer erhält eine kurze Aufklärung zur geplanten Prozedur und gibt seine Zustimmung – obwohl ihn der Eingriff doch etwas besorgt. Als Zugangsweg wird die A. radialis am Handgelenk gewählt. Durch sie wird nun ein Draht eingeführt und bis zum Herzen vorgeschoben. Über diesen Draht kann der eigentliche Herzkatheter,

1

ein dünner Kunststoffschlauch, eingebracht werden, durch den nun ein Kontrastmittel verabreicht wird. So ist eine Koronarangiografie, also eine radiologische Untersuchung der Koronararterien unter Einsatz eines C-Bogens, möglich.

Der **Aufbau** eines Blutgefäßes ähnelt dem Aufbau des Herzens. Eine innere Schicht, die Tunica interna (auch Intima), dient dem reibungsarmen Blutfluss, und eine Muskelschicht, die Tunica media (auch Media), dient dem Erhalt eines ausreichenden Blutdrucks. Sie ist insbesondere in den meisten Arterien sehr ausgeprägt. Die Außenschicht, die Tunica externa (auch Adventitia), verankert das Gefäß bindegewebig mit der Umgebung (➤ Abb. 1.9).

Bei Herrn Meyer wurde als Zugangsweg für den Herzkatheter die A. radialis gewählt. Sie mündet etwa auf Höhe der Ellenbeuge in die A. brachialis, die sich als A. axillaris und weiter als A. sublavia fortsetzt. Auf der rechten Körperseite mündet die A. subclavia in den Truncus brachiocephalicus, der im Aortenbogen endet. Linksseitig endet die A. subclavia direkt im Aortenbogen. Bei Herrn Meyer war die rechte Koronararterie (A. coronaria dextra; ACD) verschlossen. Sie geht etwa auf Höhe der Aortenklappe aus der Aorta ab und zieht von vorne nach hinten um das Herz herum, dabei gibt sie zahlreiche kleine Äste ab. Die linke Koronararterie (A. coronaria sinistra; ACS) teilt sich relativ früh in einen vorderen (Ramus interventricularis anterior; RIVA) und einen hinteren Ast (Ramus circumflexus; RCX) auf, da sie ein etwas größeres Gebiet versorgt.

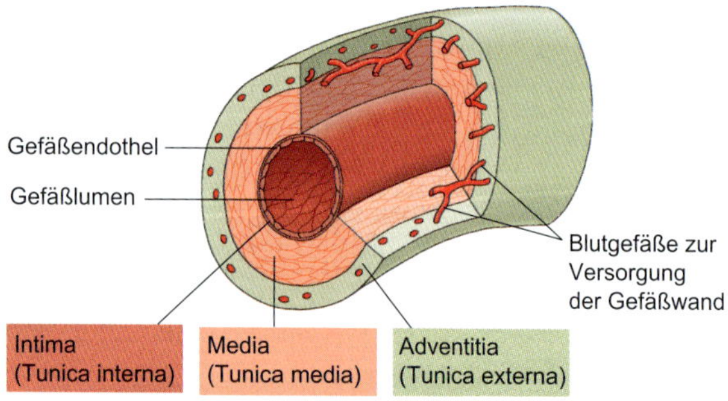


**Abb. 1.9** Schematischer Aufbau eines Blutgefäßes. An der ausgeprägten Muskelschicht ist zu erkennen, dass hier eine Arterie dargestellt wird. Zudem werden die „Blutgefäße der Blutgefäße" (Vasa vasorum) dargestellt. [L190]

## 1.9 Gefäßversorgung des Herzens

Bei Herrn Meyers Koronarangiografie ist ein Verschluss der rechten Koronararterie zu erkennen.

Der nächste Schritt ist nun das Einbringen eines kleinen Ballons, über den ein Drahtgeflecht gespannt ist, und der an den Ort des Gefäßverschlusses vorgeschoben wird. Mit Hilfe des Ballons kann das Gefäß aufgedehnt werden. Das Drahtgeflecht, das auch als Stent bezeichnet wird, legt sich an der Gefäßinnenwand an und hält auf diese Weise die vormals verschlossene Arterie offen.

Herr Meyer kann nach dieser Prozedur auf eine Überwachungsstation verlegt werden. Seine Kreislaufwerte und das EKG haben sich deutlich verbessert. Der Blutdruck beträgt nun 120/70 mmHg, die Herzfrequenz liegt bei 80/Min. und im EKG sind keine ST-Strecken-Veränderungen mehr zu erkennen. Er selbst ist zwar wegen der Sedierung, die bei einer Koronarangiografie notwendig ist, noch etwas schläfrig. Insgesamt macht er aber einen entspannten Eindruck.

Das Herz pumpt permanent Blut in den Körperkreislauf und wird dabei von zahlreichen Erythrozyten durchströmt, es benötigt jedoch eigene Gefäße (Vasa privata), um seinen Sauerstoffbedarf decken zu können. Diese Gefäße werden Koronararterien genannt und gehen direkt auf Höhe der Aortenklappe von der Aorta ab. Die Koronararterien lassen sich in eine rechte und eine linke Koronararterie (A. coronaria dextra und sinistra bzw. Right/Left Coronary Artery [RCA/LCA]) unterteilen, wobei die linke sich kurz hinter ihrem Ursprung in zwei Hauptäste aufteilt (Ramus circumflexus und Ramus interventricularis anterior). Der Ramus circumflexus verläuft im Sulcus coronarius auf die Rückseite des linken Herzens. Der Ramus interventricularis anterior verläuft im Sulcus interventricularis anterior in Richtung Herzspitze. Die rechte Koronararterie verläuft unterhalb des Herzohres im rechten Sulcus coronarius zur Unterseite des Herzens und geht dort in den Ramus interventricularis posterior über. Sie versorgt somit den rechten Ventrikel und den rechten Vorhof sowie zudem Teile des linken Ventrikels, das hintere Drittel des Kammerseptums und den Sinus- bzw. den AV-Knoten. Die A. coronaria sinistra versorgt den linken Vorhof sowie Teile beider Ventrikel und die vorderen zwei Drittel des Kammerseptums.

Eine Besonderheit am Herzen ist, dass es in der Erschlaffungsphase der Diastole mit Blut versorgt wird. Während der Austreibungsphase ist der Druck so hoch, dass sich die Gefäße nicht mit Blut füllen könnten. Erschlafft das Herz, saugen sie sich regelrecht voll. Da sich bei Tachykardien insbesondere die Diastole verkürzt, ist gut nachvollziehbar, dass es hier zu einem Sauerstoffmangel am Herzen kommen kann. Insbesondere bei älteren Patienten spielt das eine wichtige Rolle. Als Daumenregel kann folgende Formel genutzt werden: Die maximal tolerierbare Herzfrequenz ist 220 abzüglich des Lebensalters [Maximale Herzfrequenz = 220 – Lebensalter]. So kann ein 20-Jähriger ohne größere Probleme eine Herzfrequenz von 190–200/Min. haben, während dies bei einem 70-Jährigen schon zu deutlichen Einschränkungen führen kann. Letzterer sollte idealerweise auch bei Belastung eine Herzfrequenz von unter 150/Min. haben.

Die venöse Drainage am Herzen erfolgt über die venösen Sinus. In ihnen sammelt sich das entsättigte Blut und wird während der Austreibungsphase in den rechten Vorhof zurückgegeben. Der größte Sinus nennt sich Sinus coronarius. Er verläuft zwischen dem linken Vorhof und dem linken Ventrikel und drainiert in die rechte Herzhälfte.

---

Nachdem die Sedierung von Herr Meyer etwas nachgelassen hat, fühlt er sich bereits deutlich besser. Eine Pflegekraft der Überwachungsstation klärt ihn über die kommenden weiteren Maßnahmen auf. Neben einer regelmäßigen klinischen Einschätzung von Hautfarbe, Atemtätigkeit, Schmerzen, Übelkeit oder Stressanzeichen wird Herr Meyer natürlich mithilfe eines Monitors überwacht. EKG, Pulsoxymetrie und Blutdruck geben aber keinen Anlass zur Sorge. Selbstverständlich kann Herr Meyer nun auch mit seiner Ehefrau telefonieren, die ihm etwas Kleidung und sein Buch ins Krankenhaus bringen will.

Zu den Aufgaben der Pflegefachpersonen gehören nun neben der Überwachung des Patientenzustands auch die Durchführung der notwendigen Prophylaxen, wie zum Beispiel der Thromboseprophylaxe, und, nach einer kurzen Bettruhe, eine möglichst frühe Mobilisation von Herrn Meyer.

Auch eine Kontrolle der Herzenzyme und eine erneute Echokardiografie werden im weiteren Verlauf durchgeführt. Glücklicherweise sind die Wandbewegungsstörungen inzwischen deutlich zurückgegangen, was darauf hindeutet, dass viel Herzmuskelgewebe gerettet wurde, bevor es endgültig absterben konnte. Herr Meyer wird nach einer Woche Aufenthalt aus dem Krankenhaus entlassen. Man erklärt ihm, dass eine Reha-Behandlung zunächst nicht notwendig sei, da er aller Voraussicht nach keine Herzschwäche zurückbehalten habe.

---

STECKBRIEF

**Myokardinfarkt**

**Definition**

- Ischämischer Gewebsuntergang im Herzmuskel als Folge einer Sauerstoffunterversorgung
- Einteilung in STEMI (ST-Segment Elevation Myocardial Infarction; ST-Strecken-Hebungsinfarkt) und NSTEMI („Non-ST-Segment Elevation Myocardial Infarction; Nicht-ST-Strecken-Hebungsinfarkt)

**Epidemiologie**

- Die Lebenszeitprävalenz liegt bei ca. 5 %.
- Männer sind insgesamt häufiger betroffen.
- In Deutschland versterben etwa 50.000 Menschen pro Jahr an einem Myokardinfarkt.

**Ätiologie**

- Klassischerweise geht der Myokardinfarkt auf die Ruptur einer arteriosklerotischen Plaque zurück. Es liegt also eine Koronare Herzkrankheit (KHK) vor, auf deren Boden der Myokardinfarkt stattfindet.
- Es sind auch andere Mechanismen denkbar, wie eine Embolie, ein Gefäßaneurysma oder eine Vasospastik.

**Pathophysiologie**

- Nach einer Plaque-Ruptur kommt es zur Anlagerung von Thrombozyten und einer Aktivierung der Gerinnungskaskade.
- Ein Thrombus wird gebildet, der das Gefäß ganz oder teilweise verschließt. Die Folge ist eine Myokardnekrose.

**Symptome**

- Die Symptome können vielgestaltig sein. Insbesondere bei Frauen sind sie oftmals atypisch.
- Typische Symptome sind:
  - Dumpf drückender Brustschmerz mit Ausstrahlung in den linken Arm, den Kiefer oder den Oberbauch
  - Kaltschweißigkeit
  - Todesangst
  - Übelkeit/Erbrechen
  - Atemnot
- Sogenannte atypische Symptome können sein:
  - Isolierter Schwindel
  - Synkopen
  - Isolierter Oberbauchschmerz
  - Ausstrahlung in die rechte Körperhälfte
- Auch stumme Infarkte ohne merkbare Symptome sind möglich (v. a. bei Diabetikern mit einer Polyneuropathie)

**Behandlung**

- Ein wesentlicher Behandlungsschritt ist das frühe Erkennen eines möglichen Infarktes und das zielgerichtete Notfallmanagement.
- Als Basismedikation werden Thrombozytenaggregationshemmer, Heparin und bei Bedarf Morphin und Nitrate eingesetzt.
- Die Therapie erfolgt durch eine Koronarangiografie mit Ballondilatation des Gefäßes und Einlage eines Stents oder durch eine Bypass-Operation.
- Sollte dies nicht in angemessener Zeit (< 120 Minuten) möglich sein, kann eine fibrinolytische Therapie erwogen werden.

**Prognose**

- Die Prognose hat sich durch die Einführung der Koronarangiografie deutlich verbessert.
- Die Krankenhaussterblichkeit beim STEMI liegt zwischen 5–10 %.

| Themen im Überblick | Curriculare Einheiten der Pflegeausbildung (CE) |
|---|---|
| **Anatomie**<br>• Herz<br>• Blutgefäße<br>**Biologie, Biochemie und Pathophysiologie**<br>• Herzzyklus<br>• Erregungssystem des Herzens<br>• Blutgerinnung<br>**Krankheitslehre**<br>• Akutes Koronarsyndrom<br>**Untersuchungstechniken**<br>• Echokardiografie<br>• Elektrokardiografie<br>• Laboruntersuchung Herzenzyme<br>• Koronarangiografie<br>**Therapien**<br>• Ballondilatation und Stent-Implantation (im Rahmen der Koronarangiografie) | • **Anatomie und Physiologie des Herz-Kreislauf-Systems:**<br>CE 05 Menschen in kurativen Prozessen pflegerisch unterstützen und Patientensicherheit stärken;<br>Fach: Pflegehandeln in kurativen Prozessen und Akutsituationen (1. ABD, 2. TB)<br>• **Notfälle:**<br>CE 06 In Akutsituationen sicher handeln:<br>Fach: Pflegehandeln in kurativen Prozessen und Akutsituationen (1. ABD, 2. TB) |

## ZUM WEITERLESEN

- DGK-Leitlinie „Akutes Koronarsyndrom ohne ST-Strecken-Hebung (NSTE-ACS)" (2020) https://leitlinien.dgk.org/files/18_2020_pocket_leitlinien_nste_acs.pdf (letzter Zugriff 31.10.2022)
- DGK-Leitlinie „Therapie des akuten Herzinfarktes bei Patienten mit ST-Streckenhebung (STEMI)" (2017) https://leitlinien.dgk.org/files/09_2017_pocket_leitlinien_stemi.pdf (letzter Zugriff 31.10.2022)
- Gesundheitsinformation.de zum Herzinfarkt https://www.gesundheitsinformation.de/glossar/herzinfarkt.html (letzter Zugriff 31.10.2022)
- Deutsche Herzstiftung für Patienten und Angehörige https://www.herzstiftung.de/ (letzter Zugriff 31.10.2022)

## ZUM WEITERDENKEN

1. Was sind wichtige Differenzialdiagnosen, die im Rahmen von Brustschmerzen bedacht werden müssen?
2. Welche zwei wichtigen Komplikationen können im Rahmen eines Myokardinfarktes auftreten?
3. Was versteht man unter einem AV-Block im EKG?
4. Erläutern Sie, welche Symptome bei einem Mangel eines Blutgerinnungsfaktors auftreten.
5. Erläutern Sie, welche Vorteile eine transösophageale Echokardiografie hat.
6. Nennen Sie mindestens 4 Symptome einer Perikarditis.
7. Worauf muss bei der Arbeit mit einem C-Bogen geachtet werden?
8. Wie ist die Wand von Venen aufgebaut?
9. Wodurch entsteht eine Herzinsuffizienz?
10. Welche psychische Erkrankung geht mit einem deutlich erhöhten Risiko für einen Herzinfarkt einher?

KAPITEL

# 2 Halsschmerzen und Atemnot

Daniel Sierich fühlt sich schon den ganzen Tag unwohl. Er ist schon mit Muskelschmerzen aufgewacht, seit Mittag fühlt er sich kraftlos und er spürt, dass er krank werden wird. Zunächst denkt er, er könne zumindest noch einige wichtige Projekte so weit vorbereiten, dass seine Kollegen ihn in den nächsten Tagen vertreten können. Als aber dann auch noch Fieber dazukommt, meldet er sich bei seiner Vorgesetzten ab, um zu seiner Ärztin zu gehen.

Beim Anruf in der Praxis wird er wegen seines leichten trockenen Hustens auf die Infekt-Sprechstunde am Nachmittag verwiesen. Er vereinbart einen Termin und macht sich zu Hause einen Tee. Er trinkt keinen Kaffee und freut sich regelmäßig über die große Auswahl an losen Teesorten, die er besitzt. Immer morgens, vor der Arbeit, trinkt er eine große Tasse Earl Grey. Jetzt aber gießt er das kochend heiße Wasser über einige getrocknete Kamillenblüten. Obwohl er den Aufguss eine Weile ziehen lässt, schmeckt er fade. Vielleicht waren die Blüten ja zu alt geworden, denkt er. Er kippt den Inhalt des Bechers in die Spüle, bevor er ins Auto steigt, um in die Arztpraxis zu fahren.

Herr Sierich muss nicht lange warten, bis ihn Frau Doktor Yilmaz in ihr Sprechzimmer bittet. Trotz des geschmackvoll eingerichteten Raumes beginnt er, sich unwohl zu fühlen. Sieht man von einer Ohrenerkrankung in seiner Kindheit ab, war er nie wirklich krank gewesen, und er hatte unnötige Arztbesuche stets vermieden. Blut kann er sehen, Spritzen machen ihm jedoch Angst, obwohl er das nur ungern zugibt. Vor dem Hintergrund der aktuellen Pandemiesituation ist es aber sicherlich das Sinnvollste, mit Unwohlsein und Fieber direkt zum Arzt zu gehen. Seine Firma hatte sich lange gegen ein Homeoffice-Konzept gewehrt – vor allem die Projektleiter sollten möglichst oft vor Ort im Büro sein, um die Arbeit der Kollegen zu koordinieren. Und obwohl er dem Hygienekonzept der Firma vertraute, kann er nicht ausschließen, dass er sich bei einem Kollegen oder einer Kollegin mit irgendetwas angesteckt hat.

Doktor Yilmaz befragt ihn zunächst zu seinen Symptomen. Er hat inzwischen leichte Halsschmerzen, und als er die Treppe zur Praxis hochgestiegen ist, kam er sich etwas kurzatmig vor. Magen-Darm-Beschwerden oder einen Hautausschlag hat er aber nicht.

Die Ärztin bittet ihn, den Oberkörper freizumachen und auf der Untersuchungsliege Platz zu nehmen. Bei der Racheninspektion fällt ihr eine leichte Rötung der Schleimhäute auf. Die Mandeln sind nicht entzündlich vergrößert.

## 2.1 Mund-Rachen-Raum

Bei der Inspektion von Mund und Rachen werden neben den Schleimhäuten auch der Zahnstatus, die Zunge (Lingua) und die Gaumenmandeln (Tonsillae palatinae) beurteilt.

Mund- und Nasenhöhle bilden die ersten Abschnitte der **Atemwege**. Die Atemluft wird hier erwärmt und angefeuchtet. In der Nase erfolgt zudem eine chemische Prüfung durch den Geruchssinn und eine Filterung grober Partikel durch feine Härchen. Der Rachen wird in **Oropharynx** (Mund-Rachen-Raum) und **Nasopharynx** (Nasen-Rachen-Raum) unterteilt (➤ Abb. 2.1). Unterhalb dieser Strukturen liegt der **Hypopharynx**, der auch **Laryngopharynx** genannt wird. Bis zu diesem Punkt verlaufen Luft- und Speiseweg parallel. Erst auf Höhe des Kehlkopfes (Larynx) werden sie in Speiseröhre (Oesophagus) und Luftröhre (Trachea) getrennt. Dadurch, dass Viren und Bakterien zunächst Mund oder Nase passieren müssen, betreffen viele Atemwegsinfektionen die oberen Atemwege. Um die Infektionsabwehr hier zu stärken, befindet sich viel lymphatisches Gewebe im Mund-Nasen-Rachen-Raum. Neben den Gaumenmandeln existieren noch die Rachenmandeln (Tonsillae pharyngeales), die Zungenmandel (Tonsilla lingualis) und die Tubenmandeln (Tonsillae tubarii). Da diese Strukturen mehr oder minder kreisförmig angeordnet sind, wird auch vom lymphatischen Rachenring (Waldeyer-Rachenring) gesprochen. Daneben befinden sich zahlreiche antimikrobielle Peptide in der Schleimhaut, die einen hocheffektiven Teil des angeborenen Abwehrsystems ausmachen. Die Abwehrreaktion des Körpers kann auf diese Weise bereits früh initiiert werden.

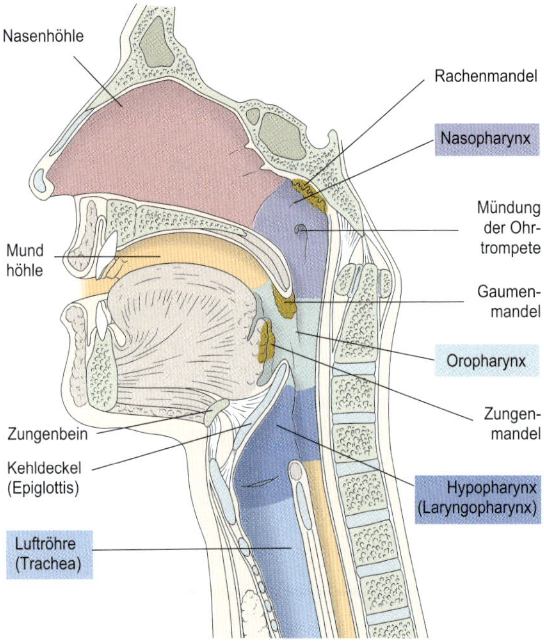


**Abb. 2.1** Mund-Nasen-Rachen-Raum im Sagittalschnitt. Die verschiedenen Abschnitte sind farblich markiert. [L190]

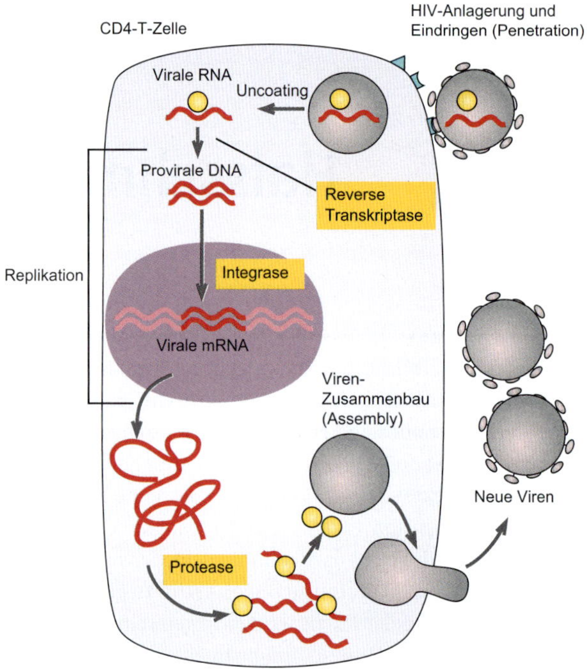


**Abb. 2.2** Vermehrungszyklus von Viren am Beispiel des HI-Virus (HIV) [L157]

## 2.2 Viren

Die Ärztin erläutert Herrn Sierich die bisherigen Befunde. Die im Ohr gemessene Körpertemperatur betrage 38,1 °C. Bei der Messung im Ohr liege diese normalerweise etwa 0,5–1 °C unterhalb der eigentlichen Körpertemperatur, die damit also rund 39 °C betragen müsse. Sie gehe daher aktuell von einem fieberhaften Infekt der oberen Atemwege aus. Solche Infekte seien meistens viral bedingt und könnten durch zahlreiche Erreger, etwa *Rhinoviren*, *Adenoviren*, *Influenzaviren* oder *Coronaviren*, ausgelöst werden. Zur Sicherheit wolle sie eine *SARS-CoV-2*-Testung durchführen.

**Viren** werden oft als „weder tot noch lebendig" bezeichnet. Es gibt gute Gründe für diese Einschätzung, denn Viren weisen einige Merkmale des Lebens auf, wobei ihnen andere wiederum fehlen. Sie bestehen vor allem aus Nukleinsäuren, also DNA/DNS (Deoxyribonucleic acid/Desoxyribonukleinsäure) oder RNA/RNS (Ribonucleic acid/Ribonukleinsäure) und verfügen somit über die wesentliche Grundsubstanz des Lebens (➤ Kap. 2.3, ➤ Kap. 3.12). Allerdings sind sie nicht zellulär aufgebaut und verfügen über keinen eigenen Stoffwechsel, sodass sie Bakterien oder Körperzellen befallen müssen, um sich vermehren zu können. Aus diesem Grunde werden sie im Regelfall als nicht lebendig betrachtet.

Die Erbsubstanz von Viren wird durch eine Kapsel (Capsid) geschützt und die Viren selbst sind manchmal von einer Hülle aus Fetten (Lipiden) und Glykoproteinen umhüllt. Diese Umhüllung beeinflusst die **Wirkung von Desinfektionsmitteln**. Aus diesem Grunde muss bei der Auswahl auf die korrekte Bezeichnung geachtet werden:

- Begrenzt viruzid: Desinfektionsmittel wirkt nur gegen behüllte Viren, wie das Influenza-Virus oder das HI-Virus.
- Begrenzt viruzid PLUS: Desinfektionsmittel wirkt gegen behüllte Viren und einige weitere unbehüllte Viren (z. B. Adenoviren)
- Viruzid: Desinfektionsmittel wirkt gegen behüllte und unbehüllte Viren.

Die **Vermehrung** von Viren findet über einen sehr speziellen Prozess statt (➤ Abb. 2.2). Zunächst heften sie sich dafür an ihre zukünftige Wirtszelle an und dringen in sie ein (Penetration). Sind sie im Inneren der Zelle angelangt, setzen sie ihre Nukleinsäuren frei (Uncoating), die vermehrt werden (Replikation), um die entsprechenden Virusproteine zu transkribieren. Nun werden alle produzierten Bestandteile zusammengebaut (Assembly). Die so neu entstandenen Viren können im Anschluss daran freigesetzt werden. Dabei stirbt die Wirtszelle oftmals ab.

Da Viren einen so ausgeklügelten Vermehrungsprozess innerhalb von Körperzellen haben, wirken bedauerlicherweise keine Antibiotika bei ihnen. Die einzelnen Vermehrungsschritte können mitunter durch Virustatika (auch: Virostatika) blockiert werden – dies führt jedoch nicht zu einem Absterben der Viren.

Nicht jede Viruserkrankung wird virustatisch behandelt. Oftmals überwiegen die Nebenwirkungen der Medikamente den Nutzen der Behandlung. Das körpereigene Immunsystem (➤ Kap. 9.6) kann einen Großteil der Viruserkrankungen sehr gut selbst bekämpfen. In bestimmten Fällen ist eine virustatische Behandlung allerdings unerlässlich und von großem Erfolg gekrönt. HIV-Patienten etwa haben durch Virustatika inzwischen eine weitestgehend normale Lebenserwartung, sind jedoch darauf angewiesen, ihre Medikamente lebenslang einzunehmen.

## 2.3 Mikrobiologische Untersuchungen

Frau Yilmaz erläutert, dass die Testung ein wenig unangenehm sei, da sie mit einem Abstrichtupfer durch Mund und Nase bis an die Rachenhinterwand gelangen müsse. Sie werde sich aber bemühen, sehr vorsichtig zu sein. Sie erklärt außerdem, dass es verschiedene Testverfahren gebe – sie verwende in ihrer Praxis aber vor allem die PCR-Methode, weil diese viel sensitiver und spezifischer sei als andere.

Mikrobiologische Untersuchungstechniken sind sehr vielfältig. Eine der wohl ältesten und bekannteste Varianten ist die **Zellkultur**, bei der lebendige Zellen unter sterilen Bedingungen mit Nährstoffen versorgt und auf diese Weise für weitere Untersuchungen inkubiert und kultiviert werden. Insbesondere bei Bakterien kann dann unter Einsatz eines Lichtmikroskops eine erste Bestimmung der jeweiligen Erreger stattfinden.

Auch weitere, relativ einfache Untersuchungen sind möglich. So können zum Beispiel Bakterien vor der Betrachtung eingefärbt werden, um zwischen grampositiven und gramnegativen Bakterien unterscheiden zu können. Dies hat eine große Bedeutung für die Auswahl der geeigneten Antibiotika.

Die Untersuchung von Viren ist ein wenig schwieriger, da sie nicht zellulär aufgebaut sind und keinen eigenen Stoffwechsel aufweisen. Auch hier ist das Anzüchten der Erreger möglich, wobei die Viren einer Zellkultur hinzugegeben werden, sodass die Effekte der Viren auf die Zellstruktur beobachtet werden können. Dies ist jedoch sehr unspezifisch, da viele Viren sehr ähnliche Veränderungen bewirken. Zur genauen Differenzierung der Erreger können andere Untersuchungstechniken eingesetzt werden, wie die Immunfluoreszenzmikroskopie oder die Polymerase Chain Reaction (PCR, Polymerase-Kettenreaktion).

Bei der **Immunfluoreszenzmikroskopie** wird die Probe mit verschiedenen Antikörpern in Kontakt gebracht. Die Antikörper heften sich an die Virenpartikel, wobei sie so spezifisch sind, dass sie lediglich an ganz bestimmten Viren hängen bleiben. Danach werden die nicht gebundenen Antikörper abgespült. In der Probe befinden sich nun also nur noch die Viren und die gebundenen Antikörper. Um diese unter einem Mikroskop erkennen zu können, sind sie mit einem leuchtenden Stoff gekoppelt.

Deutlich häufiger wird allerdings die **PCR-Untersuchung** eingesetzt. Hier macht man sich die ganz speziellen Eigenschaften des genetischen Codes zu Nutze. DNA wird vervielfältigt (amplifiziert), indem ihre Doppelhelix sich auftrennt und kleine Moleküle, sogenannte Primer, an die Einzelstränge binden. Sie bilden den Startpunkt für die DNA-Polymerase, die einen neuen DNA-Strang anhand der Vorlagen aufbaut (DNA-Replikation). Normalerweise geschieht dies im Rahmen der Zellteilung (Mitose) (➤ Kap. 9.9).

Bei der PCR-Untersuchung werden spezifische Primer zur Viren-DNA (oder RNA) hinzugegeben, die sich nur an ganz bestimmte DNA-Abschnitte binden können. Außerdem wird eine spezielle Polymerase in das Gemisch gegeben. Nun werden mehrere Zyklen aus Erhitzung und Abkühlung durchlaufen, in denen die DNA vervielfältigt wird. Ist am Ende der Untersuchung ausreichend DNA nachweisbar, weiß man, dass ein bestimmter Erreger vorliegen muss, da es ansonsten gar nicht erst zu einer Vermehrung gekommen wäre. Wird, wie im Falle von Herrn Sierich, eine PCR-Untersuchung auf SARS-CoV-2 durchgeführt, werden Primer eingesetzt, die an einen DNA-Abschnitt binden, den nur SARS-CoV-2 aufweist. Wäre nun ein Adenovirus die Ursache für seine Symptome, käme es nicht zu einer DNA-Vermehrung in der Probe, da der eingesetzte Primer sich nicht an die Viren-DNA binden könnte. PCR-Testungen sind sehr zuverlässig. Dennoch muss auch bei ihnen immer auf Sensitivität und Spezifität geachtet werden (➤ Kap. 3.3).

## 2.4 Lunge

> Die Ärztin hört im Verlauf der Untersuchung auch die Lunge ab (Auskultation). Trotz Herrn Sierichs leichter Kurzatmigkeit kann sie dabei zunächst keinen auffälligen Befund feststellen.

Das zentrale Organ der Atmung ist die Lunge. Sie besteht aus zwei Lungenflügeln, die sich aus insgesamt fünf Lappen zusammensetzen (➤ Abb. 2.3). Der linke Lungenflügel verfügt über zwei, der rechte über drei Lungenlappen. Sie werden als Ober-, Mittel- und Unterlappen bezeichnet und sind jeweils durch markante Fissuren (Furchen) voneinander getrennt. Bei der klinischen Untersuchung spielt vor allem der Mittellappen des rechten Lungenflügels eine besondere Rolle, weil er gesondert auskultiert werden muss. Ansonsten könnte eine isolierte Mittellappenpneumonie übersehen werden. **Pneumonien** sind Entzündungen im Bereich der Lungen. Sie können sich auf einzelne Abschnitte beziehen oder aber die ganze Lunge betreffen. Ihre Ursachen können vielfältig sein. Neben Bakterien und Viren können auch Pilze eine Pneumonie verursachen. Eine rein chemisch- oder strahlenbedingte Entzündung ohne Beteiligung von Krankheitserregern wird als Pneumonitis bezeichnet.

Die beiden Lungenflügel sind durch die Luftröhre (Trachea) verbunden, die durch kräftige Knorpelspangen auch bei höheren Atemwegsdrücken offengehalten wird. Der Bronchialbaum kann als Gerüst der Lunge betrachtet werden (➤ Abb. 2.4). Er verzweigt sich ab der Bifurcatio tracheae etwa 20-mal, wobei die abgehenden Äste zunehmend kleiner werden. Sie lassen sich in Hauptbronchien, Lappenbronchien, Segmentbronchien, Subsegmentbronchien und Bronchiolen unterteilen. Die Bronchiolen haben, im Gegensatz zu den Bronchien, keine Knorpelstrukturen und auch keine Drüsen in ihren Wänden. Sie werden ausschließlich durch die elastischen Kräfte des Lungengewebes offengehalten. Die Bronchiolen münden in die Lungenbläschen (Alveolen). Dies spielt nicht nur bei infektiösen Lungenerkrankungen, sondern auch bei Störungen wie dem Asthma bronchiale oder der COPD (Chronic Obstructive Pulmonary Disease; Chronisch obstruktive Lungenerkrankung) eine wichtige Rolle.

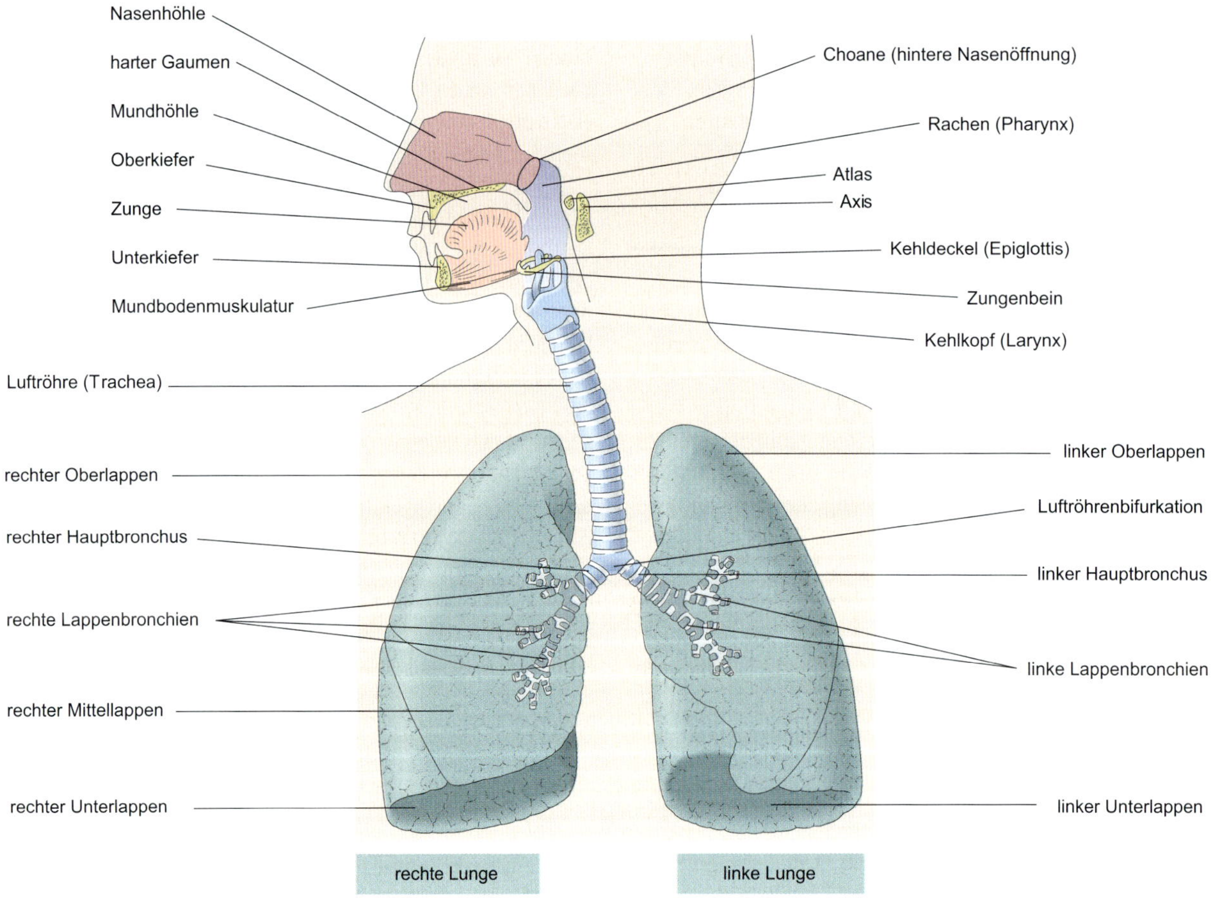


**Abb. 2.3** Obere und untere Atemwege. Die Gliederung der Lungenflügel in einzelne Lappen ist hier gut zu erkennen. [L190]

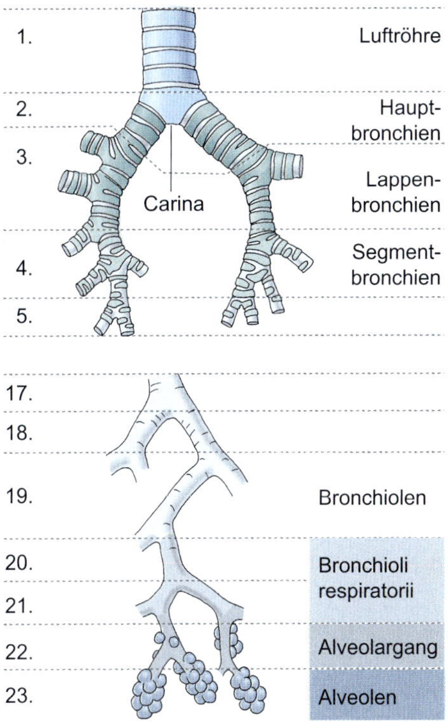


**Abb. 2.4** Bronchialbaum mit Angabe der Anzahl der Aufgabelungen. Wie immer in der Biologie und der Medizin gibt es hier einige Varianten, sodass es nicht in jedem Falle 23 Aufgabelungen sein müssen. [L190]

## 2.5 Atemmechanik

Frau Yilmaz verschreibt Herrn Sierich Entzündungshemmer (Antiphlogistika) und bittet ihn, wiederzukommen, wenn der Husten unerträglich werden sollte. Auch müsse er darauf achten, ob die Atembeschwerden zunehmen. Dies sei immer ein Warnzeichen. Bis zum Erhalt des Testergebnisses solle er sich häuslich isolieren. Sollte sein Ergebnis positiv sein, werde das Gesundheitsamt gegebenenfalls nochmals gesondert auf ihn zukommen. Natürlich könne er in den nächsten Tagen auf Hausmittel wie Kamillentee oder heiße Bäder zurückgreifen, das würde ihm sicherlich guttun.

Leider erhält Herr Sierich zwei Tage später tatsächlich ein positives Testergebnis. Es liegt also eine Infektion mit SARS-CoV-2 vor.

Im Laufe der folgenden Tage verstärken sich zudem seine Symptome. Neben dem Fieber entwickelt er Halsschmerzen und eine noch deutlichere Störung des Geruchs- und Geschmackssinns als zuvor. Mit jedem Tag der Krankheit fühlt er sich weniger belastbar, das Atmen fällt ihm zunehmend schwer.

Die beiden Lungenflügel befinden sich in der linken und rechten Thoraxhälfte und sind in den Pleurahöhlen aufgespannt. Die Pleura ist, ähnlich wie das Peritoneum des Bauchraumes, eine seröse Hüllschicht, die ein reibungsarmes Aneinandergleiten von Geweben ermöglicht. Im Brustkorb gleiten die Lungen, über die sich die Pleura visceralis spannt, an der Thoraxwand entlang. Diese ist mit der Pleura parietalis ausgekleidet. Die beiden Pleurablätter gehen in Form von Umschlagfalten ineinander über, sodass die Pleurahöhle, in der physiologisch ein Unterdruck herrscht, luftdicht abgeschlossen ist. Eine geringe Menge an Flüssigkeit erleichtert das Aneinandergleiten.

Der Hauptatemmuskel ist das **Zwerchfell** (Diaphragma). Wird es angespannt, senkt es sich und der Unterdruck im Pleuraspalt steigt. Die elastischen Lungenflügel dehnen sich aus und Luft strömt durch Mund oder Nase in den Brustkorb (➤ Abb. 2.5).

Neben dem Zwerchfell existieren auch noch weitere Atemmuskeln, wie die Zwischenrippenmuskulatur und Teile von Brust- bzw. Halsmuskulatur, die auch als Atemhilfsmuskeln bezeichnet werden. Die **Atemhilfsmuskulatur** ist insbesondere bei höheren Belastungen, wie sportlicher Betätigung oder Luftnot von großer Bedeutung. Asthmatiker zum Beispiel stützen während eines Anfalles oftmals ihre Unterarme auf, um die Atemhilfsmuskulatur durch die Fixierung der Arme gezielter für die Atemunterstützung einsetzen zu können.

## 2.6 Gasaustausch und Partialdrücke

Die Luftnot geht so weit, dass Herr Sierich Angst bekommt. Der alarmierte Rettungsdienst trifft schnell ein und führt eine Notfalluntersuchung durch. Neben der Auskultation der Lungen stehen hier auch die Messung der Atemfrequenz und die Überwachung durch eine Pulsoxymetrie im Vordergrund. Herr Sierich erhält Sauerstoff über eine Maske mit Reservoirbeutel, um den Sauerstoffanteil der Einatemluft zu erhöhen. Die größte Gefahr zum jetzigen Zeitpunkt ist eine schwere Störung des pulmonalen Gasaustausches durch die Viruspneumonie.

Außerdem legt ihm einer der Notfallsanitäter einen venösen Zugang und meldet ihn gleich im Krankenhaus an. Das Rettungsteam arbeitet in Schutzkleidung, um eine mögliche Übertragung des Virus zu verhindern. Da die Diagnose durch den PCR-Test gesichert ist, kann sie bei der Anmeldung in einem aufnahmebereiten Krankenhaus bereits mitgeteilt werden und das Team der Notaufnahme kann sich auf das Eintreffen von Herrn Sierich vorbereiten.

2

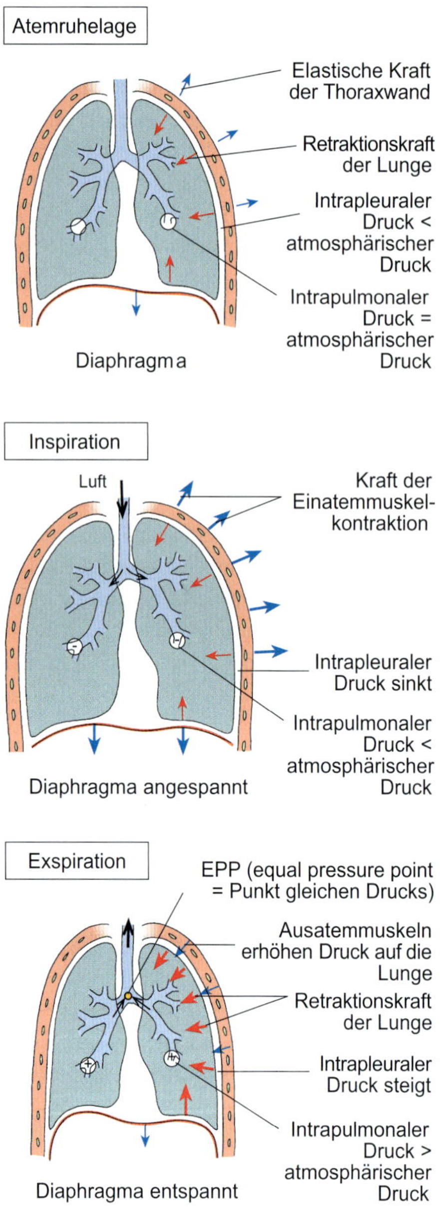


**Abb. 2.5** Physiologische Vorgänge bei der Atemmechanik. Die Dicke der Pfeile symbolisiert die aufgewendete Kraft. [L190]

Die **Alveolen** sind die kleinsten luftführenden Elemente des Lungengewebes. Sie bestehen nur aus einer einzigen Zellschicht und sind mit einem dünnen Flüssigkeitsfilm, dem Surfactant, ausgekleidet. Dieser sorgt für eine ausreichende Reduktion der Oberflächenspannung und beugt einem Kollabieren der Alveolen bei der Ausatmung (Atelektase) vor. Frühgeborene haben oftmals einen Mangel an Surfactant, da die Lungenreifung noch nicht abgeschlossen ist. Dies führt zum kindlichen Atemnotsyndrom (Infant Respiratory Distress Syndrome; IRDS). Schwangeren Patientinnen, bei denen das Kind vor der 35. Schwangerschaftswoche (➤ Kap. 13.2) entbunden werden muss, wird vor einer Geburtseinleitung Kortisol verabreicht, um die fetale Lungenreifung zu beschleunigen. Darüber hinaus muss nach der Geburt häufig auch künstlich hergestellter Surfactant verabreicht werden. Bei Erwachsenen liegen im Regelfall keine derart starken Störungen durch Surfactant-Mangel vor. Bei ihnen werden schwere Störungen der Oxygenierung als ARDS bezeichnet (Acute Respiratory Distress Syndrome). Dem können verschiedene Ursachen zugrunde liegen, darunter auch Viruspneumonien.

Der Gasaustausch zwischen Lunge und Blutkreislauf findet in den Alveolen statt. Über den Truncus pulmonalis und letztendlich die Aa. pulmonales gelangt sauerstoffarmes Blut aus dem rechten Herzen in die Lungenstrombahn. Der gesamte Bronchialbaum ist von einem hauchdünnen Netz aus Kapillaren umgeben. Strömt nun sauerstoffarmes Blut an den Alveolen vorbei, diffundiert Sauerstoff in das Blutgefäßsystem, während Kohlendioxid in die Alveolen abgegeben wird. Die jeweiligen Gaspartialdrücke gleichen sich aneinander an (➤ Abb. 2.6).

Der Begriff **„Partialdruck"** beschreibt einen Anteil eines Gases in einem Gasgemisch. Er drückt dies aber nicht über ein Volumen aus (z. B. in Form von 10 ml von 1000 ml), sondern als Teil des Gesamtdruckes. Nimmt man an, dass der Luftdruck auf Höhe des Meeresspiegels bei 100 kPa liegt, so würde der Sauerstoffpartialdruck bei 21 kPa liegen, da Sauerstoff 21 % der normalen Atemluft ausmacht. Die restlichen 79 kPa entfallen vor allem auf Stickstoff (78 kPa). Kohlendioxid und Edelgase kommen jeweils lediglich im Promillebereich vor und machen damit zusammen gerade einmal 1 kPa aus.

In den Alveolen herrscht physiologisch ein Sauerstoffpartialdruck von etwa 100 mmHg (bzw. 13,5 kPa). Dieser kommt durch die Kombination aus Frischluftzufuhr bei gleichzeitiger Abgabe des Sauerstoffs in die Blutbahn zustande. Es handelt sich hier um ein relativ stabiles Gleichgewicht. Der Sauerstoffpartialdruck des arteriellen Blutes entspricht dem Sauerstoffpartialdruck der Alveolen. Aber auch die Partialdrücke von Kohlendioxid gleichen sich einander an.

**Einheiten für Druck**

In Medizin, Chemie und Physik werden unterschiedliche Einheiten für Druck verwendet:
- kPa = Kilopascal
- mmHg = Millimeter Quecksilbersäule
- $cmH_2O$ = Zentimeter Wassersäule

Hier darf man sich nicht verunsichern lassen. Gerade am Anfang kann der Umgang mit diesen Zahlen verwirrend sein. Sinnvoll ist es, sich immer dann, wenn Zahlenwerte genutzt werden, etwas Zeit zu nehmen, genau auf die angegebene Einheit zu schauen und zu überlegen, wie die Referenzwerte lauten.

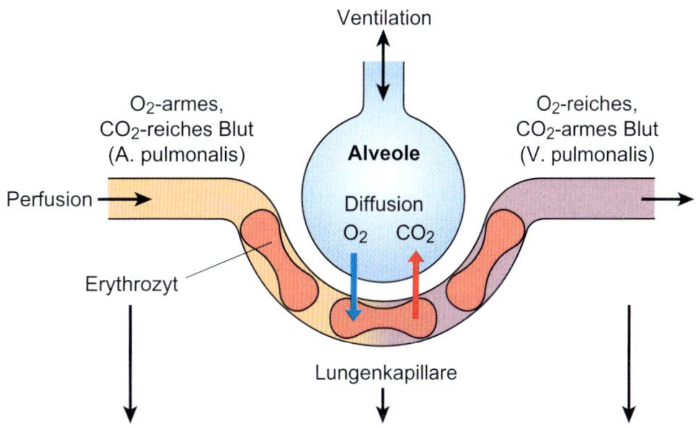


| *A. pulmonalis* | *Alveole* | *V. pulmonalis* |
|---|---|---|
| $pO_2$ = 5,33 kPa = 40 mmHg | $pO_2$ = 13,3 kPa = 100 mmHg | $pO_2$ = 13,3 kPa = 100 mmHg |
| $pCO_2$ = 6,13 kPa = 46 mmHg | $pCO_2$ = 5,3 kPa = 40 mmHg | $pCO_2$ = 5,3 kPa = 40 mmHg |

**Abb. 2.6** Physiologische Vorgänge beim Gasaustausch. Zu erkennen ist, wie sich die Partialdrücke angleichen. Da die Alveolen ein offenes System darstellen, sind die Partialdrücke in ihnen physiologisch konstant. [L143]

## 2.7 Überwachung der Blutgase

Beim Eintreffen in der Klinik ist bereits ein geeignetes Untersuchungszimmer mit Überwachungsmöglichkeit vorbereitet. Das Rettungsteam fasst im Rahmen einer strukturierten Übergabe alle relevanten Informationen zum Zustand von Herrn Sierich zusammen. Dieser ist inzwischen sehr in Sorge. Die letzten Tage hat er viel über seine Erkrankung gelesen und er weiß, dass in seinem Alter normalerweise kaum schwere Verläufe auftreten. Allerdings hat er auch die Berichte über junge Patienten gelesen, die an Maschinen zur Kreislaufunterstützung angeschlossen werden mussten.

Es lenkt ihn ein wenig von seinen Gedanken ab, dass das Rettungsteam ihm alles Gute wünscht und sich die aufnehmende Pflegekraft trotz der Hitze, die vermutlich in ihrem Ganzkörperschutzanzug herrscht, viel Zeit für die Aufnahmeprozedur nimmt. Lange Sätze sprechen fällt ihm zwar schwer, aber dennoch freut es ihn, sich nach den Tagen der Isolation ein wenig unterhalten zu können. Erneut wird Herr Sierich an ein Pulsoxymeter angeschlossen. Außerdem wird eine kleine Blutprobe aus dem Ohrläppchen entnommen, um den Sauerstoffgehalt des Blutes genau bestimmen zu können.

Eine einfache, nicht invasive Methode, die Sauerstoffversorgung des Organismus zu überwachen, ist die **Pulsoxymetrie**. Hierfür wird ein Infrarotsensor auf die Haut aufgebracht. Zumeist geschieht dies in Form eines kleinen Fingerclips, wobei auch andere Sensorformen, etwa für die Ohrläppchen, existieren. Der Fingerclip besteht aus einer Strahlenquelle und dem Sensor. Die Strahlenquelle gibt infrarotes Licht auf die Haut ab, welches sie durchdringt und teilweise im Gewebe absorbiert wird. Diese Absorption ist unterschiedlich, je nachdem, wie hoch die Beladung der Erythrozyten mit Sauerstoff ist. Das Pulsoxymeter berechnet daraus einen Prozentwert. Eine Sauerstoffsättigung von 100 % entspricht im Regelfall einem Sauerstoffpartialdruck von mehr als 100 mmHg. Liegt die Sättigung bei < 85 %, beträgt der Sauerstoffpartialdruck zumeist weniger als 50 mmHg.

Eine deutlich genauere Messung kann mit einer **Blutgasanalyse** (BGA) durchgeführt werden. Diese sollte arteriell oder kapillär erfolgen. Bei der BGA wird dem Patienten Blut abgenommen und maschinell untersucht. Bei der Messung ist es wichtig, dass keine Luftblasen im Probenröhrchen vorhanden sind, um Messfehler zu vermeiden. Die Blutgasanalyse gibt Auskunft über den pH-Wert (➤ Kap. 10.5), den Sauerstoffpartialdruck ($pO_2$), den Kohlendioxidpartialdruck ($pCO_2$) sowie den Basenstatus des Patienten. Daneben werden noch zahlreiche andere Parameter, etwa der Glukosespiegel, die Elektrolytwerte oder der Hämoglobinspiegel mitgemessen.

Die wichtigsten ersten Schritte bei der Befundung einer BGA, mit denen gefährliche Zustände gut erkannt werden können, lauten:

- Liegt der pH-Wert unter 7,35 (Azidose) oder oberhalb von 7,45 (Alkalose)?
- Ist der $pCO_2$ pathologisch verändert?
  - Liegt er oberhalb von 45 mmHg, liegt eine Hyperkapnie vor.
  - Liegt er unterhalb von 35 mmHg, besteht eine Hypokapnie.
- Ist der $pO_2$ pathologisch verändert?
  - Liegt er unterhalb von 80 mmHg, besteht eine Hypoxämie.

**Gemessen (37,0 °C)**

| | | |
|---|---|---|
| pH | 7.22 | |
| $pCO_2$ | 64 | mmHg |
| $pO_2$ | 54 | mmHg |
| $Na^+$ | 136 | mmol/L |
| $K^+$ | 5.0 | mmol/L |
| Cl | 101 | mmol/L |
| $Ca^{++}$ | 1.32 | mmol/L |
| Hct | 53 | % |
| Glu | 168 | mg/dL |
| Lac | 3.3 | mmol/L |

**Berechnet**

| | | |
|---|---|---|
| BE(B) | -4.9 | mmol/L |
| $sO_2(c)$ | 80.2 | % |
| $HCO_3(c)$ | 26.2 | mmol/L |
| $HCO_3^-$std | 20.5 | mmol/L |

**pH-Wert**

gibt $H^+$-Ionen-Konzentration im Blut an. Dabei gilt:

- pH-Wert ↓ = $H^+$-Konzentration ↑
- pH Wert ↑ = $H^+$-Konzentration ↓
- Normwert 7,35–7,45
- pH < 7,35 = Azidose
- pH > 7,45 = Alkalose

**$pCO_2$-Wert**

- gibt Kohlenstoffdioxidpartialdruck im Blut an
- Normwert 35–45 mmHg
- $pCO_2$ ↑ deutet ggf. auf respiratorische Erschöpfung hin.
- Bei Veränderung des pH-Wertes primär durch $pCO_2$ (flüchtige Säure) kommt es bei erhöhten Werten (Hypoventilation) zu einer respiratorischen Azidose bzw. bei erniedrigtem $pCO_2$ (z. B. Hyperventilation) zu einer respiratorischen Alkalose.

**$pO_2$-Wert**

- gibt Sauerstoffpartialdruck im Blut an
- Normwert 80–100 mmHg
- $pO_2$ ↓ möglich bei akuten/chronischen Lungenerkrankungen

**BE = Basenüberschuss/Basenabweichung**

- gibt die Menge der Basen oder Säuren an, die nötig wäre, um ein pH-Wert von 7,4 bei einem $pCO_2$ von 40 mmHg und 37 °C im Blut zu erhalten
- Normwert liegt bei -4 bis +4
- Ist der Wert negativ, sind zu wenig Basen im Blut.
- Abweichungen haben meistens metabolische Ursachen.

**Befund**

Die BGA von Herrn Sierich zeigt eine respiratorische Azidose.
Der pH-Wert ist erniedrigt, der $CO_2$-Wert ist erhöht. Zudem ist der $O_2$-Wert ebenfalls erniedrigt. BE und $HCO_3^-$ sind leicht erniedrigt, was auf eine Teilkompensation der respiratorischen Azidose hindeutet, bei der Basen zur Pufferung verbraucht werden.

**$HCO_3^-$**

- gibt die Konzentration von Bicarbonat im Blut an.
- Normwert 22–26mmol/l
- Abweichungen bei metabolischen Störungen.
- Bikarbonat ↓ charakteristisch für metabolische Azidose
- Bikarbonat ↑ charakteristisch für metabolische Alkalose

**Abb. 2.7** BGA von Herrn Sierich mit Befundung und weiteren Erklärungen [P550]

- Sind $HCO_3^-$ (Bicarbonat, auch: Hydrogencarbonat) oder BE (Basenüberschuss) verändert?

Die in ➤ Abb. 2.7 gezeigte BGA stammt von Herrn Sierich und zeigt die Hypoxämie durch die Lungenerkrankung bereits deutlich.

## 2.8 COVID-19

Nach der pflegerischen Aufnahme wird Herr Sierich vom diensthabenden Arzt der Notaufnahme untersucht. Dieser erklärt ihm, dass sein Aufenthalt zwei Ziele habe: Zum einen wolle man seine Symptome zielgerichtet behandeln und ihm so hoffentlich schnell eine Linderung der Beschwerden verschaffen. Dafür werde man die Sauerstofftherapie fortsetzen, und er werde Kortisol zur Entzündungshemmung erhalten. Zum anderen sollten mögliche Komplikationen durch eine kontinuierliche Überwachung früh erkannt werden. Dafür werde man ihm Blut abnehmen und den Brustkorb röntgen.

COVID-19 ist eine Multisystemerkrankung. Am häufigsten verläuft sie asymptomatisch oder äußert sich durch milde Symptome der oberen Atemwege. Wandern die Viren jedoch in die Lunge, können sie hier zum Auftreten einer Pneumonie führen. Eine mögliche Komplikation ist die bakterielle Superinfektion, also die zusätzliche Entwicklung einer bakteriellen Pneumonie auf dem Boden der viralen Vorschädigung. Daneben können aber auch andere Organe betroffen sein, da SARS-CoV-2 in verschiedene Körperzellen eindringen und sie entsprechend schädigen kann. Darüber hinaus ist eine übermäßig starke Immunantwort eine mögliche Komplikation. In einem solche Fall wird von einem Zytokinsturm gesprochen. Zytokine sind Botenstoffe des Immunsystems, die Abwehrzellen anregen. Sind sie in einem hohen, unkontrollierten Maße aktiv, kommt es zu einer generalisierten Entzündung mit Symptomen, die denen eines septischen Kreislaufschocks ähneln. Daneben schädigt SARS-CoV-2 auch die Gefäßinnenwände (Gefäßendothel) und sorgt auf diese Weise für Thrombosen, Embolien und Herzmuskelentzündungen.

Die COVID-19-Pneumonie präsentiert sich im Röntgenbild durch eine milchglasartige Trübung des Lungengewebes in Kombination mit scharf berandeten verzweigten Strukturen. Insbesondere im Vergleich zum Röntgenbild von gesunden Personen werden die speziellen Zeichen relativ schnell deutlich. Neben der Lungenbeurteilung können durch eine Röntgenuntersuchung im Allgemeinen auch die Herzsilhouette beurteilt und ein Pneumothorax ausgeschlossen werden (➤ Abb. 2.8).

Nicht bei jedem Patienten, der unter einer Coronavirusinfektion gelitten hat, kommt es zur vollständigen Wiederherstellung von Lungenfunktion und Leistungsfähigkeit. Viele

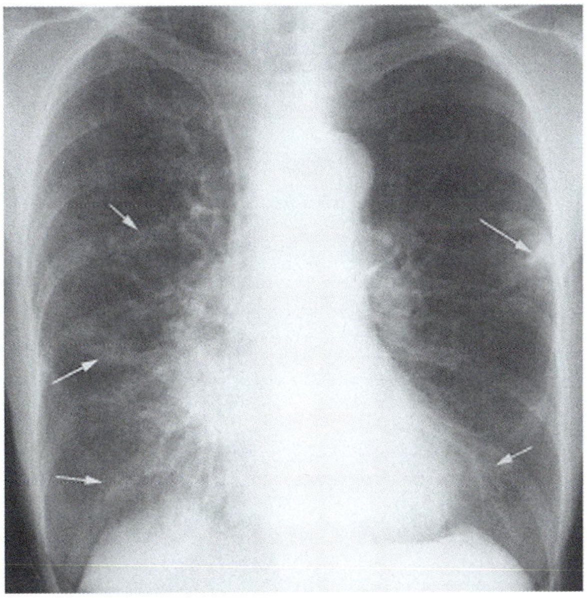

**Abb. 2.8** Thoraxröntgen (posterior-anterior) von Herrn Sierich mit eindeutigen Stauungszeichen und einem gut erkennbaren Infiltrat rechts [S008–4]

Patienten, die schwere Krankheitsverläufe hatten, leiden auch noch nach Wochen unter ausgeprägter Fatigue und psychiatrischen Symptomen wie Depressionen oder Angststörungen (u. a. in Form von Long-COVID). Auch nachweisbare Schäden an anderen Organen können vorkommen, z. B. am Herzen. Da sich SARS-CoV-2 kontinuierlich weiterentwickelt, ist es allerdings möglich, dass sich die Symptombilder zunehmend verändern und zukünftig auch keine, weniger oder andere Spätfolgen auftreten.

## 2.9 Kleines 1 × 1 der klinischen Chemie

Bei der Analyse der Blutwerte von Herrn Sierich fallen erhöhte Entzündungsparameter auf. Vor allem die Laktatdehydrogenase (LDH) und der Blutspiegel des C-reaktiven-Proteins (CRP) sind deutlich angestiegen. Daneben sind die Leukozytenwerte verändert, denn es liegen eine Granulozytose und eine Lymphopenie vor.

Ein Warnsignal sind auch die erhöhten D-Dimere, die auf eine Aktivierung des Gerinnungssystems hindeuten. Im Rahmen einer Infektion mit *SARS-CoV-2* können immer wieder thromboembolische Ereignisse beobachtet werden, die mit einer schlechteren Prognose einhergehen.

Die klinische Chemie ist ein Teil der Labormedizin. Sie befasst sich vor allem mit den im Blutplasma (➤ Kap. 1.5) gelösten Teilchen. Diese umfassen verschiedene Proteine, Mineralstoffe und Stoffwechselendprodukte. Die meisten Untersuchungen der klinischen Chemie können mit Blut durchgeführt werden, das in ein Serumröhrchen abgenommen wurde. Wichtige Parameter der klinischen Chemie zeigt ➤ Tab. 2.1.

**Tab. 2.1** Übersicht wichtiger Parameter in der klinischen Chemie

| Gruppe | Beschreibung |
|---|---|
| **Elektrolyte** | • Elektrolyte haben zahlreiche Aufgaben im menschlichen Körper. Sie spielen vor allem eine Rolle im Flüssigkeitshaushalt und bei der Erregungsleitung an Herzen und Nervengewebe.<br>• Die wichtigsten Elektrolyte sind:<br>– Natrium: 135–145 mmol/l<br>– Kalium: 3,6–5,2 mmol/l<br>– Chlorid: 98–106 mmol/L<br>– Kalzium: 2,20–2,65 mmol/L (Gesamt); 1,15–1,35 mmol/L (Ionisiert)<br>– Magnesium: 0,77–1,03 mmol/L (Frauen); 0,73–1,06 mmol/L (Männer) |
| **Entzündungswerte** | • **C-reaktives-Protein (CRP):**<br>– Das C-reaktive-Protein ist ein Akute-Phase-Protein, das im Rahmen akuter Entzündungen erhöht ist.<br>– Referenzwert: < 5 mg/L<br>• **Blutsenkungsgeschwindigkeit (BSG):**<br>– Mit der Messung der Blutsenkungsgeschwindigkeit können Entzündungen und bestimmte hämatologische Tumorformen diagnostiziert werden.<br>– Referenzwert (nach 1 h): < 20 mm (Frauen); < 15 mm (Männer) |

| Gruppe | Beschreibung |
|---|---|
| **Nierenwerte** | • **Harnstoff:**<br>– Harnstoff ist ein Produkt des Aminosäurestoffwechsels und wird über die Nieren ausgeschieden. Liegt ein erhöhter Harnstoffspiegel vor, spricht dies für eine geringere Filtrationsleistung der Nieren.<br>– Referenzwert: 12–50 mg/dL<br>• **Kreatinin:**<br>– Kreatinin ist ein Produkt des Muskelstoffwechsel und wird über die Nieren ausgeschieden. Liegt ein erhöhter Kreatininspiegel vor, spricht dies für eine geringere Filtrationsleistung der Nieren.<br>– Referenzwert: ≤ 0,9 mg/dL (Frauen); ≤ 1,1 mg/dL (Männer)<br>• **Harnsäure:**<br>– Harnsäure ist ein Produkt des Purinstoffwechsels. Purinbasen (Adenin und Guanin) sind Bestandteile von DNA und RNA. Auch der Harnsäurespiegel kann zur Nierendiagnostik genutzt werden, wird aber vorwiegend zur Diagnostik einer Gichterkrankung genutzt.<br>– Referenzwert: 2,3–6,1 mg/dL (Frauen); 3,6–8,2 mg/dL (Männer) |
| **Leberwerte** | • **Leberzellschädigung:**<br>– ALT (Alanin-Aminotransferase, auch GPT): < 35 U/L (Frauen); < 45 U/L (Männer)<br>– AST (Aspartat-Aminotransferase, auch GOT): < 30 U/L (Frauen); < 35 U/L (Männer)<br>• **Cholestase:**<br>– γ-GT (Gamma-Glutamyltransferase): ≤ 38 U/L (Frauen); ≤ 55 U/L (Männer)<br>– AP (Alkalische Phosphatase): 35–105 U/L (Frauen); 40–130 U/L (Männer)<br>– Bilirubin: < 1,1 mg/dL (Gesamt); < 0,6 mg/dL (direktes Bilirubin)<br>• **Syntheseleistung:**<br>– Albumin: 35–50 g/L |
| **Weitere wichtige Laborparameter** | • **LDH:**<br>– Laktatdehydrogenasen kommen in allen Körperzellen vor. Ist ihr Spiegel im Blut erhöht, spricht dies für das vermehrte Absterben von Zellen.<br>– Referenzwert: 120–240 U/L<br>• **D-Dimere:**<br>– D-Dimere sind Fibrinspaltprodukte und weisen auf eine erhöhte Gerinnungsaktivität im Körper hin.<br>– Referenzwert: < 0,5 mg/L<br>• **Troponin I:**<br>– Troponin ist ein Bestandteil der Sarkomere der Kardiomyozyten und gehört zu den Herzenzymen. Eine Erhöhung spricht für einen Herzmuskelschaden.<br>– Referenzwert: < 0,1–2,0 µg/L |

## 2.10 Kohlendioxidtransport und Kohlendioxidmessung

Herr Sierich wird auf der Corona-Isolierstation aufgenommen. In diesen Funktionseinheiten ist es möglich, Coronapatienten unter strengen Hygienevorkehrungen zu überwachen und zu behandeln. Neben der Verhinderung der Infektionsübertragung stehen hier vor allem die gezielte Sauerstofftherapie und die frühe Erkennung klinischer Verschlechterungen im Fokus. Im Falle von Coronavirusinfektionen werden im Regelfall $SpO_2$-Werte von mehr als 90 % bzw. ein $PaO_2$ von mehr als 55 mmHg angestrebt. 55 mmHg ist hierbei lediglich der untere Grenzwert, idealerweise sollte der Wert also deutlich darüber liegen.

Im Rahmen der Behandlung kritisch erkrankter Patienten erfolgt immer auch eine Überwachung der Patienten durch ein Monitorsystem. Im Regelfall werden mindestens der Blutdruck, die Sauerstoffsättigung und das EKG überwacht. Bei beatmeten Patienten muss auch eine Überwachung der endexspiratorischen Kohlendioxidkonzentration erfolgen, also die Konzentration in der Ausatemluft. Dieses Verfahren nennt sich **Kapnometrie**, wenn lediglich ein numerischer Wert erhoben wird, und **Kapnografie**, wenn auch eine grafische Kurve ermittelt wird. Die endexspiratorische Kohlendioxidkonzentration entspricht bei Gesunden fast genau der arteriellen Kohlendioxidkonzentration. Ähnlich wie Sauerstoff wird Kohlendioxid im Blut transportiert. Allerdings bindet es sich nur zu etwa 20 % an das Hämoglobin. Der größte Teil des Kohlendioxids wird chemisch in einer Reaktion mit Wasser ($H_2O$) zu Wasserstoff ($H^+$) und Bikarbonat ($HCO_3^-$) umgewandelt. Das Zwischenprodukt bei dieser Reaktion ist Kohlensäure ($H_2CO_3$), wie man sie auch in vielen Getränken findet. In der Lunge erfolgt eine Rückumwandlung zu Kohlendioxid, das abgeatmet werden kann.

Das Blut wird über das rechte Herz in die Pulmonalarterie geleitet, die ausnahmsweise sauerstoffarmes Blut vom Herzen weg transportieren. So gelangt das sauerstoffarme und kohlendioxidreiche Blut zu den Alveolen. Es kommt zum Gasaustausch. Die Pulmonalvenen leiten das kohlendioxidar-

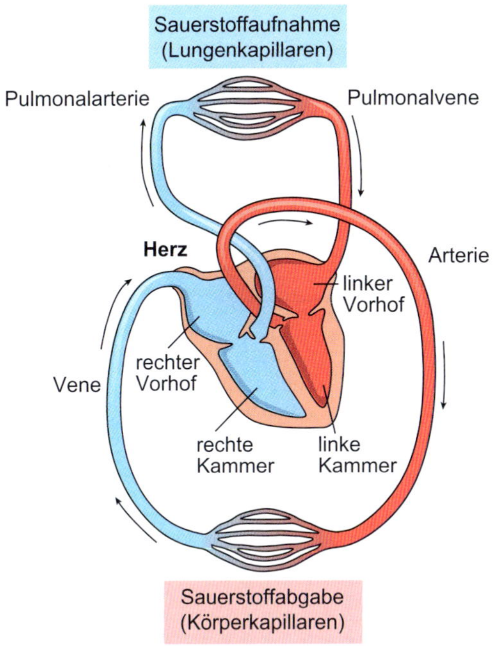


**Abb. 2.9** Schematische Darstellung von Lungen- und Körperkreislauf. Die Sauerstoffaufnahme erfolgt in der Lunge (bzw. den Alveolen), die Sauerstoffabgabe erfolgt im restlichen Körpergewebe. Im Lungenkreislauf ist die Gas-Beladung anders als im Körperkreislauf. Arterien führen hier sauerstoffarmes und Venen sauerstoffreiches Blut. [L157]

me und sauerstoffreiche Blut nun zum linken Herzen weiter. Von dort aus gelangt es in den Körperkreislauf (➤ Abb. 2.9).

Das endexspiratorische Kohlendioxid kann pathologisch verfälscht werden. So zum Beispiel kommt es im Rahmen von **Lungenembolien**, die auch bei Coronaviruserkrankten auftreten können, zu einer Blockade des arteriellen Zustroms der Lunge. Im Körperkreislauf ist zwar viel Kohlendioxid vorhanden, es gelangt allerdings nicht in ausreichendem Maße zu den Alveolen. Lungenembolien können dramatisch verlaufen. Vor allem die Belastung des rechten Herzens durch den erhöhten Widerstand im Lungenkreislauf kann zum Rechtsherzversagen und damit zum Tode führen.

Eine Lungenembolie sollte nicht mit einem **Lungeninfarkt** verwechselt werden. Dieser ist viel seltener, da die Lunge zusätzlich eigene Gefäße (Vasa privata) zur Selbstversorgung hat.

## 2.11 Konventionelle Sauerstofftherapie und High-Flow-Sauerstofftherapie

Trotz intravenös verabreichter Kortikoide und der Gabe von Antibiotika zur Behandlung der bakteriellen Superinfektion und von hochdosiertem Sauerstoff verschlechtern sich Herrn Sierichs Blutgase so sehr, dass entschieden wird, ihn auf die Intensivstation zu verlegen. Die Ärzte der Corona-Isolierstation versuchen ihm das weitere Vorgehen zu erklären. Allerdings geht es ihm bereits so schlecht, dass er keinen klaren Gedanken mehr fassen kann. Das Atmen ist anstrengend, sein Brustkorb fühlt sich an, als würde jemand darauf knien, und sein Mund ist auf eine unangenehme Weise trocken. Das Team der Isolierstation stellt die notwendigen Unterlagen zusammen, löst den mobilen Monitor aus der Wandhalterung und bringt Herrn Sierich unter ärztlicher Begleitung auf die Intensivstation. Dort angekommen wird eine erneute Blutgasanalyse durchgeführt und eine High-Flow-Sauerstofftherapie begonnen.

Bei der **konventionellen Sauerstofftherapie** wird der Sauerstoff zumeist lediglich angefeuchtet. Über eine Nasenbrille können bis zu 5 Liter pro Minute verabreicht werden. Ab 6 Litern werden Gesichtsmasken verwendet. Eine konventionelle Sauerstofftherapie kann auf beinahe jeder Station durchgeführt werden und ist damit Teil der medizinischen Standardversorgung bei Atembeschwerden.

Im Gegensatz zur konventionellen Sauerstoffapplikation können bei der **High-Flow-Therapie** Sauerstoffflüsse von bis zu 60 Litern pro Minute verabreicht werden. Dafür wird allerdings ein spezielles Gerät benötigt, das den Sauerstoff anfeuchtet und erwärmt, um Schäden an den Schleimhäuten zu vermeiden.

Die High-Flow-Sauerstofftherapie ist sehr effizient und kann insbesondere dann, wenn eine Beatmung zunächst vermieden werden soll, eingesetzt werden. Allerdings hat das Verfahren auch Nachteile. Es kommt zu einer starken Aerosolbildung, sodass das Team der Intensivstation entsprechende Schutzmaßnahmen einleiten muss, damit sich keine Mitarbeiter anstecken. Außerdem wird die Abatmung des Kohlendioxids nicht verbessert.

Ein wesentlicher Vorteil ist jedoch, dass das Verfahren von Patienten gut angenommen wird. Durch die Anwendung einer Nasenbrille können sie trotz der intensivierten Sauerstoffversorgung essen und sich unterhalten, sofern ihre Grunderkrankung dies zulässt. Zudem ist die Sekretolyse verbessert und es kommt zu einer Verringerung des funktionellen Totraumvolumens.

Das **Totraumvolumen** ist das Volumen des eingeatmeten Luftgemisches, das nicht am Gasaustausch teilnimmt. Es kann in den anatomischen Totraum und den funktionellen Totraum unterschieden werden. Der anatomische Totraum umfasst das Luftvolumen in Mund, Nase, Rachen, Trachea und Bronchialbaum. Es beträgt etwa 2 ml pro Kilogramm Körpergewicht (ml/kgKG; bezogen auf das Idealgewicht). Es liegt durchschnittlich also zwischen 100 und 200 ml. In den meisten Quellen werden 150 ml angegeben. Der funktionelle Totraum umfasst daneben auch noch das Luftvolumen in Alveolen, die nicht am Gasaustausch teilnehmen (alveolärer Totraum). Dies ist zum Beispiel bei Lungenembolien oder Lungenfibrosen der Fall.

## 2.12 Endotracheale Intubation

Leider verschlechtert sich der Zustand von Herrn Sierich weiter. Der partielle Sauerstoffdruck liegt trotz der intensivierten Sauerstofftherapie bei nur 75 mmHg und sein Bewusstsein trübt immer weiter ein. Das Team der Intensivstation entscheidet sich im weiteren Verlauf dafür, eine invasive Beatmung durchzuführen. Hierfür wird zunächst eine endotracheale Intubation vorgenommen. Bei dieser Prozedur besteht jedoch insbesondere bei kritisch erkrankten Patienten die Gefahr, eine schwere Hypoxie oder einen Herz-Kreislauf-Stillstand zu erleiden. Jeder Handgriff muss von daher präzise vorbereitet und ausgeführt werden. Das pflegerische Team der Intensivstation bereitet alle notwendigen Utensilien vor.

Ziel einer endotrachealen Intubation ist die Platzierung eines Schlauches in der Luftröhre, um eine **invasive Beatmung** ohne die Gefahr von starken Aspirationen (Eindringen von Flüssigkeit in die Lungen) durchführen zu können. Die wesentlichen anatomischen Strukturen für das Verständnis von endotrachealen Intubationen sind Mund, Rachen und Kehlkopf. Zunächst wird der oftmals gebogene Spatel des Laryngoskops über den Mund in den Rachen eingeführt. Die Zunge wird dabei leicht zur Seite verdrängt. Nun wird das Laryngoskop nach vorne gezogen, um die Sicht auf die Stimmritze zu ermöglichen. Erst wenn diese sichtbar ist, kann der Tubus gefahrlos eingeführt werden. Wichtig ist hierbei, die Stimmbänder zu schonen und den Tubus nicht zu tief einzuführen, um eine einseitige Intubation zu verhindern. (Kommt es dennoch zu einer einseitigen Intubation, erfolgt sie meistens in den rechten Hauptbronchus, da dieser etwas steiler angelegt ist als der linke.)

Nach dem Einbringen des Tubus wird der Cuff, ein kleiner Ballon, der die Luftröhre abdichten soll, geblockt. Die Lage des Tubus muss durch eine Auskultation und die Messung des Kohlendioxid-Rückflusses kontrolliert werden. Danach kann eine Fixierung des Tubus erfolgen. Sollten sich Flüssigkeiten oder Fremdkörper im Rachenraum befinden, müssen diese vor der Intubation durch Absaugen oder den Einsatz der Magill-Zange entfernt werden (➤ Abb. 2.10).

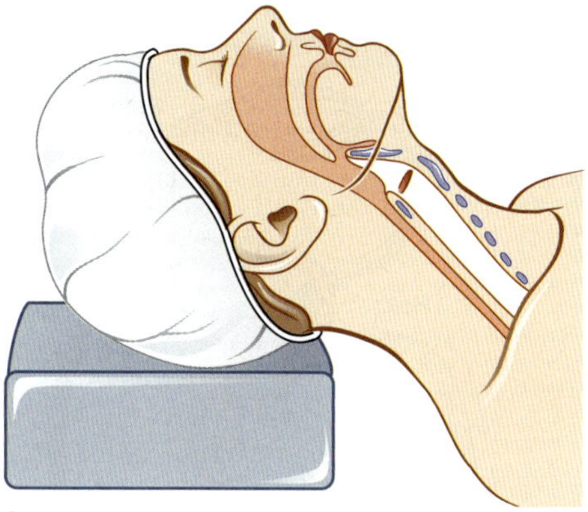

a

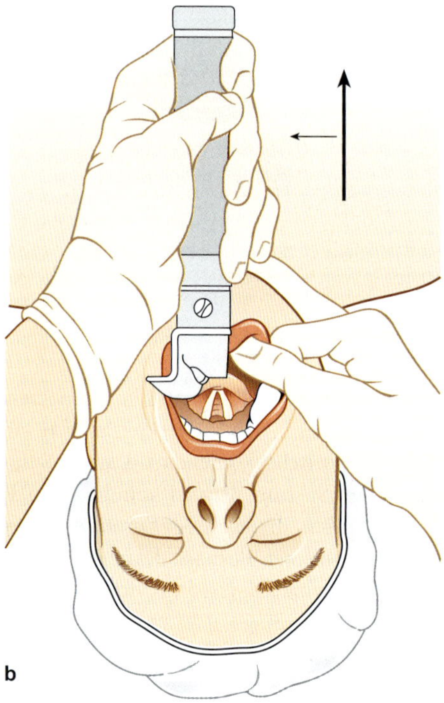

b

**Abb. 2.10** Schematische Darstellung der Durchführung einer Laryngoskopie. Wesentlich für das Gelingen dieser Prozedur ist die korrekte Lagerung des Patientenkopfes. Wenn die Stimmritze einsehbar ist, kann eine sichere endotracheale Intubation erfolgen. [L126]

## 2.13 Kehlkopf

Der Kehlkopf (Larynx) reicht vom Zungengrund bis zur Luftröhre und hat mehrere Aufgaben. Er verbindet Rachenraum und Luftröhre und trennt Luft- und Speiseweg durch einen Verschlussmechanismus, sodass Nahrungsbestandteile nicht in die Atemwege geraten. Daneben ist er für den Hustenreflex zuständig, und er ist das Hauptorgan der Stimmbildung.

Der Kehlkopf besteht aus mehreren Knorpeln. Der größte von ihnen ist der Schildknorpel (Cartilago thyroidea), der bei beiden Geschlechtern gut von außen getastet werden kann, beim Mann aber stärker ausgeprägt ist (Adamsapfel).

Nach kranial wird der Kehlkopf durch den Kehldeckel (Epiglottis) begrenzt (➤ Abb. 2.11). Er legt sich beim Schluckvorgang über den Luftröhreneingang und sorgt so für dessen Abdichtung. Kaudal des Schildknorpels folgt der Ringknorpel (Cartilago cricoidea), der den Kehlkopf kreisförmig umschließt und nach hinten verbreitert ist. Daneben existieren noch die deutlich kleineren Stellknorpel (Cartilagines arytenoideae, auch: Aryknorpel), die für die Stimmbandein-

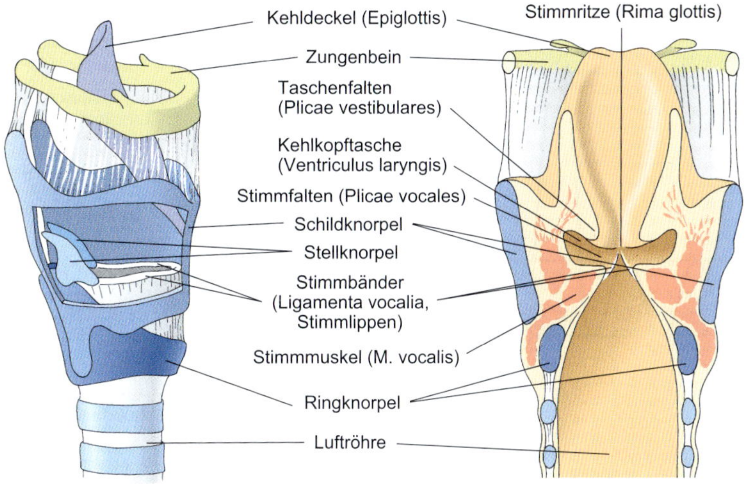


**Abb. 2.11** Kehlkopf [R252]

stellung verantwortlich sind. Die Stimmbänder liegen direkt am Kehlkopfeingang. Sie sind die freien oberen Ränder der Stimmfalten (Plicae vocales), die unterhalb der Taschenfalten (Plicae vestibulares) liegen. Zwischen ihnen liegt die Stimmritze (Rima glottis). Durch die Stellknorpel kann ihre Spannung und damit die Öffnung der Stimmritze eingestellt werden. Im Rahmen der Lautbildung wird Atemluft durch die gespannten Stimmbänder gepresst, deren Schwingungen zu Tönen werden, die im Mundraum weiter modifiziert werden können.

Die Stimmbänder und ihre umliegenden Strukturen, wie die Aryknorpel, die Stellmuskeln oder die Stimmfalten werden als Glottis bezeichnet. Diese Ebene, der transglottische Raum, stellt bei Erwachsenen die engste Stelle des Kehlkopfes dar. Bei Kindern liegt die engste Stelle im subglottischen Raum. Dies muss für die Auswahl der richtigen Tubusgröße im Rahmen von Intubationen unbedingt beachtet werden.

Etwa auf Höhe des Kehlkopfes befindet sich auch die Schilddrüse (Glandula thyroidea) (➤ Kap. 12.1), die, ähnlich wie der Kehlkopf, sehr gut durchblutet ist. Operative Eingriffe am Hals sind also stets mit großer Vorsicht durchzuführen.

## 2.14 Atemvolumina

Nach der Intubation wird Herr Sierich an ein Beatmungsgerät angeschlossen. Dabei achtet das Krankenhauspersonal darauf, die Parameter individuell einzustellen, um die Oxygenierung seiner Körpergewebe bestmöglich gewährleisten zu können. Neben der Atemfrequenz muss also auch das Tidalvolumen, das verabreichte Volumen pro Atemhub, eingestellt werden. Vermieden werden sollte sowohl eine Unterversorgung mit Atemluft als auch eine Überblähung der Lungen.

Die Kenntnis der verschiedenen Atemvolumina und -Kapazitäten kann bei der Behandlung zahlreicher Erkrankungen von Nutzen sein (➤ Abb. 2.12). Unter einem **Volumen** wird eine Menge an Atemluft verstanden. Die normale Atmung, also das einfache Ein- bzw. Ausatmen in Ruhe wird als Atemzugvolumen bezeichnet. Wird davon ausgehend maximal tief eingeatmet, wird dies als inspiratorisches Reservevolumen bezeichnet. Wird hingegen maximal ausgeatmet, wird das bewegte Luftvolumen als exspiratorisches Reservevolumen bezeichnet. Werden mehrere dieser Volumina zusammengerechnet, wird von einer **Kapazität** gesprochen. So besteht die Vitalkapazität aus dem inspiratorischen Reservevolumen, dem Atemzugvolumen und dem exspiratorischen Reservevolumen. Wird die Residualkapazität hinzugerechnet, also die Menge an Luft, die in der Lunge nach dem maximalen Ausatmen zurückbleibt, so erhält man die Totalkapazität.

Die verschiedenen Volumina und Kapazitäten verändern sich sowohl mit dem Alter als auch im Rahmen bestimmter Erkrankungen. Ein Patient mit einer chronisch-obstruktiven Lungenerkrankung (COPD) hat im Regelfall ein erhöhtes Residualvolumen. Ein Patient mit einer Lungenfibrose hat eine reduzierte Totalkapazität, da die Lunge weniger dehnbar ist.

## 2.15 Halsvenen (Jugularvenen)

Bei Herrn Sierich erfolgt zudem die Anlage eines zentralen Venenkatheters (ZVK) über die V. jugularis interna. Das Team der Intensivstation punktiert hierfür zunächst das Gefäß und dehnt im Anschluss daran die Einstichstelle mit einem Dilatator auf. Dann führt der Arzt einen dünnen Draht ein und schiebt diesen bis zum rechten

2

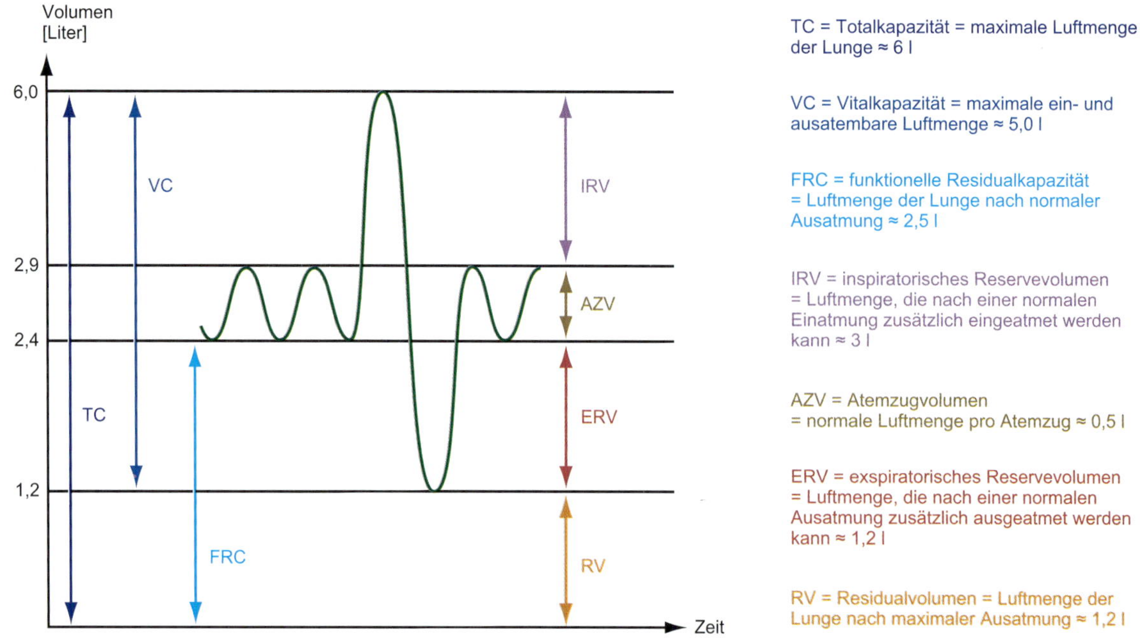


**Abb. 2.12** Atemvolumina und -kapazitäten [L190]

Herzvorhof vor. Über diesen Draht kann der eigentliche Katheter eingeführt werden. Dieses auch bei anderen medizinischen Interventionen eingesetzte Verfahren nennt sich Seldinger-Technik. Die Lage der ZVK-Spitze wird bei Herrn Sierich durch die Anfertigung eines Röntgenbildes kontrolliert. Alternativ wäre auch eine Kontrolle über die Ableitung eines EKGs während der Anlage möglich.

Über die Jugularvenen wird das Blut aus dem Kopf drainiert (➤ Abb. 2.13). Die Vv. jugulares externae gewährleisten den venösen Abfluss aus Gesicht und Kopfschwarte. Sie verlaufen relativ oberflächlich und können in Notfällen mit einem peripheren Venenkatheter punktiert werden. Die Vv. jugulares internae gewährleisten den venösen Abfluss aus Gesicht und Gehirn. Sie liegen tiefer, sind deutlich kaliberstärker und werden in der Praxis unter Ultraschallkontrolle punktiert.

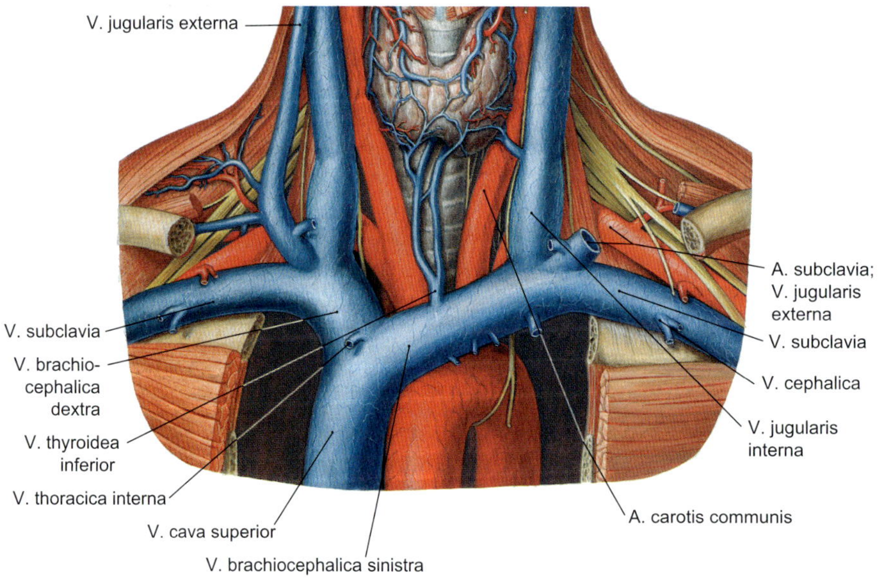


**Abb. 2.13** Halsvenen im Überblick. In dieser sehr detailreichen Darstellung kann gut erkannt werden, wie komplex der Aufbau des Halses ist und wieso bei Eingriffen an dieser Stelle mit besonderer Vorsicht vorgegangen werden muss. [S700]

Die Jugularvenen vereinigen sich mit den Vv. subclaviae und bilden die Venenwinkel aus. Sie setzen sich ab diesem Punkt als Vv. brachiocephalicae fort und fließen in die V. cava superior. Damit nimmt die V. cava superior das gesamte Blut aus Kopf und oberen Extremitäten auf und führt es dem Herzen zu (➤ Abb. 2.13).

Ein **zentraler Venenverweilkatheter** (ZVK) wird in der Intensivmedizin verwendet, um eine komplikationsarme intravenöse Therapie über längere Zeiträume durchführen zu können. Soll eine Volumentherapie durchgeführt werden, wird der sehr ähnliche, aber großlumigere Sheldon-Katheter gelegt. Neben einem ZVK wird bei beatmeten Intensivpatienten regelhaft auch ein transurethraler Blasenkatheter (➤ Kap. 11) angelegt.

## 2.16 Oxygenierungsindex (Horovitz-Index, Horovitz-Quotient)

Einige Zeit, nachdem Herr Sierich endotracheal intubiert und die maschinelle Beatmung begonnen wurde, wird eine erneute Blutgasanalyse durchgeführt. Da der Horovitz-Quotient trotz der eingeleiteten Maßnahmen unterhalb von 150 mmHg liegt, beschließt das Versorgungsteam, eine Bauchlagerung durchzuführen. Diese sorgt dafür, dass die dorsalen Lungenabschnitte, die eine höhere Dichte an Alveolen aufweisen, nicht durch das Körpergewicht von Herrn Sierich komprimiert werden.

Es werden mehrere Helfer mit entsprechender Fachkenntnis benötigt, um die Lagerung unter Sicherung aller Zugänge und Drainagen sicher durchführen zu können. Zudem müssen sie auf die Schonung von Haut und Gelenken achten, da Herr Sierich seine Position nicht mehr selbstständig ändern kann.

Der Horovitz-Index ist ein Hilfsmittel, um die Oxygenierungsfunktion der Lunge beurteilen zu können. Im Rahmen vieler Lungenerkrankungen ist der Gasaustausch eingeschränkt. Zur Berechnung des Index wird der Sauerstoffpartialdruck des arteriellen Blutes ($PaO_2$) durch die Sauerstoffkonzentration der Einatemluft ($FiO_2$) geteilt. Normalerweise liegt der Sauerstoffanteil der Einatemluft bei 21 %. Im Rahmen der kontrollierten Beatmung kann er jedoch auch einen anderen Anteil einnehmen. Für die Berechnung wird er nicht als Prozentangabe, sondern als Dezimalzahl notiert. Dabei entsprechen 21 % der Zahl 0,21, d. h. 0,21 Teile von 1,00. Herr Sierich wurde mit einem $FiO_2$ von 0,4 beatmet, sein $pO_2$ lag bei 55 mmHg. Dies entspricht einem Horovitz-Index von 137,50 mmHg (55 mmHg/0,4). Damit litt er unter einer schweren hypoxischen respiratorischen Insuffizienz, die dringend weiter behandelt werden musste.

Glücklicherweise verbessert sich der Zustand von Herrn Sierich unter der Beatmung und der intensivierten Therapie zusehends, sodass vom Einsatz einer ECMO (Extrakorporale Membranoxygenierung) abgesehen werden kann. Sowohl seine Kreislaufwerte als auch seine Atemfunktion bessern sich stetig. Nach einigen Tagen kann er extubiert werden. Natürlich muss er zunächst weiterhin mit Sauerstoff versorgt werden, denn es ist davon auszugehen, dass ein größerer Lungenschaden entstanden ist, der wohl einige Zeit brauchen wird, um angemessen zu heilen.

Herrn Sierich wird von der Intensivstation auf eine pneumologische Schwerpunktstation verlegt, wo eine Frührehabilitation durchgeführt wird. Außerdem soll er eine Heilanschlussbehandlung (Rehabilitationsbehandlung, „Reha") erhalten, bei der er verschiedene stärkende Therapien und Schulungsprogramme durchlaufen kann. Ziel ist die Wiederherstellung seiner Arbeitsfähigkeit und damit auch der Fähigkeit, seinen Alltag zu bewältigen. Neben Angeboten zur Patientenschulung kann er dort auch Physiotherapie, psychologische Beratungen und Ernährungsberatung in Anspruch nehmen. Er soll auf diesem Wege eine möglichst vollständige Unterstützung erhalten.

Nach einigen Monaten ist Herrn Sierichs Gesundheit beinahe vollständig wiederhergestellt. Er kann im Rahmen einer Wiedereingliederung seine Tätigkeit als Projektmanager zunächst in Teilzeit ausüben. Darüber hinaus will er aber auch dauerhaft etwas kürzertreten. Die letzten Jahre sind sehr arbeitsreich gewesen und er möchte die Erfahrungen und beruflichen Erfolge nicht missen. Dennoch hat er in der Reha gelernt, sich auch etwas mehr Zeit für sich und sein Privatleben zu nehmen.

STECKBRIEF

## COVID-19

### Definition

- COVID-19 ist eine Multiorganerkrankung, deren Infektionsfokus am häufigsten die oberen und unteren Atemwege sind.
- Sie wird durch ein spezielles Coronavirus ausgelöst, gegen das zunächst keine Hintergrundimmunität in der Bevölkerung bestand.

### Epidemiologie

- Da sich die epidemiologischen Daten im Rahmen einer Pandemie durch verschiedenen Virusvarianten und die zunehmende Verbreitung der Erkrankung ständig ändern, können hier keine weiteren Angaben gemacht werden.
- Die aktuellen Informationen finden sich stets auf der Website des Robert-Koch-Institutes (RKI, www.rki.de).

### Ätiologie

- COVID-19 wird durch das „Severe-Acute-Respiratory-Syndrome-Corona-Virus-2 (*SARS-CoV-2*) ausgelöst.
- Hauptübertragungswege: Tröpfcheninfektion, aerogene Übertragung (durch Aerosole)
- Geringfügige Übertragung durch Kontaktübertragung
- Inkubationszeit: bis zu 14 Tage, durchschnittlich 5 Tage

### Pathophysiologie

- *SARS-CoV-2* ist ein behülltes RNA-Virus
- Es befällt die Zelle über zwei Membranproteine (ACE2 und TMPRSS2)
- Replikationszyklus
  - Uncoating: Freisetzung der Nukleinsäuren in der Zelle
  - Translation des Virusgenoms
  - Transkription der Virenproteine
  - Assembly: Zusammenbau der Virenproteine
  - Exozytose: Freisetzung neu gebildeter Viren
- 3 Phasen (vor allem im Rahmen eines schweren Verlaufs):
  - Vermehrung in den Atemwegen
  - Befall anderer Organe (dort u. a. Schädigung der Gefäßinnenwände)
  - Überschießende Immunantwort

### Symptome

- (Meist trockener) Husten und/oder Schnupfen
- Fieber
- Schmerzen in Hals, Muskeln und/oder Kopf
- Störung von Geruchs- und Geschmackssinn
- Luftnot
- Gastrointestinale Symptome
- Konjunktivitis
- Stille Hypoxie

### Behandlung

- Die beste Form der Behandlung ist die Primärprävention durch eine Schutzimpfung.
- In den meisten Fällen (milder Verlauf) ist keine gezielte Behandlung notwendig.
  - Die Erkrankten müssen sich in Insolation begeben, um Infektionsketten zu unterbrechen.
  - Viele Patienten empfinden allgemeine Maßnahmen, die im Rahmen von Erkältungskrankheiten und Lungeninfektionen (z. B. Inhalation, Kräuteraufgüsse etc.) helfen können, als wohltuend.
  - Risikogruppen sollten sich gezielt ärztlich beraten lassen und auch frühzeitig weitere Schutzimpfungen (Influenza, Pneumokokken etc.) erwägen.
- Im Falle von schweren Verläufen sind weitergehende Maßnahmen erforderlich.
  - Überwachung von Atmung, Kreislauf und Bewusstsein
  - Bildgebung des Thorax (Röntgen, CT)
  - Sauerstoffgabe, maschinelle Beatmung bei Bedarf
  - Gabe von Glukokortikoiden und ggf. Tocilizumab
  - Ggf. Gabe von Nirmatrelvir oder Remdesivir
  - Flüssigkeitsmanagement und Infusionstherapie
  - Verhinderung von Thrombosen durch (medikamentöse) Prophylaxen
  - Gezielte Behandlung von Komplikationen (Thrombosen, Nierenversagen, Herzmuskelentzündungen etc.)

### Prognose

- Eine Prognose ist durch die sich stetig verändernde Situation nicht genau möglich.
- Allerdings war bereits kurz nach Beginn der Pandemie klar, dass die Wahrscheinlichkeit für einen schweren Verlauf eher gering ist und dass vor allem ältere Menschen, kardial Vorerkrankte und Menschen mit Übergewicht ein besonders hohes Risiko aufweisen (Risikogruppen).
- Es darf allerdings nicht vergessen werden, dass keine natürliche Immunität in der Bevölkerung bestand und daher auch schwere Verläufe bei jungen und gesunden Patienten möglich waren bzw. eingetreten sind.
- Die Sterblichkeit ist im Falle einer notwendigen intensivmedizinischen Behandlung hoch.
- Im Nachgang einer COVID-19-Erkrankung kann es zu einem chronischen Erschöpfungszustand (Long-COVID) kommen. Hierzu wird weitere Forschung benötigt.

| Themen im Überblick | Curriculare Einheiten der Pflegeausbildung (CE) |
|---|---|
| **Anatomie**<br>• Mund-Rachen-Raum<br>• Kehlkopf<br>• Lunge<br>• Halsgefäße<br>**Biologie, Biochemie und Physiologie**<br>• Viren<br>• Atemmechanik<br>• Gasaustausch, Blutgase und Partialdrücke<br>**Krankheitslehre**<br>• COVID-19<br>**Untersuchungstechniken**<br>• Mikrobiologische Untersuchungstechniken<br>• Laborparameter der klinischen Chemie<br>• Oxygenierungsindex<br>**Therapien**<br>• Sauerstofftherapie<br>• Endotracheale Intubation | • **Anatomie und Physiologie von Atmungssystem, Bronchitis, Pneumonie:**<br>CE 05 Menschen in kurativen Prozessen pflegerisch unterstützen und Patientensicherheit stärken;<br>Fach: Pflegehandeln in kurativen Prozessen und Akutsituationen (1. ABD, 2. TB) |



## ZUM WEITERLESEN

- AWMF-Übersicht der COVID-19-Leitlinien: https://www.awmf.org/die-awmf/awmf-aktuell/aktuelle-leitlinien-und-informationen-zu-covid-19/covid-19-leitlinien.html (letzter Zugriff 31.10.2022)
- Deutsche Atemwegsliga zu Covid-19: https://www.atemwegsliga.de/service-220/information-zu-covid-19.html (letzter Zugriff 31.10.2022)
- Steckbrief COVID-19 des Robert-Koch-Instituts: https://www.rki.de/DE/Content/InfAZ/N/Neuartiges_Coronavirus/nCoV_node.html (letzter Zugriff 31.10.2022)
- Gesundheitsinformationen zur Beatmungstherapie: https://www.gesundheitsinformation.de/wie-funktioniert-eine-beatmungstherapie-bei-atemproblemen.html (letzter Zugriff 31.10.2022)
- Bundesgesundheitsministerium zur Rehabilitation: https://www.bundesgesundheitsministerium.de/rehabilitation.html (letzter Zugriff 31.10.2022)

## ZUM WEITERDENKEN

1. Wie wird ein Rachenabstrich korrekt durchgeführt?
2. Wie sind die Bronchien mikroskopisch aufgebaut? Welches Epithel weisen sie auf?
3. Was ist der Unterschied zwischen grampositiven und gramnegativen Bakterien?
4. Beschreiben Sie die Durchführung einer Feuchtinhalation.
5. Erläutern Sie die richtige Vorgehensweise beim An- und Ausziehen von Infektionsschutzkleidung.
6. Welche Aufgabe hat Kalium in Bezug auf die Bioelektrizität der Zellmembran?
7. Welche drei Medikamentengruppen werden für eine Narkose benötigt?
8. Wie funktioniert eine extrakorporale Membranoxygenierung (ECMO)?
9. Was ist Atemgymnastik?
10. Welche Entspannungsverfahren werden im Rahmen einer Rehabilitationsbehandlung oftmals vermittelt?

KAPITEL

# 3 Abdominelle Schmerzen

Bereits seit einigen Wochen leidet Frau Demir unter Bauchschmerzen. Zunächst hat sie sich nichts dabei gedacht. Solche Schmerzen waren in der Vergangenheit öfter einmal gekommen und gegangen. Manchmal aus Stress, manchmal auch aus einem unklaren Grund. Für ihre 64 Jahre fühlt sie sich insgesamt sehr gesund. Nachdem sich aber die Schmerzen über Wochen nicht gebessert haben, vereinbart sie nun doch einen Termin bei ihrem Hausarzt.

Das Wartezimmer ist relativ voll, sodass sie sich freut, dennoch recht schnell ins Sprechzimmer gebeten zu werden. Dr. Mundsburg, ein älterer Arzt, den Frau Demir schon seit langem kennt und der beinahe ihre gesamte Familie als Hausarzt betreut, bittet sie, Platz zu nehmen und zu schildern, was sie zu ihm führt. Als sie ihm von den Schmerzen berichtet, fragt er etwas genauer nach. Weitere Symptome wie Völlegefühl, Formveränderungen des Stuhls oder etwas, was der Arzt als B-Symptomatik bezeichnet, habe sie aber nicht, erklärt Frau Demir. An Verfärbungen des Stuhls kann sie sich nicht erinnern. Dr. Mundsburg rät ihr dazu, in jedem Falle die Symptome weitergehend abklären zu lassen.

## 3.1 B-Symptomatik

Mit dem Begriff „B-Symptomatik" werden die **Symptome Fieber, Nachtschweiß und ungewollter Gewichtsverlust** zusammengefasst, die oft bei Tumorerkrankungen, aber auch bei anderen schweren Störungen wie Tuberkulose oder rheumatischen Leiden auftreten können. Die drei Symptome müssen nicht alle gleichzeitig vorliegen, geben aber immer einen Hinweis darauf, dass bei einem Patienten genauer hingeschaut werden muss. Fieber wird oft als Temperaturerhöhung über 38 °C verstanden, wobei es keine absolut einheitliche Temperaturgrenze gibt. Von einem relevanten Gewichtsverlust kann man bei einem Verlust von etwa 10 % des Körpergewichtes innerhalb von 6 Monaten ausgehen. Dies ist durch Lebensstilumstellungen, zum Beispiel in der Folge einer Diät, manchmal schwer zu beurteilen.

Das „B" in der B-Symptomatik geht auf die Ann-Arbor-Klassifikation zurück, die zur Einteilung von Lymphomen verwendet wird. „A" steht in dieser Klassifikation für allgemeinsymptomfrei, „B" steht für das Vorhandensein von Allgemeinsymptomen.

## 3.2 Rektum und digital-rektale Untersuchung (DRU)

Natürlich möchte Frau Demir, dass ihre Symptome weiter abgeklärt werden. Auch wenn sie bisher noch keine Vorsorgeuntersuchung vornehmen hat lassen, liegt ihr ihre Gesundheit am Herzen. Sie achtet sehr auf ihre Ernährung und sie treibt regelmäßig Sport. Ihr Mann, der einige Jahre älter ist als sie, hatte mit Anfang 50 einen Herzinfarkt, den er glücklicherweise überlebt hat. Daraufhin hat die gesamte Familie ihre Ernährung umgestellt und begonnen, gemeinsam Sport zu treiben.

Bei der weiteren Untersuchung tastet Dr. Mundsburg zunächst den Bauch ab. Hierbei zeigen sich keinerlei Auffälligkeiten. Als nächstes, so erklärt er, wolle er eine rektale Untersuchung vornehmen, die zwar etwas unangenehm sei, bei der bestimmte Darmveränderungen aber möglicherweise ertastet werden könnten. Dr. Mundsburg bemüht sich, sehr vorsichtig zu sein, und bittet im Vorfeld der Untersuchung auch eine seiner Angestellten herein. Dafür holt er natürlich vorher die Erlaubnis von Frau Demir ein. Diese empfindet es zunächst als befremdlich, dass gerade bei dieser Untersuchung noch eine weitere Person im Raum sein solle. Dr. Mundsburg erläutert ihr allerdings, dass sich die Patienten, vor allem aber Frauen, darauf verlassen können sollen, dass solche Untersuchungen fachgerecht und ohne jeden Hintergedanken durchgeführt würden. Die Anwesenheit einer weiteren Frau würde vielen Patientinnen dieses Gefühl vermitteln.

Das Rektum stellt mit dem folgenden Analkanal den letzten Abschnitt des **Dickdarms** dar (➤ Abb. 3.1). Es schließt sich an das Colon sigmoideum an und ist vor allem wichtig für die Stuhlkontinenz. Hierzu trägt unter anderem die charakteristische Faltung des Rektums bei. Im Bereich der Ampulla recti, die sich auf Höhe des Kreuzbeines befindet, ist das Rektum sehr dehnbar. Hier messen Dehnungs- und Berührungsrezeptoren den Füllungszustand und senden diese Information über Nervenfasern an das Gehirn. Das Gehirn wiederum reagiert bei einem entsprechenden Füllungsstand mit einem Signal, das über den Parasympathikus zurückgeleitet wird und das zu einer Erschlaffung des internen Analsphinkters (M. sphincter ani internus) führt. Auf diesem Wege erkennt der Körper, wann der Darm entleert werden kann und bereitet sich entsprechend auf den Toilettengang vor. Der externe Analsphinkter (M. sphincter ani externus) hingehen kann willkürlich gesteuert werden, sodass Menschen normalerweise in die Lage versetzt werden, ihren **Stuhldrang** für eine gewisse Zeit zu unterdrücken.

Das Rektum hat einen sehr ähnlichen Aufbau wie der restliche Dickdarm. Allerdings zeigen sich hier nicht die ansonsten so typischen Tänien und Haustren, die dem Dickdarm seine spezielle Form geben. Auf mikroskopischer Ebene ist der Wandaufbau sehr ähnlich, wobei das zylindrische Drüsenepithel der Darmschleimhaut in mehreren Schritten in verhorntes Plattenepithel übergeht. Im Analkanal befindet sich ein Gefäßpolster, das der Flüssigkeitsabdichtung dient. Schwillt es an, führt dies zu einem Hämorrhoidalleiden. Bei der **digital-rektalen Untersuchung** (DRU) können neben vergrößerten Hämorrhoiden oft auch Tumore getastet werden, sodass diese Untersuchung von großem Wert bei der Tumordiagnostik ist. Man schätzt, dass jeder zehnte Tumor des Kolons auf diese Weise ertastet werden kann.

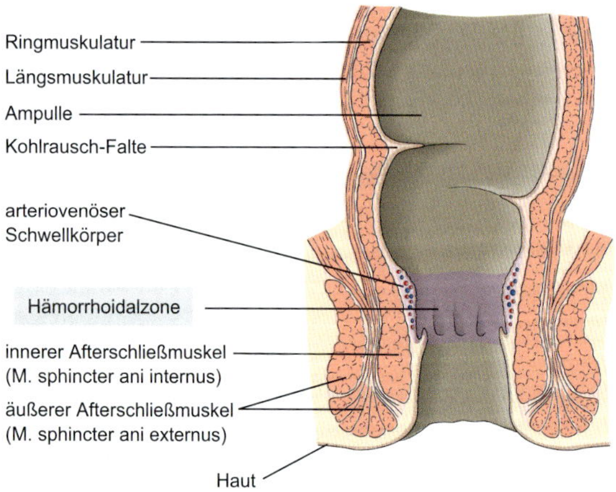


**Abb. 3.1** Rektum und Analkanal. Zu erkennen ist unter anderem die volumenstarke Ampulle (Ampulla recti), in der der Stuhl gespeichert werden kann. [L190]

## 3.3 Immunologischer fäkaler okkulter Bluttest (iFOBT)

Bei Frau Demir kann Dr. Mundsburg keinen Tumor feststellen. Aufgrund ihres Alters und der anhaltenden Schmerzen sollten aber noch weitere Untersuchungen durchgeführt werden, sagt er. Bei vielen Krebsformen spiele fortgeschrittenes Alter eine wichtige Rolle. Dabei nehme das Risiko für viele Krebsarten mit jedem Lebensjahr zu, sodass kein ganz eindeutiges Risikoalter definiert werden könne. Einige wenige Krebserkrankungen treten auch in jüngeren Jahren häufiger auf, darunter Hodenkrebs, Gebärmutterhalskrebs, Brustkrebs, Leukämien, Lymphome und Hautkrebs. Hier beginne man also früher mit den Vorsorgeuntersuchungen. Dr. Mundsburg bittet Frau Demir, eine Stuhlprobe abzugeben, die dann in einem speziellen Testverfahren auf „verstecktes Blut“ untersucht werden solle.

Mit einem „fäkalen okkulten Bluttest“ sollen Blutspuren im Stuhl festgestellt werden, die mit bloßem Auge (z. B. anhand der Stuhlfarbe) nicht erkennbar sind. Hierzu finden verschiedene Verfahren Anwendung. Die bekannteste Testvariante ist der Guajak-Test (FOBT/Hemoccult®). Dieses Testverfahren ist seit langem etabliert und vielerorts verfügbar. Es liegen jedoch mehr Störvariablen vor als beim moderneren Immunologischen fäkalen okkulten Bluttest (iFOBT). So kann es zum Beispiel vorkommen, dass ein Guajak-Test positiv ist, wenn im Vorfeld zu viel rotes Fleisch verzehrt wurde. Der iFOBT reagiert spezifisch auf menschliches Hämoglobin und damit auf Blutspuren. Allerdings unterliegen die Testergebnisse auch hier einer gewissen Unschärfe. Die Genauigkeit eines Tests wird mit verschiedenen statistischen Begriffen beschrieben. Die vier wichtigsten sind:

- **Sensitivität:** Wie viele erkrankte Patienten werden als krank erkannt?
- **Spezifität:** Wie viele gesunde Patienten werden als gesund erkannt?
- **Positiv prädiktiver Wert (PPV):** Wie hoch ist die Wahrscheinlichkeit, dass ein positives Testergebnis tatsächlich eine Krankheit aufdeckt?
- **Negativ prädiktiver Wert (NPV):** Wie hoch ist die Wahrscheinlichkeit, dass ein negatives Testergebnis eine Krankheit wirklich ausschließt?

Im Regelfall werden diese Werte in Prozent ausgedrückt:

Eine **Sensitivität** von 99 % bedeutet, dass 99 von 100 Erkrankten richtig erkannt werden. Ein Erkrankter wird dabei übersehen.

Eine **Spezifität** von 99 % bedeutet, dass von 100 Gesunden 99 auch als gesund erkannt werden. Ein Gesunder wird fälschlicherweise als erkrankt eingestuft.

Bei **prädiktiven Werten** wird die Häufigkeit einer Erkrankung mit einbezogen. Seltene Erkrankungen werden ungenauer erkannt als häufige, da die Grundwahrscheinlichkeit, an einer Erkrankung zu leiden, geringer ist und sich etwaige Messfehler damit auch stärker auswirken können.

Ein praktisches Beispiel: Mitarbeiter des Gesundheitswesens werden, wenn keine Risikofaktoren vorliegen, nicht regelmäßig auf eine HIV-Infektion getestet, weil die Erkrankung in Deutschland glücklicherweise relativ selten ist. Damit steigt die Gefahr von falsch positiven Ergebnissen mit einer hohen psychischen Belastung für die falsch-positiv Getesteten. Ein ähnliches Prinzip gilt auch bei iFOBT-Testungen, die im jungen Alter durchgeführt werden. Junge Menschen haben (bis auf wenige Ausnahmen mit bestimmten genetischen Erkrankungen) kein nennenswertes Risiko für Darmkrebs und würden überproportional oft mit fehlerhaften Diagnosen konfrontiert werden.

Diese genannten vier Aspekte sind bei allen diagnostischen Maßnahmen von größter Wichtigkeit, denn das Ziel in der Medizin ist es stets, kranke Patienten schnell zu erkennen und wirksam zu therapieren. Gleichzeitig sollten Gesunde keine fehlerhafte Krankheitsdiagnose erhalten und keine unnötige Therapie mit teilweise schweren Nebenwirkungen durchlaufen müssen. In Frau Demirs Fall waren einige Risikofaktoren vorhanden, wie ihr Alter oder die andauernden Bauchschmerzen, sodass ein Test in diesem Falle sehr sinnvoll war.

## 3.4 Arterielle Versorgung des Darms

Unglücklicherweise erhält Frau Demir einige Tage später die Nachricht, dass Blut im Stuhl gefunden wurde und dass sie sich umgehend nochmals bei Dr. Mundsburg vorstellen solle. In der Praxis angelangt, erklärt ihr der Arzt, dass auf einen positiven iFOBT immer eine Darmspiegelung (Koloskopie) folgen solle. Er überweist sie zu einer niedergelassenen Gastroenterologin ganz in der Nähe.

Er erklärt ihr, dass eine Blutung nicht unbedingt bedeuten müsse, dass ein Tumor vorliege. Es kämen verschiedene Ursachen in Frage, die abgeklärt werden sollten. Neben Tumoren könne auch eine chronisch-entzündliche Darmerkrankung oder eine Dickdarmentzündung vorliegen, denn zu Blutungen käme es immer dann, wenn die Schleimhaut verletzt sei.

Der Dickdarm wird in mehrere Abschnitte unterteilt, wobei der Blinddarm (Caecum) mit dem Wurmfortsatz (Appendix vermiformis) den ersten Anteil darstellt. Er ist über die Ileozäkalklappe (Valva ileocaecales, Bauhin'sche Klappe) mit dem Dünndarm (Intestinum tenue) verbunden. Auf das Caecum folgen der aufsteigende (Colon ascendens), der querverlaufende (Colon transversum), der absteigende (Colon descendens) und der S-förmige Dickdarm (Colon sigmoideum). Den Abschluss bilden Rektum und Analkanal. Der Darm ist sehr gut durchblutet und wird auf diese Weise über mehrere Gefäße mit Sauerstoff versorgt (➤ Abb. 3.2). Die A. ilecolica und die A. colica dextra versorgen Caecum, Colon ascendens und das Colon transversum. Die A. colica sinistra versorgt das Colon descendens, das Colon sigmoideum und einen Teil des Rektums.

Die A. ileocolica und die A. colica dextra entspringen aus der A. mesenterica superior, die aus der Aorta abgeht. Die A. colica sinistra und weitere Äste zur Versorgung des Colon sigmoideums und des Rektums entstammen der A. mesenterica inferior, die ebenfalls von der Aorta abgeht. Klinisch relevant ist hier der Sudeck-Punkt, der die letzte Anastomose zwischen der A. rectalis superior und der A. sigmoidea darstellt. Kommt es nach dem Sudeck-Punkt zu einer Gefäßunterbrechung, gefährdet dies die Versorgung des oberen Rektums. Das Rektum weist zudem noch eine kleine Besonderheit auf, da sein letzter Abschnitt aus den Iliakalgefäßen versorgt wird.

## 3.5 Aufbau des Darms

Glücklicherweise bekommt Frau Demir zeitnah einen Termin für eine Darmspiegelung. Im Rahmen eines Aufklärungsgesprächs bespricht die Gastroenterologin Frau Sokolowa mit ihr den genauen Ablauf und die wesentlichen Risiken. Zudem erhält Frau Demir einen Aufklärungsbogen, auf dem die wichtigsten Informationen zur anstehenden Koloskopie nachzulesen sind. Frau Demir macht sich natürlich große Sorgen und bespricht die bisherigen Befunde mit ihrem Mann und ihren Kindern. Die Familie versucht, sie im Vorfeld ein wenig zu beruhigen, und ihre Tochter erklärt sich bereit, während der Untersuchung in der Praxis zu warten und sie im Anschluss nach Hause zu fahren.

Frau Demir muss den Darm für die Spiegelung vorbereiten. Hierfür soll sie für etwa eine Woche auf schwer verdauliche oder faserreiche Lebensmittel wie Hülsenfrüchte oder Weintrauben verzichten. Zudem erhält sie eine Trinklösung, die abführend wirkt und die einen Tag vor dem Eingriff eingenommen werden muss. Zudem darf sie an diesem Tag nur noch klare Flüssigkeiten zu sich nehmen. Frau Demir gibt sich große Mühe, all diese Regeln einzuhalten, obwohl das Verfahren sehr belastend für sie ist.

Am nächsten Morgen wird sie von ihrer Tochter in die gastroenterologische Praxis gefahren. Dort spricht sie noch einmal kurz mit der Ärztin. Besonders wichtig ist dabei die nochmalige Abfrage von Medikamentenallergien, um

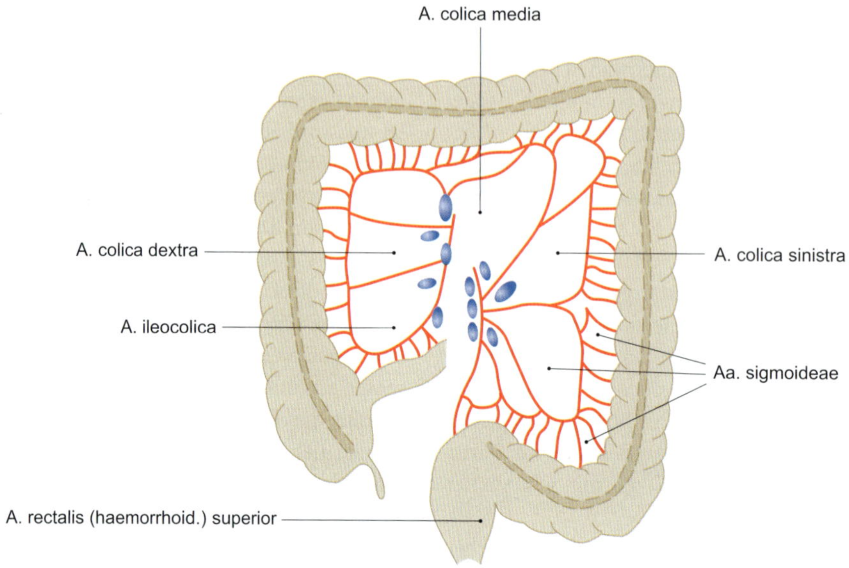


**Abb. 3.2** Arterielle Versorgung des Dickdarms [L141]

Zwischenfälle bei der Sedierung zu vermeiden. Auch die Einnahme von Medikamenten wird noch einmal gezielt abgefragt.

Frau Demir wird gebeten, ihre Kleidung abzulegen, ein Flügelhemd anzuziehen und sich auf eine Untersuchungsliege zu legen. Sie wird an einen Überwachungsmonitor angeschlossen. Nachdem eine letzte Kontrolle der Unterlagen erfolgt ist, wird ihr ein Sedativum intravenös verabreicht, das zügig wirkt. Das Untersuchungsteam positioniert Frau Demir nun auf der Seite, damit die Ärztin das Koloskop über den Analkanal einführen kann.

Ein Koloskop ist biegsam und kann über eine Handbedienung gesteuert werden. Außerdem ist es mit einer Lichtquelle und einem Werkzeugkanal ausgestattet, über den verschiedene Hilfsmittel, wie zum Beispiel kleine Zangen, eingeführt werden können. Auch kann Luft in den Darm gepumpt werden, um die Sicht zu verbessern. Jeder Dickdarmabschnitt wird nun nach einer strukturierten Vorgehensweise untersucht.

Bei Frau Demir sind die Darmwände minimal gerötet und es fallen einige Polypen auf, die gleich abgetragen werden. Einer der Polypen ist ulzerativ verändert, sodass hier der dringende Verdacht auf ein Kolonkarzinom besteht (➤ Abb. 3.3). Zur Markierung wird etwas Tusche in das umliegende Gewebe eingespritzt, so kann die Stelle bei Nachuntersuchungen oder bei einer Operation leichter gefunden werden.

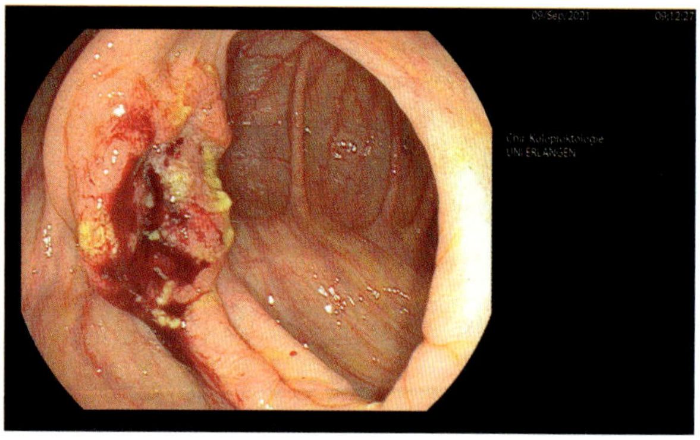

**Abb. 3.3** Kolonkarzinom in der endoskopischen Diagnostik. Die unebene Oberfläche und die Blutungen weisen auf einen bösartigen Tumor hin. [T1258]

Insbesondere der Dickdarm hat ein sehr charakteristisches Aussehen. Die sogenannten Haustren sorgen für das kammerartige Bild. Sie sind allerdings keine statischen, sondern funktionelle Strukturen. Sie entstehen durch die rhythmischen Kontraktionen der Darmwand und verändern somit dynamisch ihre Position. Zudem verfügt der Dickdarm über bandförmige Verstärkungen, die Tänien. Mikroskopisch betrachtet ist die Wand des gesamten Magen-Darm-Traktes nach einem ähnlichen Prinzip aufgebaut (➤ Abb. 3.4). Auf eine Epithelschicht (Lamina epithelialis mucosae) folgen eine Bindegewebsschicht (Lamina propria) und eine dünne Muskelschicht (Lamina muscularis mucosae). Diese drei Strukturen bilden gemeinsam die Darmschleimhaut (Mukosa).

Unterhalb der Mukosa befindet sich eine Verschiebeschicht, die Tela submucosa. Dann folgt eine doppelte Muskelschicht, die innen aus zirkulären (ringförmigen) und außen aus längsverlaufenden Muskelfasern besteht. Den Abschluss bilden die Tunica serosa bei intraperitonealer oder die Tunica adventitia bei extraperitonealer Lage.

Im Rahmen der **Tumorbeurteilung** spielen diese Schichten und die Lage im Verhältnis zum Peritoneum und Nachbarorganen eine entscheidende Rolle. Die Prognose der meisten Krebserkrankungen verändert sich je nachdem, wie tief ein Tumor ins Gewebe vordringt und in welche Strukturen er einwächst. Zum einen steigt mit einer tieferen Eindringtiefe die Komplikationsrate, zum anderen erhöht sich auch die Gefahr der Metastasierung, also der Streuung von Krebszellen in andere Körpergewebe.

## 3.6 Pathologische Untersuchung I

Nach dem Eingriff wird Frau Demir in einen kleinen Aufwachraum gebracht. Auch hier wird sie weiter mit einem Pulsoxymeter überwacht. Zudem wird sie mit einer Decke gegen Wärmeverlust geschützt. Später erzählt sie ihrer Tochter, dass sie sich an diese Zeit nicht gut erinnern könne. Nachdem sie wieder wacher geworden ist, darf sie einige Schlucke klare Flüssigkeit trinken, und dann wird sie über das weitere Prozedere aufgeklärt. Die entnommenen Proben werden zur genauen Untersuchung in die Pathologie versendet. Da aber eine der Läsionen stark krebsverdächtig ist, will Frau Dr. Sokolowa direkt einen Termin in einer Klinik

3

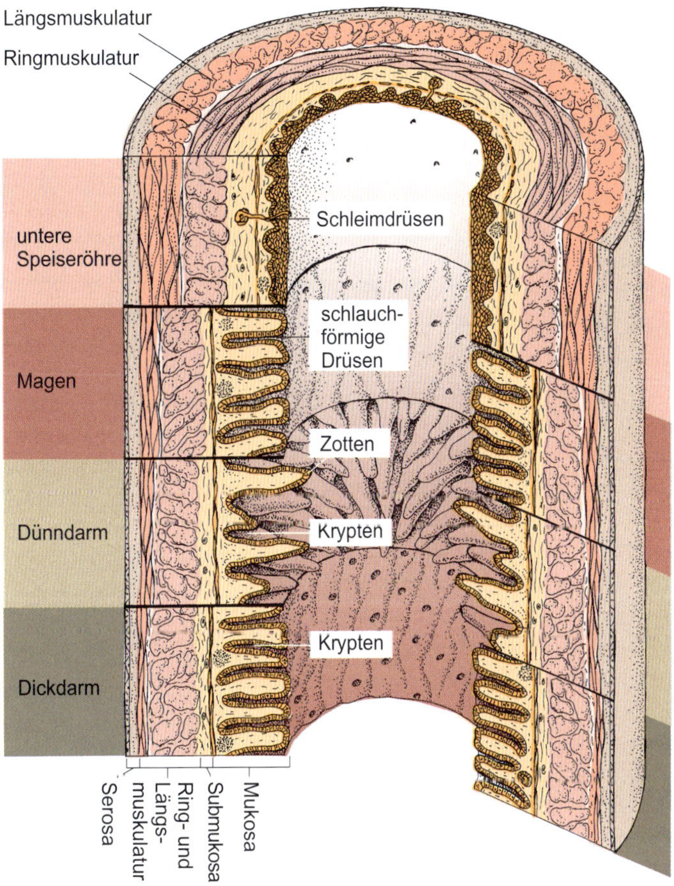


**Abb. 3.4** Wandaufbau des Verdauungstraktes [L190]

vereinbaren. Außerdem soll vor der Klinikaufnahme eine Computertomographie durchgeführt werden.

Frau Demir und ihre Tochter, die ebenfalls bei dem Gespräch dabei ist, sind natürlich sehr besorgt. Die Ärztin versucht ihnen etwas Mut zu machen, wobei sie mehrfach betont, dass sie zum jetzigen Zeitpunkt noch keine Aussage über die Prognose machen könne, selbst wenn eine Krebserkrankung vorliegen sollte. In der Klinik müsse ein sogenanntes Staging erfolgen, bei dem eingeschätzt werde, ob der Tumor bösartig (maligne) sei und um welches Stadium es sich handle. Vermutlich müsse eine Operation erfolgen.

Bereits am nächsten Morgen liegen die Ergebnisse der pathologischen Gewebeuntersuchung vor: Frau Demir leidet unter einem invasiv wachsenden Adenokarzinom des Colon sigmoideum.

Oftmals werden Pathologen mit der Untersuchung von Verstorbenen in Verbindung gebracht. Dies ist allerdings nur ein kleiner Teil ihrer Tätigkeit. Den größten Beitrag zur Patientenversorgung leisten Pathologen durch **Gewebeuntersuchungen (histologische Untersuchung)**. Werden, wie im Falle von Frau Demir, Proben entnommen, können sie auf diese Weise beurteilt werden. Hierfür werden die Proben zunächst mit bloßem Auge befundet und dann in Paraffin, einem Wachs, eingebettet. Sie können danach in dünne Schichten geschnitten werden. Die Schnitte können auf Objektträger aufgebracht und unter dem Mikroskop betrachtet werden. Ein Pathologe kann so zum Beispiel beurteilen, ob Entzündungszeichen oder bösartige Veränderungen vorliegen.

Tumore unterscheiden sich je nachdem, welche Ursprungszellen betroffen sind. Außerdem unterscheidet sich ihre Benennung in Abhängigkeit davon, ob sie gut- oder bösartig (benigne oder maligne) sind. All dies kann in der pathologischen Untersuchung festgestellt werden (➤ Abb. 3.5). Ein bösartiger Tumor, der aus Drüsenzellen hervorgeht, wird Adenokarzinom genannt. Ist der Tumor gutartig, spricht man von einem Adenom. Ein Fibrosarkom ist ein bösartiger Bindegewebstumor, ein Fibrom hingegen ist gutartig.
Weitere Beispiele sind:

- Osteom: gutartiger Knochentumor
- Papillom: gutartiger Epitheltumor
- Leiomyom: gutartiger Muskeltumor
- Lipom: gutartiger Tumor aus Fettgewebe
- Osteosarkom: bösartiger Knochentumor
- Plattenepithelkarzinom: bösartiger Epitheltumor
- Leiomyosarkom: bösartiger Muskeltumor
- Liposarkom: bösartiger Tumor aus Fettgewebe
- Blastom: bösartiger Tumor aus embryonalem Gewebe

Ein Tumor ist immer dann bösartig, wenn er Metastasen bilden kann, wenn sein Gewebe sehr stark verändert ist oder wenn er ein zerstörerisches Wachstumsmuster zeigt. Meistens haben **bösartige Tumore** alle diese Eigenschaften gleichzeitig.

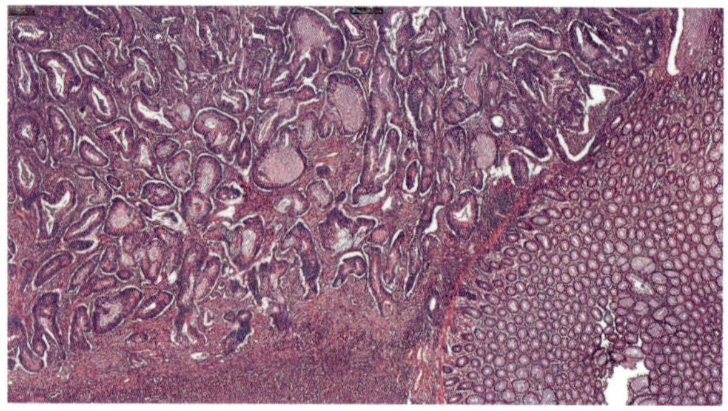

**Abb. 3.5** Kolonkarzinom. Der linke Bildteil zeigt das Karzinom, der rechte Bildteil zeigt die noch intakte Darmschleimhaut. [T1261]

## 3.7 Venöser Abfluss des Dickdarms

Der Termin für die Computertomografie kann kurzfristig vereinbart werden. Die Klinik, die auch die Operation durchführen wird, hat ein angeschlossenes Ambulanzzentrum und hält entsprechende Termine für dringende Fälle bereit. Die Untersuchung selbst verläuft ohne Probleme. Frau Demir wird im Vorfeld vor allem über die Strahlenbelastung bei der Untersuchung und über mögliche allergische Reaktionen auf das Kontrastmittel aufgeklärt. Die Bilder und die dazugehörigen Befunde werden direkt an die Klinik gesendet, damit sie im Aufnahmegespräch besprochen werden können.

Nur wenige Tage später wird Frau Demir aufgenommen. Auch heute wird sie von ihrer Tochter begleitet, die ebenfalls sehr angespannt ist. Als sich die beiden am Pflegestützpunkt melden, wird Frau Demir gebeten, noch kurz zu warten, da das Zimmer erst noch vorbereitet wird. Es hilft ihr sehr, dass sich eine Pflegerin in dem leeren Warteraum zu ihr und ihrer Tochter setzt, ihr einige Abläufe erläutert und bereits erste Fragen beantwortet. Nachdem das Zimmer fertig ist, verläuft alles sehr zügig. Frau Demir erhält eine Mappe mit Informationen zu ihrer Erkrankung und den anstehenden Untersuchungen: die Anfertigung eines EKG und eines Röntgen-Thorax in zwei Ebenen sowie eine Blutentnahme. Zudem werden die Aufklärungsgespräche für Operation und Narkose durchgeführt.

Frau Demir wird gebeten, wegen der anstehenden Operation nur noch leichte Kost zu sich zu nehmen. Da keine Anlage eines künstlichen Darmausganges (Anus praeter) geplant ist, muss sie den Darm nicht erneut mit einer Spülflüssigkeit reinigen. Allerdings darf sie ab dem Abend keine festen Speisen mehr zu sich nehmen und sie soll nur noch klare Flüssigkeiten in geringen Mengen trinken.

Während des Aufklärungsgespräches für die Operation werden alle bisherigen Befunde besprochen. Frau Demir hat nach bisherigem Kenntnisstand ein fortgeschrittenes Sigmakarzinom, das bereits in tiefere Gewebeschichten vorgedrungen ist. Die aufnehmende Chirurgin empfiehlt Frau Demir ein offenes Operationsverfahren und eine En-Bloc-Resektion des betroffenen Darmabschnittes. Glücklicherweise weisen bisher weder die Abdomensonografie noch das durchgeführte Computertomogramm auf das Vorliegen von Metastasen hin. Die Ärztin erklärt, dass dies während der Operation nochmals überprüft werde. Man werde auch die umliegenden Lymphknoten entfernen und untersuchen. So wird das Tumorstadium nach der Operation genauer abschätzbar sein.

Der venöse Abfluss des Verdauungstraktes verläuft zunächst parallel zur arteriellen Versorgung (➤ Abb. 5.3). So zum Beispiel gibt es analog zur A. colica sinistra auch eine V. colica sinistra. Allerdings bündeln sich die Gefäße in der Pfortader (V. portae hepatis), sodass das Blut mit dem im Darm aufgenommenen Nahrungsbestandteilen in die Leber und nicht direkt in die Vena cava inferior geleitet wird. Als größte Drüse des Körpers kann sie die aufgenommenen Substanzen „umwandeln", abbauen, speichern und bei Bedarf in der benötigten Form ausschütten. Eine Besonderheit dieses Prozesses ist der sogenannte First-Pass-Effekt. Nimmt ein Patient ein Medikament oral ein, wird es im Dünndarm aufgenommen und zur Leber geleitet. Dort wird es verstoffwechselt, sodass ein Wirkungsverlust entstehen kann. Einige Medikamente benötigen diese erste Leberpassage allerdings auch, um überhaupt erst aktiviert zu werden. Kommt es zu einer Leberzirrhose (➤ Kap. 5.4), verändert dies die Wirkweise von Medikamenten, sodass der Medikationsplan gezielt durch einen fachkundigen Arzt umgestellt werden sollte.

Daneben führt eine Leberzirrhose zu einer Blutstauung und Druckerhöhung in der Pfortader. Die Folge sind Leberhautzeichen wie das Medusenhaupt (Caput medusae) sowie die Entstehung von Ösophagusvarizen und Aszites (Bauchwassersucht).

Neben dem Lymphsystem spielt der venöse Abfluss des Verdauungstraktes auch bei der Metastasierung eine wichtige Rolle. Durch diesen sehr speziellen Weg des Blutes kommen bei Kolonkarzinomen am häufigsten Lebermetastasen vor. Bei tiefen Rektum- oder Analkarzinomen zeigt sich wieder eine Parallele zur arteriellen Versorgung, da hier der Pfortaderkreislauf umgangen wird. In diesen Fällen kommt es über die Iliakalvenen am häufigsten zur Metastasierung in die Lunge.

## 3.8 Schichtbildaufnahmen

Nicht bei jedem Tumorpatienten wird ein Computertomogramm (CT) angefertigt. Wird eine CT-Aufnahme erstellt, dient sie vor allem der exakten Lokalisation des Tumors, der Beurteilung der Eindringtiefe, dem Erkennen möglicherweise mitbetroffener Organe und dem Auffinden von Metastasen. Im Falle von Frau Demir waren vor allem die mesenterialen Lymphknoten, das Peritoneum, die Leber und die Lunge wichtig. Ein CT bietet den Vorteil, dass es durch seinen ringförmigen Aufbau unter Einsatz von Röntgenstrahlen einzelne Schichten des Körpers darstellen kann. So ist es möglich, jedes Organ Schicht für Schicht zu inspizieren. Beim Betrachten braucht es vor allem die Fähigkeit, sich zweidimensionale Strukturen dreidimensional vorstellen zu können. Für Weichteilgewebe ist das MRT (Magnetresonanztomogramm) oftmals etwas besser geeignet. Der Vorteil einer MRT-Untersuchung ist auch, dass hier keine gesundheitsschädigenden Röntgenstrahlen eingesetzt werden. Allerdings dauert das MRT länger.

## 3.9 Peritoneum

Am Folgetag wird Frau Demir vom Pflegepersonal für die Operation vorbereitet. Sie erhält eine Tablette, die ihr die Aufregung nehmen und sie so optimal auf die Narkose vorbereiten soll, und dazu ein Antibiotikum zur Verhinderung postoperativer Komplikationen. Zudem muss sie Netzhose und Flügelhemd anziehen. So wird sie in ihrem Bett liegend in den Zentral-OP gebracht. Trotz des Medikaments ist sie innerlich sehr unruhig. Der beinahe schon belanglos wirkende Plauderton des Pflegers lenkt sie aber ein wenig ab. An der OP-Schleuse angelangt wird sie an das weiterversorgende Team übergeben. Bei dieser Übergabe werden noch einmal alle relevanten Daten abgeglichen, um eine Patientenverwechslung auszuschließen. Im Anschluss daran wird Frau Demir in einen Einleitungsraum der Anästhesieabteilung geschoben.

Hier wird sie bereits von einer Anästhesiefachkraft erwartet, die sich mit ihr unterhält, um sie ein wenig zu beruhigen, und ihr einen Venenzugang anlegt. Zudem wird sie an einen Überwachungsmonitor angeschlossen: Herzaktivität, Sauerstoffsättigung und Blutdruck werden während der gesamten Operation engmaschig kontrolliert. Eine letzte Abfrage möglicher Komplikationen, wie Allergien oder die Einnahme von gerinnungshemmenden Medikamenten erfolgt durch den hinzukommenden

Anästhesisten. Nach Abschluss der Vorbereitungen fragt das Team Frau Demir, ob sie nun bereit für die Narkose sei. Wenn sie ehrlich sein soll, ist sie sich da nicht ganz sicher. In den letzten Tagen ist alles so schnell gegangen, dass kaum Gelegenheit war, über ihre Erkrankung nachzudenken. Sie vertraut allerdings dem Urteil der Ärzte, und das freundliche Anästhesieteam gibt ihr das Gefühl, in guten Händen zu sein.

Die Narkose wird eingeleitet, indem Frau Demir zunächst hochdosierten Sauerstoff über eine Atemmaske erhält. Nach einer Weile wird das Narkosemittel gespritzt. Ihr wird warm und ein angenehmes Gefühl überkommt sie, sodass sie entspannt einschlafen kann. Das Anästhesieteam verabreicht nun weitere Medikamente. Dazu gehört auch ein Muskelrelaxans, das zum einen die Intubationsbedingungen verbessert und zum anderen unwillkürliche Muskelbewegungen während der Operation verhindern soll. Die Intubation kann ohne Probleme durchgeführt werden. Durch die lange Präoxygenierung kann das Team hier mit viel Ruhe und Bedacht vorgehen, da Frau Demir große Sauerstoffreserven aufgebaut hat. Vor OP-Beginn hatte der Operateur nochmals die relevanten Befunde gesichtet. Neben dem Laborbericht, der keinen Hinweis auf eine Gerinnungsstörung ergab, hatte er dabei auch die CT-Aufnahmen betrachtet.

Die Operation gelingt ohne Komplikationen. Es wird eine Hemikolektomie, eine Entfernung eines größeren Dickdarmteils, und eine Lymphknotenexstirpation durchgeführt. Das intraoperative Staging, bestehend aus einer genauen Inspektion des Bauchraumes und der Palpation der Leber, ergibt keinen Hinweis auf das Vorliegen von Metastasen. Dabei wird vor allem auch das Peritoneum betrachtet und befühlt.

Der entnommene Darmabschnitt wird zur Gewebsfixierung in eine Formalinlösung eingelegt und in die Pathologie gebracht. Eine Schnellschnittuntersuchung erfolgt nicht, da sie keinen Mehrwert für Frau Demir geboten hätte. Nach dem Abschluss der Bauchnaht kann das Team der Anästhesie sie langsam aufwachen lassen. Bevor sie in den Aufwachraum verlegt wird, ist es wichtig, dass sie wieder über Schutzreflexe verfügt und selbstständig atmet.

Das Peritoneum ist eine Hüllschicht, die viele der unpaaren Bauchorgane umgibt und Kontakt zu weiteren Organen hat, wie zur Leber oder zum Pankreas, das sekundär retroperitoneal liegt (➤ Abb. 3.6). Es fungiert, ähnlich wie die Pleura, als Verschiebeschicht, damit der Darm in seinen peristaltischen Funktionen ungehindert arbeiten kann. Dafür ist es immer mit einem dünnen Flüssigkeitsfilm benetzt, der ein Übereinandergleiten der Organe ermöglicht. Das Peritoneum kann in einen Bauchwandanteil (Peritoneum parietale) und einen Organanteil (Peritoneum viscerale) unterteilt werden. Eine mögliche pathologische Veränderung, die sich auf die Peritonealhöhle auswirkt, ist die Bildung eines sogenannten Aszites. Hierbei kommt es zur Füllung der Peritonealhöhle mit Flüssigkeit. Dies kann zum Beispiel bei einer Leberzirrhose oder bei einer Rechtsherzinsuffizienz geschehen.

## 3.10 Pathologische Untersuchung II

Je mehr Probenmaterial für die pathologische Untersuchung vorliegt, desto höher ist die Diagnosequalität. Jeder Tumor kann nach den Kriterien der „Union internationale contre le cancer (UICC)" beurteilt werden. Das hierfür genutzte Schema wird auch **TNM-Klassifikation** genannt:

**T = Tumorausdehnung**

- T0: Es liegt kein Tumor vor.
- Tis/Ta: Der Tumor hat die Basalmembran nicht durchbrochen.
- T1–T4: Es liegt ein Tumor mit einer bestimmten Tiefenausdehnung vor.

**N = Regionäre Lymphknotenmetastasen** (das „N" steht hier für das englische Wort „node")

- N0: Es liegen keine regionären Lymphknotenmetastasen vor.
- N1–N3: Es liegen regionäre Lymphknotenmetastasen vor.

**M = (Fern-)Metastasen**

- M0: Es liegen keine Fernmetastasen vor.
- M1: Es liegen Fernmetastasen vor.

Steht ein X hinter einem der Buchstaben ist keine Befundung möglich gewesen.

Die Tumorklassifizierung kann außerdem in cTNM und pTNM unterschieden werden:

- **cTNM** heißt, dass ein klinisches Staging erfolgt ist. Es wird daher oftmals auch vom prätherapeutischen Staging gesprochen.
- **pTNM** heißt, dass das Gewebe pathologisch untersucht wurde. Diese Form des Stagings kann also nur postoperativ durchgeführt werden und ist deutlich genauer.

Ob ein Tumor „im Gesunden" entfernt werden konnte, kann am Buchstaben „R" erkannt werden. Eine **R0-Resektion** ist immer eine Resektion „im gesunden Gewebe". Das heißt, dass der Tumor komplett und mit ausreichend Sicherheitsabstand entfernt werden konnte. Manchmal ist nicht klar, ob eine R0-Resektion durchgeführt werden konnte. Hier fordern Chirurgen dann unter Umständen einen Schnellschnitt an. Das Gewebe wird dafür während der laufenden Operation per Eiltransport in die Pathologie verbracht und untersucht, während der Patient noch in Narkose liegt. Zeigt sich beim Schnellschnitt, dass der Tumor nicht vollständig entfernt wurde, kann der Operateur entsprechend nachresezieren.

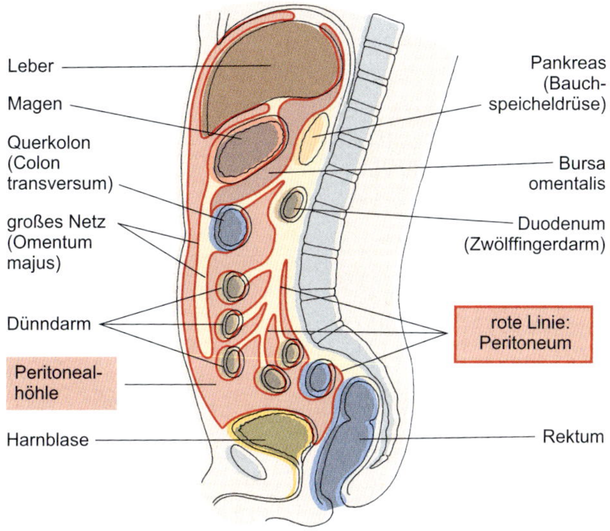


**Abb. 3.6** Peritonealverhältnisse im Überblick. Bei der operativen Eröffnung der Bauchdecke kann in die Peritonealhöhle geblickt werden. [L190]

## 3.11 Psychoonkologie

Im Aufwachraum bekommt Frau Demir regelmäßig Schmerzmittel verabreicht. Zudem wird sie weiter überwacht, und sie kann auf diese Weise kontrolliert aus der Narkose aufwachen. Das zuständige Pflegepersonal prüft dabei auch, ob Komplikationen, wie zum Beispiel Nachblutungen, auftreten. Nach drei Stunden wird sie wieder auf ihre Station verlegt.

Bereits am Folgetag kann ihr die Tumorausdehnung mitgeteilt werden. Da auch in den entnommenen Lymphknoten keine Metastasen gefunden wurden, lautete die pTNM-Einteilung ihres Tumors T3N0M0. Der Tumor konnte vollständig entfernt werden (R0). Die Prognose ist in so einem Fall günstiger, als wenn bereits Metastasen vorliegen; aufgrund des T3-Stadiums rät man ihr jedoch zur Durchführung einer Chemotherapie. Außerdem wird ihr Fall in der interdisziplinären Tumorkonferenz besprochen, damit eine sinnvolle Therapieplanung erfolgen kann.

Frau Demir ist direkt nach dem Gespräch sehr unsicher. Der Oberarzt, mit dem sie gesprochen hat, war sehr einfühlsam und hat sich viel Zeit genommen, alle Informationen mit ihr durchzugehen, und wegen des Fehlens von Metastasen war ihr ein Stein vom Herzen gefallen. Bei dem Wort „Chemotherapie" zuckte sie dann allerdings dennoch merklich zusammen. Eine Nachbarin von ihr war vor einigen Jahren an Lungenkrebs verstorben und Frau Demir erinnert sich noch gut daran, wie elend diese sich nach der Chemo immer gefühlt hatte. Die diensthabende Pflegerin bemerkt ihre Unruhe und bietet ihr an, ein Konsil beim Psychoonkologen zu organisieren.

Psychoonkologen sind spezialisierte Fachkräfte, die sich mit den **psychischen Auswirkungen von Krebserkrankungen** beschäftigen und Patienten bei der Krankheitsbewältigung unterstützen. Etwa 60 % aller Krebspatienten geben bei Befragungen eine hohe Stressbelastung an, weitere 60 % geben Depressivität oder Niedergeschlagenheit als Symptome an und 50 % leiden unter starken Ängsten.

Die Ausbildung von Psychoonkologen ist nicht einheitlich geregelt. Oftmals handelt es sich bei ihnen um Psychologen, Mediziner, Sozialarbeiter oder Pädagogen, die sich im Rahmen von Weiterbildungen für diese Tätigkeit qualifiziert haben. Entsprechend unterscheidet sich auch das Tätigkeitsspektrum von Psychoonkologen: manche arbeiten eher beratend, andere eher psychotherapeutisch.

## 3.12 Krebsentstehung (Kanzerogenese)

Nach nur wenigen Tagen kann sich Frau Demir schon wieder selbstständig und beinahe schmerzfrei auf der Station bewegen. An diesem Nachmittag ist nicht viel los und sie findet die Gelegenheit, sich ein wenig mit der Stationsärztin zu unterhalten. Frau Demir hatte in den letzten Tagen nicht viel über ihre Erkrankung nachdenken können. Alles war sehr schnell gegangen und sie war durchgängig in Sorge gewesen, wie schlimm es wohl um sie stehe. Durch das Gespräch mit dem Oberarzt bei der Visite, das professionell arbeitende Pflegeteam und das Beratungsgespräch mit dem Psychoonkologen konnte sie allerdings wieder etwas Kraft schöpfen. Aber nun fallen ihr zahlreiche

Fragen ein, an die sie vorher nicht gedacht hatte. Bisher ist ihr auch nicht klar, woher ihr Krebs eigentlich kommt. Das Gespräch mit der Stationsärztin scheint nun eine gute Gelegenheit zu sein, danach zu fragen.
Leider ist die Antwort ernüchternd. Zwar gebe es familiäre Risiken und auch der Lebensstil spiele eine Rolle. Allerdings könne man bei vielen Krebsarten nicht genau sagen, bei wem sie wann und vor allem warum entstehen. Bei Kolonkarzinomen hätten zum Beispiel Verwandte 1. Grades ein erhöhtes Risiko, und es scheint so, als könnte der regelmäßige Verzehr von verarbeitetem rotem Fleisch das Risiko zusätzlich minimal erhöhen.

Bei familiär Betroffenen sollte die Krebsvorsorge früher beginnen und eine ausgewogene Ernährung sei generell empfehlenswert. Es könnten allerdings kaum weitere praktische Schlüsse daraus gezogen werden. Krebs sei vor allem ein zellulärer Prozess, der mit Schäden an der DNA einhergehe. Viele Krebsarten könnten also beinahe zufällig entstehen.

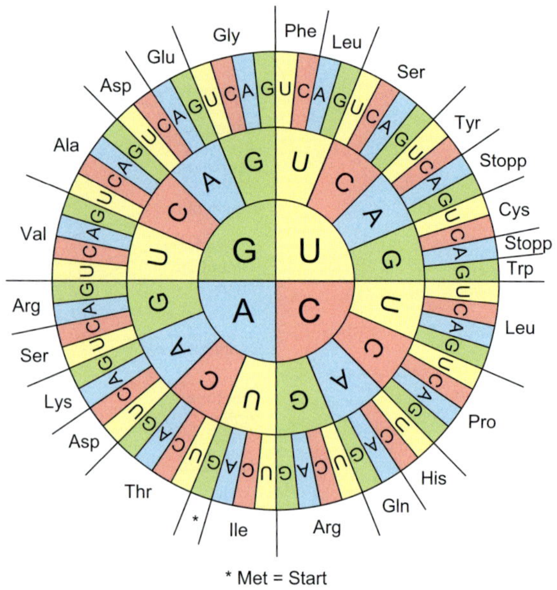


**Abb. 3.7** Abbildung einer Codesonne, die immer von innen nach außen gelesen wird. Beispiel: Die Basenfolge UCU (Uracil, Cytosin und Uracil) ergibt die Aminosäure Serin. [L190]

Tumorerkrankungen beginnen auf zellulärer Ebene. Damit die Zellen ihren Aufgaben dauerhaft nachkommen können, erneuern sich die meisten von ihnen regelmäßig, indem sie ihren Chromosomensatz und damit ihre DNA (Desoxyribonucleinsäure) verdoppeln (➤ Kap. 9.9) und sich schließlich zu zwei Tochterzellen aufteilen. Dieser Prozess wird Zellteilung (**Mitose**) genannt. DNA besteht aus Zucker, Phosphat und gepaarten Basen. Die Basen, die Adenin, Thymin, Guanin und Cytosin heißen, sind in einer bestimmten Abfolge angeordnet. Diese Sequenz ist der sogenannte **„genetische Code“**, der ausgelesen werden kann und der der Produktion von Aminosäuren dient, die zu Proteinen verkettet werden. Diese Proteine haben zahlreiche Funktionen im Stoffwechsel und beim Aufbau des Körpers. Im genetischen Code stehen immer drei Basen für eine Aminosäure. Mehrere gekoppelte Aminosäuren heißen Peptide. Sind mehr als 100 Aminosäuren miteinander verbunden, wird von einem Protein gesprochen. Bei der Entschlüsselung des genetischen Codes kann die Codesonne helfen (➤ Abb. 3.7).

Da alle Zellen regelmäßig neue Proteine bilden können müssen, darf der genetische Code bei der Zellteilung nicht verloren gehen. Aus diesem Grunde muss die DNA möglichst exakt kopiert werden, was als **DNA-Replikation** bezeichnet wird (➤ Abb. 3.8). Durch bestimmte Startsignale lagern sich

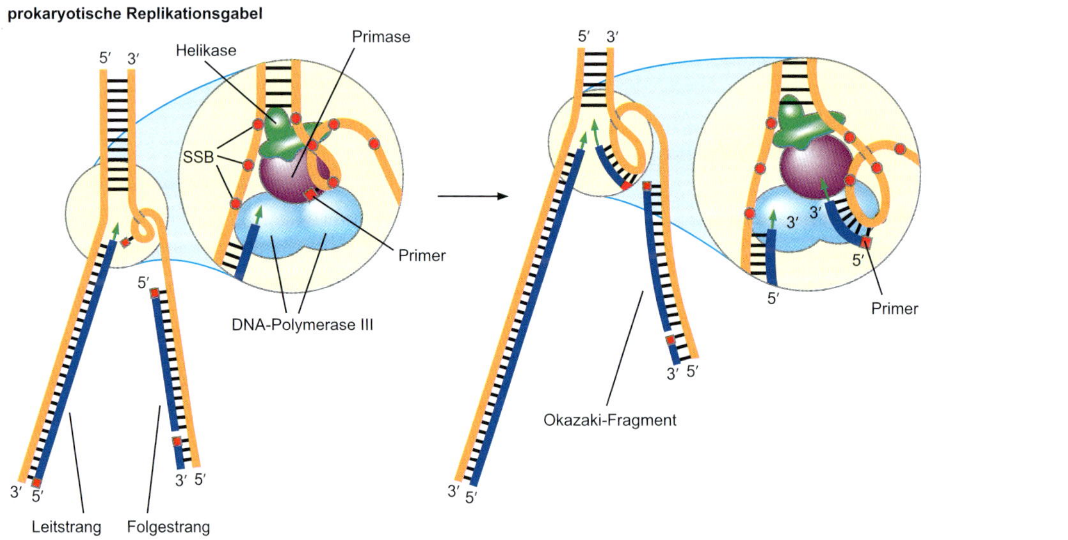


**Abb. 3.8** Ablauf der DNA-Replikation. Zu sehen ist, wie der DNA-Strang durch einen Enzymkomplex entwunden und gespalten wird. Im Anschluss daran lagern sich neue Basenpaare an die beiden Einzelstränge (Leitstrang und Folgestrang) an. Nach und nach entstehen zwei identische DNA-Stränge. [L253]

hierfür kleine Moleküle an die DNA an. Jedes dieser Moleküle hat eine andere Aufgabe. Einige entspiralisieren die gewundene DNA, andere teilen den Doppelstrang auf, damit die Basensequenz abgelesen werden kann. Andere formen einen neuen Strang gemäß der abgelesenen Basensequenz.

Man kann sich gut vorstellen, dass Zellteilung und DNA-Replikation vom Körper genauestens reguliert werden müssen. Kommt es, etwa durch DNA-Schäden, zu einer Störung dieser Regulationsprozesse, kann ein unkontrolliertes Wachstum der Zellen entstehen. Zudem können die Zellen mehr oder minder unsterblich werden, sodass sie bei Überalterung nicht mehr zugrunde gehen. Passiert dies, spricht man von Krebs.

## 3.13 Chemotherapie

Auch wenn Frau Demir sich eine etwas alltagspraktischere Antwort gewünscht hätte, freut sie sich über die umfassende Erklärung der Ärztin. Besonders gut tut es ihr, zu hören, dass sie vermutlich keine Schuld für ihre Erkrankung trägt. Die Zufälligkeit, von der die Ärztin berichtet hatte, hat für sie auf eine merkwürdige Weise etwas Beruhigendes. Gleichzeitig scheint es ihr aber irgendwie auch beängstigend, dass ein eigentlich gesunder Mensch einfach so aus dem Nichts heraus plötzlich schwer krank werden kann.

Die Ärztin erzählt im Verlauf des Gesprächs auch, dass die empfohlene Chemotherapie demnächst begonnen werden könne. Hierfür würden noch ein paar Arztgespräche und Untersuchungen auf Frau Demir zukommen. Im Idealfall solle eine Chemotherapie bei Darmkrebs in weniger als acht Wochen gestartet werden. Frau Demir fragt, was für Faktoren gegen die Therapie sprechen könnten. Sie habe zwar immer noch einige Vorbehalte gegen die Therapie, wolle aber in jedem Falle behandelt werden, damit der Krebs nicht zurückkomme. Die Ärztin kann sie beruhigen, da Frau Demir insgesamt sehr gesund ist und nichts gegen die Durchführung einer adjuvanten Chemotherapie bei ihr spricht. Ihr Herz arbeite gut, die Nieren und die Leber funktionierten hervorragend, und das Knochenmark sei nicht beeinträchtigt. Sie könne natürlich nichts Abschließendes zur Chemotherapie sagen, da hier die onkologischen Kollegen zuständig seien; ihrer Ansicht nach müsse sich Frau Demir jedoch keine Sorgen machen.

Bei einer Chemotherapie handelt es sich um eine medikamentöse Krebsbehandlung, die zumeist in den Zellstoffwechsel eingreift und dadurch die sich sehr schnell teilenden Tumorzellen abtötet. Je nach Chemotherapeutikum kann man sich hierfür verschiedene Wirkmechanismen zunutze machen. Einige Substanzen interagieren mit der zellulären DNA und sorgen so dafür, dass sie nicht angemessen kopiert werden kann. Andere wiederum stören die Zellteilung selbst.

Frau Demir wurde gemäß der „S3-Leitlinie Kolorektales Karzinom" behandelt. Diese wurde federführend von der „Deutsche Gesellschaft für Gastroenterologie, Verdauungs- und Stoffwechselkrankheiten (DGVS)" und mit Unterstützung zahlreicher anderer Fachgesellschaften erarbeitet. Die Behandlung erfolgt dann mit den hier dargestellten Substanzen:

**FOLFOX-Schema:**

- Folinsäure (FOL)
- 5-FU (F)
- Oxaliplatin (OX)

Folinsäure (ein Zwischenprodukt im Folsäurestoffwechsel) erhöht die zelltoxischen Effekte von 5-FU (5-Fluoruracil). 5-FU ähnelt den für den DNA-Aufbau notwendigen Basen Thymin und Cytosin und kann dadurch an ihrer Stelle in neu entstehende DNA eingebaut werden. Die DNA ist dann nicht funktionsfähig. Oxaliplatin sorgt dafür, dass DNA-Stränge miteinander vernetzt und damit unbrauchbar werden. Es kommt zu einem molekularen Verkleben der Stränge.

Gerade platinhaltige Chemotherapeutika in Kombination mit 5-FU haben ein breites Nebenwirkungsspektrum. Magen-Darm-Beschwerden, Haarausfall und eine Unterdrückung des Immunsystems, da die Immunzellen auch vom Chemotherapeutikum betroffen sind, sind die Folge. Gleiches gilt für die Schleimhäute, die im Rahmen einer Chemotherapie austrocknen und sich entzündlich verändern können. Das Grundproblem, das zu diesen Nebenwirkungen führt, ist, dass Chemotherapeutika nicht unterscheiden, ob sie auf eine Tumorzelle oder auf eine gesunde Zelle stoßen. Alle sich schnell teilenden Gewebe sind von den Auswirkungen gleichermaßen betroffen. Insbesondere in den letzten Jahren wurden allerdings zahlreiche neue Medikamente zugelassen, die bei bestimmten Krebsformen deutlich präziser eingesetzt werden können.

Andere, ebenfalls ältere Chemotherapeutika, sind die sogenannten Spindelgifte. Sie werden bei Darmkrebs im Regelfall nicht eingesetzt. Sie sorgen dafür, dass der Spindelapparat, der für die Zellteilung notwendig ist, nicht ausgebildet werden kann. In den verschiedenen Phasen der Zellteilung kondensiert die verdoppelte DNA zu Chromosomen, die sich in der Mitte der Zelle anordnen und dann durch den Spindelapparat auseinandergezogen werden. Danach kann sich auch die Zellmembran um die jeweiligen Chromosomensätze schließen. Aus einer Zelle mit einer verdoppelten DNA sind zwei Zellen mit einem einfachen Chromosomensatz geworden, die ihrerseits wieder vermehrungsfähig sind.

Chemotherapien werden, je nachdem, was ihr therapeutisches Ziel ist, unterschiedlich benannt:

- **Neoadjuvante Chemotherapie:** Wird vor einer Operation durchgeführt, um den Tumor zu verkleinern.
- **Adjuvante Chemotherapie:** Wird nach einer Operation eingesetzt, um kleinste Tumorreste oder Mikrometastasen zu zerstören.
- **Palliative Chemotherapie:** Wird zur Symptomkontrolle eingesetzt, wenn eine (vollständige) Resektion des Tumors nicht möglich ist.



## 3.14 Ernährung bei Krebserkrankungen

In den nächsten Tagen kommen noch einige Nachuntersuchungen auf Frau Demir zu. Dazu gehört auch die regelmäßige Kontrolle der Operationswunde. Hier wird insbesondere auf den Heilungsverlauf der Wunde und auf mögliche Sekretabsonderungen geachtet. Die eingelegten Drainagen werden im Verlauf gezogen. Eine Diätassistentin bespricht mit Frau Demir einige Aspekte für ihre zukünftige Ernährung. Viel muss sie nicht umstellen, da sie bereits vor der Operation ausreichend viele Ballaststoffe und Gemüsesorten gegessen hat. Von Alkohol wird ihr für die Zukunft abgeraten. Außerdem solle sie darauf achten, wie sich ihr Stuhl entwickle. Da ein Teil des Dickdarms entfernt worden sei, der für die Wasseraufnahme zuständig ist, könne es sein, dass sie zukünftig zu Durchfällen neigen werde. Mit einem Ernährungstagebuch könne sie gut nachvollziehen, welche Lebensmittel ihr gut täten und welche sie eher meiden solle. Zusätzliche Nährstoffe muss sie nicht zu sich nehmen, solange keine Nährstoffmängel festgestellt werden.

Ernährungsstudien sind sehr kompliziert, da die Teilnehmer oftmals über sehr lange Zeiträume beobachtet werden müssen und einige wissenschaftliche Methoden nicht möglich sind. Beispielweise gibt es in Medikamentenstudien die sogenannte Verblindung, bei der ein Studienteilnehmer nicht genau weiß, welches Präparat ihm verabreicht wird, was bei Ernährungsstudien nicht möglich ist.

Aus diesem Grunde sollte man stets vorsichtig sein mit „Krebsdiäten“ oder Ernährungsratschlägen aus dem Internet. Die Deutsche Gesellschaft für Ernährung (DGE), die Internationale Krebsforschungsagentur (IARC) und der World Cancer Research Fund (WCRF) haben **10 Regeln für eine gesunde Ernährung** zusammengetragen. Diese Regeln gelten vor allem für gesunde Menschen zur möglichen Krebsvorsorge. Sie sind nicht bei jedem an Krebs erkrankten Patienten vollständig anwendbar, da in einigen Fällen gesonderte Ernährungsregeln befolgt werden müssen. Sie bieten aber zumindest eine gute Orientierung. Krebsbetroffene müssen unter Umständen bestimmte Nährstoffe, Spurenelemente oder Vitamine zusätzlich einnehmen. Dies sollte immer in Begleitung durch einen fachkundigen Arzt bzw. Ernährungsberater erfolgen.

1. Vielseitig essen
2. Gemüse und Obst – nimm „5 am Tag“
3. Vollkorn wählen
4. Die Auswahl mit tierischen Lebensmitteln ergänzen
5. Gesundheitsfördernde Fette nutzen
6. Zucker und Salz einsparen
7. Am besten Wasser trinken
8. Schonend zubereiten
9. Zeit nehmen und das Essen genießen
10. Achten Sie auf Ihr Gewicht und bleiben Sie in Bewegung

In den folgenden Wochen erhält Frau Demir ihre Chemotherapie. Sie verträgt die eingesetzten Medikamente gut und ist weiterhin froh über die fürsorgliche Begleitung durch ihre Familie. Ihre behandelnden Ärzte können ihr erfreulicherweise mitteilen, dass sie sich nun in der Remission befinde, was bedeutet, dass der Krebs in ihrem Körper mit den zur Verfügung stehenden Untersuchungsmethoden nicht mehr nachweisbar sei. Es kann aber zu einem Rezidiv, also einem Wiederauftreten der Erkrankung kommen, daher müsse sie regelmäßig Nachsorgeuntersuchungen vornehmen lassen. Dazu gehören klinische Untersuchungen, eine Koloskopie, Sonografieuntersuchungen und die Bestimmung des Tumormarkers CEA im Blut. Der Tumormarker könne zwar wegen seiner geringen Spezifität und Sensitivität nicht zur Krebsvorsorge genutzt werden, in der Nachsorge sei er aber gut geeignet, um Rezidive möglichst früh zu erkennen.

Auf keinen Fall solle Frau Demir sich von der 5-Jahres-Überlebensrate bei Kolonkarzinomen, die bei etwa 62 % liege, verrückt machen lassen. Hierbei handle es sich um eine sehr grobe Schätzung, die auch Patienten mit Metastasen umfasse und die vor allem wissenschaftlichen Zwecken diene. Die Prognose von Frau Demir schätzen die Mediziner als deutlich günstiger ein. Wenn sie Fragen zu ihrer Erkrankung habe, solle sie ihre Informationen immer nur bei vertrauenswürdigen Quellen beziehen, wie zum Beispiel dem Krebsinformationsdienst, und mit ihrem behandelnden Arzt besprechen.

STECKBRIEF

**Kolorektales Karzinom**

**Definition**
- Maligne Veränderung des Darmepithels

**Epidemiologie**
- Inzidenz: ca. 60.000 Neuerkrankungen pro Jahr
- 90 % der Fälle treten nach dem 55. Lebensjahr auf

**Ätiologie**
- Genetische Faktoren (Genmutationen, positive Familienanamnese etc.)
- Lebensstilfolgen (Rauchen, Ernährung, Adipositas etc.)
- Chronische Entzündungen des Darmtraktes
- Adenome („Polypen")
- Risikoerhöhung durch Diabetes Typ 2

**Pathophysiologie**
- Entstehung durch verschiedene Mechanismen der Kanzerogenese (z. B. DNA-Schäden)
- 90 % der Karzinome entstehen aus vorbestehenden Adenomen

**Symptome**
- Bauchschmerzen
- Veränderungen des Stuhlgangs (Blutbeimengungen, Formveränderungen, Neigung zu Durchfällen oder Verstopfung etc.)
- Ungewollter Stuhlabgang, etwa beim Husten
- B-Symptomatik
- Rektal tastbare Raumforderung
- Anämie
- Symptome eines Darmverschlusses
- Kolorektale Karzinome können lange symptomlos bleiben.

**Behandlung**
- Behandlung je nach Stadium
- Endoskopische oder chirurgische Entfernung des Tumors
- Chemo- und Immuntherapie in ausgewählten Fällen

**Prognose**
- Die relative 5-Jahres-Überlebensrate bei kolorektalem Karzinom liegt bei ca. 62 %.
- Patienten ohne Fernmetastasen (M0) haben eine deutlich bessere Prognose.
- Auch Patienten mit einzelnen Lebermetastasen, die im Gesunden entfernt werden können, können eine sehr gute Prognose haben.

| Themen im Überblick | Curriculare Einheiten der Pflegeausbildung (CE) |
|---|---|
| **Anatomie**<br>• Kolon<br>• Rektum<br>• Peritoneum<br>**Biologie, Biochemie und Physiologie**<br>• Kanzerogenese<br>**Krankheitslehre**<br>• B-Symptomatik<br>• Kolorektales Karzinom<br>**Untersuchungstechniken**<br>• Digital-rektale Untersuchung<br>• Stuhltestungen auf okkultes Blut<br>• Schichtbildaufnahmen<br>• Endoskopien<br>• Untersuchungstechniken in der Pathologie<br>**Therapien**<br>• Chemotherapie<br>**Beratungen**<br>• Psychoonkologie<br>• Ernährung bei Krebserkrankungen | • **Tumor:**<br>CE 08 Menschen in kritischen Lebenssituationen und in der letzten Lebensphase begleiten;<br>Fach: Pflegehandeln in ausgewählten Pflegeanlässen<br>(2. ABD, 1. TB)<br>• **Magen-Darm-Trakt:**<br>CE 02b: Zu pflegende Menschen in der Bewegung und Selbstversorgung unterstützen;<br>Fach: Unterstützung bei der selbstbestimmten Lebensführung und Selbstpflege<br>(1. ABD, 1. TB) |

3

## ZUM WEITERLESEN

- S3-Leitlinie „Kolorektales Karzinom":
  https://www.awmf.org/leitlinien/detail/ll/021-007OL.html
  (letzter Zugriff 31.10.2022)
- Gesundheitsinformation.de zu Darmkrebs:
  https://www.gesundheitsinformation.de/darmkrebs.html (letzter Zugriff 31.10.2022)
- Onkopedia zum Kolonkarzinom:
  https://www.onkopedia.com/de/onkopedia/guidelines/kolonkarzinom/@@guideline/html/index.html (letzter Zugriff 31.10.2022)
- Krebsinformationsdienst:
  https://www.krebsinformationsdienst.de/ (letzter Zugriff 31.10.2022)
- Übersicht zu Selbsthilfegruppen:
  https://www.darmkrebs.de/sorgen-soziales/selbsthilfegruppen
  (letzter Zugriff 31.10.2022)

## ZUM WEITERDENKEN

1. Ab welchem Alter sollte eine regelmäßige Darmkrebsvorsorge durchgeführt werden?
2. Welche Erkrankungen können zu Blutbeimengungen im Stuhl führen?
3. Welche therapeutische Besonderheit ergibt sich aus der speziellen Durchblutungssituation des unteren Rektums?
4. Welche Notfallmaßnahmen müssen im Rahmen von Komplikationen bei einer Koloskopie ergriffen werden?
5. Welche Informationsbedürfnisse haben Patienten im Rahmen einer Krankenhausaufnahme?
6. Was muss bei der Pflege eines Anus praeter beachtet werden?
7. Warum erfolgt bei Darmkrebsoperationen oftmals die Anlage eines Periduralkatheters?
8. Welche Beschwerden haben Patienten nach einer Hemikolektomie regelmäßig?
9. Was ist der Unterschied zwischen DNA und RNA?
10. Was ist mit „Immuntherapie" im Rahmen von Krebsbehandlungen gemeint?

KAPITEL

# 4 Beratung bei Multimorbidität

Monika Arnemann wirkt unruhig. Es ist wohl eine Weile her, dass sie ein so langes Gespräch mit einer fremden Person geführt hat. Sie berichtet nach und nach, wie es zu ihrer heutigen Lebenssituation gekommen ist:

Die Trennung von ihrem Mann ist für sie nicht leicht gewesen, aber sie hatte sich zeitlebens ungerecht von ihm behandelt gefühlt. Die Arbeit mit den Kindern war immer nur an ihr hängen geblieben, er war lieber mit Arbeitskollegen ausgegangen. Als ihr Sohn dann auf die weiterführende Schule gekommen war, hatte sie einen Schlussstrich gezogen. Die Zeit der Trennung war für die ganze Familie nicht einfach gewesen, aber sie hatte das Gefühl, dass ihre Kinder gut mit der neuen Situation zurechtkamen. Nur mit dem Geld war es knapper geworden. Ihr Ex-Mann zahlte unregelmäßig Unterhalt und eine Zeit lang war Frau Arnemann zu stolz gewesen, zusätzliche Leistungen vom Staat in Anspruch zu nehmen, obwohl sie dazu berechtigt gewesen wäre. In dieser Zeit waren viele ihrer Freunde und Freizeitaktivitäten auf der Strecke geblieben. Seit ihre Kinder ausgezogen sind, ist sie allein. Einen neuen Partner hat sie nicht mehr gefunden. Sie arbeitete noch ein paar Jahre, verlor dann aber ihre Anstellung wegen einer Betriebsverkleinerung und fand im Anschluss beruflich nicht wieder auf die Beine.

Sie sei allerdings sehr froh, wie sich ihre beiden Kinder gemacht hätten, sagt sie. Die Tochter hat als erste in der Familie studiert und ihr Sohn sei Außenhandelskaufmann geworden. Er wollte sie auch finanziell unterstützen, das hat sie aber immer wieder abgelehnt.

Während sie spricht, wirkt sie ein wenig in Gedanken versunken. Ganz so, als würde sie ein langes Gedicht aus ihrer Jugend aufsagen, das sie einmal auswendig gelernt, dann aber wieder vergessen hat.

Ihr Sohn, der bei dem Beratungsgespräch anwesend ist, ergänzt, dass seine Mutter immer eine sehr stolze Frau gewesen sei, vielleicht auch ein wenig störrisch. Das läge wohl in der Familie. Er habe sich große Sorgen um sie gemacht, als sie sich nach seinem und dem Auszug seiner Schwester immer weiter zurückgezogen hatte. Die beiden hätten versucht, den Kontakt zu halten, was aber zumindest für eine Weile nicht so leicht gewesen wäre. Im letzten Jahr waren sie sich zum Glück wieder nähergekommen. Er sei erschrocken gewesen, dass es ihr so schlecht gehe.

Frau Arnemann schaut ihren Sohn etwas missmutig an, stimmt aber zu. Es habe ein wenig gedauert, bis sie eingesehen habe, dass es ihr in den letzten Jahren eigentlich ständig schlecht gegangen war. Die Beraterin vom Pflegestützpunkt nickt verständnisvoll und setzt ihre Notizen fort.

## 4.1 Depressionen

Menschen, die an einer Depression erkrankt sind, leiden über längere Zeiträume oder phasenweise unter einer gedrückten Stimmung, Interessensverlust und einer Verminderung des Antriebs. Daneben können weitere Symptome wie Schlafstörungen, Appetitreduktion oder ein Gewichtsverlust auftreten. Kommen diese körperlichen Symptome zu den Leitsymptomen hinzu, spricht man von einem „somatischen Syndrom".

Als komplizierte **psychische Erkrankung** können Depressionen nicht nur auf einer einzelnen Ebene erklärt werden. Biologische Faktoren spielen genauso eine Rolle, wie psychische Aspekte und soziale Komponenten.

Die Prozesse der Pathogenese sind noch nicht vollständig verstanden. So ist etwa auch die Grundfrage ungeklärt, wie „gute Laune" genau entsteht und wie das neuronale Netzwerk dafür ganz genau beschaffen sein muss. Es ist jedoch belegt, dass bei depressiven Menschen eine Störung des Neurotransmitterhaushalts vorliegt. Es kommt also zu Problemen bei der Weiterleitung der Signale in den neuronalen Signalkreisläufen. Dies könnte auch den gehemmten Antrieb der Betroffenen erklären.

Depressionen gehören zu den **affektiven Störungen**, sie sind also eine Störungsform rund um Emotionen und Stimmungen. Sie können monophasisch, also lediglich in Form einer einmaligen depressiven Episode oder polyphasisch, also in Form immer wiederkehrender depressiver Episoden auftreten. Zudem können affektive Störungen sowohl unipolar, also im Sinne einer isolierten Depression, als auch bipolar mit abwechselnden depressiven und manischen Phasen auftreten. Etwa 16–20 % der Bevölkerung haben mindestens einmal im Leben eine depressive Episode. Dies entspricht einem von fünf bis sieben Menschen.

Neben der rein **biologisch-neurophysiologischen Ebene** spielt vor allem auch die **verhaltenspsychologische Ebene** eine wichtige Rolle, die durch das Konzept der „Erlernten Hilflosigkeit" von Martin Seligmann erklärt wird. Es beschreibt die Neigung von Menschen, die gefühlte Hilflosigkeit einer scheinbar ausweglosen Situation auf ihre Wahrnehmung, ihre Entscheidungen und ihr Verhalten zu übertragen und die Ausweglosigkeit damit erst recht zu zementieren. Depressive Menschen „lernen" also in einem sich selbst verstärkenden Prozess, dass sie scheinbar nichts an ihrer Situation ändern können und verstärken damit ihre Tendenz, sich selbst aufzugeben.

Die beiden vorgestellten Ebenen finden sich auch in der Therapie depressiver Erkrankungen wieder und scheinen sich durch ihre Wirksamkeit zu bestätigen. Zum einen werden regelhaft Medikamente verordnet, die in den Neurotransmitterhaushalt eingreifen, etwa Serotonin-Wiederaufnahmehemmer. Daneben wird die **kognitive Verhaltenstherapie** mit großem Erfolg eingesetzt. Bei diesem Verfahren werden Denkmuster und Verhaltensweisen neu strukturiert und eingeübt. Mit einer Kombination aus beiden Verfahren wird also sowohl den Neurotransmitterstörungen als auch der erlernten Hilflosigkeit zielgerichtet begegnet.

Eines der Kernprobleme an depressiven Erkrankungen ist allerdings, dass sie als komplexe psychiatrische Erkrankungen starke Auswirkungen auf andere Lebensbereiche haben. So können Depressionen zu Abhängigkeitserkrankungen oder der Vernachlässigung wichtiger Alltagspflichten führen.

## 4.2 Neuronen, Synapsen und Neurotransmitter

Die Beraterin des Pflegestützpunkts erklärt, dass sie es häufig mit solchen Fällen zu tun habe. Es sei bei vielen Klienten so, dass sich Probleme nach und nach auftürmen und dann sehr überfordernd wirken. Auf einmal kämen dann verschiedene Krankheiten oder Problemstellungen zusammen und wären dann kaum noch zu bewältigen. Es sei sehr gut, dass Frau Arnemann nun eine Beratung in Anspruch nehme. Das könne eine gute Basis für alle weiteren Schritte sein. Sie erlebe, dass gerade in den letzten Jahren endlich mehr über psychische Erkrankungen als soziales Problem gesprochen werde. Auch mögliche Hilfsangebote könnten heute gezielter auf die jeweilige Situation der Betroffenen ausgerichtet werden. Frau Arnemann wirkt erleichtert, als sie das hört. Ihre Beschwerden hätten sich seit Beginn der Therapie durch ihren Arzt zwar schon etwas gebessert, allerdings fühle sie sich immer noch etwas überfordert.

Das Gehirn ist aus rund 85 Milliarden Nervenzellen (Neurone) aufgebaut, die untereinander durch etwa 3 Trillionen Nervenverbindungen (Synapsen) verknüpft sind (➤ Abb. 4.1). Dies dient der Etablierung neuronaler Netzwerke, die Emotionen, Denkleistungen und das Planen von Handlungen ermöglichen. Man kann sich diese Netzwerke wie eine Landkarte mit zahlreichen verschiedenen Orten und Straßenverbindungen vorstellen. Jeder Ort auf dieser Landkarte hat eine eigene Funktion. Werden die Signale von einem Abschnitt auf dieser Landkarte über bestimmte Routen in einen anderen gelenkt, entsteht eine ganz spezifische Reaktion.

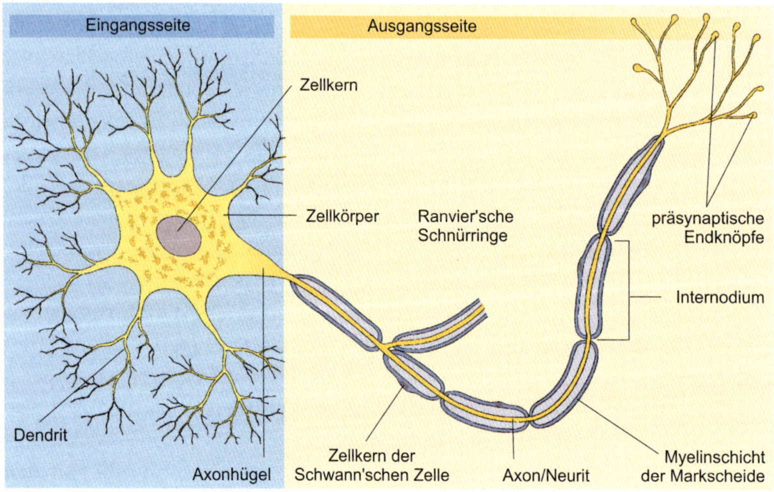


**Abb. 4.1** Schematische Darstellung eines Neurons. In der Realität sind sie deutlich vielgestaltiger. So können sie beispielsweise unterschiedlich viele Fortsätze aufweisen oder marklos (ohne Myelinschicht) vorliegen. [L190]

Neurone bestehen aus einem Nervenzellkörper (Perikaryon). Die Aufnahme von Signalen erfolgt über viele kleine Fortsätze (Dendriten), die ihre Signale jeweils von vorangehenden Zellen erhalten, mit denen sie über Synapsen verbunden sind. Daneben weisen die Nervenzellkörper einen langen Fortsatz auf, der als Axon bezeichnet wird und an dessen Ende sich zahlreiche winzige Ausläufer befinden, die als präsynaptische Endknöpfchen enden. Diese Ausläufer treten in Kontakt mit den Dendriten der nachfolgenden Nervenzellen. Auf diesem Wege werden mehrere Neurone zu Netzwerken zusammengeschaltet.

Um eine effektive Weiterleitung der Signale zu ermöglichen, sind verschiedene biochemische und physiologische Prozesse notwendig. An den Dendriten können sowohl erregende als auch hemmende Signale ankommen. Erregende Signale zeichnen sich durch den Einstrom von Kationen, vor allem dem positiv geladenen Natrium ($Na^+$), aus. Im Rahmen von hemmenden Signalen strömen Anionen, vornehmlich das negativ geladene Chlorid ($Cl^-$), ein. Das Einströmen von geladenen Teilchen verändert die elektrische Ladung an der Zellmembran und kann so entweder ein Aktionspotenzial auslösen ($Na^+$) oder das Ruhepotenzial stabilisieren ($Cl^-$).

Zwischen der Außenseite der Zellmembran und ihrer Innenseite besteht ein Ladungsunterschied, der als **Potenzial** bezeichnet wird. Außerhalb der Zelle liegt mehr Natrium vor als innerhalb der Zelle. Beim Kalium ($K^+$) ist es genau andersherum. Aus diesem Grunde fließt Natrium stets in die Zelle und Kalium aus der Zelle heraus, sobald Ionenkanäle geöffnet sind. Das **Ruhepotenzial** wird durch eine Natrium-Kalium-Pumpe und den kontinuierlichen leichten Ausstrom von Kalium aus der Zelle erzeugt. Die Membran ist dann an ihrer Außenseite positiv und an ihrer Innenseite negativ geladen. Kommt es zum Einstrom vom erregungsfördernden Natrium ($Na^+$) wird die Innenseite der Zellmembran zunehmend positiver und das Potenzial nähert sich dem Schwellenpotenzial. Ab diesem Punkt, der bei etwa –70mV liegt, kommt es automatisch zur Auslösung eines **Aktionspotenzials**, da sich zusätzliche spannungsabhängige Natriumkanäle öffnen und den Einstrom deutlich verstärken (➤ Abb. 4.2). Es handelt sich hier also um ein „Alles-oder-nichts"-Prinzip. Erreicht das Aktionspotenzial sein Maximum, öffnen sich Kaliumkanäle, die einen Kaliumausstrom bewirken und das Potenzial damit wieder absenken. Um zu verhindern, dass irgendwann zu viel Natrium in der Zelle und zu viel Kalium außerhalb ist, werden die beiden Elektrolyte durch eine Natrium-Kalium-ATPase wieder zurückgetauscht.

Kommt es zur Ausbildung eines Aktionspotenzials, wird es über das Axon des Neurons zu den synaptischen Endknöpfchen weitergeleitet. Unterschieden wird hierbei die kontinuierliche und die saltatorische Erregungsleitung. Bei der **kontinuierlichen Erregungsleitung** ist das Axon nicht von einer Myelinscheide umgeben. Es befinden sich zahlreiche Natriumkanäle in der Axonmembran, die nach und nach geöffnet werden, was dazu führt, dass das Signal langsamer

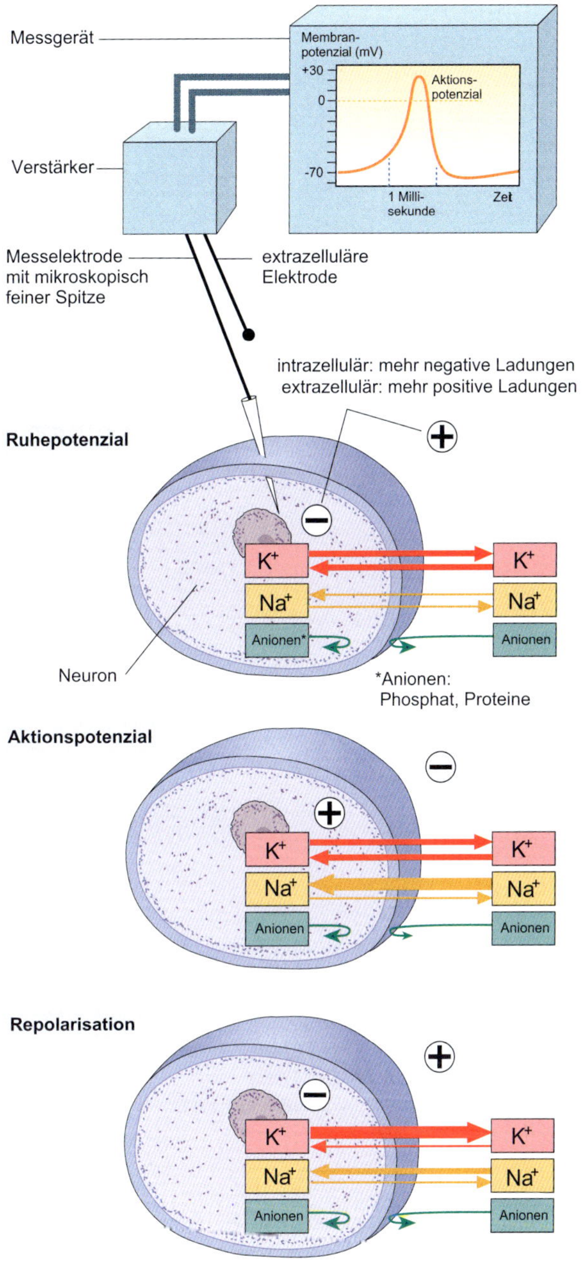


**Abb. 4.2** Ruhe- und Aktionspotenzial. Die Dicke der Pfeile steht für die Stärke des Ionenflusses. Es fällt auf, dass Ionen in allen Phasen in beide Richtungen fließen. Das Potenzial bleibt stabil, weil die Ionen in gleichen Teilen heraus- wie hereinfließen. Daher spricht man von Fließgleichgewicht. [L190]

weitergeleitet wird. Bei der **saltatorischen Erregungsleitung** ist das Axon von einer Myelinscheide umgeben, die durch die Gliazellen gebildet wird. Die Myelinscheiden weisen regelmäßige Einschnürungen (Ranvier-Schnürringe) auf, an denen sich Natriumkanäle befinden (➤ Abb. 4.3). Das Signal wird also zwischen den einzelnen Schnürringen elektrotonisch weitergeleitet und durch den gelegentlichen Natriumeinstrom regelmäßig wieder verstärkt, was zu einer sehr schnellen Leitung führt.

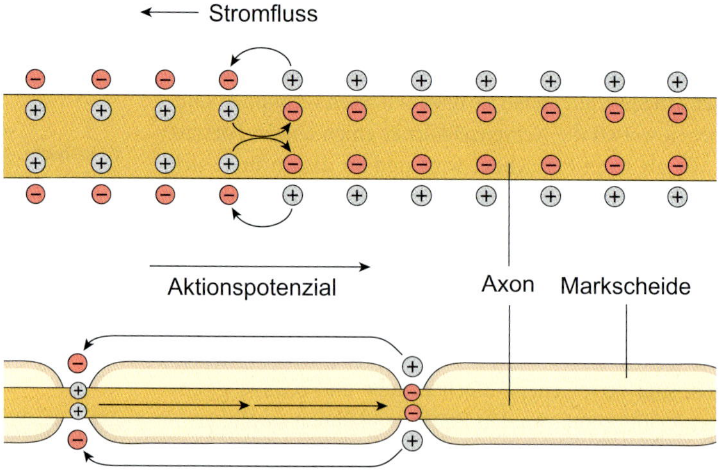


**Abb. 4.3** Erregungsleitung. Oben: Kontinuierliche (langsamere) Erregungsleitung, unten: saltatorische (schnellere) Erregungsleitung. [L190]

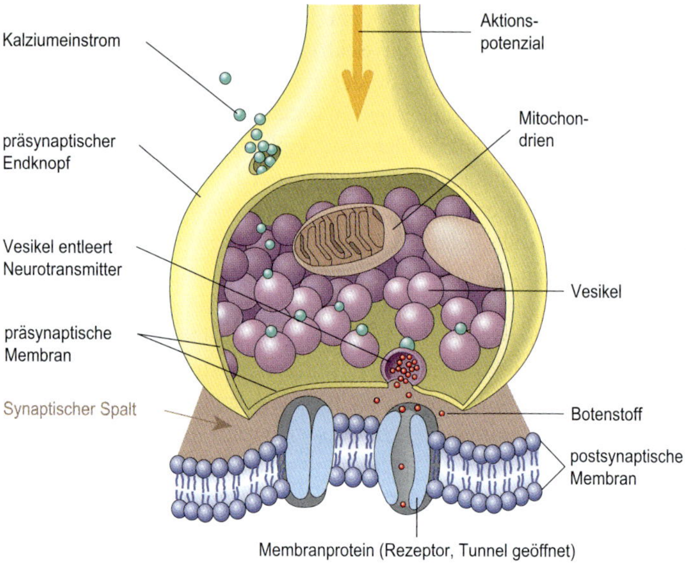


**Abb. 4.4** Synaptische Übertragung. Die gezeigte Abbildung besteht aus drei Teilen: Das mit Vesikeln gefüllte präsynaptische Endknöpfchen wird manchmal auch kurz als Präsynapse bezeichnet. Zwischen dieser Präsynapse und der Postsynapse (postsynaptische Membran, die z. B. Teil einer Muskel-, einer Drüsen- oder einer weiteren Nervenzelle sein kann) liegt der synaptische Spalt. [L190]

Gelangt das Aktionspotenzial zu den präsynaptischen Endknöpfchen, werden spannungsabhängige Kalziumkanäle geöffnet. Das einströmende Kalzium führt zu einer Aktivierung der gespeicherten Vesikel, in der sich Neurotransmitter, wie Serotonin, Dopamin oder Acetylcholin, befinden. Die Vesikel geben die Neurotransmitter in den synaptischen Spalt ab, wo sie auf Rezeptoren an der postsynaptischen Membran wirken können (➤ Abb. 4.4).

Im Gehirn gehört diese Membran immer zu einem anderen Neuron. Im Bewegungsapparat würde eine Übertragung auf eine Muskelzelle erfolgen, und im Verdauungstrakt könnte zum Beispiel auch eine Drüsenzelle angesprochen werden. Die membranständigen Rezeptoren an der postsynaptischen Membran im Gehirn reagieren jeweils auf ganz spezifische Neurotransmitter und sind an Ionenkanäle gekoppelt, die entweder Kationen oder Anionen einströmen lassen können und somit in der Folgezelle zu Erregung oder Hemmung eines Aktionspotenzials beitragen. Im Rahmen von affektiven Störungen wird davon ausgegangen, dass es zu einem Ungleichgewicht der Neurotransmitter kommt, was mit einer Veränderung der neuronalen Reizweiterleitung einhergeht. Die Einnahme von Wiederaufnahmehemmern, wie Citalopram, führt dazu, dass die ausgeschütteten Neurotransmitter länger im synaptischen Spalt bleiben, bevor sie zum Recycling wieder ins präsynaptische Endknöpfchen aufgenommen werden.

## 4.3 Pflegeberatung

Der Sohn von Frau Arnemann fügt hinzu, dass ihr Arzt geraten habe, einen Pflegegrad zu beantragen, um etwas Unterstützung im Alltag zu erhalten. Der Arzt habe sie dafür an den Pflegestützpunkt verwiesen, wo er selbst sich kurz telefonisch habe beraten lassen. Nun habe seine Mutter Pflegegrad 2 erhalten. Auch wenn es etwas gedauert habe, seien sie doch überrascht gewesen, dass alles so unkompliziert abgelaufen sei.

Die Beraterin nickt erneut zustimmend und erklärt, dass es ja noch viele andere Angebote gäbe, mit denen man Frau Arnemann vielleicht zusätzlich unterstützen könne. Heute führten sie die Pflegeberatung durch, die im Sozialgesetzbuch verankert ist. Die einzelnen Maßnahmen könne man nach und nach organisieren, sodass sie als Familie nicht alles auf einmal schultern müssten. Das Wichtigste in dieser Beratung sei aber erst einmal, einen Überblick über alle Erkrankungen, Einschränkungen und Unterstützungsbedarfe zu gewinnen. Ziel sei die Erstellung eines Versorgungsplans, der dann im Verlauf ausgewertet und gegebenenfalls nochmals angepasst werde.

Der Begriff „Pflegeberatung" ist nicht geschützt, sodass verschiedene Beratungsformen und -anlässe darunter verstanden werden können. So könnte etwa auch jede pflegerische Beratung im Rahmen der stationären Langzeitpflege als Pflegeberatung bezeichnet werden. Bei einer Pflegeberatung im Sinne von § 7a SGB XI handelt es sich hingegen um eine strukturierte Beratungsform, die von den Pflegekassen finanziert und jedem, der Leistungen beantragt, angeboten wird. Oftmals wird sie in Pflegestützpunkten der Pflegekassen angeboten. Diese tragen leider den gleichen Namen, mit dem in vielen Klinken das Stationszimmer bezeichnet wird. Hier sollte man sich nicht verwirren lassen. Die Beratung kann allerdings auch an anderen Stellen, zum Beispiel bei Service- und Beratungsstellen der Kommunen erfolgen.

Eine **Pflegeberatung** nach SGB XI beinhaltet::

- Ermittlung des Unterstützungsbedarfs
- Beratung u. a. zu Pflegeleistungen, Hilfsmitteln und Rehabilitationsmaßnahmen
- Zusätzliche Beratung zur Entlastung von (familiären) Pflegepersonen
- Erstellung eines individuellen Versorgungsplans
- Vermittlung zu Leistungsanbietern
- Überprüfung der Maßnahmen und der gesetzten Ziele im Verlauf

Die Pflegeberatung ist ein in sich abgeschlossener Prozess. Sind die entsprechenden Maßnahmen vereinbart und können gut umgesetzt werden, gilt die Beratung als beendet. Sie kann erneut erfolgen, wenn sich die Pflegesituation oder der Unterstützungsbedarf verändert.

## 4.4 Pankreas

Frau Arnemann fährt mit ihren Schilderungen fort. Sie fühle sich zwar schon seit ein paar Jahren schlecht, habe Arztbesuche aber immer auch ein wenig vermieden. Sie sei nun 69 Jahre alt und habe zuerst gar nicht bemerkt, dass sie krank ist. Erst als einige Wunden an ihren Füßen nicht mehr richtig heilen wollten, habe ihr Sohn sie überzeugen können, einen Arzt aufzusuchen. Sie sei da bereits in einem relativ schlechten Zustand gewesen.

Der Arzt habe einen Typ-2-Diabetes diagnostiziert. Er habe ihr erklärt, dass ihre Bauchspeicheldrüse damit etwas zu tun habe. Außerdem habe er einen chronisch erhöhten Blutdruck festgestellt und ihr gesagt, dass die schlecht heilenden Wunden wohl eine Folge des über lange Zeit sehr hohen Blutzuckerspiegels seien. Daneben habe er ihr Serotonin-Wiederaufnahmehemmer gegen die Depression verordnet.

Das sei vor einigen Monaten gewesen. Seither habe sie sich mit ihren Kindern auch mal richtig ausgesprochen, was sie als sehr großen Erfolg wahrnehme. Der Diabetes mache ihr aber insgesamt doch große Sorgen.

Die Bauchspeicheldrüse (Pankreas) ist ein längliches Organ, das sich auf Höhe der Lendenwirbelkörper (LWK) 1 und 2 im Oberbauch befindet. Sie liegt sekundär retroperitoneal und ist etwa 10–15 cm lang. Sie lässt sich in drei Teile untergliedern:

- Pankreaskopf (Caput pancreatis), der im C-förmigen Verlauf des Duodenums und damit etwa in der Medianebene liegt.
- Pankreaskörper (Corpus pancreatis), der zur linken Körperhälfte zieht und die Aorta kreuzt.
- Pankreasschwanz (Cauda pancreatis), der bis zum Milzhilus reicht.

Das Pankreas hat zwei **Funktionen**:

**1. Aufspaltung des Darminhalts:**

Als exokrine Drüse ist es maßgeblich für die Fähigkeit des Körpers verantwortlich, Nahrungsbestandteile während des Verdauungsvorgangs aufzuspalten. Es produziert Proteasen (proteinspaltende Enzyme), Peptidasen (peptidspaltende Enzyme), Glykosidasen (kohlenhydratspaltende Enzyme), Lipasen (fettspaltende Enzyme) und Nukleasen (nukleinsäurespaltende Enzyme). Durch diese Mischung aus hocheffektiven Biokatalysatoren können fast alle Bestandteile der menschlichen Nahrung in kleinste Moleküle zerlegt und anschließend im Dünndarm aufgenommen werden.

Um die Enzyme gezielt in den Darm abgeben zu können, verfügt das Pankreas über ein Gangsystem (➤ Abb. 4.5). Sein Hauptgang, der Ductus pancreaticus (Wirsung-Gang), verläuft längs durch das gesamte Organ und sammelt die in den einzelnen Läppchen (Lobuli) des

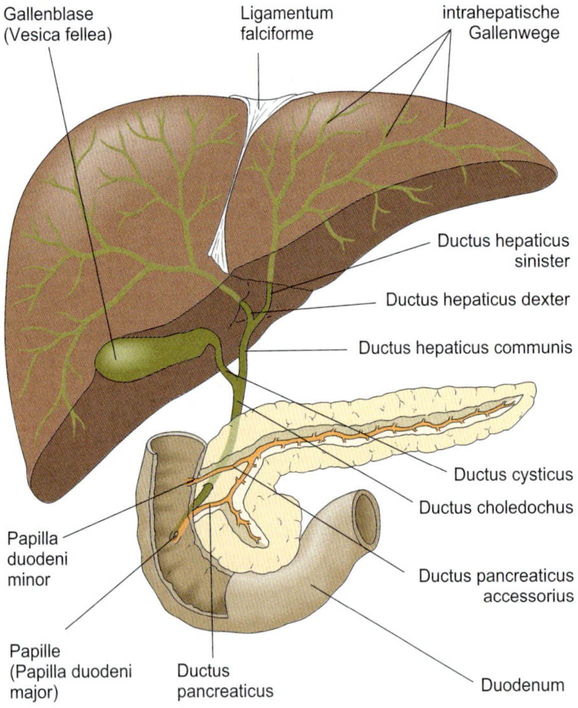


**Abb. 4.5** Pankreas mit Nachbarorganen und Gangsystem. Die enge Beziehung zu Leber und Gallenblase mit Gallengangsystem wird hier besonders deutlich. Nicht dargestellt ist die Milz, in deren Hilus der Pankreasschwanz liegt. [L190]

Pankreas gebildeten Enzyme und Enzymvorstufen. Dann erfolgt der Weitertransport zum Duodenum. Der Ductus pancreaticus vereinigt sich mit dem Ductus choledochus, der aus der Leber (Hepar) kommend den Gallensaft transportiert (➤ Kap. 5.2).

Nach der Vereinigung kommt es zu einer Gangerweiterung, die als Ampulla hepaticopancreatica bezeichnet wird und die den letzten Abschnitt des Ausführungsganges vor der Papilla duodeni major (Papilla vateri) darstellt. Sie liegt im absteigenden Teil des Duodenums und ermöglicht die gezielte Abgabe des Verdauungssaftes in das Duodenum. Vom Ductus pancreaticus kann zudem noch ein Nebengang abgeben, der Ductus pancreaticus accessorius (Santorini-Gang) genannt wird und sich nicht mit dem Ductus choledochus vereinigt. Er mündet kranial der Papilla duodeni major in die Papilla duodeni minor.

Die Bauchspeicheldrüse ist von vielen Bindegewebssepten durchzogen, die das Gerüst des Organs darstellen und zahlreiche weitere Gänge, Nerven, Blut- und Lymphgefäße enthalten. Zwischen ihnen liegen die Pankreasläppchen (Lobuli), die aus den beerenförmigen Drüsenendstücken (Azini) mit ihren kreisförmig angeordneten Drüsenzellen und ihren kleinen Ausführungsgängen bestehen. Hier wird neben den Verdauungsenzymen auch Bikarbonat produziert, das die Aufgabe hat, den sauren Magensaft (pH 1–2) zu neutralisieren. Die Ausschüttungsreize für den Pankreassaft sind vor allem die Hormone Sekretin und Cholezystokinin, die produziert werden, wenn die Duodenalschleimhaut in Kontakt mit dem sauren Speisebrei aus dem Magen kommt (➤ Abb. 4.6).

**2. Hormonproduktion:**

Neben dieser exokrinen Funktion ist das Pankreas verantwortlich für die Produktion verschiedener Hormone (endokrine Funktion). Für den Zuckerstoffwechsel sind vor allem Insulin und Glukagon von entscheidender Bedeutung. Insulin hat die Aufgabe, den Transport von Kohlenhydraten in die Zelle zu ermöglichen und so die Blutzuckerkonzentration zu senken. Glukagon hingegen erhöht den Blutzuckerspiegel.

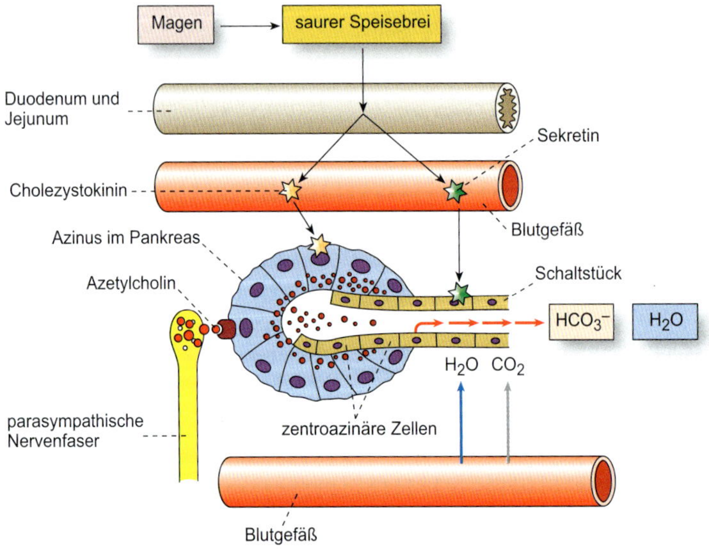


**Abb. 4.6** Schematische Darstellung der Beziehung der Drüsenzellen des Pankreas zu den Blutgefäßen und dem Darmsystem [L141]

## 4.5 Diabetes mellitus, Inselzellen und Insulinresistenz

Die Beraterin wirft ein, dass ein Diabetes häufig auch mit anderen Symptomen einhergehe. Diese könnten auch relevant für den Versorgungsplan sein. Sie fragt, ob Frau Arnemann neben den Wunden noch weitere Beschwerden einfallen.

Diese überlegte kurz und zieht dabei die Stirn in Falten. Sie habe schon seit Jahren ein paar Symptome gehabt, die sie sich nicht so recht erklären konnte. Sie sei oft nicht sehr leistungsfähig gewesen, habe ständig auf die Toilette gemusst und zunehmend oft einen unerklärlichen Durst gehabt. Rückblickend sei es einfach, so etwas einem Diabetes zuzuordnen, aber in dem Moment sei ihr das nicht bewusst gewesen.

Diabetes mellitus umfasst eine große Gruppe metabolischer Erkrankungen, bei denen es durch Störungen im Kohlenhydratstoffwechsel zu Überzuckerungen (Hyperglykämien) kommt. Die Weltgesundheitsorganisation (WHO) teilt Diabeteserkrankungen in 4 Gruppen ein, wobei die ersten beiden am häufigsten sind:

Beim **Diabetes mellitus Typ 1** (früher auch „Juveniler Diabetes mellitus" genannt) kommt es zu einer autoimmunbedingten Zerstörung der insulinbildenden β-Zellen des Pankreas. Die β-Zellen liegen, gemeinsam mit anderen hormonproduzierenden Zellen, in den Langerhans-Inseln, die zwischen den einzelnen Pankreasläppchen eingestreut sind. Folgende Hormone werden im Pankreas gebildet:

- Insulin aus den B-Zellen (**β-Zellen**), die 60–80 % der Inselzellen ausmachen: Insulin steigert die Aufnahme von Glukose in die Zellen, fördert die Bildung von Kohlenhydratspeichern und den Aufbau von Eiweiß und Fetten aus Kohlenhydraten.
- Glukagon aus den A-Zellen (**α-Zellen**), die 15–20 % der Inselzellen ausmachen: Glukagon fördert den Glykogenabbau und die Glukoneogenese und erhöht so den Blutzuckerspiegel.
- Somatostatin aus den D-Zellen (**δ-Zellen**, 5–15 %): Somatostatin hemmt viele Verdauungsfunktionen.
- Pankreatisches Polypeptid aus den **PP-Zellen** (1–2 %): Das pankreatische Polypeptid hemmt die exokrine Bauchspeicheldrüsensekretion und die Magen-Darm Bewegungen.
- Ghrelin aus den **E-Zellen**: Ghrelin hat einen appetitsteigernden Effekt.

Wenn beim Fortschreiten des Typ-1-Diabetes etwa 80 % der β-Zellen zerstört sind, ist die produzierte Insulinmenge nicht mehr bedarfsdeckend. Dies führt zu einem teilweise relativ plötzlich eintretenden absoluten Insulinmangel mit starkem Anstieg des Blutzuckers. Eine Erstmanifestation in Form eines ketoazidotischen Komas ist möglich.

Beim **Diabetes mellitus Typ 2** (früher auch „Altersdiabetes" genannt) hingegen kommt es u. a. durch einen chronisch erhöhten Blutzuckerspiegel zu einer schleichenden Insulinresistenz der peripheren Zellen. Das bedeutet, dass die Zellen zunehmend mehr Insulin benötigen, um Glukose einwärts transportieren zu können. Die Bauchspeicheldrüse erschöpft durch die kontinuierliche Überproduktion zunehmend. Es besteht also zunächst ein relativer Insulinmangel, der im ungünstigsten Fall zu einem absoluten Insulinmangel werden kann. Typ-2-Diabetiker bleiben oftmals sehr lange symptomlos, was das Auftreten von Spätfolgen begünstigt.

Da Glukose osmotisch sehr aktiv ist, und ab einer Plasmakonzentration von etwa 180 mg/dl nicht mehr vollständig von den Nierentubuli zurück resorbiert werden kann, kommt es zur vermehrten Ausscheidung von Flüssigkeit und damit zur Polyurie, die wiederum zu vermehrtem Durst (Polydipsie) führt.

Der **Diabetes mellitus Typ 3** bezeichnet eine Gruppe von verschiedenen Diabeteserkrankungen mit unterschiedlichen Pathomechanismen.

Der **Diabetes mellitus Typ 4** wird häufiger „Gestationsdiabetes" oder auch Schwangerschaftsdiabetes genannt.

## 4.6 Haut

Die Beraterin notiert sich die Schilderungen von Frau Arnemann und ihrem Sohn sehr genau. Auch wenn Frau Arnemann insgesamt nur in einem mäßigen Pflegezustand ist, hat sie bei der heutigen Beratung ein gutes Gefühl. Ihre Klientin scheint sehr aktiv an der Verbesserung ihrer Lebenssituation arbeiten zu wollen, und der Sohn, der seine Mutter immer wieder bestärkend anlächelt, wirkt wie eine große Stütze.

Nachdem die Hintergrundgeschichte erfasst ist, geht die Beraterin vermehrt auf aktuelle gesundheitliche Probleme und Problemstellungen im Alltag ein, um ihre Einschätzung zu vervollständigen. Im Fokus stehen neben den Herausforderungen durch die Depression vor allem auch mögliche Folgeschäden des Diabetes. So fragt sie gezielt nach Einschränkungen des Sehsinns, des Nervensystems, der Nierenfunktion und nach den chronischen Wunden an den Füßen.

Frau Arnemann erwidert, dass das Sehen in den letzten Jahren schlechter geworden sei. Ihr Hausarzt habe ihr auch schon eine Überweisung zum Augenarzt gegeben. Sie habe es aber noch nicht geschafft, einen Termin zu machen. Auch wenn es inzwischen viel besser laufe, seien ihr die ganzen Untersuchungen und Erledigungen manchmal doch etwas zu viel. Die Nierenwerte seien wohl relativ gut, dennoch wolle ihr Arzt sie regelmäßig kontrollieren und sie wegen der langen Zeit ohne Behandlung lieber auch noch zu einem Nephrologen überweisen. Zu schaffen machten ihr allerdings die Wunden an den Beinen und die Gefühlsstörungen, die sie vor allem in den Händen und Füßen habe. Die Wunden seien durch die Behandlungen der letzten Monate schon besser geworden. Allerdings falle ihr die Alltagsbewältigung anhaltend schwer, da sie bei feinmotorischen Arbeiten Probleme habe und nicht mehr so gut laufen oder stehen könne.

Die Haut ist das größte Organ des Menschen. Würde man sie flach ausbreiten, hätte sie eine Oberfläche von etwa 1,5–2 $m^2$ und würde ca. 3,5 kg wiegen. Nimmt man das Unterhautfettgewebe hinzu, käme man sogar auf das dreifache Gewicht. Die Haut umschließt den gesamten Körper und geht an den Körperöffnungen in die Schleimhäute über.

Die Haut dient der Abgrenzung des Organismus zur Umwelt, was vor allem auf zwei Ebenen von großer Bedeutung ist: Zum einen verhindert diese Abgrenzung den Verlust von körpereigenen Substanzen, wie Energieträgern oder Flüssigkeit, zum anderen dient sie als Schutzbarriere vor körperfremden Stoffen und Mikroorganismen.

Daneben ist die Haut auch für die Aufnahme von Sinneseindrücken verantwortlich, wie dem Tast-, Schmerz-, Vibrations- und Temperaturempfinden, und es finden Stoffwechselprozesse, wie die Vitamin-D-Produktion, in ihr statt (➤ Kap. 7.13). Obendrein dient sie auch als Speicherorgan. Die Haut ist aus mehreren Schichten aufgebaut, die sich in Oberhaut (Epidermis), Lederhaut (Dermis) und Unterhaut (Subkutis) einteilen lassen (➤ Abb. 4.7).

Die Epidermis ist gefäßlos (nicht vaskularisiert) und besteht aus mehrschichtigem verhornten Plattenepithel. Die Zellen an der Basis werden Keratinozyten genannt, die sich mit der Zeit in Hornzellen (Korneozyten) umwandeln und zur Hautoberfläche transportiert werden. Zunächst werden die Zellen dafür im Stratum basale gebildet und über das Stratum spinosum und das Stratum granulosum zum Stratum corneum transportiert. Auf ihrem Weg verlieren die Zellen ihre Kerne und bilden Keratin und andere ölige, hautschützende Substanzen. Die oberste Schicht der Epidermis wird im Alltag nach und nach abgeschilfert. Somit regeneriert sich die Epidermis von unten nach oben und erfüllt damit dauerhaft ihre Barrierefunktion. Der gesamte Prozess der Neubildung dauert beim gesunden Menschen etwa vier Wochen. Zwischen den Keratinozyten sind die Melanozyten eingestreut, die den Hautfarbstoff bilden. Zudem finden sich dendritische Zellen, die auch Langerhans-Zellen (nicht zu verwechseln mit den zuvor genannten Langerhans-Inseln!), genannt werden. Sie dienen der Immunabwehr, indem sie an T-Zellen die von ihnen aufgenommenen Antigene präsentieren (➤ Kap. 9.6)

Die Lederhaut, die unterhalb der Epidermis liegt, ist blutgefäß- und bindegewebsreich. Sie dient vor allem der Elastizität und Reißfestigkeit der Haut. Sie enthält alle im Blut vorkommenden Abwehrzellen, was sie aus immunologischer Perspektive sehr bedeutsam macht. Daneben kann sie viel Wasser binden, was einen großen Effekt auf den Spannungszustand der Haut (Turgor) hat. Auch die Lederhaut lässt sich noch weiter unterteilen. Die äußere Papillarschicht (Stratum papillare) ist aus lockerem Bindegewebe und elastischen Fasern zusammengesetzt und gewährleistet durch die in ihren Papillen verlaufenden Blutgefäße eine Versorgung der Oberhaut. Die darunter liegende Geflechtschicht (Stratum retiulare) enthält festes Bindegewebe sowie Nervenendigungen, Blutgefäße, Drüsen und Tast- bzw. Druckkörperchen. Die Unterhaut besteht aus lockerem Bindegewebe und subkutanem Fettgewebe. Sie dient als Verschiebeschicht für Leder- und Oberhaut und enthält Drüsen und sensorische Zellen. Das subkutane Fettgewebe fungiert als Energiespeicher, mechanischer Puffer und als Kälteschutz. In diese Schicht erfolgt auch die subkutane Gabe von Medikamenten, etwa Heparin oder Insulin.

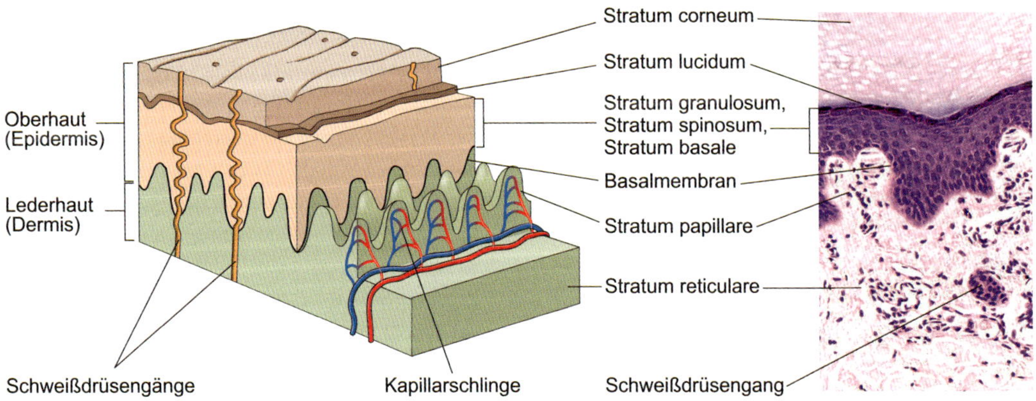


**Abb. 4.7** Aufbau der Haut. Links schematisch, rechts in Form eines gefärbten Gewebeschnitts. [L190]

Es wird in zwei Hauttypen unterschieden, die an unterschiedlichen Körperstellen vorkommen. Die Leistenhaut findet sich an Hand- und Fußinnenflächen. Sie bildet das individuelle Leistenmuster des Hand- oder Fußabdrucks. Die Felderhaut hingegen bedeckt den Rest des Körpers.

Als **Hautanhangsgebilde** werden Haare, Hautdrüsen und Nägel bezeichnet. Bei Diabetikern spielen die Nägel bzw. die Nagelpflege eine wichtige Rolle. Werden die Nägel falsch geschnitten, kann es zu Wunden im Bereich des Nagelfalz kommen, die nur sehr schlecht verheilen. Der Nagelfalz umschließt die Nagelplatte seitlich, während das Nagelbett unterhalb der Nagelplatte liegt. Sowohl Finger- als auch Zehennägel bestehen aus Platten von harten, verhornten Zellen der Oberhaut. Sie werden in der Nagelmatrix gebildet.

## 4.7 Folgeerkrankungen des Diabetes mellitus

Diabetiker können zahlreiche Spätfolgen ihrer Erkrankung erleiden. Die meisten Krankheitsfolgen sind durch Veränderungen der Blutgefäßwände bedingt, die bei chronisch erhöhtem Blutzuckerspiegel entstehen. Unterschieden werden kann hier in Makro- und in Mikroangiopathien. Makroangiopathien betreffen große Gefäße und können zu Herzinfarkten oder anderen Gefäßverschlüssen führen. Diabetische Makroangiopathien treten vor allem bei Typ-2-Diabetikern auf. Mikroangiopathien hingegen treten gleichermaßen beim Typ-1- wie auch beim Typ-2-Diabetes auf. Es handelt sich hierbei um eine Schädigung kleinster Gefäße, die zur diabetischen Retinopathie, zur diabetischen Nephropathie und zur diabetischen Neuropathie führen kann.

Bei der **diabetischen Retinopathie** sind die Netzhautgefäße geschädigt, was zu Sehstörungen und Glaskörperblutungen bis hin zur Erblindung führen kann.

Bei der **diabetischen Nephropathie** sind die Glomeruli der Nieren betroffen, was neben einer Einschränkung der Nierenfunktion auch zu einer Hypertonie führt, die ihrerseits wiederum die Folgen einer Diabetes-Erkrankung verstärken kann.

Bei der **diabetischen Neuropathie** sind die Vasa nervosum, also die feinen nervenversorgenden Blutgefäße durch die diabetische Stoffwechsellage geschädigt. Dies führt dazu, dass es sowohl zu einer peripheren sensomotorischen Neuropathie mit Parästhesien, Reflexabschwächung und einem herabgesetzten Schmerzempfinden als auch zu einer autonomen Neuropathie kommen kann. Die autonome Neuropathie hat subtilere Auswirkungen, etwa Störungen der Magen-Darm-Tätigkeit, der Blasenentleerung oder der Vasomotorik.

Eine Folge der sensomotorischen Neuropathie kann das **diabetische Fußsyndrom** sein. Hierbei kommt es durch die Störungen der Sensibilität zur mangelnden Wahrnehmung von kleinen Verletzungen, die sich zu schmerzlosen Ulzerationen ausweiten können. Erschwerend kommen die angiopathiebedingte Ischämie und die Wundheilungsstörungen hinzu, unter denen viele Diabetiker leiden. Im Ergebnis kommt es zu nicht heilenden Wunden, die vor allem an den Füßen und gelegentlich auch an den Unterschenkeln auftreten. Die wichtigsten Maßnahmen sind, sowohl bei der Prävention als auch bei der Behandlung eines diabetischen Fußsyndroms, die konsequente Einstellung des Blutzuckerspiegels und die regelmäßige Fußpflege. Während die medizinische Fußpflege durch entsprechend ausgebildete Fachpersonen (Podologen) durchgeführt werden sollte, sind die tägliche Fußpflege und die pflegerische Einschätzung des Hautstatus Aufgaben, die so oft wie möglich durch Pflegende durchgeführt werden sollten.

Daneben ist ein gestörter Kohlenhydratstoffwechsel Bestandteil des metabolischen Syndroms, bei dem noch Hypertonie, Fettstoffwechselstörungen und Adipositas hinzukommen. Diese Erkrankungen verstärken sich gegenseitig und führen damit zu Atherosklerose, Thrombosen und Embolien.



## 4.8 Stoffwechsel (Metabolismus)

Frau Arnemann fährt fort: Der Blutzuckerspiegel konnte medikamentös recht gut eingestellt werden. Sie nehme derzeit Metformin ein. Ihr Arzt habe ihr gesagt, dass sie nun erst einmal abwarten müssten, ob das dauerhaft ausreiche. Das erste Ziel sei gewesen, den Blutzuckerspiegel unter Kontrolle zu bekommen, die Wunden bestmöglich zu versorgen und die Depression zu behandeln. In dem Arztbrief, den sie mitgebracht hat, steht, dass ihr HbA1c-Wert, also der Wert, der den langfristigen Verlauf des Blutzuckerspiegels darstellt, bei 7,6 % liegt. Das ist noch zu hoch, aber deutlich besser als zu Anfang, als er noch bei über 10,7 % gelegen habe. Ihr Arzt hat ihr über die Einnahme der Medikamente hinaus allerdings empfohlen, etwas an ihrem Lebensstil zu ändern: Sie solle sich mehr bewegen, und einige Ernährungsregeln habe er ihr auch mitgegeben. Allerdings tue sie sich sehr schwer damit. Das Laufen falle ihr mit den Wunden nicht leicht und sie habe nie viel gekocht, seit sie allein lebe, zumal sie nicht so lange stehen könne. Daher greife sie gerne auf Fertiggerichte aus dem Backofen oder der Mikrowelle zurück.

Der Stoffwechsel (Metabolismus) lässt sich in Aufbaustoffwechsel (Anabolismus) und Energiestoffwechsel (Katabolismus) unterteilen (➤ Abb. 4.8). Beim Anabolismus werden Nahrungsbestandteile für den Aufbau und den strukturellen Erhalt des Organismus aufgewendet. Beim Katabolismus werden energiedichte Moleküle, wie zum Beispiel Fette oder Kohlenhydrate, zerlegt und für die Energiegewinnung

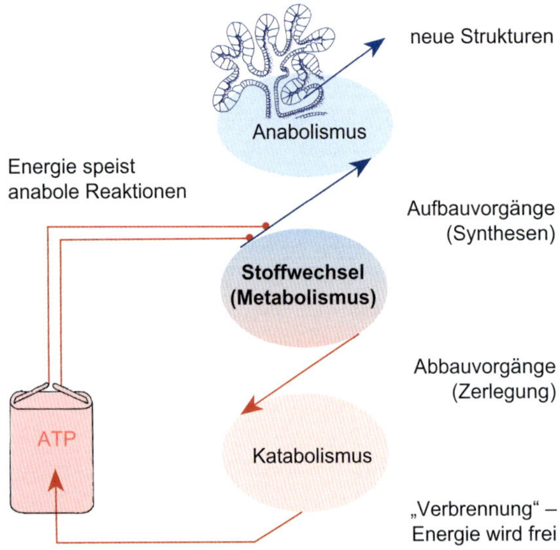


**Abb. 4.8** Darstellung der Stoffwechselmechanismen unter Einbeziehung von Adenosintriphosphat (ATP) als universellem Energieträger im Körper [L190]

genutzt. Anabolismus und Katabolismus befinden sich langfristig betrachtet in einem Gleichgewicht, denn der Körper benötigt Energie, um Gewebe aufzubauen, und speichert wiederum Energie in Form von Fettgewebe, Glykogen oder Muskelgewebe. Der Energiegehalt von Nahrungsmitteln wird in Kilokalorien (kcal) bzw. Kilojoule (kJ) gemessen. Aus streng wissenschaftlicher Perspektive ist Kilojoule die sinnvollere Maßeinheit, da es sich hierbei um eine international anerkannte SI-Einheit handelt. Im Alltagsgebrauch wird Kilokalorien allerdings so oft verwendet, dass sich dieses Maß in der Patientenkommunikation eher anbietet.

Eine Kalorie ist definiert als die Energie, die benötigt wird, um ein Gramm Wasser unter festgelegten Bedingungen um 1 °C zu erwärmen. Der Energieumsatz, also die aufgewendete Energie pro Zeit, wird in Watt (W) gemessen. Hierbei handelt es sich um ein Maß für Leistung (Arbeit pro Zeit). Watt als Maßeinheit spielt unter anderen eine Rolle in der Kardiologie und der Sportmedizin. So wird auf dem Fahrradergometer gemessen, wieviel Watt (Leistung) ein Patient erbringen kann, was Rückschlüsse auf seinen Trainingszustand und sein kardiovaskuläres System zulässt. Bezieht sich der Energieumsatz auf einen längeren Zeitraum, zum Beispiel einen ganzen Tag, kann er auch in kcal/Tag bzw. kJ/Tag angegeben werden.

Bei der Betrachtung von Diabetes mellitus ist vor allem der Tagesumsatz wichtig, denn eine der zentralen **Ernährungsregeln für Typ-2-Diabetiker** ist die Gewichtskontrolle. Dies wird durch ein Ausbalancieren von Energieaufnahme und Energieverbrauch erreicht. Betrachtet man den Energiebedarf eines Menschen, muss zwischen dem Grund- und dem Leistungsumsatz differenziert werden. Der Grundumsatz ist die Energie, die der Körper am Morgen nach 12 Stunden Nüchternheit in Ruhe liegend bei angenehmer Umgebungstemperatur (die thermoneutrale Temperatur liegt

**Tab. 4.1** PAL-Werte (leicht vereinfacht nach der Deutschen Gesellschaft für Ernährung, DGE). Die Werte beziehen sich jeweils auf den ganzen Tag.

| Beruf/Tätigkeit | PAL-Wert |
|---|---|
| Ausschließlich liegend/sitzend, z. B. alte, gebrechliche, bettlägerige Menschen | 1,2–1,3 |
| Sitzende Tätigkeit, keine oder wenig körperlich anstrengende Freizeitaktivität, z. B. Büroangestellte | 1,4–1,5 |
| Überwiegend sitzende Tätigkeit mit zeitweiliger stehender/gehender Tätigkeit, z. B. Laboranten, Kraftfahrer | 1,6–1,7 |
| Überwiegend stehende/gehende Tätigkeit, z. B. Verkäufer, Handwerker | 1,8–1,9 |
| Körperlich anstrengende Tätigkeit, z. B. Bauarbeiter | 2,0–2,4 |
| Bei körperlich anstrengender Freizeitaktivität (30–60 Minuten, 4–5 Tage pro Woche) plus 0,3 pro Tag | |

bei etwa 30 °C) benötigt. Es handelt sich hier also um den Energieumsatz, den der Organismus immer mindestens hat, ohne dass körperliche Arbeit verrichtet wird. Er entsteht durch den basalen Stoffwechsel. Der Grundumsatz ist bei kleinen Kindern am höchsten (ca. 60 W/m$^2$) und bei alten Menschen am niedrigsten (ca. 35 W/m$^2$). Dies ist auch der Grund, warum es vielen Menschen mit zunehmendem Alter immer schwerer fällt, ein bestimmtes Gewicht zu halten. Die m$^2$ beziehen sich auf die Körperoberfläche. Immer dann, wenn es zu größeren Reparaturvorgängen, zum Beispiel im Rahmen von Verbrennungen, Frakturen oder Entzündungen kommt, steigt der Grundumsatz an.

Der Leistungsumsatz berechnet sich aus dem Grundumsatz zuzüglich des Energieumsatzes der verrichteten Arbeit. Dies kann grob unter Zuhilfenahme des PAL-Wertes (Physical Activity Level) berechnet werden (➤ Tab. 4.1). Der jeweilige PAL-Wert wird mit dem altersentsprechenden oder experimentell gemessenen Grundumsatz multipliziert. Der Leistungsumsatz spielt unter anderem im Sport und bei der Diätplanung eine Rolle. Die Werte für Grund- und Leistungsumsatz beziehen sich auf ein Zeitfenster von 24 Stunden, drücken also den Energieumsatz pro Tag aus.

## 4.9 Insulin und HbA1c-Wert

Insulin ist ein Proteohormon, das in den β-Zellen der Langerhans-Inseln gebildet wird. Bei der Bildung von Insulin wird ein labormedizinisch relevanter Teil des Insulinvorläufers abgespalten, das sogenannte C-Peptid. Der Nachweis des C-Peptids im Blutserum hilft dabei, Typ-1- und Typ-2-Diabetes voneinander abzugrenzen, denn beim Typ-1-Diabetes ist die Insulinproduktion stark vermindert, was auch zu einer Verminderung des C-Peptidspiegels führt.

**Insulin** ist ein anabol wirkendes Hormon, da es die Aufnahme des Energieträgers Glukose in die Zellen vermittelt und die Glykogensynthese anregt. Ersteres geschieht, indem Insulin den Einbau eines Glukosetransporters in die Zellmembran vermittelt, nachdem es am Insulinrezeptor gebunden hat. Während die Erhöhung des Blutzuckerspiegels durch mehrere Hormone, wie etwa Adrenalin und Glukagon, möglich ist, ist Insulin der einzige Stoff im Körper, der den Blutzuckerspiegel senken und den Glukosetransport ins Zellinnere vermitteln kann. Aus diesem Grund ist vor allem der Typ-1-Diabetes lange eine todbringende Erkrankung gewesen. Erst die industrielle Herstellung von Insulin machte es möglich, die Betroffenen medizinisch versorgen zu können. Dennoch haben sowohl Typ-1- als auch Typ-2-Diabetiker im Durchschnitt nach wie vor eine kürzere Lebenserwartung als Nicht-Diabetiker. Aus diesem Grund spielt die regelmäßige Kontrolle des **HbA1c-Wertes** eine wichtige Rolle bei der Diabetesbehandlung.

Hierbei handelt es sich um einen Wert, der für die Bindung von Glukose an einen Teil des roten Blutfarbstoffes Hämoglobin (Hb) steht. Ist der Blutzuckerspiegel erhöht, so bindet mehr Glukose ans Hämoglobin. Misst man den prozentualen Anteil am Gesamthämoglobin, erhält man einen Überblick über die mittlere Blutzuckerkonzentration der letzten Monate. Aus diesem Grunde ist HbA1c nicht nur ein guter diagnostischer, sondern auch ein hervorragender Verlaufsparameter bei der Behandlung eines Diabetes mellitus. Unterhalb eines Wertes von 5,7 % gilt ein Diabetes mellitus als ausgeschlossen, wohingegen ein Wert von mehr als 6,5 % als Beweis für das Vorliegen eines Diabetes mellitus gilt. Bei Ergebnissen dazwischen muss ein oraler Glukosetoleranztest erfolgen.

Eine weitere Möglichkeit zur Überwachung des Blutzuckerspiegels ist das **Blutzucker-Tagesprofil**, bei dem mehrfach am Tag eine Blutzuckermessung erfolgt. Die Messungen erfolgen vor den Mahlzeiten, zwei Stunden nach den Mahlzeiten und vor der Nachtruhe.

## 4.10 Fette, Proteine und Kohlenhydrate

Um die Wundversorgung kümmere sich derzeit noch der Arzt in seiner Praxis, ergänzt der Sohn von Frau Arnemann. Perspektivisch würde er dies aber gerne durch einen Pflegedienst durchführen lassen, um ihr die häufigen Wege in die Praxis zu ersparen – zumal er inzwischen in Hinblick auf die Depression ein gutes Gefühl habe. Aber ähnlich wie beim Pflegegrad sei ihnen nicht ganz klar, welche Angebote hier bestünden. Könnte zum Beispiel ein ambulanter Pflegedienst die Wundversorgung übernehmen und gleichzeitig auch Unterstützung im Haushalt und die Wundversorgung organisieren oder müssten hier mehrere Anbieter gewählt werden? Wie könnten die Anbieter so koordiniert werden, dass alles reibungslos ablaufe?

Frau Arnemanns Arzt habe außerdem eine Ernährungsberatung angeregt, damit sie einfache Tipps für die bessere Kontrolle des Diabetes bekäme, und auch gleich einen Berater empfohlen. Dieser habe allerdings derzeit keine Termine frei, sodass sie etwas ratlos seien, wie man nun weiter vorgehen solle. Könne es irgendein Ernährungsberater sein oder müsse dieser auf die Beratung von diabeteserkrankten Personen spezialisiert sein?

**Nährstoffe** lassen sich in verschiedene Gruppen unterteilen. Unter dem Begriff Mikronährstoffe lassen sich zum Beispiel Vitamine, Spurenelemente oder Elektrolyte zusammenfassen, die nicht primär der Energieerzeugung, sondern verschiedenen Stoffwechselaufgaben dienen. Die drei Makronährstoffgruppen (Fette, Proteine und Kohlenhydrate) hingegen dienen sowohl der Energiezufuhr als auch dem Aufbau von Körperstrukturen. **Fette (Lipide)** können entweder im Körper hergestellt oder von außen zugeführt werden. Sie lassen sich in freie Fettsäuren, Triglyzeride und Cholesterin einteilen. Die Fettsäuren, die der Körper nicht selbst bilden kann, werden essenzielle Fettsäuren genannt. Sie können vom Körper nicht synthetisiert werden. Ihre wichtigsten Vertreter sind Omega-6-Fettsäuren (z. B. Linolsäure) und Omega-3-Fettsäuren (z. B. Linolensäure).

Um die wasserunlöslichen Lipide im Körper transportieren zu können, wird ein ausgeklügeltes Transportsystem genutzt. Die Nahrungsfette werden im Darm (von Lymphgefäßen) aufgenommen und in Chylomikronen über die Cysterna chyli in den Ductus thoracicus, das größte Lymphgefäß des menschlichen Körpers, transportiert, der im linken Venenwinkel (V. subclavia sinistra) in das venöse System mündet (➤ Abb. 4.9). Durch die Vermengung der aufgenommenen Lipide mit dem Blut, erscheint das Blutplasma nach einer fettreichen Mahlzeit milchig-trüb.

Bereits im Blut finden Austauschprozesse statt. Die Chylomikronen selbst schrumpfen dabei und werden in der Leber aufgenommen. Aus der Leber können Triglyzeride und Cholesterin durch sogenannte Lipoproteine in die Gewebe transportiert werden, wo sie entweder als Baufett oder als Energieträger Verwendung finden. LDL (Low Density Lipoprotein) ist für den Transport von Lipiden in die Gewebe verantwortlich, HDL (High Density Lipoprotein) ist für den Rücktransport zuständig. Aus diesem Grunde kann das Verhältnis von LDL und HDL Aufschluss über das Risiko von Gefäßschäden und Herzinfarktrisiko geben (➤ Kap. 1.2, ➤ Kap. 1.8). **Proteine (Eiweiße)** sind kompliziert gefaltete Ketten aus Aminosäuren, die ganz verschiedene Aufgaben im Körper haben. Sie können zum Beispiel als Bindegewebselement, Enzym oder

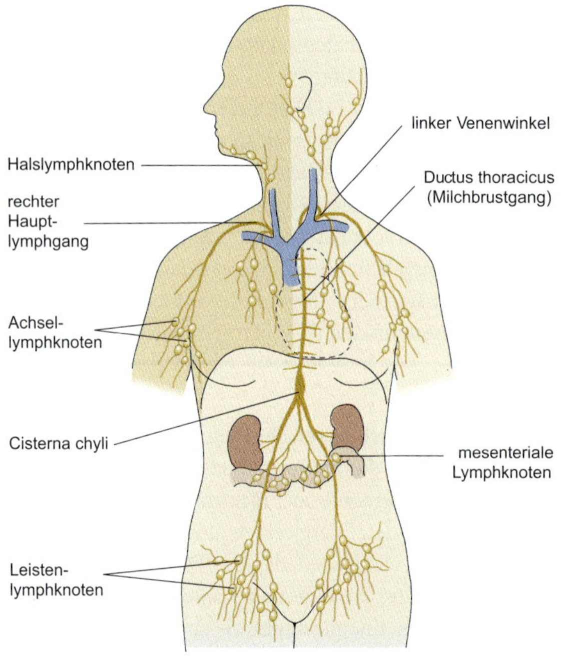


**Abb. 4.9** Lymphsystem mit Darstellung wichtiger Lymphknotenstationen, etwa im Hals, in der Achselregion oder in den Leisten. Die Lymphflüssigkeit der unteren Extremitäten wird in der Cisterna chyli gesammelt und über den Ductus thoracicus zum linken Venenwinkel geführt. Die oberen Extremitäten und die Kopf-/Hals-Organe drainieren direkt in den linken bzw. rechten Venenwinkel. [L190]

als Abwehrprotein in den Körpersekreten vorliegen. Sie werden im Darm in einzelne Aminosäuren aufgespalten, die dann im Anschluss bei der Proteinbiosynthese neu genutzt werden können. Insgesamt sind 21 verschiedene Aminosäuren proteinogen, acht davon sind essenziell, müssen also zwingend von außen zugeführt werden. Zum Abbau werden Aminosäuren durch den Harnstoffzyklus in Harnstoff umgewandelt und können so über den Urin ausgeschieden werden (➤ Kap. 10.2, ➤ Kap. 10.4). Bei einigen Menschen führt ein chronisches Überangebot an Proteinen zu einem Überangebot von Harnstoff, der in den Gelenken auskristallisieren kann. Diese Störung wird als Gicht bezeichnet.

**Kohlenhydrate** sind hocheffiziente Energielieferanten, die vor allem in pflanzlichen Nahrungsmitteln vorkommen. Sie können in verschiedenen Formen vorkommen. Einfachzucker (Monosaccharide, z. B. Glukose) werden sehr schnell aufgenommen und verstoffwechselt. Sie haben einen süßen Geschmack und sind deswegen bei vielen Menschen sehr beliebt. Zweifachzucker (Disaccharide, z. B. Rohrzucker) sind ebenfalls sehr süß und lassen den Blutzuckerspiegel schnell ansteigen. Am langsamsten lassen langkettige Kohlenhydrate (Polysaccharide, hier vor allem Stärke) den Blutzuckerspiegel steigen, da sie erst in ihre Bestandteile zerlegt werden müssen. Daher sind sie besonders empfehlenswert als Teil einer vollwertigen Ernährung (➤ Kap. 3.14).

Glukose kann entweder über Citratzyklus und Atmungskette zur ATP-Generierung verwendet werden, oder es wird in Form von Glykogen in Leber und Muskeln gespeichert. Insbesondere nachts werden Fette und Aminosäuren über die Glukoneogenese in Glukose umgewandelt, um den Blutzuckerspiegel konstant zu halten.

Ernährung ist ein wesentlicher Grundbaustein in der Diabetestherapie, da mit ihr gerade beim Typ-2-Diabetes sehr gute Erfolge erzielt werden können und sie, als Therapie genutzt, sehr nebenwirkungsarm ist. Wichtig ist immer, dass sowohl Über- als auch Unterzuckerungen strikt vermieden werden. Noch vor einigen Jahren hat man dafür standardmäßig den Kohlenhydratanteil von Lebensmittel in einem Punktesystem zu Broteinheiten (BE) zusammengefasst. Eine Broteinheit entspricht 12 g Kohlenhydraten. Ein sehr ähnliches Konzept sind die sogenannten Kohlenhydrateinheiten (KE), die jeweils 10 g Kohlenhydraten entsprechen. Auf diese Weise können Diabetiker ihre Kohlenhydrataufnahme relativ einfach berechnen. Auch wenn dieses System noch genutzt wird, wird daneben regelmäßig die Nutzung des „glykämischen Index“ (Glyx) empfohlen. Dieser teilt Lebensmittel nach dem Anstieg der Blutglukose nach ihrer Aufnahme ein. Je niedriger der glykämische Index, desto langsamer ist der Blutzuckeranstieg. Ein langsamer Anstieg gilt als deutlich gesünder. Sie ist allerdings ebenfalls umstritten, weil die Portionsgröße der Mahlzeiten keine Berücksichtigung findet.

---

Die Pflegeberaterin kann glücklicherweise einige Ernährungsberater empfehlen. Zudem könne ein Pflegedienst beauftragt werden, der Frau Arnemann bei Körperpflege, An- und Auskleiden und bei der Einnahme ihrer Medikamente unterstütze. Die meisten Anbieter würden auch Hilfe bei der Haushaltsführung anbieten. So könnten zum Beispiel Einkäufe durchgeführt, die Wohnung gereinigt oder beim Abspülen geholfen werden. Zudem werde sie Frau Arnemann auch zu Heil- und Hilfsmitteln beraten, sodass sie wieder etwas Mobilität im Alltag zurückgewinnen könne.

Wichtig sei auch zu klären, wie ihre Kinder sie am besten unterstützen könnten und was ihnen vielleicht organisatorisch nicht möglich sei. Zum Beispiel seien oft gemeinsame Freizeitaktivitäten zur Tagesstrukturierung und zur Steigerung des Wohlbefindens, die Erledigung von Behördengängen und der Transport von Dingen des alltäglichen Bedarfs eine sehr große Hilfe. Gleichzeitig sei es aber auch wichtig, sich der eigenen Grenzen bewusst zu werden. Pflegende Angehörige stünden unter einer besonderen Belastung, sodass schon frühzeitig überlegt werden solle, zusätzliche Hilfsangebote oder Schulungen in Anspruch zu nehmen.

Nachdem alle Fragen geklärt sind, erstellen die Beraterin, Frau Arnemann und ihr Sohn gemeinsam einen

Versorgungsplan und klären die wichtigsten nächsten Schritte. Frau Arnemann ist erleichtert. Sie spürt, dass sie ein paar erste Schritte getan hat und, was vielleicht noch viel wichtiger ist, dass sie vertrauenswürdige professionelle Helfer wie ihren Arzt oder die Beraterin des Pflegestützpunktes gefunden hat. Besonders dankbar ist sie auch ihren beiden Kindern, die sie trotz der schwierigen Zeit nicht im Stich gelassen haben.

**STECKBRIEF**

**Diabetes mellitus**

**Definition**

- Gruppe metabolischer Erkrankungen, die mit einer Erhöhung des Blutglukosespiegels einhergehen.

**Epidemiologie**

- Etwa 7 % der Erwachsenen in Deutschland leiden an einem Diabetes mellitus.
- Vermutlich liegt bei weiteren 2 % ein unentdeckter Diabetes mellitus vor.
- 90 % der Diabetes-Erkrankungen sind Typ-2-Diabetes-Erkrankungen.

**Ätiologie**

- Diabetes Typ 1: Autoimmunerkrankung mit Assoziation zu anderen Autoimmunerkrankungen, wie der Hashimoto-Thyreoiditis oder der Zöliakie
- Diabetes Typ 2: Mit dem metabolischen Syndrom assoziiert; Lebensstil spielt eine wichtige Rolle, zudem familiäre Komponente
- Diabetes Typ 3: Gruppe verschiedener, seltener Diabetes-Typen; starke genetische Komponente
- Diabetes Typ 4: Erstes Auftreten in der Schwangerschaft (Schwangerschaftsdiabetes); Risiko höher vor allem, wenn Risikofaktoren für Typ-2-Diabetes vorliegen

**Pathophysiologie**

- Diabetes Typ 1: Zunehmende Zerstörung der insulinproduzierenden β-Zellen des Pankreas mit nachfolgendem absolutem Insulinmangel
- Diabetes Typ 2: Zunehmende periphere Insulinresistenz und Sekretionsschwäche des Pankreas
- Diabetes Typ 3: Hängt von jeweiliger Erkrankung ab, z. B. erblich bedingte Störung der β-Zellfunktion
- Diabetes Typ 4: Veränderter Insulinbedarf durch schwangerschaftsinduzierte Insulinresistenz

**Symptome**

- Gemeinsame Frühsymptome:
  - Gemeinsame Symptome
  - Müdigkeit
  - Polyurie und Polydipsie
  - Wadenkrämpfe
  - Juckreiz
  - Sehstörungen (durch osmotische Effekte)
- Gemeinsame Spätsymptome:
  - Mikro- und Makroangiopathie
  - Diabetische Retinopathie
  - Diabetische Nephropathie
  - Diabetisches Fußsyndrom

**Behandlung**

- Behandlung des Diabetes Typ 1 immer mit Insulin (ggf. mit Unterstützung durch eine Insulinpumpe)
- Behandlung des Diabetes Typ 2 umfasst mehrere Stufen, die miteinander kombiniert werden:
  - Ernährungsumstellung mit dem Ziel eines stabilen normalen Blutzuckerwerts (Stufe 1)
  - Medikamentöse Therapie:
    - Stufe 2: Metformin als Basistherapeutikum
    - Stufe 3: Metformin als Basistherapeutikum und weiteres orales Medikament oder Insulin
    - Stufe 4: Metformin als Basistherapeutikum und zwei weitere orale Medikamente oder orales Medikament und Insulin
    - Stufe 5: Intensivierte Insulintherapie
- Therapie des Diabetes Typ 3 ist abhängig von vorliegender Erkrankung
- Therapie des Diabetes Typ 4 erfolgt mit Insulin
- Bei allen Diabetesformen erfolgt eine gezielte Therapie der Begleiterkrankungen oder Krankheitsfolgen

**Prognose**

- Die Prognose kann sehr günstig sein, wenn die Blutzuckereinstellung früh und konsequent gelingt.
- Wird die Diagnose spät gestellt und liegen bereits Gefäßschäden vor, ist die Prognose deutlich schlechter.
- Typ-1-Diabetiker sind ihr Leben lang auf die Insulintherapie angewiesen.
- Typ-2-Diabetiker können im besten Fall nahezu geheilt werden. Dies setzt aber eine strenge Lebensstilumstellung voraus und gelingt meistens nicht – auch weil in vielen Fällen der Diabetes bereits weiter fortgeschritten ist.

| Themen im Überblick | Curriculare Einheiten der Pflegeausbildung (CE) |
|---|---|
| **Anatomie**<br>• Neurone<br>• Pankreas<br>• Haut<br>**Biologie, Biochemie und Pathophysiologie**<br>• Metabolismus<br>• Erregungsleitung<br>• Neurotransmitter und Synapsen<br>• Nährstoffe<br>**Krankheitslehre**<br>• Diabetes mellitus und seine Folgeerkrankungen<br>• Depressionen<br>**Diagnostik**<br>• Blutzucker-Tagesprofil<br>• HbA1c-Wert<br>**Beratung**<br>• Pflegeberatung<br>• Ernährung | • **Diabetes mellitus:**<br>CE10 Entwicklung und Gesundheit in Kindheit und Jugend in pflegerischen Situationen fördern;<br>Fach: Gesundheit und Entwicklung fördern<br>(2. ABD, 1. TB)<br>• **Depression:**<br>CE 11 Menschen mit psychischen Gesundheitsproblemen und kognitiven Beeinträchtigungen personenzentriert und lebensweltbezogen unterstützen;<br>Fach: Pflegehandeln in ausgewählten Pflegeanlässen<br>(2. ABD, 1. TB)<br>• **Haut:**<br>CE 02b: Zu pflegende Menschen in der Bewegung und Selbstversorgung unterstützen;<br>Fach: Unterstützung bei der selbstbestimmten Lebensführung und Selbstpflege<br>(1. ABD, 1. TB)<br>• **Ernährung:**<br>CE 02b: Zu pflegende Menschen in der Bewegung und Selbstversorgung unterstützen;<br>Fach: Unterstützung bei der selbstbestimmten Lebensführung und Selbstpflege<br>(1. ABD, 1. TB) |

## ZUM WEITERLESEN

- Nationale Versorgungsleitlinie Unipolare Depression (2022) https://www.leitlinien.de/themen/depression (letzter Zugriff 31.10.2022)
- Nationale Versorgungsleitlinie Typ-2-Diabetes (2021) https://www.leitlinien.de/themen/diabetes (letzter Zugriff 31.10.2022)
- Deutsche Depressionshilfe https://www.deutsche-depressionshilfe.de/start (letzter Zugriff 31.10.2022)
- Deutsche Diabetes-Hilfe https://menschen-mit-diabetes.de/ (letzter Zugriff 31.10.2022)
- Rechtsgrundlage für die Pflegeberatung: SGB XI §7a Pflegeberatung https://www.gesetze-im-internet.de/sgb_11/__7a.html (letzter Zugriff 31.10.2022)

## ZUM WEITERDENKEN

1. Welche Medikamente werden im Rahmen der Depressionsbehandlung eingesetzt?
2. Welche nichtpharmakologischen Interventionen können durch Pflegende im Rahmen der stationären Therapie von Depressionserkrankten durchgeführt werden?
3. Was ist das Courvoisier-Zeichen?
4. Wie unterscheiden sich die verschiedenen Insulinpräparate?
5. Beschreiben Sie die Wirkweise von Schleifendiuretika.
6. Nennen Sie die wichtigste Maßnahme bei der diabetischen Retinopathie.
7. Schätzen Sie den Leistungsumsatz von Pflegenden unter Zuhilfenahme des PAL-Werts ein.
8. Nennen Sie die fettlöslichen Vitamine.
9. Was sind nichtproteinogene Aminosäuren und welche kennen Sie?
10. Beschreiben Sie die Glukoneogenese in Kürze.

KAPITEL

# 5 Alkoholismus und Verwirrtheit

Richard Solfranks Stimme hallt trotz geschlossener Tür laut über den Flur. Was genau er ruft, ist nicht zu verstehen. Er hat gute und schlechte Tage – heute ist ein schlechter. Bereits seit einiger Zeit ist er gereizt und unkonzentriert. Seine Medikamente will er nicht nehmen und auch von der Durchführung einer einfachen Grundpflege will er sich gerade nicht überzeugen lassen. Die Pflegekräfte lassen ihn in solchen Phasen nach ein paar Interventionsversuchen in Ruhe. Er hat das Recht darauf, schlechte Tage zu haben und nicht bei allem mitmachen zu müssen, was man von ihm verlangt. Ab einem gewissen Punkt ist es auch kaum noch möglich, ihm zu helfen. Allerdings scheint er in solchen Momenten sichtlich unter den Folgen seiner Alkoholkrankheit zu leiden. Heute ist es sogar noch schlechter als zuvor. Auf die Phasen des lauten Rufens folgen Phasen, in denen er reglos im Bett liegt, ohne auf seine Umwelt zu reagieren.

Normalerweise ist er ein freundlicher, wenn auch eigenwilliger Mann. Er erinnert sich nicht gut an die meisten Dinge, die er kürzlich erlebt hat, und neigt dazu, sich Erlebnisse einzubilden oder etwas in Situationen hineinzudeuten, was nicht der Realität entspricht.

## 5.1 Wernicke-Korsakow-Syndrom

Das Wernicke-Korsakow-Syndrom ist die Spätform der Wernicke-Enzephalopathie, bei der ein Mangel an Vitamin B1 zu Störungen des Energiestoffwechsels im Gehirn führt. Prinzipiell sind verschiedene **Ursachen** des Vitamin-B1-Mangels möglich. Am häufigsten allerdings ist er eine Folge einer Alkoholabhängigkeit. Auch kommen Mangel- und Fehlernährung, Störungen der Nährstoffaufnahme im Darm und bösartige Tumoren als Ursache in Betracht. Vitamin B1, das auch als Thiamin bezeichnet wird, ist ein Cofaktor im Kohlenhydratstoffwechsel (➤ Kap. 4.8, ➤ Kap. 4.10). Liegt ein Mangel vor, ist dieser in seiner Funktion eingeschränkt. Da insbesondere das Gehirn auf Kohlenhydrate angewiesen ist, kommt es zur Neurodegeneration.

Typische **Symptome** sind Störungen der Augenbewegungen, Gangunsicherheit und Bewusstseinsstörung. Diese liegen aber nicht in allen Fällen gleichermaßen vor. Auch isolierte Störungen der einzelnen Funktionsbereiche sind möglich. In den meisten Fällen liegt ein Hirnorganisches Psychosyndrom (HOPS) vor, das sich durch Desorientierung, Denkstörungen, Gedächtnisstörungen und psychotischen Verhaltensmustern auszeichnet.

Wird der Mangel rechtzeitig erkannt, kann die Gabe von Vitamin B1 zu einer deutlichen Verbesserung führen. Bei Alkoholikern ist der Verlauf oftmals chronisch-fortschreitend, sodass die Symptome ab einem gewissen Punkt nicht mehr umkehrbar sind. Dennoch kann in jedem Stadium der Verzicht auf Alkohol ein weiteres Fortschreiten verhindern.

## 5.2 Leber

Die Pflegeeinrichtung ist auf Menschen wie Herrn Solfrank spezialisiert. Zwar sind auf dem Gelände auch andere Pflegebedürftige untergebracht, allerdings ist die Abteilung mit den ehemaligen Suchtkranken in einem kleinen, ebenerdigen Bungalow etwas am Rand der Anlage gelegen. Jeder Bewohner hat eine Bezugspflegekraft, die für die Pflegeplanung verantwortlich ist und den anderen Pflegenden bei Fragen unterstützend zur Seite steht.

Als Samira Rade, Herrn Solfranks Bezugspflegekraft, zum Frühdienst kommt, berichten ihr die beiden Kollegen der Nachtschicht über den aktuellen Zustand von Herrn Sollfrank. Seit Tagen schon hat sie ein ungutes Gefühl, wenn sie mit ihm arbeitet. Seit seinem letzten Krankenhausaufenthalt ist er noch verwirrter als zuvor und er hat auch zunehmend Probleme, sich fortzubewegen. Im Krankenhaus war er wegen seiner ausgeprägten Ösophagusvarizen und dem immer weiter zunehmenden Aszites behandelt worden, die Spätfolgen seiner Leberzirrhose sind.

Die Leber ist die größte Drüse des menschlichen Körpers. Sie wiegt zwischen 1,5 und 2 kg und ist etwa 20 × 15 × 10 cm groß. Ihre **Aufgaben** sind unter anderem die Produktion der Gallenflüssigkeit, die „Entgiftung“ (Alkohol, Medikamente und andere Substanzen), die Speicherung von Vitaminen,

Kohlenhydraten und Fetten und die Bildung von Plasmaproteinen (z. B. Albumin und Gerinnungsfaktoren). Daneben erfüllt sie vielfältige Aufgaben im Eiweiß-, Kohlenhydrat- und Fettstoffwechsel.

Die Leber (➤ Abb. 5.1) hat ein keilförmiges Aussehen und liegt rechtsseitig direkt unterhalb des Zwerchfells. Sie wird in **vier Leberlappen** unterteilt:

- Linker Leberlappen (Lobus hepatis sinister)
- Rechter Leberlappen (Lobus hepatis dexter)
- Schwanzförmiger Lappen (Lobus caudatus)
- Quadratischer Lappen (Lobus quadratus)

Die Leber grenzt an zahlreiche weitere Organe. Dies kann gut anhand der Impressionen (Eindellungen) auf der Leberoberfläche nachvollzogen werden:

- Impressio colica (Kolon aszendens und Kolon transversum)
- Impressio duodenalis (Zwölffingerdarm)
- Impressio renalis (rechte Niere)
- Impressio suprarenalis (rechte Nebenniere)
- Impressio gastrica (Magen)
- Impressio oesophageale (Speiseröhre)

Linker und rechter Leberlappen werden durch das gut erkennbare Ligamentum falciforme hepatis unterteilt, an dessen kaudalem Rand sich das Ligamentum teres hepatis befindet, das den *obliterierten* Rest der V. umbilicalis enthält.

Klinisch wird die Leber zudem in **acht Segmente** unterteilt, die sich aus der Blutversorgungssituation ergeben. Diese sind vor allem in der Leberchirurgie von großer Bedeutung.

Die arterielle Versorgung erfolgt über den Truncus coeliacus, der aus der Aorta abdominalis abgeht und sich in drei Gefäße aufteilt:

- A. hepatica communis: versorgt die Leber, Teile des Magens und des Zwölffingerdarms
- A. gastrica sinister: versorgt Teile der Speiseröhre und des Magens
- A. splenica: versorgt die Milz

Die A. hepatica communis gibt zur Versorgung der Leber die A. hepatica propria ab, die in die Leberpforte zieht. Diese befindet sich zwischen Lobus caudatus und Lobus quadratus. Hier treten drei Gefäße ein, die auch als portale Trias bezeichnet werden:

- Gallengang (Ductus hepaticus communis)
- Hepatischer Anteil der Portalvene (V. portae hepatis)
- Leberarterie (A. hepatica propria)

Alle drei Gefäße teilen sich mehrfach auf und verlaufen parallel zueinander in die einzelnen Lebersegmente und dort weiter in die Leberläppchen. Arterien und Portalvenen fließen dann in Form der Sinusoide zusammen, die in die Zentralvenen übergehen.

Die kleinsten Organisationseinheiten der Leber sind die Leberläppchen (➤ Abb. 5.2). Sie werden aus zahlreichen Leberzellen (Hepatozyten) gebildet, die so angeordnet sind, dass sich Kanäle für Blut bzw. Gallenflüssigkeit bilden. Die feinsten kleinen Ausläufer von Gallengang, Leberarterie und Portalvene werden Ductus biliferi interlobulares (aus dem Gallengang), A. interlobularis (aus der A. hepatica propria) und V. interlobularis (aus der Pfortader) genannt. Sie befinden sich an den Rändern der Leberläppchen und werden als Glisson-Trias bezeichnet.

Die beiden Blutgefäße leiten das arterielle bzw. portalvenöse Blut in entsprechende Kanäle, die als Lebersinusoide bezeichnet werden und das Blut an den Leberzellen vorbei zu

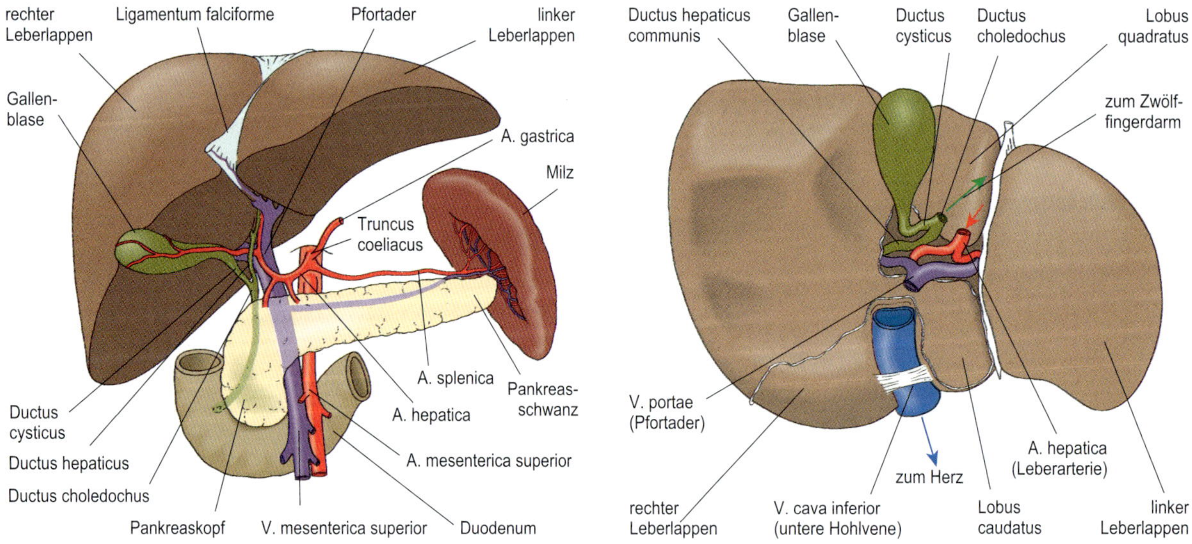


**Abb. 5.1** Leber mit Gallenwegen, Gefäßsystem und umliegenden Organen. Besonders deutlich wird die Blutversorgung über den Truncus coeliacus und die Pfortader. [L190]

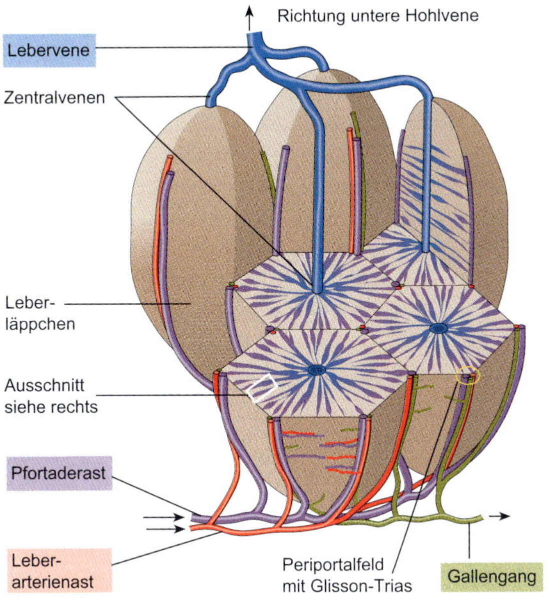


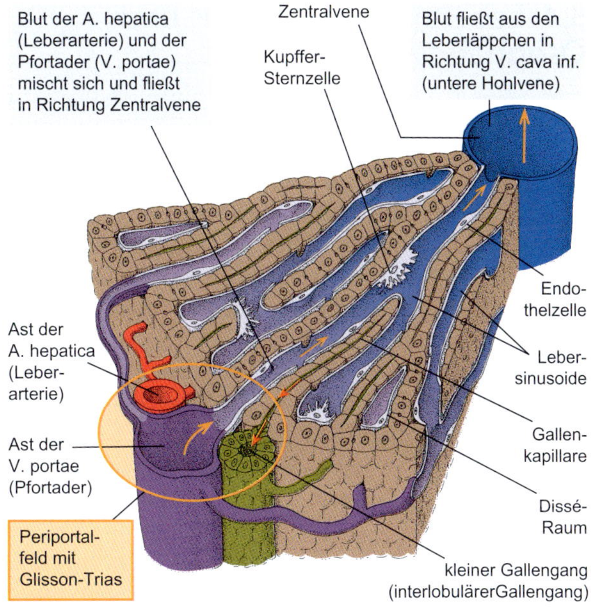


**Abb. 5.2** Leberläppchen [L190]

den Zentralvenen führen, von dort gelangt es dann in die großen Lebervenen. Das vorbeiströmende Blut kann dabei „entgiftet" und mit allen nötigen Substanzen versorgt werden, die in der Leber produziert werden.

Auch die Gallenflüssigkeit wird über kleine Kanälchen (Canaliculi biliferi) geleitet, nachdem sie von den Hepatozyten gebildet wurde. Sie fließt allerdings nicht in Richtung Zentralvene, sondern in Richtung der Glisson-Trias und dann über die Ductuli biliferi interlobulares in die Gallengänge.

## 5.3 Pfortadersystem

Die Pfortader (Vena portae) leitet das nährstoffreiche Blut aus den unpaaren Bauchorganen in die Leber (> Abb. 5.3). Damit stellt sie die venöse Drainage dieser Organe dar. Ziel ist der direkte Transport aller Nähr- und Schadstoffe zur Leber, die im Rahmen ihrer Stoffwechselaufgaben Nährstoffe weiterverarbeiten, speichern oder Entgiftungsleistungen erbringen kann. Die eigentliche Pfortader ist weniger als 10 cm lang. Sie entspringt aus einem Zusammenfluss der V. splenica und der V. mesenterica superior auf Höhe des Pankreaskopfes und verläuft im Ligamentum hepatoduodenale zur Leberpforte.

Eine wichtige anatomische Besonderheit sind die portokavalen Anastomosen, die Verbindungen zwischen dem portalen System und der V. cava (superior und inferior) darstellen. Sie befinden sich an mehreren Stellen:

- Ösophageale Venen
- Periumbilikale Venen
- Rektumvenen
- Kolonvenen

Kommt es im Rahmen einer Leberzirrhose zu einem Pfortaderhochdruck (portale Hypertension), erfolgt ein vermehrter Blutfluss durch diese Venen, die infolgedessen anschwellen und Aussackungen bilden können.

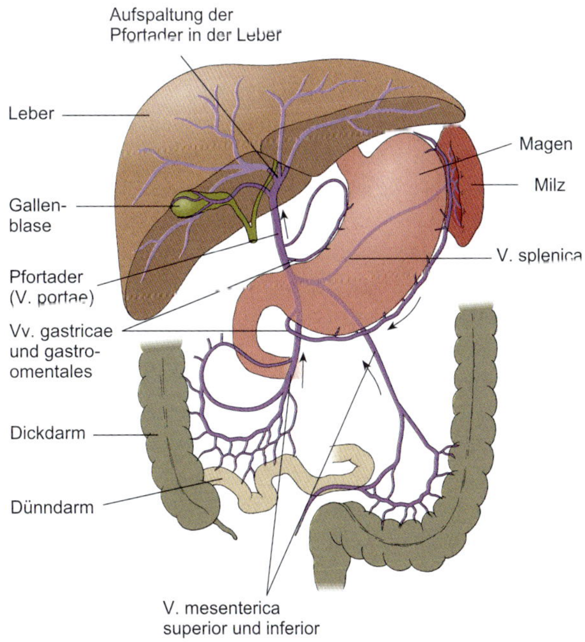


**Abb. 5.3** Drainagegebiet des Pfortadersystems. Die Nährstoffe aus dem Darm werden zunächst zur Leber transportiert und dort verstoffwechselt, bevor sie in den Körperkreislauf übertreten können. [L190]

## 5.4 Leberzirrhose, Aszites und Ösophagusvarizen

Eine Leberzirrhose ist ein fibrotischer Umbau des Lebergewebes, der mit einem Funktionsverlust einhergeht. Die häufigste Ursache für eine Leberzirrhose ist chronischer Alkoholkonsum. Allerdings sind auch zahlreiche andere Ursachen, etwa Virushepatitiden, Autoimmunerkrankungen, parasitäre Infektionen oder Stoffwechselerkrankungen bekannt.

Durch eine (chronische) Schädigung des Lebergewebes kommt es zu einem Untergang der Hepatozyten mit nachfolgender Vernarbung des Gewebes. Die Gallenkanälchen und Sinusoide werden dadurch in ihrem Durchfluss beeinträchtigt und es kommt zu einer zunehmenden Rückstauung des Blutes in das Pfortadersystem und zu einer Minderdurchblutung der Leber.

Die Folgen sind eine nachlassende Syntheseleistung der Leber, eine Störung der „Entgiftungsfunktion“ und eine portale Hypertension. Durch letztere kommt es sowohl zu einer Überlastung der Ösophagusvenen mit der Ausbildung von Ösophagusvarizen als auch zur Entstehung einer Bauchwassersucht (Aszites). Ösophagusvarizen können zu schwersten Blutungen führen, die durch einen Mangel an den in der Leber produzierten Gerinnungsfaktoren sogar noch fulminanter verlaufen können.

## 5.5 Hand

Samira kennt Herrn Solfranks Geschichte gut. Sie hat insbesondere zu Beginn seines Aufenthalts viel mit ihm darüber gesprochen. Er war Zimmermann und hatte sich auf das Bauen von Dachstühlen spezialisiert. An einem Wochenende war er dann mit seinem Motorroller gestürzt und hatte sich eine komplizierte Fraktur seiner rechten Hand zugezogen. Zunächst hatte es so ausgesehen, als würde die Hand nach einigen Operationen ihre alte Funktion wieder zurückgewinnen, allerdings hatten ihn die Schmerzen nicht mehr losgelassen. Sie begleiteten ihn durch die Tage und ließen ihn nachts kaum noch schlafen.

Er habe vorher nicht viel getrunken, hat er ihr versichert. An den Wochenenden manchmal oder wenn es etwas zu feiern gab. Wenn er aber nun nachts mit Schmerzen wach im Bett lag, war es der Alkohol, der ihm beim Einschlafen half. Zuerst waren es nur ein oder zwei Flaschen Bier, etwas später trank er zwischendurch auch ein Glas Schnaps. Irgendwann hatte er damit begonnen, auch am Tage weiterzutrinken.

Finanziell war es bergab gegangen. Er hatte zwar eine Berufsunfähigkeitsversicherung gehabt, aus der er eine kleine Rente erhielt, aber die Kosten für das noch nicht abbezahlte Haus und für das alltägliche Leben waren höher gewesen. Nach einer Weile hatte ihn seine Frau verlassen. Kinder hatten sie sich zwar gewünscht, aber nie welche bekommen. Auch zu seiner restlichen Familie hat er zunehmend den Kontakt verloren.

Was am Ende blieb, war die kleine Wohnung, in die er hatte ziehen müssen, die Schmerzen in der Hand und der Alkohol.

Die Hand ist durch ihre zahlreichen Knochen, Gelenke, Bänder, Sehnen und Muskeln der wohl komplizierteste Teil des Bewegungsapparates. Dafür hat sie allerdings auch zahlreiche weit differenzierte **Funktionen**. Sie ermöglicht es uns, einen Schlüssel in ein Schloss zu stecken, auf einer Tastatur zu tippen, uns an einem Mauervorsprung festzuhalten und daran hochzuziehen oder Schattenspiele an einer Wand zu machen.

Die Handwurzel (Carpus) besteht aus acht **Knochen**, die in zwei Reihen angeordnet sind.

Die proximale Reihe umfasst:
- Kahnbein (Os scaphoideum)
- Mondbein (Os lunatum)
- Dreieckbein (Os triquetum)
- Erbsenbein (Os pisiforme)

Die distale Reihe umfasst:
- Großes Vieleckbein (Os trapezium)
- Kleines Vieleckbein (Os trapezoideum)
- Kopfbein (Os capitatum)
- Hakenbein (Os hamatum)

Der Handwurzel schließt sich die Mittelhand mit den Ossa metacarpalia (auch: Ossa metacarpi) an (➤ Abb. 5.4). Die Mittelhand verfügt über je einen kleinen Röhrenknochen pro Finger. Es bestehen Gelenke zu den Handwurzelknochen und zu den Fingerknochen.

Die Fingerknochen bestehen in der Regel aus drei Abschnitten. Die Ausnahme ist der Daumen, der nur zwei Abschnitte aufweist.
- Fingergrundglied (Phalanx proximalis)
- Fingermittelglied (Phalanx media, nicht vorhanden beim Daumen)
- Fingerendglied (Phalanx distalis)

Die Hand weist eine Vielzahl von **Gelenken** auf, z. B.:
- Proximales Handgelenk (Articulatio radiocarpalis): liegt zwischen Elle/Speiche und der proximalen Reihe der Handwurzelknochen
- Distales Handgelenk (Articulatio mediocarpalis): liegt zwischen der proximalen und der distalen Reihe der Handwurzelknochen

- Interkarpalgelenke: Gelenke zwischen den einzelnen Mittelhandknochen
- Gelenke zwischen Handwurzelknochen und Mittelhandknochen
- Daumensattelgelenk (Articulatio carpometacarpalis pollicis)
- Fingergrundgelenke (Articulationes metacarpophalangeales)
- Fingermittel- und -endgelenke bzw. Interphalangealgelenke (Articulationes interphalangeales manus)

Die hohe Beweglichkeit der Hände wird durch zahlreiche **Muskeln** ermöglicht. Diese können grundsätzlich in lange und kurze Handmuskeln unterschieden werden.

Die langen Handmuskeln gehören zu den Muskeln des Unterarms. Sie lassen sich grob in zwei Gruppen gliedern:

- Flexoren:
  - M. flexor carpi radialis
  - M. palmaris longus
  - M. flexor carpi ulnaris
  - M. flexor digitorum superficialis
  - M. flexor digitorum profundus
  - M. flexor pollicis longus
- Extensoren:
  - M. extensor carpi radialis longus
  - M. extensor carpi radialis brevis
  - M. extensor digitorum
  - M. extensor digiti minimi
  - M. extensor carpi ulnaris

Die kurzen Handmuskeln lassen sich in drei Gruppen unterteilen:

- Radiale Thenarmuskulatur:
  - M. abductor pollicis brevis
  - M. opponens pollicis
  - M. flexor pollicis brevis
  - M. adductor pollicis
- Mittelhandmuskulatur:
  - Mm. lumbricales I–IV
  - Mm. interossei palmares I–III
  - Mm. interossei dorsales I–IV
- Ulnar gelegene Hypothenarmuskulatur:
  - M. abductor digiti minimi
  - M. flexor digiti minimi brevis
  - M. opponens digiti minimi
  - M. palmaris brevis

Die Hand verfügt über verschiedene **Sehnenscheiden**. Je eine große Sehnenplatte (Aponeurose) befindet sich auf ihrer dorsalen Seite und auf ihrer palmaren Fläche. Zudem verlaufen auf Vorder- und Rückseite der Hand Sehnenfächer, durch die die Sehnen der Flexoren und der Extensoren verlaufen. Palmar befindet sich auch der Karpaltunnel (Canalis carpi), durch den der N. medianus verläuft. Kommt es zur Kompression dieses Nerven, treten die für das Karpaltunnelsyndrom typischen Sensibilitätsausfälle und Schmerzen in den ersten 3,5 Fingern (➤ Abb. 5.5) auf. Daneben ziehen noch der N. ulnaris und der N. radialis in die Hand. Wenn sie geschädigt sind, treten die Schmerzen und Sensibilitätsstörungen ebenfalls in typischen Regionen auf.

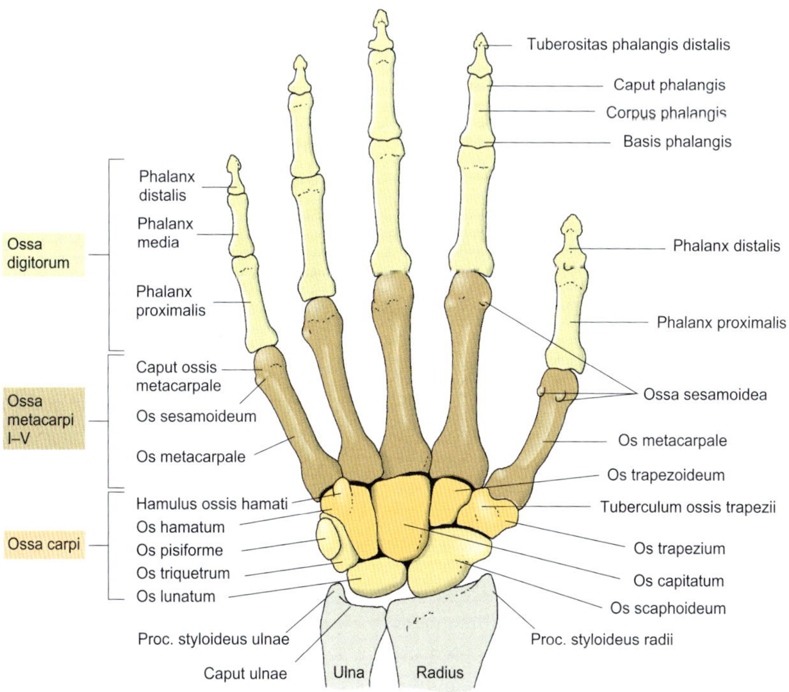


**Abb. 5.4** Knochen der Hand [L190]

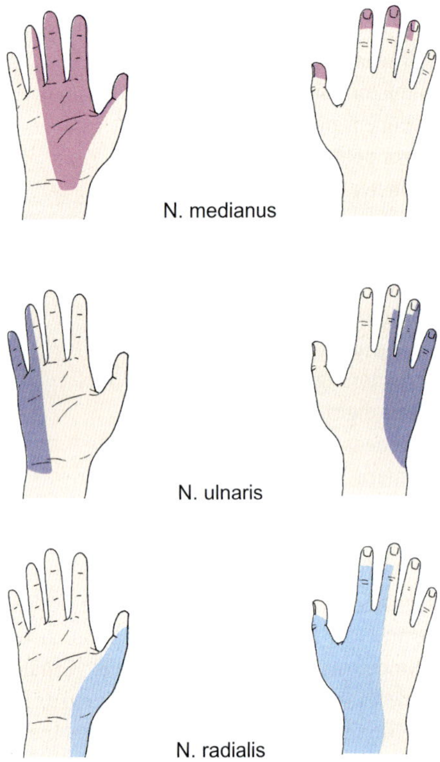


**Abb. 5.5** Innervationsgebiete der verschiedenen Arm- bzw. Handnerven [L190]

Die **Blutversorgung** der Hände erfolgt über die A. radialis und die A. ulnaris, die beide bogenförmig in der Hand zum Arcus palmaris profundus und zum Arcus palmaris superficialis auslaufen und miteinander anastomosieren (= eine Verbindung bilden). Die venöse Drainage erfolgt über das Rete venosum dorsale manus in die V. cephalica.

## 5.6 Nozizeptives System

Unter dem Begriff „Nozizeption" wird die **Wahrnehmung von Schmerzen** verstanden. Die den Schmerz registrierenden Sensoren heißen „Nozizeptoren": freie Nervenendigungen, die überall im Körper zu finden sind und die auf chemische, mechanische und thermische Reize reagieren. Bei den chemischen Reizen spielen vor allem Bradykinine, Prostaglandine, Serotonin und Wasserstoffionen eine Rolle. Werden diese Stoffe in größerem Maße im Gewebe ausgeschüttet, übermitteln die Nozizeptoren ein Signal. Dies kann entweder über die Öffnung von Ionenkanälen oder über intrazelluläre Signalkaskaden geschehen. Nicht-steroidale Antirheumatika wie Ibuprofen oder ASS hemmen die Cyclooxygenasen und damit die Produktion von Bradykininen und Prostaglandinen und wirken damit bereits am Ort der Schmerzentstehung.

Die **Schmerzweiterleitung** erfolgt über die aufsteigenden nozizeptiven Bahnen, die aus einer Kette von drei in Reihe geschalteten Neuronen besteht. Das erste Neuron befindet sich in der jeweiligen schmerzempfindlichen Region, etwa der Haut oder einem anderen Organ. Es handelt sich bei diesem Neuron bzw. seiner freien Nervenendigung um den Nozizeptor selbst. Sein Zellkörper liegt in den Spinalganglien. Der Zellkörper des zweiten Neurons befindet sich im Hinterhorn des Rückenmarks. Die Nervenbahn kreuzt auf Segmentebene zur Gegenseite und zieht dann über den Tractus spinothalamicus lateralis, einem Teil des Vorderseitenstranges zum Thalamus. Hier erfolgt die letzte synaptische Umschaltung. Das Signal wird nun an verschiedene Bereiche des Gehirns weitergeleitet. Dazu gehören zum Beispiel das limbische System (affektive Schmerzkomponente) oder der sensomotorische Kortex (bewusst wahrgenommene Schmerzkomponente). Da das Schmerzsignal auf dem Weg ins Gehirn synaptisch umgeschaltet wird, spielen Neurotransmitter eine wichtige Rolle. Zu den erregenden Transmittern gehören vor allem Glutamat und der Cotransmitter *Substanz P*. Zu den hemmenden Transmittern gehören GABA und Endorphine, die eng mit den Opioiden verwandt sind. Aus diesem Grunde wirken auch synthetische Opioide wie Morphin oder Fentanyl hemmend auf die Schmerzbahn. Auch Alkohol wirkt GABAerg und damit hemmend auf das Schmerzempfinden.

## 5.7 Hepatische Enzephalopathie

Erst kurz bevor Herr Solfrank auch die neue Wohnung zu verlieren drohte, hatte er sich hilfesuchend an einen Arzt gewandt. Dort wurde deutlich, dass er offenbar fast 30 Jahre lang an einem unbehandelten chronischen Schmerzsyndrom gelitten hatte. Zu diesem Zeitpunkt allerdings war er durch den Alkohol schon schwer erkrankt. Seine Leber hatte sich zirrhotisch umgebaut, er litt unter Ödemen und schaffte es kaum noch, seine wenigen verbliebenen alltäglichen Pflichten zu organisieren. Er zahlte seine Rechnungen nur noch unpünktlich, wusch sich immer seltener und hatte keine Kraft mehr, die Wohnung zu reinigen.

Obwohl der Arzt, der ihn auch heute noch behandelt, sich große Mühe gegeben hatte, Herrn Solfrank medizinisch nach besten Kräften zu versorgen, und ein ambulanter Pflegedienst beauftragt wurde, um ihn bei der Körperpflege zu unterstützen und ihm seinen Alltag ein wenig zu strukturieren, wurde er zunehmend pflegebedürftig. Schließlich zog er in die Pflegeeinrichtung ein, in der Samira arbeitet. Zu diesem Zeitpunkt hatte er bereits zwei gastrointestinale Blutungen überlebt, die durch den Pfortaderhochdruck entstanden waren.

Als Samira heute das Zimmer von Herrn Solfrank betritt, starrt dieser sie entgeistert an. Was sie in seinem Haus zu suchen habe, fragt er mit auffällig leiser Stimme. Er klingt wütend, aber kraftlos. Er schließt die Augen. Samira antwortet, sie sei zu Besuch und würde sich gerne mit ihm unterhalten. Wenn er wolle, dass sie wieder gehe, würde sie das tun. Mit dieser Strategie hatte sie schon in der Vergangenheit Erfolg gehabt. Herr Solfrank antwortet nicht. Er liegt wieder regungslos im Bett. Seine Haut hat die für Leberkranke typische gelbliche Farbe. Allerdings mischt sich heute eine ungewöhnliche Blässe dazu. Er zittert, als er versucht, die Decke an ihrem Saum zu greifen – wohl um sie etwas höher zu ziehen. Es gelingt ihm nicht, und Samira steht auf, um ihm dabei zu helfen. Sie achtet dabei genau auf seine Körpersprache. Ist es ihm unangenehm, zugedeckt zu werden? Will er eigentlich etwas anderes? Sucht er vielleicht etwas? Ihr fällt auf, dass er anders atmet als sonst. Unregelmäßiger. Nicht in einem festen Muster, aber mit zwischenzeitlichen Atempausen. Ihr gefällt die Situation nicht. Sie versucht, ihn in ein Gespräch zu verwickeln, hat aber keinen Erfolg.

Als sie das Zimmer verlässt, sucht sie in ihrem Telefon bereits nach der Telefonnummer von Herrn Solfranks Hausarzt. Dieser schaltet sein Telefon am Abend aus, doch um diese Zeit ist er normalerweise noch für Notfälle zu erreichen. Sie hat Glück: Er nimmt ab.

Das Telefonat verläuft zügig und unkompliziert. Samira äußert den Verdacht, dass es eine akute medizinische Ursache für Herrn Solfranks Wesensveränderung gebe. Es sei schwer, das bei ihm einzuschätzen, sie sei sich aber doch recht sicher.

Der Arzt hört sich die Schilderung geduldig an und pflichtet Samira bei. Es klinge alles ein wenig so, als würde eine hepatische Enzephalopathie vorliegen. Er werde gleich die Rettungsleitstelle anrufen und einen eiligen Krankentransport bestellen. Er bittet darum, dass Samira ihm kurz Bescheid geben möge, wenn alles geklappt habe. Er würde sein Telefon dafür noch eine Weile eingeschaltet lassen.

Es dauert nicht lange, dann wird Herr Solfrank mit einem Krankentransportwagen in die Klinik gebracht.

Bei einer hepatischen Enzephalopathie handelt es sich um eine Störung der neurologischen Funktionen durch eine Ansammlung von Ammoniak. Dieser entsteht als Abbauprodukt aus dem Aminosäurestoffwechsel und wird normalerweise zu Harnstoff verstoffwechselt und über die Nieren entfernt (➤ Kap. 10.2, ➤ Kap. 10.4).

Ammoniak hat neurotoxische Eigenschaften, sodass eine unphysiologische Ansammlung im Körper beispielsweise zu einem Flattertremor, zu Sprechstörungen, zu motorischen Störungen, Stimmungsschwankungen, Verwirrtheit oder zu schwersten Bewusstseinsstörungen führen kann. Die Therapie erfolgt zum einen durch eine Hemmung der Bildung von Ammoniak im Darm mittels Laktulose, zum anderen durch die Gabe von Medikamenten, die den Harnstoffzyklus beschleunigen, und in schweren Fällen durch eine mehrtägige Proteinrestriktion mit Supplementierung verzweigtkettiger Aminosäuren, um eine zusätzliche Unterernährung zu vermeiden.

## 5.8 Pfortaderthrombose

Samira hört für zwei Wochen nichts von Herrn Solfrank, bis sie einen Anruf vom Sozialdienst der Klink und der behandelnden Ärztin erhält. Die Klinik möchte Herrn Solfrank in Kürze wieder entlassen und man möchte wissen, ob seine weitere Versorgung sichergestellt ist.

Samira kennt die Sozialarbeiterin bereits. Diese Anrufe sind Routine, aber bei weitem nicht selbstverständlich. Ziel der Gespräche ist ein Abgleich der bisherigen Versorgungsleistungen der Pflegeeinrichtung mit einem möglicherweise anfallenden Mehrbedarf nach dem Klinikaufenthalt. Unglücklicherweise ist es bei vielen der Bewohner der Suchtstation so, dass sie im Krankenhaus zwar stabilisiert werden können, ihr Zustand sich aber insgesamt dennoch stark verschlechtert.

Die Ärztin erklärt, dass Herr Solfrank tatsächlich eine Pfortaderthrombose gehabt habe, die vermutlich schon länger bestanden und sich dann verschlimmert habe. Dies habe dazu geführt, dass die Leberfunktion noch weiter eingeschränkt wurde und sich eine hepatische Enzephalopathie entwickelt habe. Sein Hausarzt habe also Recht gehabt. Auch eine Vergrößerung der Milz habe sich durch den Blutrückstau entwickelt. Weitere Details stünden dann im Arztbrief, der auch an den Hausarzt von Herrn Solfrank geschickt werde.

Die Sozialarbeiterin ergänzt, dass Herr Solfrank wohl zunehmend hilfsbedürftig werden würde. In der Klinik habe er zuletzt zwar etwas bei seiner eigenen Körperpflege helfen können, es war ihm aber nicht mehr möglich gewesen aufzustehen. Auch längere Gespräche waren ihm sichtlich schwergefallen. Sie empfiehlt, den Pflegegrad weiter heraufstufen zu lassen.

Samira hört zu und macht sich Notizen. Sie bedauert, dass Herr Solfrank nun in einem noch schlechteren Zustand ist als zuvor. Sie kennt das von ihren anderen Klienten – es war jedes Mal traurig. Die zusätzlichen Ressourcen für seine Pflege können sie organisieren. Sie wird die Pflegeplanung anpassen, sobald sie sich selbst ein Bild von Herrn Solfranks Zustand gemacht hat.

Bei einer Pfortaderthrombose ist die V. portae teilweise oder vollständig verschlossen. Eine akute Thrombose geht am ehesten mit einer vollständig verschlossenen Portalvene einher. Die Symptome kommen plötzlich und sind sehr ausgeprägt. Eine chronische Thrombose entsteht langsam und führt mitunter zu sehr schwer zu deutenden Symptomen.

Die Diagnostik ist insbesondere bei bereits Lebererkrankten schwierig, da viele Symptome deckungsgleich sind und chronische Lebererkrankungen ihrerseits einen Risikofaktor für Pfortaderthrombosen darstellen. Durch den Rückstau des Blutes ins Pfortadersystem kommt es zu einer Verlangsamung des Blutflusses und damit zu einer Erhöhung des Thromboserisikos. Weitere mögliche Ursachen sind Tumorerkrankungen, Thrombophilien und myeloproliferative Syndrome.

Zu den Folgen einer Pfortaderthrombose gehören unter anderem Ösophagusvarizenblutungen, Mesenterialinfarkte, hepatische Enzephalopathien, Cholangiopathien mit Ikterus und Juckreiz und eine Splenomegalie.



## 5.9 Milz

Die Milz (Splen) ist ein sekundär lymphatisches Organ, das mehrere **Funktionen** erfüllt, die im Zusammenhang mit den verschiedenen Blutzellen stehen. Zum einen fällt Ihr die Aufgabe der Aussortierung überalterter Erythrozyten zu (Blutmauserung), daneben befinden sich zahlreiche T- und B-Lymphozyten im Milzgewebe und führen ein immunologisches Screening des durchfließenden Blutes durch. Außerdem sind zahlreiche Thrombozyten in der Milz gespeichert, die bei Bedarf in den Blutkreislauf abgegeben werden können.

Die Milz ist etwa 4×7×11 cm groß und befindet sich im linken Oberbauch. Sie liegt intraperitoneal und hat ein leicht bohnenförmiges Aussehen. Sie ist von einer derben Bindegewebskapsel umgeben, die im Falle einer inneren Milzverletzung durch ihre harte Struktur zeitversetzt reißen kann, sodass zwischen einem stumpfen Trauma und dem Entstehen von Schocksymptomen mehrere Tage liegen können.

Die arterielle Versorgung erfolgt über die A. splenica aus dem Truncus coeliacus, die venöse Drainage erfolgt über die V. splenica, die zur Portalvene führt (➤ Abb. 5.6).

Ihre besonderen Aufgaben kann die Milz durch ihr besonderes Parenchym erfüllen, das sich in eine rote und eine weiße *Pulpa* einteilen lässt. Die rote Pulpa nimmt etwa 75 % des Parenchyms ein, auf die weiße Pulpa entfallen 25 %.

Die rote Pulpa besteht aus einem System aus teilweise offen endenden Kapillaren, die in mehreren Zwischenschritten aus den Trabekelarterien hervorgehen. Die Blutzellen gelangen dadurch in das interstitielle Gewebe, in dem sich auch zahlreiche Makrophagen befinden. Um in das venöse System zu gelangen, müssen die Blutzellen sich durch feine Endothelschlitze in die höhlenförmigen Sinusoide pressen. Dies

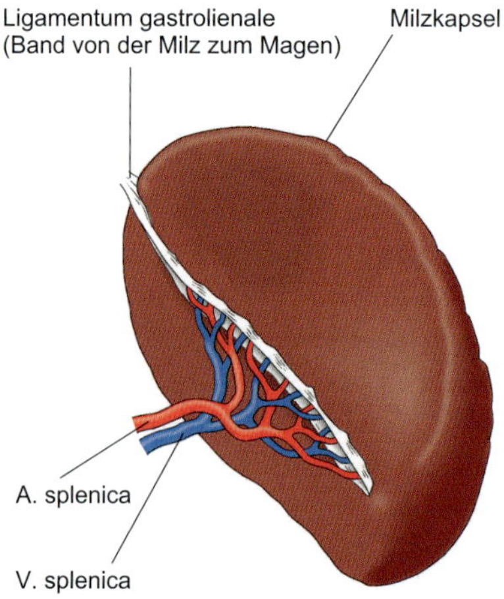


**Abb. 5.6** Darstellung der Milz mit topografisch korrekter Ausrichtung. Zu erkennen sind der schmale Schlitz des Milzhilus, in den die Gefäße eintreten und die derbe Milzkapsel. [L190]

gelingt insbesondere den jungen, gut verformbaren Erythrozyten gut. Ältere (ca. 120 Tage) rote Blutkörperchen bleiben förmlich in den Sinusoiden stecken und werden durch Makrophagen *phagozytiert*.

Aus den Sinusoiden fließt das Blut in mehreren Zwischenschritten über die Trabekelvenen in die V. splenica (➤ Abb. 5.7).

Die weiße Pulpa besteht aus Ansammlungen von Lymphozyten, die entweder als periarterielle Lymphozytenscheiden (PALS) oder als Lymphfollikel vorliegen. Hier findet unter anderem die Antigenpräsentation statt (➤ Kap. 9.6).

Pränatal ist die Milz an der Blutbildung beteiligt (➤ Kap. 9.7). Diese Funktion liegt beim Erwachsenen physiologischerweise nicht mehr vor. Sollte es dennoch zu einer Blutbildung in der Milz kommen, ist dies fast immer ein Hinweis auf eine Störung der regelhaften Blutbildung im Knochenmark, etwa durch Leukämien (➤ Kap. 9.5) oder Lymphome.

## 5.10 Palliativversorgung

Herr Solfrank lächelt müde, als Samira sein Zimmer betritt. Er scheint sie immerhin zu erkennen. Er wirkt etwas geistesabwesend, ein kurzes Gespräch mit ihm ist allerdings möglich. Er fühle sich schwach, aber die Schmerzen in seiner Hand seien auszuhalten.

Wegen seiner Leberzirrhose müssen die Schmerzmittel bei ihm sehr gezielt dosiert werden, sodass sie manchmal nicht ausreichend stark wirken. Samira hatte sich daher angewöhnt, ihn regelmäßig gezielt danach zu fragen.

Nachdem sie noch eine Weile miteinander geredet haben, versucht Samira ihn vorsichtig an die Bettkante

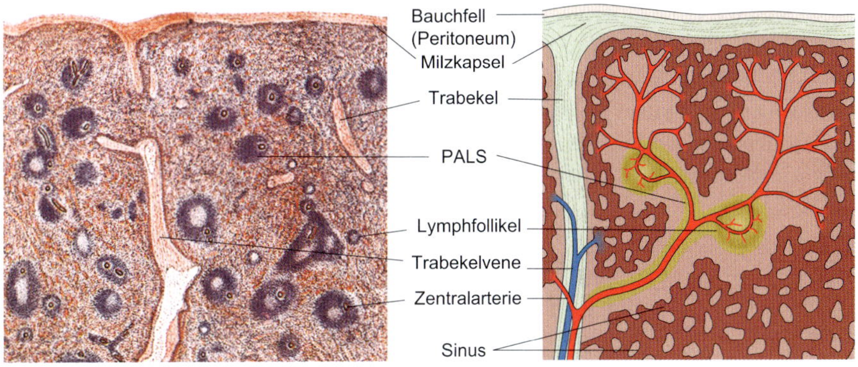


**Abb. 5.7** Feinbau der Milz mit Darstellung der periarterielle Lymphozytenscheiden (PALS) und der Lymphfollikel [L190]

zu mobilisieren, was ihr allerdings erst nach dem dritten Anlauf und mit viel Geduld gelingt. Ihr ist es wichtig, dass er so viele Schritte der Mobilisierung wie möglich selbst durchführt, damit sie ein besseres Bild von seinem Zustand gewinnen kann. Die Ärztin hat seinen Zustand sehr treffend beschrieben. Im Arztbrief steht, dass sie die Pfortaderthrombose nicht gezielt behandeln konnten. Herr Solfranks Blutgerinnung ist durch die Leberzirrhose ohnehin bereits stark eingeschränkt, eine weitere Antikoagulation würde sein Risiko für eine Ösophagusvarizenblutung unnötig erhöhen. Sie haben die hepatische Enzephalopathie also so gut es ging therapiert und zudem eine vorliegende Elektrolytstörung korrigiert.

Vor einiger Zeit hatte Samira mit ihren Kolleginnen diskutiert, ob Herr Solfrank ein Kandidat für eine Lebertransplantation sein könnte. Doch obwohl er seit vielen Jahren nicht mehr trinkt, verschlechtern sich seine Leberwerte kontinuierlich, und durch seine ausgeprägte Korsakow-Enzephalopathie ist er nicht für eine Transplantation geeignet. Er wird jetzt wohl palliativ versorgt werden.

Nachdem Samira ihr Pflegeassessment abgeschlossen hat, will sie noch einmal mit Herrn Solfranks Hausarzt telefonieren, bevor sie die Pflegeplanung anpasst.

Die palliative Versorgung von Menschen mit schwerwiegenden Erkrankungen rückt immer mehr in den Fokus von Öffentlichkeit und Gesundheitssystem. Palliative Maßnahmen stellen dabei ein ergänzendes Gegenstück zu kurativen Maßnahmen dar. **Kurativ** ist eine Behandlung immer dann, wenn das Ziel eine Heilung ist. „Kuration" bedeutet eigentlich „pflegen", wird aber in diesem Kontext mit „bewahren" übersetzt. Im Rahmen einer **palliativen** Versorgung wird das Therapieziel geändert, sodass eine (nicht mehr mögliche) Heilung der Erkrankung nicht mehr im Fokus der Behandlung steht. Stattdessen ist sie auf die Linderung („Palliation") der Beschwerden ausgerichtet. Palliativmedizin ist also nicht zwangsläufig „Sterbemedizin", sondern verfolgt als Ziel die Symptomkontrolle, ganz gleich wie nah der Sterbezeitpunkt ist.

Palliativmediziner und Palliativpflegekräfte sind Experten für die Linderung belastender Symptome, wie Schmerzen, Magen-Darm-Beschwerden oder Atemnot. Sie setzen dabei auf einen biopsychosozialen Ansatz, der die verschiedenen Dimensionen von Gesundheit und Krankheit miteinbezieht. Ein wesentlicher Bestandteil dieses Ansatzes ist das „Total Pain Concept". Schmerz wird hier nicht ausschließlich als physiologisches, sondern auch als psychologisches, soziales oder spirituelles Problem begriffen. Dementsprechend werden daher bei der Behandlung mitunter Psychologen, Sozialarbeiter oder Geistliche einbezogen, sofern der Patient diesen Beistand wünscht.

Die Palliativversorgung kann auf verschiedene Weise erfolgen. So kann die stationäre Behandlung von Patienten in einer **palliativmedizinischen Abteilung einer Klinik** stattfinden oder auch in einem **Hospiz**. Ein Patient muss aber nicht zwangsläufig in der jeweiligen Einrichtung versterben. Oft ermöglicht der Aufenthalt eine Stabilisierung der Lebensumstände, sodass die Patienten anschließend wieder im häuslichen Umfeld weiter betreut werden können. Hier kann dann auch eine **ambulante Palliativversorgung** einbezogen werden, diese lässt sich in AAPV („Allgemeine ambulante Palliativversorgung") und SAPV („Spezialisierte ambulante Palliativversorgung") unterteilen. Die AAPV wird von Hausärzten und nicht-spezialisierten Pflegekräften durchgeführt. Ergänzend dazu kann ein SAPV-Team, dass mindestens aus einem Palliativmediziner und zwei palliativmedizinischen Pflegekräften besteht, angefordert werden. Letzteres ist prinzipiell auch in der stationären Langzeitpflege möglich und kann eine große Hilfe bei der Versorgung von Menschen mit schwersten Erkrankungen im Endstadium sein. Hier sind die lokalen Gegebenheiten jedoch sehr unterschiedlich, sodass sich Pflegekräfte in ihren Einrichtungen nach den jeweiligen Vorgaben für die palliative Versorgung der Bewohner erkundigen sollten.

5

Herr Solfranks Arzt sieht es ähnlich wie Samira: Der Zustand ihres Klienten wird sich zunehmend verschlechtern. Der Arzt will Rücksprache mit dem behandelnden Gastroenterologen halten und unter Umständen auch noch einmal mit der Klinik sprechen. Es sieht aber wirklich alles so aus, als könnten sie ihm die nächste Zeit nur noch erträglich gestalten und seine Beschwerden so gut es geht lindern. Soweit es zu diesem Zeitpunkt möglich ist, werde er das auch mit Herrn Solfrank selbst bei einem Hausbesuch besprechen. Herr Solfrank hat zwar bereits eine Patientenverfügung erstellt, trotzdem solle er natürlich in eine solche Entscheidung mit eingebunden werden. Der Arzt möchte sich außerdem noch an ein spezialisiertes Palliativteam wenden. Die Kollegen werden in regelmäßigen Abständen ebenfalls Hausbesuche durchführen und die Medikation optimieren, und sie könnten Samira und ihren Kolleginnen falls nötig auch Ratschläge geben.

Samira gefällt die Idee. Sie kennt Herrn Solfrank nun schon einige Jahre und ist wirklich froh, dass er an einen so engagierten Arzt geraten ist. Zusammen wird es sicherlich möglich sein, ihm seine letzten Wochen und Monate so angenehm und würdevoll wie möglich zu machen.



**STECKBRIEF**

**Leberzirrhose**

**Definition:**
- Chronische Erkrankung der Leber, bei der es zum Verlust der Läppchen- und Gefäßarchitektur kommt und die mit einer Abnahme der Leberleistung einhergeht.

**Epidemiologie:**
- Inzidenz: ca. 250/100.000 Einwohner pro Jahr
- Prävalenz: ca. 350.000 Einwohner
- Es sind mehr Männer als Frauen betroffen

**Ätiologie:**
- Toxisch (Alkohol, Medikamente, andere Chemikalien etc.)
- Entzündlich (viral, parasitär, autoimmun etc.)
- Durch Stoffwechselerkrankungen (Mukoviszidose, Morbus Wilson etc.)
- Durch chronische Stauungen in den Lebervenen
- Idiopathisch

**Pathophysiologie:**
- Durch Noxe bzw. anderen Auslöser kommt es zum Verlust von Hepatozyten und zum nachfolgenden bindegewebigen Umbau des Gewebes.
- Synthese- und Entgiftungsleistung nehmen ab (Folgen: z. B. Albumin- und Gerinnungsfaktorenmangel).
- Der Druck im portalvenösen System nimmt zu (Folgen: z. B. Ausbildung von Ösophagusvarizen und/oder Aszites).

**Symptome:**
- Müdigkeit, Leistungsminderung
- Völlegefühl im Oberbauch
- Ikterus und Juckreiz (durch Bilirubinansammlung)
- Bauchumfangszunahme
- Leberhautzeichen (z. B. „Caput medusae", Palmarerytheme oder „Spider naevi")
- Dupuytren-Kontrakturen
- Hautatrophie
- Hormonstörungen (z. B. Gynäkomastie oder Amenorrhö)

**Behandlung:**
- Wichtigste Maßnahme ist die Ausschaltung der leberschädigenden Substanz bzw. Behandlung der zugrunde liegenden Ursache.
- Gabe von Betablockern bei Vorliegen von Ösophagusvarizen
- Gabe von Vitamin K beim Vorliegen von Gerinnungsstörungen
- Therapie der Ödeme durch Diuretikaeinsatz
- Anlage eines transjugulären intrahepatischen portosystemischer Shunts (TIPS), wenn Symptome therapierefraktär sind.
- Lebertransplantation als letzte Therapiemöglichkeit

**Prognose:**
- Die Prognose richtet sich nach dem Stadium der Erkrankung.
  - Im mildesten Stadium (CHILD A) ist die 1-Jahres-Überlebensrate fast normal.
  - Im mittleren Stadium (CHILD B) liegt sie bei ca. 80–90 %.
  - Im schwersten Stadium (CHILD C) liegt sie bei etwa 30–40 %.

| Themen im Überblick | Curriculare Einheiten der Pflegeausbildung (CE) |
|---|---|
| **Anatomie**<br>• Leber<br>• Pfortader<br>• Hand<br>• Milz<br>**Biologie, Biochemie und Physiologie**<br>• Nozizeptives System<br>**Krankheitslehre**<br>• Wernicke-Korsakow-Syndrom<br>• Leberzirrhose<br>• Portale Hypertension mit Ösophagusvarizen und Aszites<br>• Pfortaderthrombose<br>• Hepatische Enzephalopathie<br>**Therapien**<br>• Palliativversorgung | • **Anatomie Magen-Darm-Trakt:**<br>CE 02b Zu pflegende Menschen in der Bewegung und Selbstversorgung unterstützen;<br>Fach: Unterstützung bei der selbstbestimmten Lebensführung und Selbstpflege<br>(1. ABD, 1. TB)<br>• **Anatomie Bewegungsapparat:**<br>CE 02a Zu pflegende Menschen in der Bewegung und Selbstversorgung unterstützen;<br>Fach: Unterstützung bei der selbstbestimmten Lebensführung und Selbstpflege<br>(1. ABD, 1. TB)<br>• **Leberzirrhose:**<br>CE 05 Menschen in kurativen Prozessen pflegerisch unterstützen und Patientensicherheit stärken;<br>Fach: Pflegehandeln in kurativen Prozessen und Akutsituationen<br>(3. ABD, 1. TB)<br>• **Schmerzmanagement:**<br>CE 08 Menschen in kritischen Lebenssituationen und in der letzten Lebensphase begleiten;<br>Fach: Pflegehandeln in ausgewählten Pflegeanlässen<br>(3. ABD, 2. TB) |

## ZUM WEITERLESEN

- Leitlinien „Screening, Diagnostik und Behandlung alkoholbezogener Störungen" der DGPPN https://www.awmf.org/leitlinien/detail/ll/076-001.html (letzter Zugriff 31.10.2022)
- Leitlinie „Komplikationen der Leberzirrhose" der DGVS https://www.awmf.org/leitlinien/detail/ll/021-017.html (letzter Zugriff 31.10.2022)
- S3-Leitlinie „Palliativmedizin für Patienten mit einer nicht heilbaren Krebserkrankung" (viele der Maßnahmen können auch bei nicht onkologischen Patienten Anwendung finden) https://www.dgpalliativmedizin.de/neuigkeiten/august-2019-erweiterte-s3-leitlinie-palliativmedizin.html (letzter Zugriff 31.10.2022)
- Selbsthilfegruppen Alkoholkrankheit https://www.kenn-dein-limit.de/alkoholberatung/selbsthilfegruppen/ (letzter Zugriff 31.10.2022)

## ZUM WEITERDENKEN

1. Nennen Sie vier B-Vitamine und erläutern Sie kurz ihre Funktion.
2. Erläutern Sie die Aufgaben des in der Leber gebildeten Albumins.
3. Unterscheiden Sie Leberfibrose und Leberzirrhose.
4. Erläutern Sie die negativen Effekte von Paracetamol in Bezug auf die Leber.
5. Beschreiben Sie das Krankheitsbild der rheumatoiden Arthritis und erläutern Sie, was das Störungsbild mit den Händen zu tun hat.
6. Was ist das WHO-Stufenschema und was ist in der Schmerztherapie mit „By the clock" gemeint?
7. Was sind Koanalgetika?
8. Welche pflegerischen Maßnahmen müssen bei Vorliegen eines ausgeprägten Aszites regelmäßig durchgeführt werden?
9. Beschreiben Sie die Anlage eines TIPS.
10. Auf was müssen Patienten nach einer Milzentfernung achten?

KAPITEL

# 6 Hemiparese und Sprachstörung

Es ist nun schon einige Jahre her, seit Frau Arnemann eine Pflegeberatung in Anspruch genommen hat. Damals waren ihr ihre Depressionen und ihre chronischen Wunden über den Kopf gewachsen. Seither hat sich vieles zum Guten gewendet. Bei der Hilfsmittelbeschaffung bekam sie Unterstützung und ein Pflegedienst hilft ihr seitdem bei der Körperpflege, im Haushalt und bei der Einnahme ihrer Medikamente. Die Wunden an ihren Füßen, die von ihrem lange unentdeckten Typ-2-Diabetes herrührten, sind verheilt. Sie weiß allerdings, dass sie dauerhaft mit dem Risiko neuer Wunden leben muss. Ihre Wundheilung ist schwächer als bei Menschen ohne Diabetes, und die Nervenschäden, die ihr auch das Laufen und das lange Stehen erschweren, werden sich nicht mehr zurückbilden.

Ihr Blutzuckerwert konnte nach einiger Zeit gut eingestellt werden, wobei ihr vor allem auch eine Ernährungsumstellung geholfen hatte. Die Depression konnte durch die Medikamente gut behandelt werden, und der Kontakt mit ihren beiden Kindern ist immer enger geworden.

Natürlich hat es auch Rückschläge gegeben. Es war eine koronare Herzkrankheit bei ihr entdeckt worden, die zu einem leichten Herzinfarkt geführt hatte. Der konnte allerdings gut behandelt werden. Eine Herzschwäche hat sie zum Glück nicht davongetragen. Allerdings leidet sie seither unter einem Vorhofflimmern, das auch nach kurzzeitig erfolgreichen Therapieversuchen immer wieder auftritt. Sie nimmt daher seit einiger Zeit auch Medikamente zur Gerinnungshemmung ein.

## 6.1 Elektrische Leitung am Herzen

Die Hauptaufgabe des Herzens ist das Pumpen von Blut durch den Körper. Hierfür verfügt es über muskelumschlossene Hohlräume, die durch rhythmische Kontraktionen gefüllt und geleert werden können (➤ Kap. 1.1). Um diese Rhythmik zu ermöglichen, hat das Herz ein eigenes Leitungssystem. Die Erregung in den Herzmuskelzellen wird ähnlich generiert wie bei der neuronalen Entstehung von Aktionspotenzialen (➤ Kap. 4.2). Eine wichtige Besonderheit ist jedoch, dass nach dem schnellen Natriumeinstrom keine direkte Repolarisierung durch einen Kaliumausstrom erfolgt. Stattdessen strömt zunächst Kalzium in die Zelle ein, um das Aktionspotenzial zu verlängern (➤ Abb. 6.1). Auf diese Weise wird verhindert, dass der Herzmuskel tetanisiert, also in einen Krampfzustand verfällt. Dies würde einem Herzstillstand gleichkommen und unweigerlich zum Tode führen. Das Herz weist für die **Reizleitung** keine Nervenbahnen aus Neuronen auf, sondern generiert und leitet die Aktionspotenziale in spezialisierten Herzmuskelzellen.

Herzmuskelzellen verfügen sowohl über die Kraft und die Querstreifung der Skelettmuskulatur (➤ Kap. 7.2) als auch über die Ausdauer der glatten Muskulatur. Die Zellen des Erregungsbildungs- und Leitungssystem sind zudem in der Lage, Aktionspotenziale spontan bzw. in bestimmten zeitlichen Abständen auszubilden. Daneben sind Herzmuskelzellen über *Gap Junctions* miteinander vernetzt und können auf diese Weise die für die Kontraktion benötigten Ionen austauschen (elektrische Synapse) (➤ Kap. 4.2). Ein Signal, das

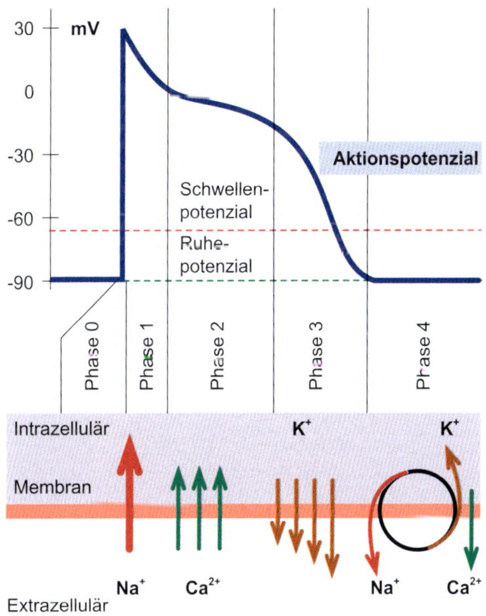


**Abb. 6.1** Aktionspotenzial in der Kammermuskulatur. Eine Besonderheit ist das Plateau (Phase 2), auf dem die Erregung kurz verweilt. Es verhindert, dass der Herzmuskel in einen Krampfzustand verfällt. [L157]

in einem Erregungszentrum entstanden ist, kann auf diesem Wege durch den gesamten Herzmuskel geleitet werden.

Die erste Station des **Erregungsbildungs- bzw. Leitungssystems** ist der Sinusknoten. Er liegt im rechten Vorhof, etwa an der Einmündungstelle der V. cava superior, und generiert einen regelmäßigen Grundrhythmus, der oft mit 50–100 Schlägen pro Minute angegeben wird. Dies ist insofern korrekt, als die effektive Herzfrequenz in Ruhe etwa in diesem Bereich liegt. Allerdings wird das Herz auch über das vegetative Nervensystem angesteuert und der Sinusknoten dauerhaft durch den parasympathischen Hauptnerv, den Nervus vagus, ausgebremst. Daher liegt die eigentliche Sinusknotenfrequenz ohne vegetative Einflüsse etwas höher. Die dauerhafte Ausbremsung hat eine ganz praktische Bedeutung. Sie kann in Sekundenbruchteilen aufgehoben werden, sodass die Herzfrequenz bei Gefahr ohne Verzögerung ansteigen kann. Parallel dazu steigert der Sympathikus die Herzfrequenz (Chronotropie) und die Herzkraft (Inotropie). Menschen, die sich schon einmal sehr erschreckt haben oder in einer Gefahrensituation waren, können gut nachvollziehen, wie dieser plötzliche Anstieg sich anfühlt. Er verschafft dem Körper kurzfristig ein Leistungshoch, sodass auf eine Gefahr mit einer Kampf- oder einer Fluchtreaktion reagiert werden kann.

Nach der Entstehung im Sinusknoten wird das Kontraktionssignal in den AV-Knoten (atrioventrikulärer Knoten) weitergeleitet (➤ Abb. 6.2). Hier wird die Reizleitung verzögert, um ein gleichzeitiges Kontrahieren von Vorhöfen (Atrien) und Herzkammern (Ventrikeln) zu verhindern. Über das His-Bündel und die Tawaraschenkel wird das Signal durch das Herzseptum in die Herzspitze weitergeleitet und über die Purkinje-Fasern in den Herzmuskel übertragen. Das Ergebnis ist die rhythmische und geordnete Kontraktion von Vorhöfen und Herzkammern. Das Blut strömt von den Vorhöfen in die Kammern und wird von dort aus in den Truncus pulmonalis bzw. die Aorta gepumpt. Im Elektrokardiogramm würde diese Abfolge von Reizleitung und Kontraktionen als Sinusrhythmus bezeichnet werden.

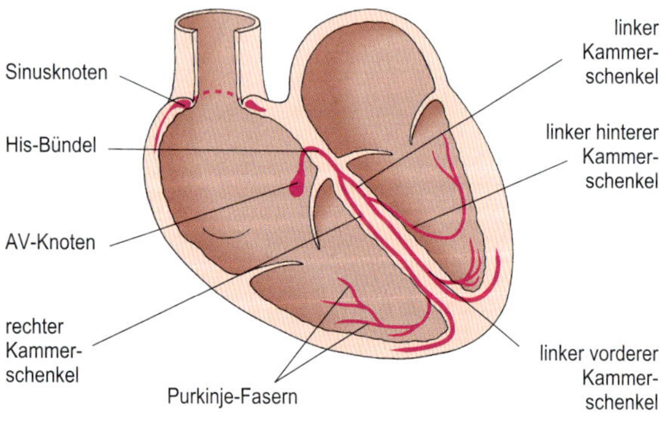


**Abb. 6.2** Erregungsleitungssystem des Herzens. Da das Herz ein Hohlorgan ist, verläuft das Erregungsleitungssystem in den Herzwänden. [L190]

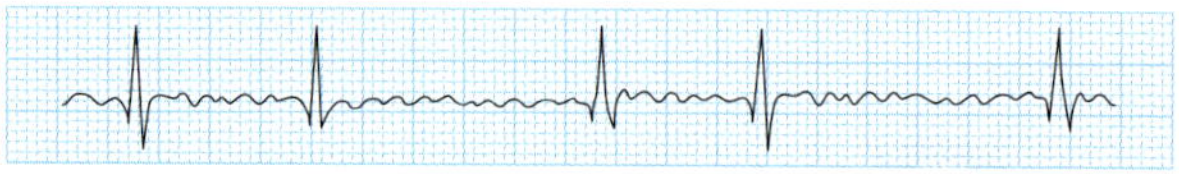

**Abb. 6.3** Im EKG fallen bei Vorliegen eines Vorhofflimmerns zwei Aspekte auf: 1. Es können keine P-Wellen abgegrenzt werden. 2. Die Kammerkomplexe sind immer unregelmäßig. [L231]

Es kann allerdings auch zu **Störungen der Reizbildung und der Reizleitung** kommen. Störungen der Reizleitung drücken sich zumeist in Form von Blockbildern aus. Bei einem AV-Block ist die Weiterleitung am AV-Knoten gestört, bei den Schenkelblöcken ist die Weiterleitung in den Tawara-Schenkeln beeinträchtigt. Reizbildungsstörungen äußern sich entweder in Form von Extrasystolen, die sowohl in den Vorhöfen als auch in den Herzkammern gebildet werden können, als auch in Form von ektopen Zentren, die einen Grundrhythmus anstelle des Sinusknotens generieren. Deutlich häufiger als Letzteres ist jedoch die ungeordnete Erregungsentstehung beim **Vorhofflimmern** (➤ Abb. 6.3).

Das elektrische Signal zieht hierbei zahlreiche kleine Kreisbahnen in den Vorhöfen, die sich selbst aufrechterhalten und gegenseitig verstärken. Das Ergebnis ist, dass die Vorhöfe nicht mehr angemessen kontrahieren, sondern in einer dauerhaften Zitterbewegung verharren. Damit wird zum einen die Füllung der Ventrikel etwas beeinträchtigt, zum anderen kommt es zu einer unregelmäßigen Überleitung der Vorhofaktionen in die Ventrikel. Die Patienten leiden regelmäßig unter dem Gefühl des „Herzstolperns".

## 6.2 Nervensystem

An den meisten Tagen fühlt sich Frau Arnemann inzwischen sehr gut. Sie hat vor einiger Zeit mit dem Häkeln begonnen, um ihre Feinmotorik zu trainieren, und sie probiert regelmäßig neue Kochrezepte aus. Damit hat sie noch vor einigen Jahren gar nicht gerechnet.

Heute jedoch hat sie Kopfschmerzen. Sie ist schon damit aufgewacht und hat zunächst gedacht, dass sie gestern vielleicht zu wenig Wasser getrunken habe. Als die Symptome im Laufe des Tages allerdings nicht besser werden und auch der Pflegedienst etwas besorgt scheint, ruft sie am Nachmittag ihre Tochter Diana an. Ihr Sohn war sicher noch auf der Arbeit. Ihre Tochter hatte gerade ihr zweites Kind bekommen und wäre daher trotz Alltagsstress vielleicht etwas besser erreichbar.

Sie hat recht. Diana ist zu Hause und hat zufällig auch Zeit, weil Frau Arnemanns Enkelin gerade ihren Mittagsschlaf hält. Sie ist sich ebenfalls unschlüssig, ob sie gleich versuchen sollte, noch für den Nachmittag einen Arzttermin für ihre Mutter zu bekommen, oder ob es doch ausreichen würde abzuwarten. Vielleicht besserten sich die Symptome ja von alleine wieder?

Frau Arnemann muss während des Telefonats plötzlich heftig husten. Sie wollte einen Schluck Wasser trinken und hat sich dabei verschluckt. Die Kopfschmerzen sind in diesem Moment so stark, dass sie den Telefonhörer fallen lässt. Im nächsten Moment merkt sie, wie ihr schwindelig wird und dass ihr schlagartig die Kraft im rechten Arm fehlt. Sie ist froh, dass sie auf ihrem Stuhl neben dem Telefon sitzt, andernfalls wäre sie sicher gestürzt.

Mit der Linken greift sie zum Telefon und angelt am langen, gewundenen Kabel nach dem Hörer. Vor ein paar Jahren hatte sie noch ein schnurloses Telefon. Dann war ihr vom Pflegedienst nahegelegt worden, sich eines mit großen Tasten zuzulegen und dabei vielleicht auch über eine Schnur nachzudenken, weil es ihr schwerfallen würde, den Hörer wieder aufzuheben, wenn er einmal heruntergefallen wäre. Dieser Rat erwies sich jetzt als Glücksfall.

Als sie den Hörer wieder am Ohr hat, hört sie ihre Tochter aufgeregt rufen. Sie will ihr antworten, aber offenbar ist sie schlecht zu verstehen. Sie will Wörter formen, scheint dies aber offenbar nicht mehr zu können. Nach der Überwindung der Schrecksekunde sagt Diana, dass sie jetzt den Rettungsdienst verständige, sich ins Auto setze und vorbeikomme.

Das Nervensystem des Menschen hat die **Aufgabe**, Informationen in Form von Umwelteindrücken oder inneren Körperzuständen zu sammeln, zu analysieren, zu interpretieren sowie entsprechende körperliche Aktivitäten und Reaktionen zu planen und auszuführen. Es setzt sich aus der Gesamtheit des Nervengewebes zusammen und kann auf verschiedene Arten eingeteilt werden.

Zum einen wird in ein zentrales und ein peripheres Nervensystem unterschieden. Das **zentrale Nervensystem** (ZNS) umfasst Gehirn und Rückenmark, das **periphere Nervensystem** (PNS) schließt alle Nervenzellen und Nervenbahnen außerhalb davon mit ein. Zum anderen können ein willkürliches (somatisches) und ein unwillkürliches (autonomes) Nervensystem voneinander abgegrenzt werden. Das **somatische Nervensystem** empfängt Umweltreize und steuert Willkürbewegungen, während das **autonome Nervensystem** die Funktion der inneren Organe und vegetative Reaktionen koordiniert.

Nervenzellen, Nervenbahnen und neuronale Netzwerke, unabhängig davon, welchem Anteil des Nervensystems sie angehören, benötigen für ihre Funktion immer koordinierte Aktionspotenziale (➤ Kap. 4.2) und müssen auf eine spezifische Weise verschaltet sein.

## 6.3 Gehirn

Das Gehirn des Menschen (Cerebrum) ist so komplex, dass seine Funktion bis heute nicht komplett verstanden ist. Es besteht aus schätzungsweise 100 Milliarden Nervenzellen, die jeweils bis zu 30.000 Verbindungen mit anderen Neuronen eingehen. Auf diesem Wege entstehen die etwa eine Trillion Synapsen. Das Gehirn wiegt etwa 1.300–1.400 g. Es lässt sich in verschiedene **Anteile** gliedern, die sich in der Entwicklungsgeschichte des Menschen nach und nach ausgebildet haben.

Der jüngste Anteil ist das Großhirn (Telenzephalon). Älter sind hingegen das Zwischenhirn (Dienzephalon), der Hirnstamm, bestehend aus Mittelhirn (Mesencephalon), Brücke (Pons) und verlängertem Mark (Medulla oblongata) und das Kleinhirn (Cerebellum) (➤ Abb. 6.4).

Das Großhirn liegt direkt unterhalb der knöchernen Schädeldecke. Es weist zahlreiche Furchen (Sulci) und Windungen (Gyri) auf und ist in zwei Hälften (Hemisphären) aufgeteilt. Diese sind mit einer Brücke aus Nervenfasern (Kommissuren), dem Balken (Corpus callosum), verbunden. Sehr tiefe Sulci werden Fissuren genannt. Sie gliedern das Großhirn in vier Lappen:

- Stirnlappen (Lobus frontalis)
- Scheitellappen (Lobus parietalis)
- Hinterhauptlappen (Lobus occipitalis)
- Schläfenlappen (Lobus temporalis)

Insbesondere Stirn- und Scheitellappen sind durch eine markante Fissur, die auch als Zentralfurche (Sulcus centralis) bezeichnet wird, voneinander abgrenzbar. Sie ist nicht nur eine gute Landmarke, um die Lappen zu unterteilen, sie weist auch auf das primär motorische Rindenfeld hin, das sich im Frontallappen befindet, und auf das primär sensorische Rindenfeld, das im Parietallappen liegt. Die Großhirnrinde besteht vollständig aus „grauer Substanz" und enthält 70 % aller Nervenzellkörper des Gehirns. Die Axone bilden die „weiße Substanz", das sogenannte Marklager. Das Innere des Gehirns besteht von daher weitestgehend aus weißer Substanz. Eine Ausnahme bilden die ebenfalls aus grauer Substanz aufgebauten Hirnnervenkerne.

Die Kenntnis der primären Rindenfelder bieten eine gute Möglichkeit, die **Schädigungen**, die durch Schlaganfälle entstehen können nachzuvollziehen. Jedem Areal auf der Großhirnrinde kann eine spezifische Funktion zugeordnet werden. Im Falle der primären Rindenfelder sind dies oftmals motorische oder sensorische Fähigkeiten. In ➤ Abb. 6.5 ist zu sehen, welche Abschnitte bestimmte Körperteile repräsentieren. Diese etwas unnatürlich wirkende Darstellung des Menschen nennt sich Homunculus. Ihre Proportionen entsprechen den jeweiligen relativen Größen der Hirnanteile. Die Hände etwa sind in beiden Abbildungsteilen recht groß, da sie sowohl motorisch als auch sensorisch sehr fein innerviert sind und

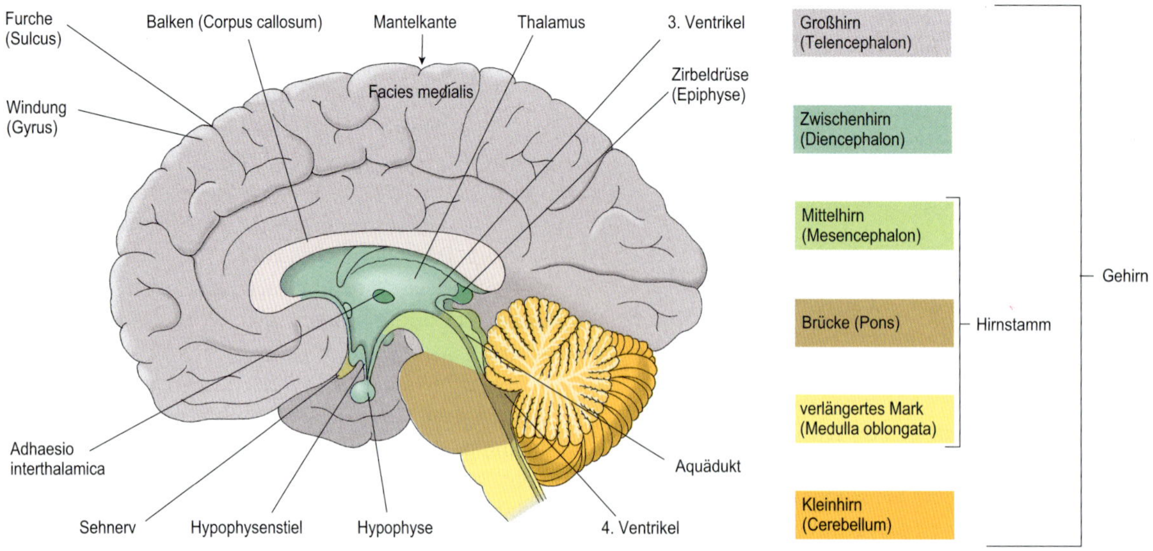


**Abb. 6.4** Sagittalschnitt durch das Gehirn mit Darstellung der verschiedenen Hirnareale [L190]

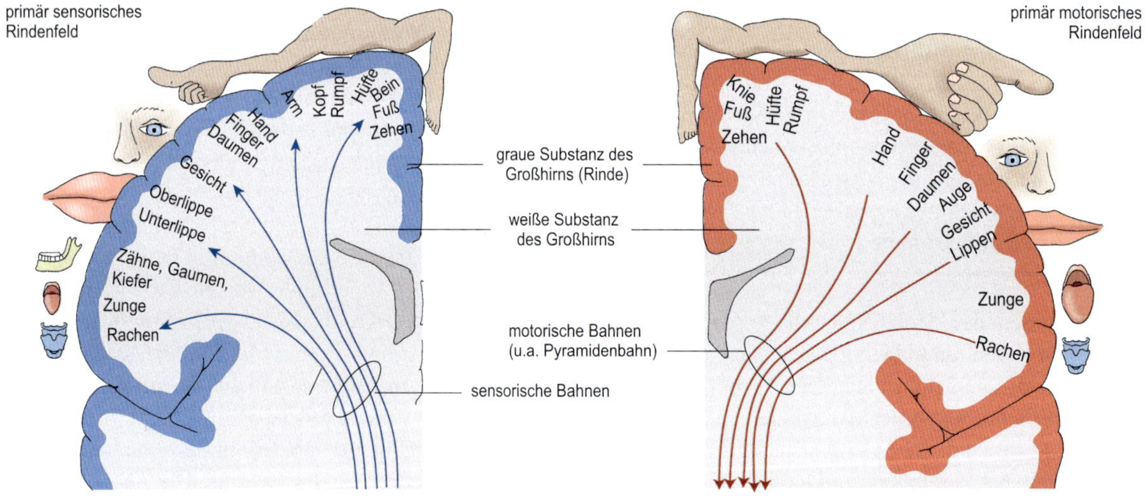


**Abb. 6.5** Die Figuren, die auf den Hirnrinden liegen, werden als Humunculi (Einzahl: Homunculus) bezeichnet. Ihre Körperproportionen richten sich nach der Größe der Repräsentation auf der Hirnrinde. So sind die Hände sowohl beim sensorischen als auch beim motorischen Homunculus sehr ausgeprägt, da diese eine sehr komplexe Innervation aufweisen. Die Füße hingegen, mit denen keine so komplizierten Tätigkeiten verrichtet werden müssen, sind deutlich kleiner. [L190]

einen entsprechend großen Anteil der Hirnrinde einnehmen müssen.

Betrifft ein Schlaganfall den Bereich im Gehirn, der für die Armmotorik verantwortlich ist, wird der entsprechende Arm in seiner Funktion beeinträchtigt. Welcher Abschnitt genau geschädigt wird und welche Symptommuster sich daraus ergeben, kann aus der Gefäßversorgung des Gehirns abgeleitet werden. Neben den primären Rindenfeldern, die sich dadurch auszeichnen, dass sie eine direkte Punkt-zu-Punkt-Verbindung zu peripheren Körperteilen haben, existieren auch sekundäre Rindenfelder, etwa die Sprachzentren, die übergeordnete Informationen an die primären Rindenfelder senden und damit ein einmal erlerntes Wort immer wieder abrufbar machen. Den Sinnesorganen können weitere Rindenfelder zugeordnet werden. Die Sehrinde beispielsweise liegt im Okzipitallappen, das Hörzentrum im hinteren Parietallappen.

Eine Besonderheit am Aufbau des Gehirns ist, dass der **rechten und der linken Hemisphäre** nicht die gleiche Bedeutung zukommt. Zumeist liegen etwa sprachliche Fähigkeiten, wie Sprachverständnis, Sprachproduktion, aber auch Schreiben und Lesen in der linken Großhirnhemisphäre. Dies ist bei ungefähr 19 von 20 Rechtshändern und bei 14 von 20

Linkshändern der Fall. Ein anderes Beispiel ist das räumliche Denken in komplexen Situationen. Es liegt öfter in der rechten Großhirnhemisphäre. Die beiden Hirnhälften sind durch Kommissurenbahnen miteinander verbunden, die durch das Corpus callosum ziehen.

Neben den motorischen und sensorischen Rindenfeldern ist die Großhirnrinde mit zahlreichen Assoziationsfeldern bedeckt. Ihre Aufgabe ist die Integration von Sinneseindrücken und die Planung von motorischen Handlungen. Dies bewerkstelligen sie durch das Kommunikationsnetz aus Assoziationsbahnen, die die verschiedenen Rindenfelder einer Gehirnhälfte miteinander verbinden, um auf diese Weise das neuronale Netzwerk eng zu verschalten.

## 6.4 Motorik

Als Diana Arnemann eintrifft, ist der Rettungsdienst bereits vor Ort. Ihre Mutter war offenbar in der Lage gewesen, die Tür selbst zu öffnen. Sie selbst hatte für den Fall der Fälle extra ihren Ersatzschlüssel eingesteckt. Sie hatte etwas länger gebraucht, um herzukommen, obwohl sie eigentlich nur 5 Minuten Fahrtstrecke hat. Doch sie musste ihre Tochter zunächst aus dem Bett holen und notdürftig anziehen und auf ein Taxi warten, denn ihr Mann hatte das Familienauto mit zur Arbeit genommen. Während der Taxifahrt ruft sie ihren Mann an, um ihm zu erklären, dass sie auf dem Weg zu ihrer Mutter sei und dass er sich darum kümmern solle, ihren Sohn später aus der Kita abzuholen.

Diana erschrickt, als sie ihre Mutter auf dem Stuhl sitzen sieht. Ihr rechter Arm hängt schlaff hinunter, und sie hat sichtlich Mühe beim Sprechen. Die Worte sind zwar etwas besser verständlich als am Telefon, aber immer noch undeutlich und verwaschen.

Die **willkürlichen und bewussten Bewegungen** werden vor allem über das **pyramidale System** vermittelt. Es reicht von den 1. Motoneuronen bis zu den bewegungsausführenden Muskeln. Die 1. Motoneurone liegen im primär motorischen Rindenfeld. Sie setzen sich mit ihren langen Axonen über die Hirnnervenkerne und den Hirnstamm in das Rückenmark fort. Dabei kreuzen die meisten Nervenfasern zur Gegenseite, sodass ein Schaden in einem bestimmten Bereich des Motorkortex mit Symptomen auf der jeweiligen Gegenseite einhergeht. Sollte sich beispielsweise wirklich ein Schlaganfall bei Frau Arnemann bestätigen, würde die Parese im rechten Arm auf eine linkshemisphärische Schädigung hindeuten.

Im Rückenmark werden die 1. Motoneurone synaptisch auf die 2. Motoneurone umgeschaltet. Letztere verlaufen dann zu den ausführenden Muskeln. Auf dem Weg aus dem Gehirn zum Muskel wird das Steuerungssignal mehrfach modifiziert, um die jeweilige Bewegung situationsgerecht und unter Einbeziehung aller notwendigen sensorischen Informationen durchführen zu können.

Die **unwillkürlichen Bewegungen** werden weitestgehend durch das **extrapyramidale System** gesteuert (➤ Abb. 6.6).

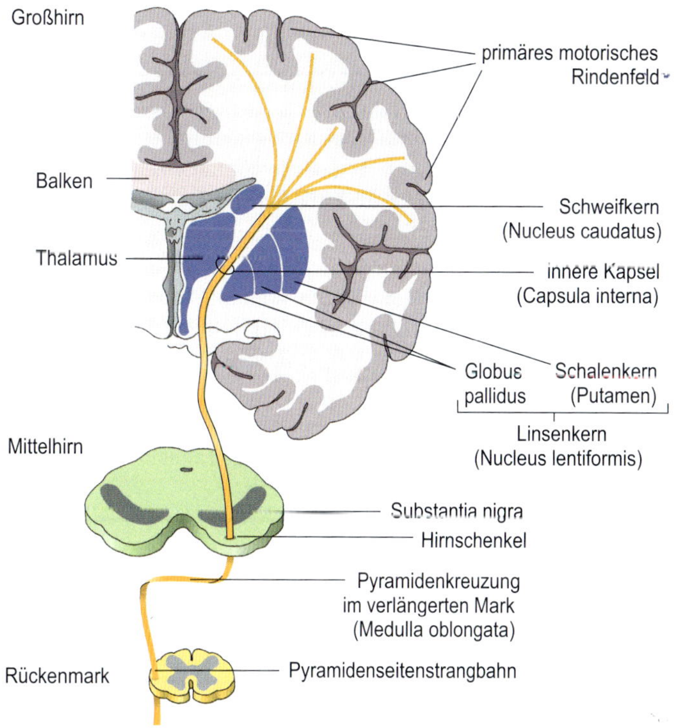


**Abb. 6.6** Verlauf der Pyramidenbahn. Da die Bahn im verlängerten Mark (Medulla oblongata) auf die andere Körperhälfte kreuzt, geht ein rechtsseitiger Infarkt mit motorischen Störungen auf der linken Körperhälfte einher und umgekehrt. [L190]

6

Dies umfasst auch die Unterstützung der Willkürmotorik durch Feinabstimmung und Tonusanpassung. Die Informationen und Signale für das extrapyramidale System kommen aus Großhirnrinde, Basalganglien, Kleinhirn, visuellem System und Gleichgewichtssystem.

## 6.5 Sprache und Sprechen

Im Hinblick auf Sprachstörungen im Rahmen von Schlaganfällen oder anderen Hirngewebsschädigungen spielen vor allem zwei Areale eine wichtige Rolle: das Broca- und das Wernicke-Sprachzentrum. Beide liegen normalerweise in der **linken Hirnhemisphäre**. Das Broca-Areal ist für die motorische Sprachproduktion zuständig, das Wernicke-Areal ordnet Wörter und Sinnzusammenhänge einander zu.

Frau Arnemann zum Beispiel scheint die Bedeutung von Wörtern noch zu kennen und angemessen auf Fragen antworten zu können. Sie hat allerdings Probleme, Worte zu bilden. Dies deutet auf eine Schädigung im Broca-Areal hin (motorische Aphasie). Würde der Schlaganfall das Wernicke-Zentrum betreffen, würde Frau Arnemann zum Beispiel unter Wortfindungsstörungen leiden oder „unsinnige" Sätze von sich geben (sensorische Aphasie). Darüber hinaus ist das Sprechen ein sehr komplexer motorischer Vorgang, bei dem Lunge, Kehlkopf, Rachen, Zunge und Mund (➤ Kap. 2.1) eingesetzt werden.

## 6.6 FAST-Test

Die Rettungskräfte führen einige Untersuchungen durch, entscheiden sich aber schnell für einen zügigen Transport. Es sei sehr wahrscheinlich, dass ihre Mutter einen Schlaganfall habe. Es müsse nun unbedingt zeitnah eine Beurteilung durch einen Neurologen stattfinden, damit eine schnelle Therapie eingeleitet werden könne. Frau Arnemann hat die Augen geschlossen, während sie auf der Trage aus der Wohnung geschoben wird. Diana kann an ihrem Gesichtsausdruck erkennen, dass sie versucht, auf diese Weise etwas zu entspannen. Sie verabschiedet sich kurz vor dem Einladen in den Rettungswagen von ihr und ruft dann ihren Mann an. Sie wird ins Krankenhaus hinterherfahren.

Ein sehr einfacher, aber ungemein effektiver Test, der zur Untersuchung angewendet werden kann, wenn der Verdacht auf einen Schlaganfall besteht, ist der FAST-Test. Die einzelnen Buchstaben stehen für **„Face, Arm, Speech, Time"** und geben damit die einzelnen Untersuchungs- bzw. Abfrageschritte vor.

Im ersten Schritt wird der Patient aufgefordert zu lächeln. Es sollte ein beidseitig symmetrisches Heben der Mundwinkel zu erkennen sein. Im Anschluss daran wird der Patient gebeten, beide Arme mit geschlossenen Augen, wie beim Tragen eines Tabletts vor sich zu halten. Auffällige Befunde wären hier das Einwärtsdrehen oder Absinken eines Arms. Schließlich wird der Patient noch gebeten, einen einfachen Satz nachzusprechen. Sind hier Wortfindungsstörungen, unpassende Wörter oder Wortbildungsstörungen erkennbar?

Ist einer der drei Untersuchungsschritte auffällig, muss zunächst von einem Schlaganfall ausgegangen werden. Das „T" als letzter Buchstabe steht für „Time" und weist auf zwei notwendige Dinge hin. Zum einen muss erfragt werden, wann die Symptome begonnen haben, und zum anderen darf keine Zeit verloren gehen, wenn der Verdacht auf einen Schlaganfall besteht.

Der FAST-Test hat eine Sensitivität von 78–90 % (d. h. 78–90 von 100 Schlaganfallpatienten werden richtig erkannt) und eine Spezifität von 63–72 % (d. h. 63–72 von 100 Patienten mit einem positiven FAST-Test haben keinen Schlaganfall). Der Test hat also eine Tendenz dazu, zu viele Patienten als Schlaganfallpatienten einzuordnen. Gleichzeitig aber werden nur wenige Patienten mit einem Schlaganfall übersehen. Da der Test sehr einfach angewendet werden kann und in jedem Falle vor Einleitung einer Therapie nochmal die Untersuchung durch einen Neurologen erfolgt, kann er also gerade für den Rettungsdienst, für die ambulante oder stationäre Pflege und in der hausärztlichen Praxis empfohlen werden.

## 6.7 Hals- und Hirngefäße

Die Fahrt im Rettungswagen verläuft ohne Zwischenfälle. Frau Arnemann versucht sich auf ihre Atmung zu konzentrieren und sie ruhig und gleichmäßig zu halten, wie sie es in der Verhaltenstherapie gelernt hat, die sie nach ihrer Pflegeberatung begonnen hatte. Neben den Medikamenten hatte ihr vor allem die Therapie dabei geholfen, ihre Depression zu bewältigen und in Situationen, in denen sie sich Sorgen macht, ruhig zu bleiben.

In der Klink angelangt, wird sie direkt in der Notaufnahme in Empfang genommen. Eine junge Frau stellt sich als diensthabende Neurologin vor und erklärt ihr kurz, was nun auf sie zukommen wird. Sie werde zunächst untersucht und dabei werde ihr Blut abgenommen. Dann werde man eine spezielle Röntgenaufnahme von ihrem Kopf anfertigen, um die Ursache ihrer Störung näher einzugrenzen.

Als die Untersuchungen abgeschlossen sind, teilt die Neurologin ihr mit, dass sie wohl einen Schlaganfall erlitten habe. Die Aufnahme ihres Schädels mit dem Computertomographen habe jedoch keinen Hinweis auf eine Hirnblutung ergeben (➤ Abb. 6.7). Dies sei ein gutes Zeichen, weil man nun versuchen könne, das Gerinnsel in ihrer Hirnarterie zu entfernen. Von dem Schlaganfall könne man in der Aufnahme noch nichts sehen, weil es dafür noch zu früh sei. Aufgrund der neurologischen Untersuchung sei dies aber die wahrscheinlichste Diagnose.

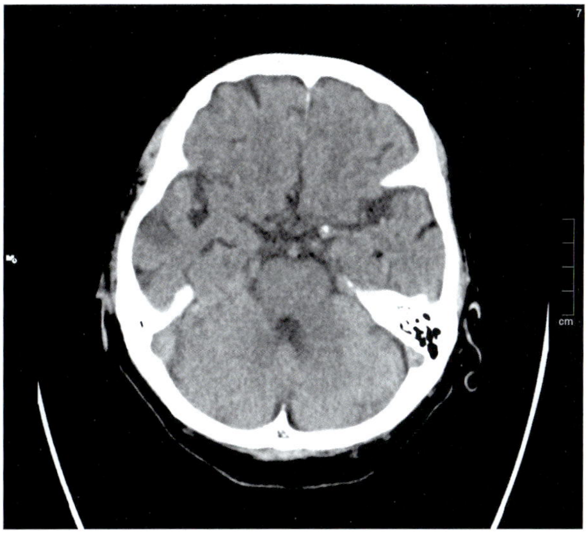

**Abb. 6.7** Schädel-CT von Frau Arnemann ohne Nachweis einer Blutung [T1256]

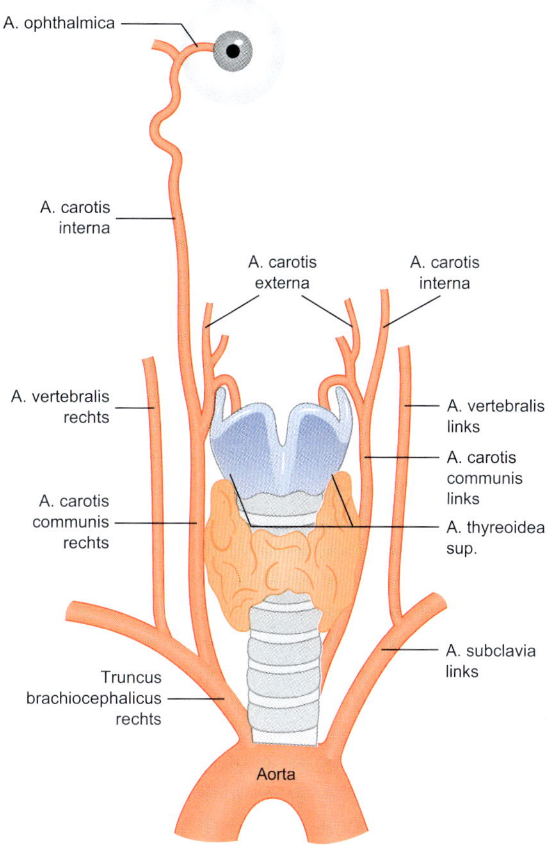


**Abb. 6.8** Darstellung der Halsgefäße [L231]

Der Schädel wird durch zwei paarig angelegte Arterien versorgt (➤ Abb. 6.8). Die Aa. carotides communes gehen linksseitig vom Aortenbogen und rechtsseitig aus dem Truncus brachiocephalicus ab. Sie verlaufen seitlich und teilen sich etwas unterhalb des Kinns jeweils in eine A. carotis interna und eine A. carotis externa. Die A. carotis externa versorgt den Kopf und die oberen Halsorgane, wie Kehlkopf und Schilddrüse, mit sauerstoffreichem Blut. Die A. carotis interna zieht durch den Canalis caroticus in die Schädelhöhle und versorgt vornehmlich Gehirn und Augen. Die Aa. vertebrales entspringen beidseitig der Schlüsselbeinarterie (A. subclavia) und verlaufen dann durch kleine Löcher an den Seiten der Halswirbelkörper (Foramina transversaria) und ziehen, anliegend an die Medulla oblongata, durch das Foramen magnum in die Schädelhöhle.

Aa. carotis internae und Aa. vertebrales bilden an der Unterseite des Gehirns mehrere Anastomosen, die eine Ringstruktur bilden. Dieser Gefäßring wird Circulus arteriosus cerebri (Circulus arteriosus Willisi) genannt (➤ Abb. 6.9). Die beiden Aa. carotides internae setzen sich beinahe übergangslos in die Aa. cerebri mediae fort, geben aber noch je einen Ast nach vorne (A. communicans anterior) und einen nach hinten (A. communicans posterior) ab. Aus den A. communicans anterior gehen die Aa. cerebri anteriores hervor.

Die Vertebralarterien vereinigen sich in etwa auf Höhe der Brücke (Pons) zur A. basilaris, die sich in die beiden Aa. cerebri posteriores aufteilt, in die die Aa. communicantes posteriores münden.

Die größten drei Gefäße zur Versorgung des Gehirns sind also:

- A. cerebri anterior
- A. cerebri media
- A. cerebri posterior

Daneben existieren noch zahlreiche andere Gefäße, zum Beispiel die A. superior cerebelli, die A. inferior anterior cerebelli oder die Aa. pontis, die das verlängerte Mark und das Kleinhirn versorgen.

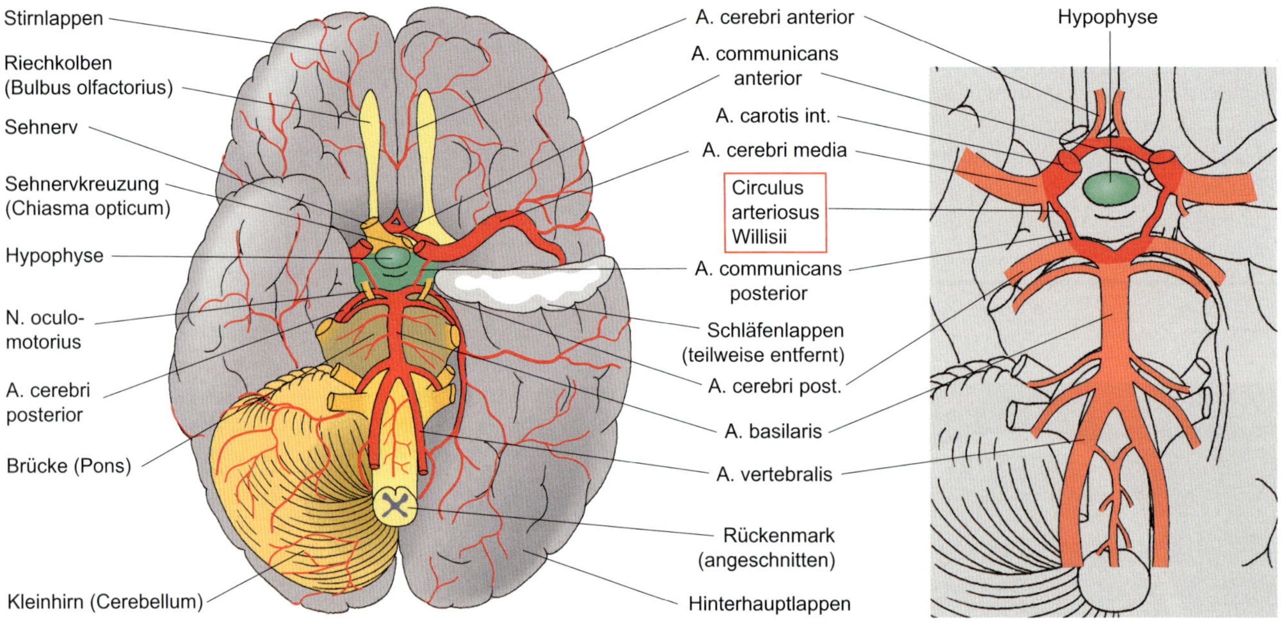


**Abb. 6.9** Hirngefäße mit Hervorhebung des Circulus arteriosus Willisii [L190]

## 6.8 Hirnhäute

Die Hirnhäute dienen dem **Schutz des Gehirns**. Klinisch spielen sie vor allem im Rahmen von intrazerebralen Blutungen und bei Entzündungsprozessen eine Rolle. Insgesamt existieren drei Hirnhäute, die Dura mater (harte Hirnhaut), die Arachnoidea mater und die Pia mater (beide zusammen bilden die „weiche Hirnhaut") (➤ Abb. 6.10).

Die Dura mater liegt dem Schädeldach (Kalotte) eng an. Sie besteht aus zwei Blättern, die im Bereich des Schädels miteinander verwachsen sind. Der Epiduralraum ist physiologischerweise nicht vorhanden. Er ist als Endost durch kollagene Fasern mit dem Schädelknochen verwachsen. Hier verlaufen auch die großen Menigealarterien. Im Bereich des Wirbelkanals findet sich allerdings ein breiterer Raum zwischen den beiden Schichten. Stellenweise bildet die Dura mater innerhalb des Schädels feste Bindegewebssepten, wie die Falx cerebri aus, die die beiden Großhirnhemisphären senkrecht trennt. Auch kommt es an einigen Stellen zu Trennungen der beiden Durablätter. Hier werden die Sinus durae matris, die venösen Abflusskanäle des Gehirns, gebildet. Zwischen Dura mater und Arachnoidea mater liegt der Subduralraum. Er ist ebenfalls sehr schmal. Brückenvenen, ausgehend von den oberflächlichen Venen des Gehirns, ziehen durch diesen Spalt und drainieren das Blut in die venösen Sinus. Zudem befinden sich hier auch die Arachnoidalzotten.

Die Arachnoidea mater wird auch Spinngewebshaut genannt. Dieser Name rührt von ihrem faserigen Aussehen her. Innerhalb des Subarachnoidalraums findet die äußere Liquorzirkulation statt. Zudem finden sich hier zahlreiche arterielle Gefäße. Gehirnwärts ist der Subarachnoidalraum durch die Pia mater begrenzt. Sie liegt dem Gehirn direkt an und folgt der Hirnoberfläche in alle Vertiefungen.

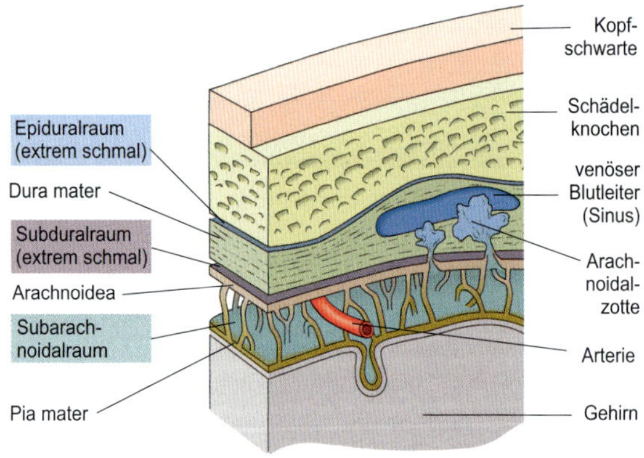


**Abb. 6.10** Hirnhäute und dazwischenliegende Räume [L190]

## 6.9 Schlaganfall

Schlaganfall ist ein Oberbegriff, der sowohl den **ischämischen Schlaganfall** (80 % der Fälle) umfasst, bei dem eine Hirnarterie durch einen Thrombus oder Embolus verstopft ist, als auch den **hämorrhagischen Schlaganfall** (20 % der Fälle), bei dem eine Blutung in Gehirn oder im Subarachnoidalraum vorliegt. Ein zunehmend seltener verwendeter Begriff für den Schlaganfall ist apoplektischer Insult (kurz: Apoplex). Er ist noch in Gebrauch, findet sich aber nicht mehr in der ICD-Codierung oder den einschlägigen Leitlinien der Fachgesellschaften.

Die Symptome eines Schlaganfalls können sehr unspezifisch sein. Sinnvoll ist es daher, sie in insgesamt drei klinische Gruppen zu unterteilen, die die Funktionen der jeweiligen Versorgungsgebiete der Hirnarterien mit einbeziehen.

- Vorderes Stromgebiet (A. cerebri anterior): Apraxie, beinbetonte Hemiparese, Persönlichkeitsveränderungen
- Mittleres Stromgebiet (A. cerebri media): armbetonte Hemiparese, Sprachstörungen (Aphasie), Herdblick, Hemineglect
- Hinteres Stromgebiet (A. cerebri posterior und andere Vertebralis-Abgänge): Gangunsicherheit, Schwindel, Nystagmus, Tetraplegie, kortikale Blindheit, Koma

Um diese Aufteilung zu verstehen, ist es sinnvoll, sich noch einmal die Funktion der einzelnen Hirnlappen und -areale vor Augen zu führen. So spielt beispielsweise der Frontallappen bei der Persönlichkeitsausprägung eine wichtige Rolle, die Sprachzentren liegen im Versorgungsbereich der A. cerebri media und das Sehzentrum liegt im hinteren Stromgebiet. Der Media-Infarkt ist die häufigste Schlaganfallform. Daneben kann er auch durch einen Verschluss oder eine Verengung der A. carotis interna bedingt sein. Die Symptome entsprechen dann weitestgehend denen eines Media-Infarkts.

Die **Ursachen** für Schlaganfälle sind vielfältig. Oft liegt dem Pathomechanismus eine Kombination aus Hypertonie, Vorhofflimmern und Stoffwechselstörungen, wie einer Hypercholesterinämie oder einem Diabetes mellitus, zugrunde. Hypertonie und Stoffwechselstörungen wirken sich auf die Beschaffenheit der Gefäßinnenwände aus und begünstigen auf diese Weise die Entstehung von Thromben oder Gefäßeinrissen. Beim Vorhofflimmern hingegen kommt es in den flimmernden Vorhöfen, die keine normale Kontraktion mehr ausführen, zu Verwirbelungen und damit zur Stase des Blutes. Auf diese Weise können Gerinnsel entstehen, die sich lösen und dann als Embolus ins Gehirn eingeschwemmt werden können. Fettstoffwechselstörungen begünstigen die Schädigung von Gefäßinnenwänden.

Ein frischer Schlaganfall kann bei einer Computertomographie des Schädels (cCT) nicht erkannt werden. Die Diagnose wird klinisch durch die sehr spezifische Symptomatik gestellt. Das cCT dient vor allem den Ausschluss eines hämorrhagischen Schlaganfalls, bei dem ein anderes therapeutisches Vorgehen nötig ist. Nach einigen Stunden bis Tagen kann dann im cCT auch bei einem Schlaganfall ein Ödem erkannt werden. Der Ödemphase folgen eine Resorptions- und eine Neuorganisationsphase.

Die Nekrose im Rahmen eines Schlaganfalles wächst mit Fortbestehen des Verschlusses zunehmend. Um das unrettbare nekrotische Gewebe herum bildet sich eine Penumbra, also ein minderversorgtes Areal, das ebenfalls geschädigt, aber durch eine schnelle Wiedereröffnung des verschlossenen Gefäßes gerettet werden kann.

## 6.10 Ventrikelsystem

Inzwischen ist auch Diana Arnemann in der Klink eingetroffen. Sie kann während der Besprechung der Optionen bei ihrer Mutter sein. Die Neurologin schlägt ein zweistufiges Verfahren vor: Zunächst möchte sie Frau Arnemann ein Fibrinolytikum verabreichen, um das Blutgerinnsel anzulösen, das den Schlaganfall verursacht. Im Anschluss würden die Kollegen der Neuroradiologie das Gerinnsel mit einem Katheter, der über die Leistenarterie eingeführt wird, entfernen. Die Ergebnisse des Vorgehens seien sehr vielversprechend und könnten die Symptome von Frau Arnemann unter Umständen entscheidend verbessern. Allerdings bestehe immer auch das Risiko, dass durch die notwendigen Medikamente eine Hirnblutung ausgelöst werde. Diese sei in den meisten Fällen nicht tödlich, könne aber zu zusätzlichen Einschränkungen führen.

Frau Arnemann und auch ihre Tochter sind sich unsicher. Die Ärztin versteht das. Sie sagt, dass es ihr bei dieser Entscheidung ähnlich gehen würde. Allerdings müsse Frau Arnemann ohne diese Therapie damit rechnen, eine dauerhaft schwere Behinderung zu erleiden. Mit der Therapie habe sie gute Chancen, zukünftig deutlich weniger Einschränkungen zu haben. Die Ärztin versichert, sie würde diese Therapie auch für ihre eigene Mutter oder sich selbst empfehlen, obwohl das Risiko ihr natürlich ebenfalls Angst machen würde. Frau Arnemann hat ein flaues Gefühl im Magen, willigt aber in das Vorgehen ein. Nachdem sie in den letzten Jahren solche Fortschritte mit ihren Erkrankungen gemacht hat, hofft sie, noch einige Zeit mit möglichst wenigen Beschwerden leben zu können. Ihre Tochter verspricht ihr, im Krankenhaus zu warten, bis der Eingriff abgeschlossen ist.

Die Ärztin lässt sich die Einwilligungserklärung unterschreiben und die Pflegekraft der Notaufnahme beginnt mit der Vorbereitung der notwendigen Medikamente. Glücklicherweise ist Frau Arnemanns Blutdruck mit 150/90 mmHg nur leicht erhöht, sodass er vor der Therapie nicht zusätzlich gesenkt werden muss. Von der Notaufnahme wird sie direkt zur neuroradiologischen Behandlung abgeholt. Frau Arnemann erhält dafür eine kurze Narkose. In der neuroradiologischen Gefäßdarstellung lässt sich tatsächlich ein Verschluss eines Seitenastes der linken A. cerebri media darstellen. Der Embolus kann durch ein Absaugverfahren entfernt werden.

Nach der Prozedur erfolgt die Verlegung auf die Stroke Unit, einer auf die Überwachung und die Therapie von

Schlaganfallpatienten spezialisierten Behandlungseinheit. Frau Arnemann, die sich von dem kurzwirksamen Narkosemittel kaum noch beeinträchtigt fühlt, spürt bereits, dass sie nun deutlich besser sprechen kann. Das macht ihr ein wenig Hoffnung: Vielleicht hat die Behandlung ja Erfolg gehabt. Noch während der Aufnahme auf die Stroke Unit stellt sie fest, dass sie ihren rechten Arm auch wieder etwas besser bewegen kann.

Sie wird an einen Überwachungsmonitor angeschlossen, um ihre Herzaktivität, ihren Blutdruck und ihre Sauerstoffversorgung zu protokollieren. Die Fachkräfte der Station können auf diese Weise mögliche Komplikationen schon früh erkennen und zudem den Krankheitsverlauf durch verschiedene Maßnahmen beeinflussen. Neben der Kontrolle der Körpertemperatur und der Entzündungsparameter muss auch der Blutzuckerspiegel streng eingestellt werden. Sowohl Hypo- als auch Hyperglykämien müssen vermieden werden, da beide negative Auswirkungen auf die neurologische Symptomatik haben können. Daneben muss auch der Blutdruck unterhalb eines Schwellenwertes von 180/100 mmHg eingestellt werden. Außerdem soll zeitnah ein Kontroll-cCT angefertigt werden, womit mögliche Komplikationen und Folgeschäden beurteilt werden können.



Das Ventrikelsystem hat die Aufgabe, den Liquor cerebrospinalis, eine Puffer- und Ernährungssubstanz, kanalartig zu leiten und somit die innere Liquorzirkulation zu ermöglichen. Der Liquor wird in spezialisierten Ependymzellen des Plexus choroidei gebildet. Permanent zirkulieren etwa 150 ml Liquor in den Liquorräumen. Produziert werden pro Tag etwa 500 ml. Der überschüssige Liquor wird hauptsächlich über die Perineuralscheiden der Spinalnerven des äußeren Liquorraums in das lymphatische System drainiert. Die frühere Annahme, dass es zu einer Drainage über die Arachnoidalzotten ins venöse System kommt, wird inzwischen von vielen Autoren in Frage gestellt. Dieser Aspekt ist ein gutes Beispiel dafür, dass es in allen Feldern der Medizin regelmäßig zu neuen Erkenntnissen kommt.

Das Ventrikelsystem wird auch als **innerer Liquorraum** bezeichnet (➤ Abb. 6.11). Es besteht aus vier unterschiedlich geformten Kammern, den beiden Seitenventrikeln (1. und 2. Ventrikel), dem darunter liegenden 3. Ventrikel und dem nochmals tiefer liegendem 4. Ventrikel, der sich als Zentralkanal im Rückenmark fortsetzt. Die ersten beiden Ventrikel sind über die Zwischenkammerlöcher (Foramina interventricularia) mit dem 3. Ventrikel verbunden, der wiederum über den Aquaeductus mesencephali, einem Kanal im Mittelhirn, mit dem 4. Ventrikel verbunden ist.

Die Hirnventrikel spielen auch in der Bildgebung eine große Rolle, da sie im Falle eines Hirnödems oder einer Hirnblutung komprimiert werden können, was ein prognostisch

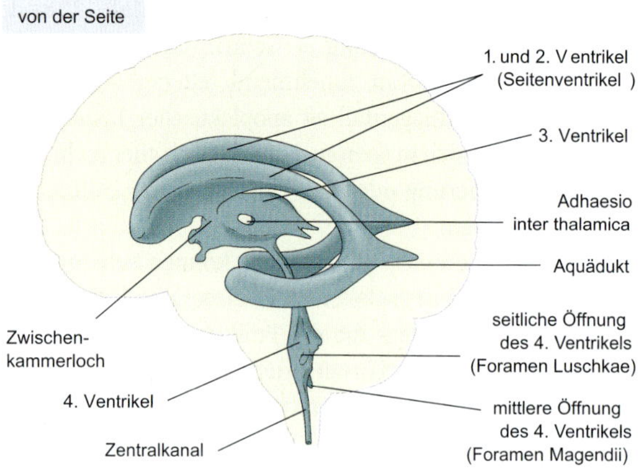


**Abb. 6.11** Es ist sinnvoll, sich das Ventrikelsystem aktiv als dreidimensionale Struktur vorzustellen, um ein Gefühl für seine Architektur zu bekommen. [L190]

ungünstiges Zeichen ist. Dies muss bei Schlaganfallpatienten möglichst früh erkannt werden.

## 6.11 Gehirnveränderungen im Laufe des Lebens

Im Rahmen einer bildgebenden Untersuchung des Gehirns muss auch das Alter der Patienten berücksichtigt werden, da sich das Gehirn sowohl mikroskopisch als auch makroskopisch mit zunehmendem Alter verändert. Bei der Geburt sind fast alle Neurone vorhanden, allerdings ist die Markscheidenbildung noch nicht abgeschlossen. Es folgt eine Phase mit einem deutlichen Überangebot an synaptischen Verbindungen, denn Kinder werden mit zahlreichen Anlagen geboren, um auf verschiedene Umweltbedingungen eingestellt sein zu können. Die meisten dieser Verbindungen werden jedoch aus energetischen Gründen wieder abgebaut, wenn sie nicht genutzt werden. Ein weiterer massiver Umbau findet in der Pubertät statt, um den Übergang vom Kind zum Erwachsenen zu ermöglichen.

Es folgt eine längere Phase relativer Stabilität der Gehirnarchitektur, bevor zahlreiche **alterstypische Veränderungen** auftreten,

- Abnahme der Gesamtneuronenzahl
- Abnahme der Synapsenanzahl
- Änderungen im Neurotransmitterhaushalt
- Abnahme der Gliazellzahl
- Zunehmende Einlagerung von Fetten und anderen Stoffen in den Zellen
- Verschmälerung der Hirnwindungen
- Erweiterung der Liquorräume
- Verdickungen der Hirnhäute

Insbesondere diese Phänomene müssen im Rahmen der Bildgebung beachtet werden, wenn nach schlaganfallbedingten Veränderungen gesucht wird.

## 6.12 Lähmungen

Im Falle von Frau Arnemann ergibt das Kontroll-cCT eine bleibende Schädigung der linken Hemisphäre (➤ Abb. 6.12). Im Rahmen der neurologischen Verlaufsdiagnostik fällt vor allem eine weiterhin bestehende leichte Schwäche des rechten Armes auf.

„Glück im Unglück", findet Frau Arnemann. Sie ärgert sich zwar, dass ausgerechnet der rechte Arm betroffen ist, mit dem sie doch viel geschickter ist als mit dem linken. Allerdings hat sie sich vor ein paar Tagen noch darum gesorgt, ob sie den Arm überhaupt wieder benutzen könne und ob es ihr je wieder möglich sei, normal zu sprechen. Letzteres geht nun aber wieder ohne Probleme. Die Neurologin macht ihr zwar keine große Hoffnung, dass der Arm wieder ganz ohne Einschränkungen funktionieren werde. Sie rät ihr allerdings dennoch zu intensiver Ergotherapie und zu einer Reha-Behandlung, da es einigen Patienten gelinge, motorische Fortschritte zu machen und sich auf diesem Wege viel Eigenständigkeit im Alltag zu erhalten. Perspektivisch sei es so, dass die aktuell schlaffe Teillähmung des Armes in eine Spastik übergehen würde.

Außerdem müsse noch einmal versucht werden, etwas gegen das Vorhofflimmern zu unternehmen. In ihrem linken Herzohr hätten sich Thromben gebildet, von denen sich vermutlich einer gelöst und dann zu dem Schlaganfall geführt habe. Auch die Gefäßveränderungen, die sich im Rahmen ihrer Diabetes-Erkrankung entwickelt haben, spielten sicherlich eine Rolle. Frau Arnemann müsse dringend weiterhin in enger kardiologischer und diabetologischer Behandlung bleiben.

Diana Arnemann zeigt sich etwas verwundert darüber, dass sich trotz der gerinnungshemmenden Medikamente ein Thrombus habe ausbilden können. Die Ärztin zuckt mit den Schultern. Das sei schon nachvollziehbar, die Medikamente böten leider keinen einhundertprozentigen Schutz. Man wolle mit den Medikamenten ja nicht die komplette Blutgerinnung ausschalten. Dies könne schnell tödliche Folgen haben, etwa durch vermehrte Hirnblutungen. Das Ziel sei immer eine Risikoreduktion. Bei Frau Arnemann habe das bedauerlicherweise nicht geklappt. Allerdings könne es genauso gut sein, dass der Schlaganfall ohne die Medikamente möglicherweise früher aufgetreten wäre oder stärkere Folgen gehabt hätte.

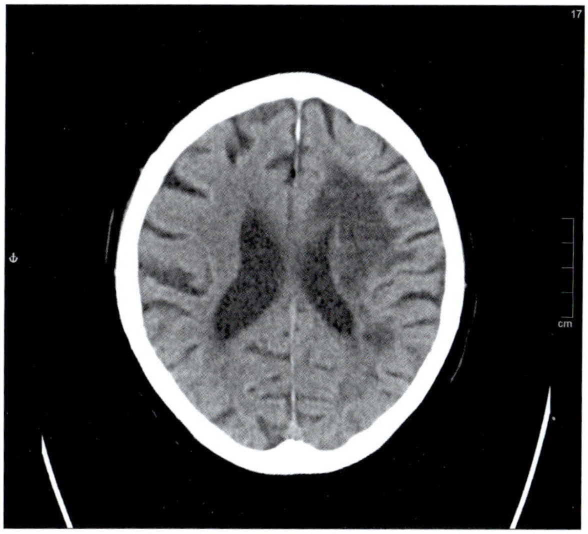

**Abb. 6.12** Das dunkle Areal in diesem cCT neben den beiden Ventrikeln (schmetterlingsartige Struktur in der Mitte) zeigt einen Infarkt im Mediastromgebiet. [T1256]

Lähmungen können in „schlaffe" und in „spastische Lähmungen" eingeteilt werden. Sie werden als „Plegie" oder „Paralyse" bezeichnet und gehen immer auf einen neuronalen Schaden zurück. Je nachdem, wo dieser Schaden auftritt, kommt es zur schlaffen oder spastischen Ausprägung. Liegt die Schädigung in den Vorderhornzellen des Rückenmarks oder weiter distal, entsteht durch die fehlende Signalweiterleitung eine **schlaffe Lähmung**. Liegt die Störung im motorischen Rindenfeld oder im Bereich der Pyramidenbahn, entsteht eine **spastische Lähmung**. Dies ist durch die erhaltenden Signalketten der Muskelreflexe bedingt, die weiterhin ein Anspannungssignal in den betroffenen Körperabschnitt senden können. Es kommt zu einer verstärkten Ausprägung der Reflexaktivität und damit zur Spastik. Eine **unvollständige Lähmung** wird Parese genannt. Bei Schlaganfällen ist die Lähmung durch den akuten Schaden bei noch nicht ausreichend starker Reflexaktivität zunächst schlaff, wird dann aber im Verlauf spastisch.

## 6.13 Reflexe

Reflexe sind automatisch ablaufende und damit **willensunabhängige Reaktionen** des Körpers auf spezifische Reize. Sie ermöglichen es, in potenziellen Gefahrensituationen sehr schnell zu reagieren, etwa indem die Augen geschlossen oder eine Abwehrbewegung durchgeführt wird. Vermittelt werden Reflexe über Reflexbögen. Das Signal wird über einen Sensor aufgenommen und über eine sensible Nervenfaser zu einem Reflexzentrum im zentralen Nervensystem weitergeleitet. Die Reflexantwort wird über eine motorische Nervenfaser in das Zielorgan geleitet und löst dort eine Reaktion aus.

Es kann zwischen Muskeleigen- und -fremdreflexen unterschieden werden. Bei **Muskeleigenreflexen** sitzen Reizaufnahme und -antwort im selben Muskel. Beispiele hierfür sind Bizepssehnen- und Patellarsehnenreflex. Die Reizaufnahme erfolgt über eine dehnungssensible Muskelspindel. Das Besondere an Eigenreflexen ist, dass sie auch unmerklich ablaufen, um den Muskeltonus zu regulieren und damit die Körperhaltung zu beeinflussen. Da die Reflexbahn nur eine Verschaltungsebene hat, spricht man auch von einem monosynaptischen Reflex. Bei **Fremdreflexen** wird der Reiz in einem Organ empfangen und es erfolgt eine Reflexantwort in einem anderen Organ. Ein typisches Beispiel ist das Schließen der Augenlider, wenn sich ein Gegenstand mit hoher Geschwindigkeit auf die Augen zubewegt. Zum besseren Verständnis muss bedacht werden, dass das Auge ein anderes Organ ist als die Augenlider. Da für diese Reaktion ganz unterschiedliche Nervenzellen eingebunden werden müssen, handelt es sich um einen polysynaptischen Reflex.

Neben Eigen- und Fremdreflexen existieren auch vegetative Reflexe, zum Beispiel Hautrötungen als Folge von Entzündungen oder viele der Regulationsvorgänge im Bereich des Magen-Darm-Traktes.

Nach einer Woche kann Frau Arnemann aus dem Krankenhaus entlassen werden. Nach der Zeit auf der Stroke Unit wird sie auf die neurologische Station verlegt. Dort gefällt es ihr deutlich besser. Sie muss nicht mehr am Überwachungsmonitor angeschlossen sein und kann sich mit Hilfe der Physiotherapeuten und dank eines speziellen Gehstocks zunehmend freier über die Station bewegen. Auch die Ergotherapeuten kommen regelmäßig, um sie mit ihrem beeinträchtigten Arm zu unterstützen. Auf eine logopädische Behandlung kann glücklicherweise verzichtet werden, da ihre Sprachfähigkeit vollständig zurückgekehrt ist.

Nachdem sie sich mit ihrem Sohn und ihrer Tochter beraten hat, entscheidet sie sich für eine Heilanschlussbehandlung in einer nahegelegenen neurologischen Reha-Klinik. Ihr ist es sehr wichtig, ihre Familie und vor allem ihre Enkelkinder regelmäßig zu sehen.

Auf das Häkeln muss sie wohl vorerst verzichten, sodass sie keine Babysocken mehr für ihre Enkelin machen kann. Doch wenigstens bleibt ihnen das gemeinsame Vorlesen.

6

## STECKBRIEF

### Schlaganfall

**Definition**
- Unterversorgung von Gehirnarealen mit Sauerstoff durch akute Durchblutungsstörung in Form eines Gefäßverschlusses, einer Gefäßverengung oder einer Blutung.
- Es können ischämische Schlaganfälle (durch Gefäßverschlüsse, Gefäßstenosen oder andauernde Hypotonie) und hämorrhagische Schlaganfälle (Intrazerebrale Blutungen und Subarachnoidalblutungen) unterschieden werden.

**Epidemiologie**
- Jährlich etwa 270.000 Schlaganfälle in Deutschland (etwa 350 Schlaganfälle pro 100.000 Einwohner)
- 80–85 % der Schlaganfälle sind ischämisch, 15–20 % sind hämorrhagisch („blutige Schlaganfälle")

**Ätiologie**
- Ischämische Schlaganfälle:
  - Carotisstenose
  - Vorhofflimmern mit nachfolgender Embolie
  - Artherosklerose
- Hämorrhagische Schlaganfälle:
  - Gefäßzerreißungen
  - Aneurysmablutungen
- Zwei wichtige Risikofaktoren für beide Formen sind zudem:
  - Hypertonie
  - Diabetes mellitus

**Pathophysiologie**
- Durchblutungsstörung führt zu Sauerstoffunterversorgung der Neurone.
- Neurone haben nur eine sehr geringe Hypoxietoleranz und sterben schnell ab.
- Im Rahmen einer Ischämie treten mehrere Zonen auf:
  - Nekroseareal: Abgestorbene Neurone, keine Erholung möglich
- Penumbra: Umgibt Nekroseareal, Erholung möglich, wenn Blutversorgung wieder hergestellt wird

**Symptome**
- Kopfschmerzen
- Lähmungen
- Sprach- und Sprechstörungen
- Sehstörungen
- Gangunsicherheiten
- Schwindel
- Bewusstseinsstörungen

**Behandlung**
- Akuttherapie der Ischämie
  - Thrombolysetherapie
  - Mechanische Thrombektomie
- Akuttherapie der Hirnblutung
  - Bei Subarachnoidalblutung: *Gefäßclipping*
  - Bei intrakranieller Blutung: Operative Behandlung ist Einzelfallentscheidung, ggf. *Trepanation* oder (Hemi-)*Kraniektomie*
  - Hirndrucküberwachung und -einstellung
- Weiterbehandlung
  - Überwachung auf Stroke Unit
  - Einstellung von Blutdruck, Blutzuckerspiegel, Temperatur und auffälligen Blutwerten
  - Thromboseprophylaxe, Frühmobilisation
  - Physio-/Ergotherapie und Logopädie
  - Rehabilitative Weiterbehandlung

**Prognose**
- Ca. 40 % der Patienten sind im Alltag dauerhaft eingeschränkt.
- Ca. 15 % versterben innerhalb eines Jahres (junge Patienten versterben deutlich seltener).
- Bei hämorrhagischen Schlaganfällen versterben immer noch etwa 50 % innerhalb eines Jahres, 20 % bereits im Krankenhaus.
- Die Prognose wird zunehmend besser.

| Themen im Überblick | Curriculare Einheiten der Pflegeausbildung (CE) |
|---|---|
| **Anatomie**<br>• Nervensystem<br>– Übersicht<br>– Gehirnaufbau<br>– Hirnhäute<br>– Ventrikelsystem<br>• Hals- und Hirngefäße<br>**Biologie, Biochemie und Physiologie**<br>• Elektrische Leitung am Herzen<br>• Altersabhängige Gehirnveränderungen<br>• Sprache<br>• Motorik<br>• Reflexe<br>**Krankheitslehre**<br>• Schlaganfall<br>• Lähmungen<br>**Untersuchungstechniken**<br>• FAST-Test | • **Schlaganfall:**<br>CE 06 In Akutsituationen sicher handeln;<br>Fach: Pflegehandeln in kurativen Pflegeanlässen<br>(2. ABD, 3. TB)<br>• **Anatomie und Physiologie des Nervensystems/Neurologische Erkrankungen/Schlaganfall, Neglect/Parese:**<br>CE 07 Rehabilitatives Pflegehandeln im interprofessionellen Team;<br>Fach: Gestaltung von Arbeits- und Beziehungsprozessen<br>(3. ABD, 2. TB) |

## ZUM WEITERLESEN

- S3-Leitlinie „Schlaganfall" der Deutschen Gesellschaft für Allgemein- und Familienmedizin (DEGAM) https://www.awmf.org/leitlinien/detail/ll/053-011.html (letzter Zugriff 31.10.2022)
- S2e-Leitlinie „Akuttherapie des ischämischen Hirninfarktes" unter Federführung der Deutschen Gesellschaft für Neurologie (DGN) https://www.awmf.org/leitlinien/detail/ll/030-046.html (letzter Zugriff 31.10.2022)
- Gesundheitsinformation.de zum Schlaganfall https://www.gesundheitsinformation.de/schlaganfall.html (letzter Zugriff 31.10.2022)
- Deutsche Schlaganfallhilfe https://www.schlaganfall-hilfe.de/de/start (letzter Zugriff 31.10.2022)

## ZUM WEITERDENKEN

1. Wie unterscheiden sich Vorhof- und Kammerflimmern?
2. Was sind Gliazellen und welche Rolle spielen sie im Gehirn?
3. Beschreiben Sie den Aufbau des Mittelhirns.
4. Welche Aufgaben hat der Thalamus?
5. Erläutern Sie, wieso eine Schädigung des Hirnstamms, etwa durch eine Dens-axis-Fraktur, tödlich sein kann.
6. Wodurch zeichnen sich Kopfschmerzen im Rahmen einer Subarachnoidalblutung am ehesten aus?
7. Welche Bedeutung haben Blut-Hirn- und Blut-Liquor-Schranke?
8. Welche Therapie erfolgt bei Patienten mit einem ischämischen Schlaganfall als Sekundärprophylaxe?
9. Was ist der Unterschied zwischen eine Hemiparese und einer Hemiplegie?
10. Worauf weist der Babinski-Reflex hin?

KAPITEL

# 7 Frakturen im Alter

Herr Willberg lebt alleine. Mit der Mutter seiner drei Kinder telefoniert er allerdings noch regelmäßig. Sie haben sich vor fast 40 Jahren getrennt und sind inzwischen so etwas wie Freunde. Zunächst hatten sie immer mal wieder wegen der Kinder telefoniert, dann aus Gewohnheit und später aus Vergnügen. Obwohl er es war, der Maria damals verlassen hatte, war es ihm schwergefallen, sich an den Gedanken zu gewöhnen, dass sie mit einem neuen Mann zusammenlebte. Hans-Georg und er hatten sich zunächst auch alles andere als verstanden. Sie hatten sich einsilbig zugenickt, wenn die Kinder für ihren zweiwöchentlich stattfindenden Besuch zu Herrn Willberg gebracht wurden. Er hatte dann immer besonders spannende Ausflüge mit ihnen gemacht. In den Freizeitpark, zum Segelflugplatz oder an die Ostsee. Er hatte gespürt, dass Maria das gestört hatte, und er hatte das das für eine Weile genossen. Heute kann er darüber nur den Kopf schütteln. Wie störrisch er sich damals benommen hatte … Kaum vorstellbar.

Hans-Georg und Maria waren immer noch ein Paar, und auch ihm steht Herr Willberg heute näher als damals. Sie sind, gemeinsam mit Theresa, seiner letzten Partnerin, sogar einige Male zu viert essen gewesen, und er hat sich das eine oder andere Mal mit Hans-Georg auf der Terrasse festgequatscht. Sie haben wirklich einiges gemeinsam.

Es ist schade, dass es mit Theresa am Ende nicht geklappt hat. Vielleicht ist er dazu bestimmt, Junggeselle zu bleiben. Aber auch wenn es mit seinen 74-Jahren nicht mehr ganz so einfach ist, eine Partnerin zu finden, will er es nicht vollkommen aufgeben. Seine Kinder haben ihm eine Handy-App empfohlen, um neue Bekanntschaften zu schließen. Dagegen sträubt er sich allerdings vehement. Er will jemanden auf die klassische Art kennenlernen.

Das Restaurant „Zur Rose" ist eines der wenigen Tanzlokale, die in ihrer kleinen Stadt noch übriggeblieben sind. Alle anderen hat die Zeit weggespült. „Die Rose" hält sich aber bis heute tapfer. Herr Willberg summt einen Walzer, während er sich seine Fliege, die mit etwas albernen kleinen Symbolen verziert ist, vor dem Badezimmerspiegel richtet. Er ist zufrieden mit sich – das sieht doch alles recht ordentlich aus.

Plötzlich, er weiß kaum, wie ihm geschieht, schlägt er auf dem Boden auf. Ein heller Schmerz schießt durch seine linke Körperhälfte und verwandelt sich dann in ein dumpfes Pulsieren. Er ist ausgerutscht und offenbar die kleine, vierstufige Treppe, die das Schlafzimmer mit dem Bad verbindet, hinuntergefallen. Hüfte und Schulter schmerzen, als er versucht, sich aufzurichten. Doch das ist unmöglich.

Sein Handy liegt ausgeschaltet im Wohnzimmer. Keine Chance, es zu erreichen. Ihm bleibt nichts anderes übrig, als nach Hilfe zu rufen.

## 7.1 Bewegungsapparat

Der menschliche Bewegungsapparat besteht aus einer Vielzahl von Knochen, Muskeln, Sehnen und Bändern. Er dient dem Schutz des Körpers, seiner Fortbewegung und dem äußeren Erscheinungsbild. Sein Aufbau und seine Ausprägung sind durch genetische Anlagen und Umwelteinflüsse bedingt. Er lässt sich in mehrere **Abschnitte** untergliedern:

- Schädel
- Schultergürtel
- Arme
- Wirbelsäule
- Brustkorb
- Beckengürtel
- Beine

Die Extremitäten sind so am Rumpf angeordnet, dass sie ihre spezifischen **Aufgaben** bestmöglich erfüllen können. Die Beine dienen dem Stand, der Fortbewegung und ermöglichen darüber hinaus verschiedene Sitz- und Hockstellungen. Sie sind weniger beweglich als die Arme, durch ihre ausgeprägte Muskulatur und Statik dafür aber deutlich belastbarer und ausdauernder. Der Aufbau der Arme ermöglicht sowohl gröbere als auch feinmechanische Arbeiten. Darüber hinaus ist ihre enorme Beweglichkeit ein großer Vorteil bei vielen Aktivitäten des täglichen Lebens.

Der Bewegungsapparat lässt sich in einen **aktiven und einen passiven Bewegungsapparat** unterteilen. Muskeln und Sehnen gehören zum aktiven, Bänder und Knochen zum passiven Anteil.

## 7.2 Muskulatur

Es existieren drei verschiedene **Typen** von Muskulatur:
- Herzmuskulatur (➤ Kap. 1.7)
- Glatte Muskulatur
- Quergestreifte Muskulatur

Für den Bewegungsapparat spielt die quergestreifte Muskulatur die mit Abstand wichtigste Rolle. Sie trägt ihren charakteristischen Namen durch ihr Aussehen bei der mikroskopischen Betrachtung. Die Basis jedes Muskeltyps sind die Muskelzellen (Myozyten). Sie alle haben vier Grundeigenschaften: Sie sind erregbar, elastisch, dehnbar und kontraktil.

Die quergestreifte Muskulatur wird über eine motorische Endplatte erregt. Sie reagiert schnell, kraftvoll und ist ermüdbar. Zudem ist sie tetanisierbar, kann also in einen Krampfzustand verfallen. Sie dient der aktiven Bewegung des Körpers, der Produktion von Wärme und der Körperhaltung. Bedingt durch die Testosteronwirkung ist sie bei Männern im Durchschnitt deutlich stärker ausgeprägt als bei Frauen. Die Muskelmasse nimmt ab einem Alter von etwa 30 Jahren kontinuierlich ab. Dieser Effekt kann durch aktives Training vermindert werden. Der Mensch verfügt über etwa 600 Skelettmuskeln (➤ Abb. 7.1a und b).

Skelettmuskeln sind im Regelfall nach verschiedenen Eigenschaften benannt, z. B.:

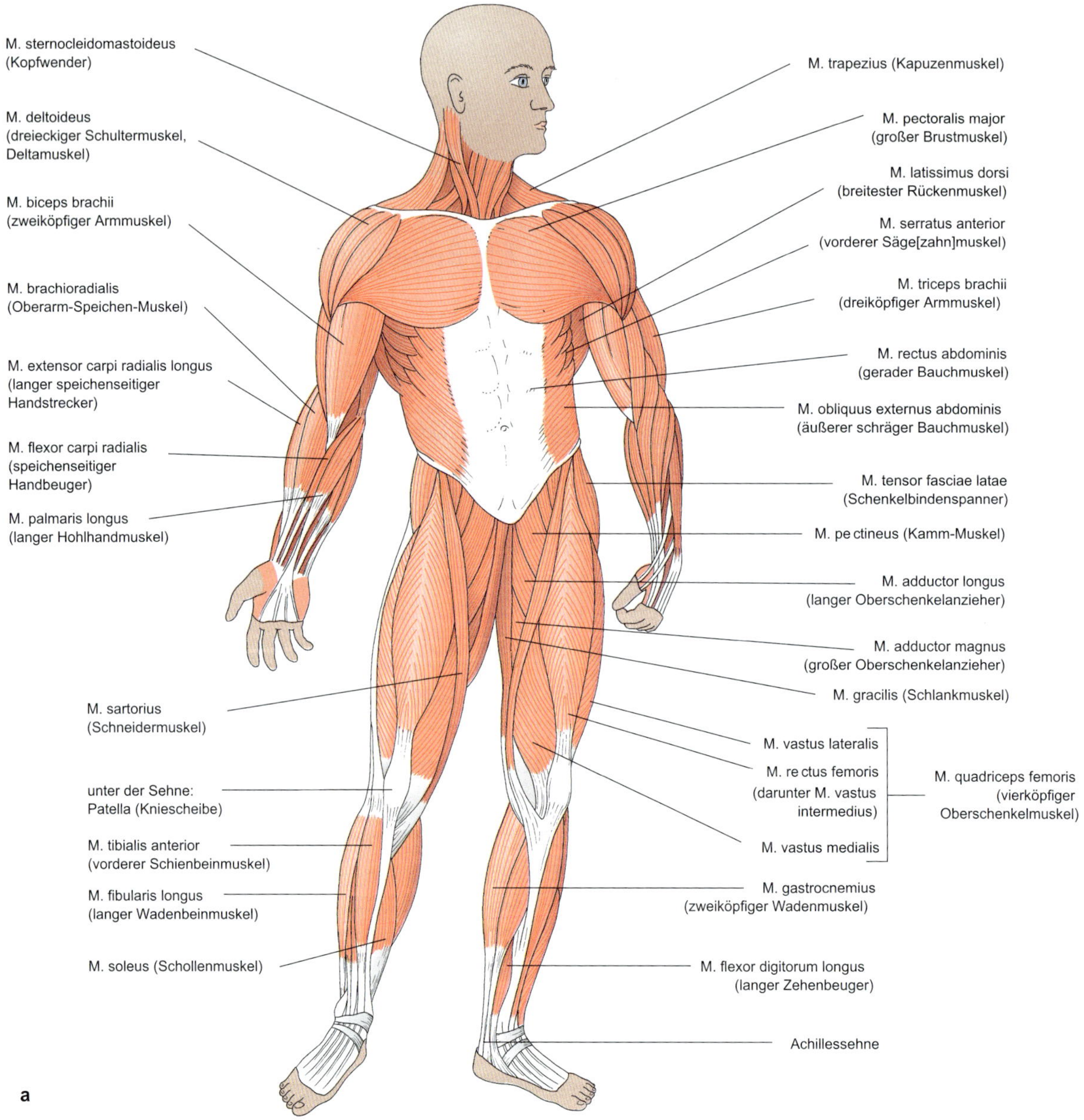


**Abb. 7.1** Muskulatur des Menschen von vorne ...

- Faserverlauf (M. transversus abdominis)
- Lage des Muskels (M. temporalis)
- Größe/Länge (M. gluteus minimus)
- Zahl der Ursprünge (M. quadriceps femoris)
- Muskelform (M. trapezius)

Daneben können sie auch nach Lokalisation von Ansatz und Ursprung benannt sein. Der Ursprung liegt definitionsgemäß nahe an der Körperachse (proximal), der Ansatz entfernt davon (distal). Zwischen Ansatz und Ursprung liegt der Muskelbauch. In Abhängigkeit von Ansatz und Ursprung wird ein bestimmter Bewegungsumfang ermöglicht. Muskeln machen sich dabei das Prinzip von Agonismus und Antagonismus zunutze. Hierbei führt der Agonist (Spieler) eine Bewegung aus, während der Antagonist (Gegenspieler) für die Gegenbewegung verantwortlich ist. Diese beiden Begriffe sind also relative Bezeichnungen.

Die **Einteilung** in Extensoren (Strecker) und Flexoren (Beuger) hingegen ist durchgängig eindeutig. Strecker sind für die Streckung und Beuger für die Beugung in einem Gelenk verantwortlich. Wird beispielsweise das Ellenbogengelenk gebeugt, geschieht dies immer durch einen Armbeuger (z. B. M. biceps brachii). Die meisten Muskeln werden an ihren Enden in Form von Sehnen verlängert, die an Ursprung oder Ansatz inserieren. Sehnen sind nicht kontraktil und nicht sehr dehnbar. Sie dienen, ähnlich wie ein Seil, der effizienten Kraftübertragung.

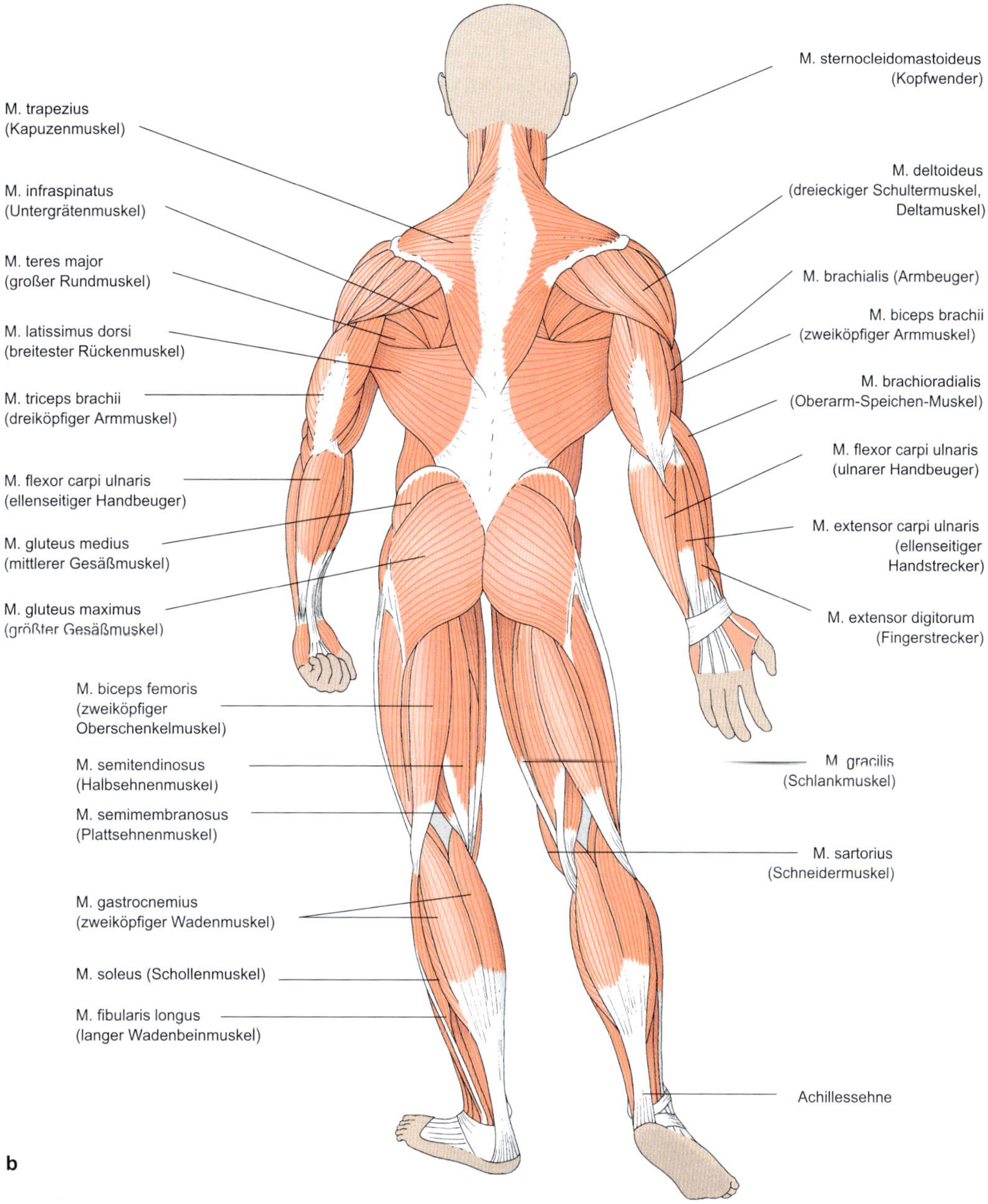


**Abb. 7.1** ... und von hinten [L109]

7

Skelettmuskeln haben einen typischen **Aufbau**, der durch seine einfache Struktur gut nachvollziehbar ist. Jeder Muskel (mit einigen Ausnahmen, wie z. B. die mimische Muskulatur) ist von einer Faszie umgeben, darunter liegt eine Hüllschicht, das Epimysium. Innerhalb dieser sackartigen Struktur finden sich viele Kammern mit Muskelfaserbündeln, die vom Perimysium umgeben sind. Die einzelnen Muskelfasern sind vom Endomysium umgeben. Innerhalb der verschiedenen Hüllschichten liegen Blutgefäße und Nerven.

Man unterscheidet Muskelfasern und Muskelzellen. Die Muskelfaser ist eine Verkettung mehrere Muskelzellen, die zu einer funktionellen Einheit (Synzytium) zusammengeschaltet sind. Da innerhalb einer Muskelfaser die ebenfalls faserartigen Myofibrillen liegen, kann es hier schnell zu Verwechslungen kommen. An den Muskelfasern setzen Nervenendigungen an, sodass hier motorische Endplatten entstehen, über die das Signal der Nerven in Muskelaktivität umgesetzt werden kann (➤ Abb. 7.2).

Die Organisationeinheiten innerhalb der Myofibrillen sind die Sarkomere. Hierbei handelt es sich um kleinste kontraktile Elemente, die aus verschiedenen Proteinen bestehen. Die wichtigsten sind Aktin und Myosin. Das Aktin ist an den Z-Scheiben aufgehängt. Das Myosin befindet sich zwischen zwei Z-Scheiben und stellt das Verbindungsglied der jeweiligen Aktinfilamente dar. Am Myosin befinden sich kleine Köpfchen, die sich in den Aktinfilamenten verhaken und eine Zugbewegung durchführen können, wenn ein Kontraktionssignal über die elektromechanische Kopplung an der motorischen Endplatte vermittelt wird (➤ Abb. 7.3).

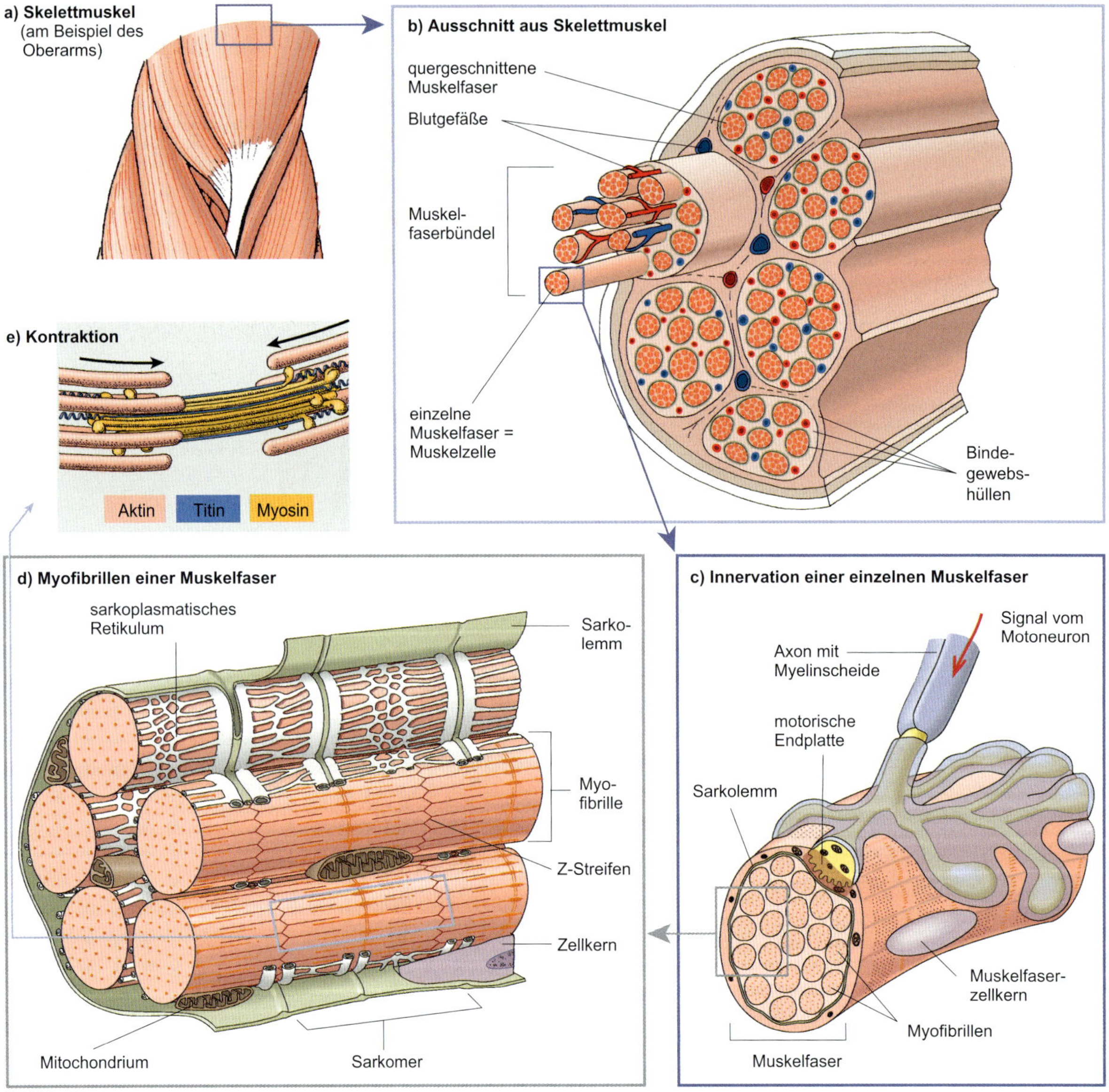


**Abb. 7.2** Skelettmuskel in verschiedenen Vergrößerungen. Die Abbildungen zeigen, links oben beginnend und im Uhrzeigersinn angeordnet, immer kleinere Strukturen der Skelettmuskulatur. [L190]

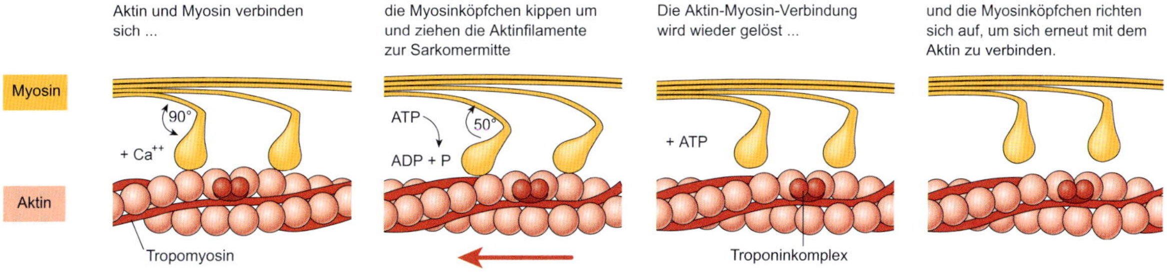


**Abb. 7.3** Querbrückenzyklus. Der rote Pfeil im zweiten Abbildungsteil stellt die Bewegungsrichtung des Aktinfilaments dar. [L190]

## 7.3 Skelett und Knochen

Das Skelett des Erwachsenen besteht aus über 200 Knochen (➤ Abb. 7.4). Bei Kindern liegen sogar mehr als 300 Knochen vor, da viele von ihnen noch nicht abschließend miteinander verwachsen sind.

Knochen werden je nach Form in verschiedenen **Typen** eingeteilt:

- Platte Knochen (z. B. Skapula)
- Röhrenknochen (z. B. Humerus)
- Kurze Knochen (z. B. Handwurzelknochen; oft würfelförmig)
- Irreguläre Knochen (z. B. Wirbel)
- Sesambeine (z. B. Patella; in Muskelsehne eingebettet)

Einige Knochen verfügen über Rinnen (Sulci), Gruben (Fossae), Einschnitte (Inzisuren) oder Löcher (Foramina), durch die Blutgefäße, Nerven oder andere Strukturen hindurchtreten können. Zudem sind einige Knochen des Kopfes pneumatisiert (luftgefüllt). Dies spart Gewicht und bietet einen Resonanzraum für die Stimme.

Röhrenknochen haben einen Knochenschaft (Diaphyse) und verfügen beidseitig über Endstücke, die Epiphysen genannt werden. An den Epiphysen befinden sich zumeist die mit Knorpel überzogenen Gelenkflächen. Zwischen Diaphyse und Epiphyse befindet sich die Metaphyse. In dieser Übergangszone liegt auch die Epiphysenfuge, die das Längenwachstum des Knochens bei Kindern ermöglicht und sich im Jugend- bzw. Erwachsenenalter schließt. Ist sie geschlossen und damit verknöchert, wird von der Epiphysenlinie gesprochen (➤ Abb. 7.5).

Alle Knochen werden von einer Knochenhaut (Periost) umgeben, unter der eine harte Knochenschicht (Kortikalis) liegt. Diese wird bei Röhrenknochen Kompakta genannt. Das Knocheninnere besteht größtenteils aus der schwammartig aussehenden Spongiosa, den Knochenbälkchen. Sie richten sich entlang der Belastungsachsen aus, um dem Knochen die größtmögliche Stabilität bei minimalem Gewicht geben zu können. Hierfür bauen sich Knochen auch im fortgeschrittenen Alter je nach Beanspruchung immer wieder um. Sportliche Betätigung hat daher nicht nur einen muskelaufbauenden, sondern auch einen knochenstärkenden Effekt. Die letzte Schicht, die im Inneren des Knochens liegt und die Markhöhle mit dem Knochenmark umgibt, heißt Endost.

Das Knochenmark kann als gelbes Knochenmark (Fettmark) oder als rotes Knochenmark (blutbildendes Knochenmark) vorliegen. Beim Erwachsenen findet sich blutbildendes Knochenmark in den meisten Platten und irregulären Knochen sowie in den Epiphysen der Röhrenknochen. Dies macht man sich im Rahmen von diagnostischen Knochenmarkspunktionen zum Beispiel am Beckenkamm zu Nutze.

Knochen bestehen aus anorganischen und organischen Substanzen. Obwohl sie so robust sind und wirken, als würden sie lediglich aus Mineralien bestehen, ist das Knochengewebe ein lebendiges und sehr aktives Gewebe. Es verfügt über eine eigene Durchblutung, hat zahlreichen Stoffwechselaufgaben und ein beeindruckendes Regenerationspotenzial. Die Knochen werden durch zahlreiche kleine Blutgefäße, die in den Havers- und Volkmann-Kanäle verlaufen, mit den notwendigen Baustoffen wie Kalzium und Phosphat versorgt.

Geformt werden Knochen vor allem von zwei Zelltypen, den Osteoklasten und den Osteoblasten. Während die Osteoklasten für den Abbau von Knochen, etwa im Rahmen von Umbauphasen, im Wachstum oder nach Knochenbrüchen, notwendig sind, sind die Osteoblasten für den Knochenaufbau zuständig. Sie bauen die Knochengrundsubstanz (Knochenmatrix) auf, die zunächst aus Kollagen und Glykoproteinen besteht. Diese eher weiche Struktur wird Osteoid genannt. Im Anschluss erfolgt die Mineralisation des Osteoids, bei der u. a. Kalziumphosphat und -karbonat eingebaut werden. Die Osteoblasten werden zunehmend eingemauert und verlieren ihre ursprüngliche Funktion. Sie werden nun als Osteozyten bezeichnet. Dies passiert mit zahlreichen Zellen gleichzeitig. Wie in ➤ Abb. 7.6 zu sehen, bilden sich aus diesen Einmauerungsprozessen zahlreiche Osteone heraus, die in Lamellen eingefasst sind. Auf- und Abbau des Knochens sind physiologischerweise in einem dynamischen Gleichgewicht.

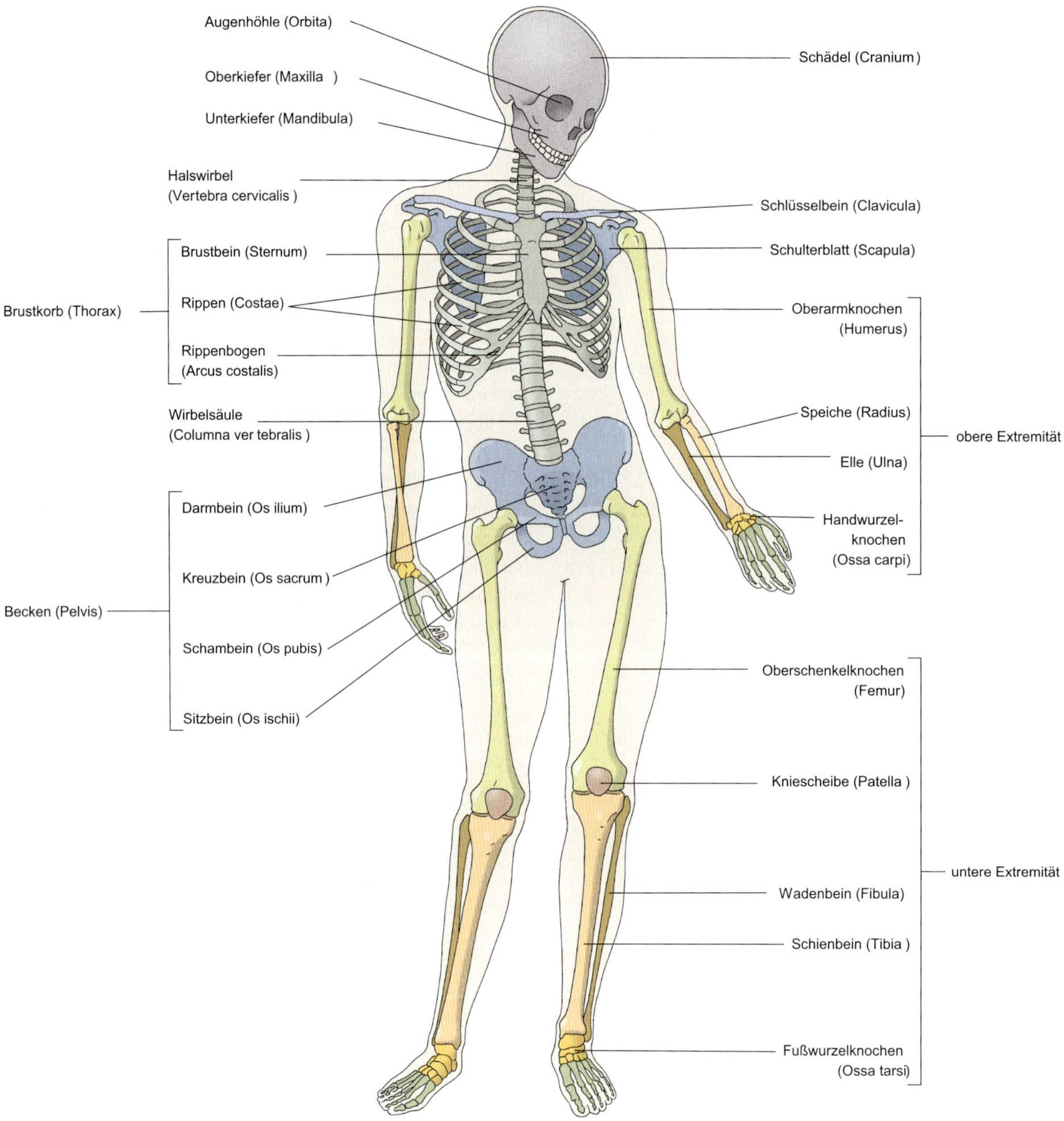


**Abb. 7.4** Menschliches Skelett im Überblick [L190]

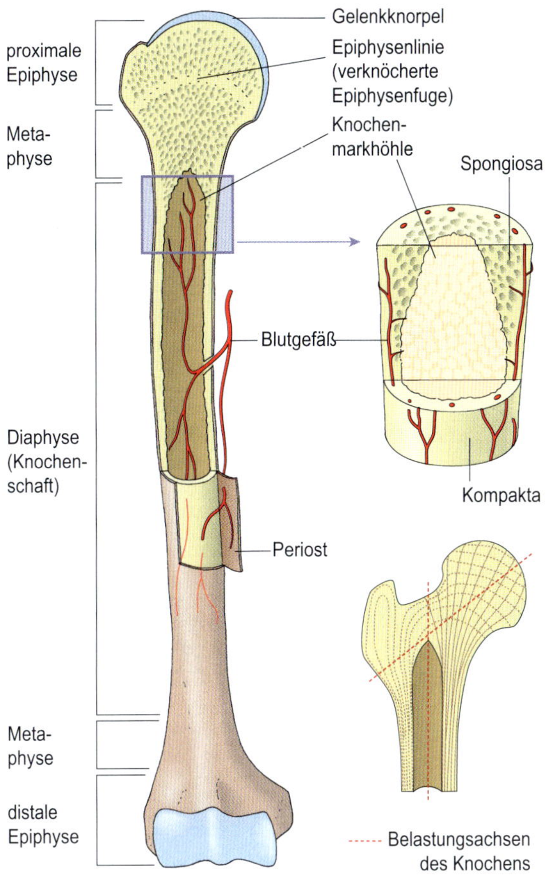


**Abb. 7.5** Typischer Aufbau eines Röhrenknochens. Die jeweiligen Belastungsachsen der Knochen sorgen für die Ausrichtung der inneren Struktur, um auf diese Weise eine hohe Stabilität gewährleisten zu können. [L190]

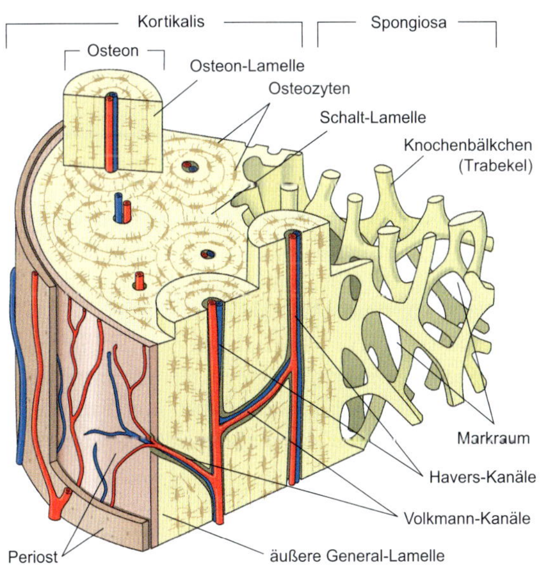


**Abb. 7.6** Osteone sind die baulichen Grundeinheiten des Knochens. Sie umfassen kreisförmig einen gefäßführenden Volkmann-Kanal und sind über Havers-Kanäle miteinander verbunden. [L190]

## 7.4 Gelenke

Um Bewegung und Fortbewegung zu ermöglichen, sind die Knochen über Gelenke verbunden. Muskeln und Sehnen entspringen bestimmten Strukturen, zum Beispiel der Wirbelsäule und inserieren, über die Gelenke verlaufend, an ihren Zielstrukturen. Auf diese Weise können Gelenke bewegt werden. Je nach Gelenktyp sind unterschiedliche Bewegungsrichtungen möglich. Gesprochen wird hier von Freiheitsgraden. Ein Scharniergelenk (z. B. Ellenbogengelenk) hat einen Freiheitsgrad, da es nur zwei Bewegungsrichtungen (z. B. das Beugen bzw. Strecken des Unterarms) bewirken kann. Ein Kugelgelenk (z. B. Schultergelenk) verfügt über alle drei **Freiheitsgrade**, da es in allen Dimensionen bewegt werden kann:

- Beugung und Streckung (Flexion und Extension)
- Seit-zu-Seit-Bewegung (Abduktion und Adduktion)
- Drehung (Innen- und Außenrotation)

Neben Scharnier- und Kugelgelenk gibt es zahlreiche weitere **Gelenkformen** (➤ Abb. 7.7).

Neben dieser anatomisch-funktionellen Einteilung, können Gelenke anhand ihres **Aufbaus** eingeteilt werden. Echte Gelenke mit einem Gelenkspalt werden Diarthrosen genannt. Ist das Gelenk sehr straff und damit trotz Vorliegen eines Gelenkspaltes unbeweglich, wird von Amphiarthrosen gesprochen. Dem gegenüber stehen die Synarthrosen, die Knochen möglichst stabil zusammenhalten sollen. Sie dienen nicht der Beweglichkeit.

Synarthrosen lassen sich in drei verschiedene Gruppen einteilen:

- Synchrondrosen: verknorpelte Gelenke, z. B. Symphyse
- Syndesmosen: bandhafte Gelenke, z. B. Membrana interossea
- Synostosen: verknöcherte Gelenke, z. B. Kreuzbein

Diarthrosen haben einen typischen Aufbau. Sie bestehen aus den Gelenkflächen, die in eine stabile Gelenkkapsel eingefasst sind und so den Gelenkraum bilden. Zwischen den Gelenkflächen liegt der Gelenkspalt. Um die Reibung zu vermindern, sind die Gelenkflächen mit hyalinem Knorpel beschichtet, und eine eiweiß-, fett- und muzinhaltige Flüssigkeit, die Synovia, dient als Schmiermittel.

Die Gelenkkapsel wird oftmals durch zusätzliche Bänder stabilisiert, um ihr noch mehr Festigkeit zu geben. Daneben werden viele Gelenke durch Menisken oder Schleimbeutel zusätzlich geschützt.

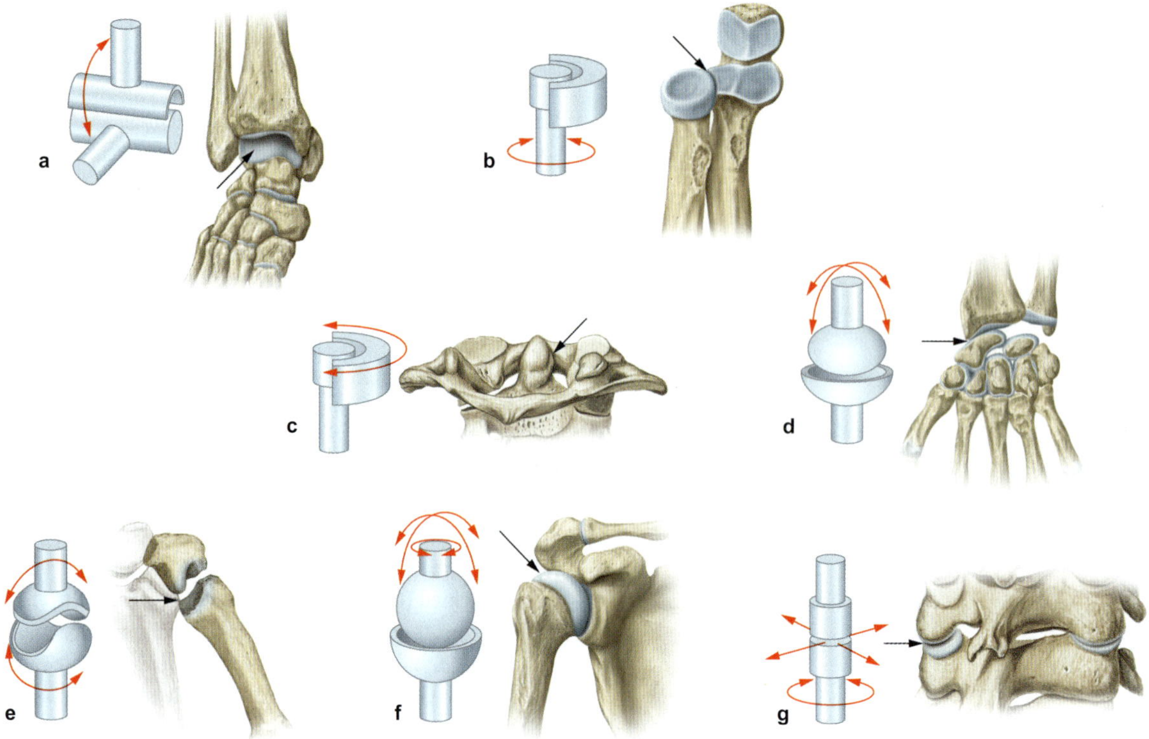


**Abb. 7.7** Auswahl verschiedener Gelenkformen: a) Scharniergelenk, b) Zapfengelenk, c) Radgelenk, d) Eigelenk, e) Sattelgelenk, f) Kugelgelenk, g) planes Gelenk [S700-L127]

7

## 7.5 Becken und Oberschenkel

Herr Willberg weiß später nicht mehr, wie lange er immer und immer wieder nach Hilfe gerufen hat. Ein oder zwei Stunden müssen es sicherlich gewesen sein. Zwischenzeitlich hat er mehrfach versucht, aufzustehen oder sich zumindest mit dem unverletzten Arm vorwärts zu ziehen. Durch die heftigen Schmerzen, vor allem in der Hüfte, war ihm dies aber nicht gelungen. Er atmet erleichtert auf, als er endlich seinen Nachbarn an der Tür klopfen hört.

Es braucht noch etwas Zeit, bis die Rettungskräfte vor Ort sind und die Tür durch die Feuerwehr geöffnet wird. Herr Willberg fühlt sich kraftlos, die Schmerzen sind nur schwer auszuhalten. Nun aber würde man ihm helfen. Die Rettungskräfte befragen ihn zum Unfallhergang und führen eine Untersuchung durch.

Sein linkes Bein ist verkürzt und außenrotiert und in seiner Schulter spürt er ein Knirschen und einen heftigen Schmerz, als sie untersucht wird. Auch sein Ellenbogen fühlt sich dumpf an und pocht. Auf seine Frage, ob Arm und Hüfte gebrochen seien, halten sich die Rettungskräfte etwas bedeckt. Vieles deute darauf hin, man müsse ihn aber in eine Klink transportieren und das Röntgenbild abwarten, um Sicherheit zu gewinnen.

Nachdem ihn die Rettungskräfte zu Vorerkrankungen, Dauermedikation und Allergien befragt haben, verabreichen sie ihm intravenös Esketamin, ein Schmerzmittel, das ihn müde macht, und lagern ihn mit Hilfe einer Schaufeltrage auf eine Vakuummatratze um.

Das Hüftgelenk ist ein Teil der unteren Extremität, die für das Gehen und Stehen verantwortlich ist. Sie besteht aus dem Beckengürtel als Ansatzpunkt und der eigentlichen, freien unteren Extremität, dem Bein, das in Oberschenkel, Unterschenkel und Fuß unterteilt wird.

Das knöcherne Becken (Pelvis) besteht aus den Hüftbeinen (Ossa coxae), die mit dem Kreuzbein (Os sacrum) über das Iliosakralgelenk (ISG), einer sehr straffen Amphiarthrose, zu einer Ringstruktur verbunden sind. Das Hüftbein wird aus drei Knochen, dem Darmbein (Os ililum), dem Sitzbein (Os ischii) und dem Schambein (Os pubis) geformt, die im Laufe der Entwicklung verschmelzen (➤ Abb. 7.8). Das Darmbein verfügt über die gut sichtbare Beckenschaufel, an der zahlreiche Ansatzpunkte für Muskeln vorhanden sind. Zudem verfügt sie über vier prominente Knochenvorsprünge:

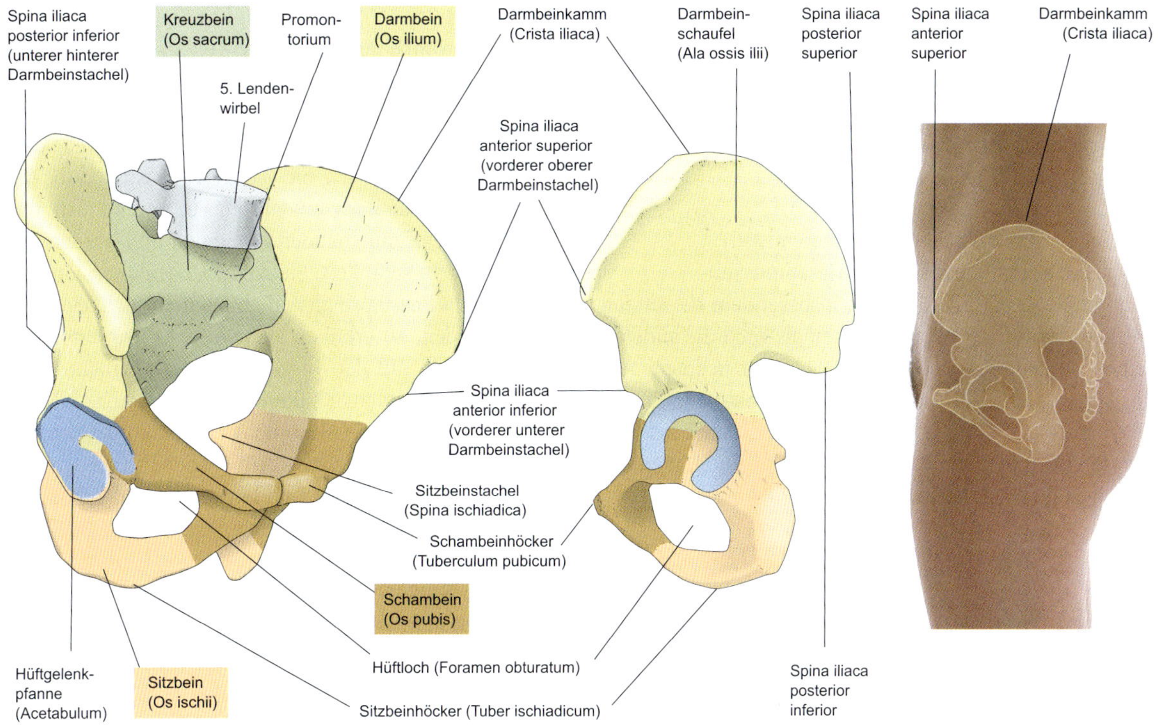


**Abb. 7.8** Aufbau des Beckens aus verschiedenen Blickwinkeln und seitlich auf den Körper projiziert [L190]

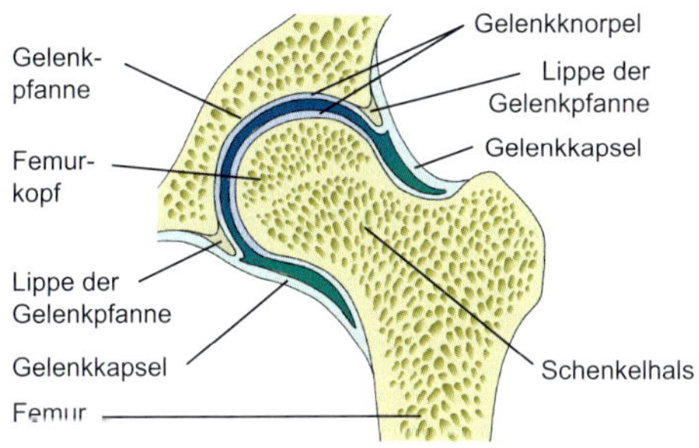


**Abb. 7.9** Hüftgelenk [L190]

- Spina iliaca anterior superior
- Spina iliaca anterior inferior
- Spina iliaca posterior superior
- Spina iliaca posterior inferior

Die beiden Schambeine sind über die Schambeinfuge (Symphyse) miteinander verbunden.

Auch die Gelenkpfanne des Hüftgelenks (Acetabulum) ist anteilig aus jedem der drei Ursprungsknochen des Hüftbeins zusammengesetzt (➤ Abb. 7.9). Sie nimmt den Hüftkopf (Caput femoris) auf und bildet mit ihm ein sehr stabiles Kugelgelenk. Im Vergleich zum Schultergelenk ist das Hüftgelenk weniger beweglich. Es wird durch zahlreiche Bänder, eine Verstärkung des Gelenkpfannenrandes und eine feste Kapsel stabil gehalten und ermöglicht auf diese Weise das Aushalten der starken Gewichtsbelastung beim Stehen und Bewegen.

Der Caput femoris ist der proximale Kopf des Femurs (Os femoris, Oberschenkelknochen) und mit dem Femurschaft über einen seitlich abgehenden schmaleren Knochensteg, den Oberschenkelhals (Collum femoris) verbunden. Der Schenkelhalswinkel (CCD, Centrum-Collum-Diaphysenwinkel) verändert sich vom Säuglingsalter an. Er liegt zunächst bei etwa 140–150° und verkleinert sich dann physiologischerweise auf bis zu 125°. Er kann im Röntgenbild gemessen werden und gibt unter anderem Auskunft über die tatsächliche Knochenbelastung

Im Übergangsbereich zwischen Oberschenkelhals und Femurschaft liegen zwei prominente Knochenvorsprünge, der große und der kleine Rollhügel (Trochanter major et minor). Sie dienen als Ansatzpunkt für zahlreiche Muskeln, die ihren Ursprung an Wirbelsäule und Becken haben.

Für die Bewegungen des Hüftgelenks sind verantwortlich:

- Hüftstrecker
  - M. gluteus maximus (großer Gesäßmuskel)
  - M. biceps femoris (zweiköpfiger Oberschenkelmuskel)
  - M. semitendinosus (Halbsehnenmuskel)
  - M. semimembranosus (Plattsehnenmuskel)
- Hüftbeuger
  - M. iliopsoas (Darmbein-Lenden-Muskel, bestehend aus M. iliacus und M. psoas major)
  - M. pectineus (Kamm-Muskel)
  - M. rectus femoris (gerader Schenkelmuskel, Teil des M. quadriceps femoris)
  - M. sartorius (Schneidermuskel)

7

- Adduktoren des Oberschenkels
  - M. adductor longus (langer Oberschenkelanzieher)
  - M. adductor brevis (kurzer Oberschenkelanzieher)
  - M. adductor magnus (großer Oberschenkelanzieher)
  - M. gracilis (Schlankmuskel, setzt am Schienbein an)
  - M. pectineus (Kamm-Muskel)
- Abduktoren des Oberschenkels
  - M. gluteus medius (mittlerer Gesäßmuskel)
  - M. gluteus minimus (kleinster Gesäßmuskel)

Im Rahmen eines Sturzes können, insbesondere bei älteren Menschen, sowohl die Beckenknochen als auch die anderen Knochen der unteren Extremitäten Schaden nehmen. Am häufigsten ist hierbei die Oberschenkelhalsfraktur. Frakturen des Femurschaftes oder des Beckens kommen eher bei größeren Geschwindigkeiten und Energien, z. B. bei Stürzen aus größeren Höhen oder Verkehrsunfällen, vor.

## 7.6 Schulter und Oberarm

Die oberen Extremitäten bestehen aus Schultern, Oberarmen, Unterarmen und Händen und verfügen jeweils über mehr als 30 Knochen (➤ Abb. 7.10). Ähnlich wie beim Hüftgürtel, kann auch von einem Schultergürtel gesprochen werden. Dieser ist allerdings, zugunsten einer höheren Flexibilität und Mobilität, viel feingliedriger.

Die Schulterblätter (Scapulae) liegen dem knöchernen Brustkorb rückseitig an. Sie haben einen dreieckförmigen Aufbau und laufen nach kaudal spitz zu. Sie sind nicht direkt über ein Gelenk miteinander verbunden und werden durch starke Muskeln verankert. Sie können zweidimensional über den hinteren Brustkorb gleiten und zudem auch leicht abgespreizt werden. So erhöhen sie den Bewegungsumfang der Arme deutlich. Auf der Rückseite der Schulterblätter liegen die quer verlaufenden Schulterblattgräten (Spinae scapulae), die zur Schulterhöhe (Akromion) auslaufen, die wiederum mit dem jeweiligen Schlüsselbein (Clavicula) verbunden ist (➤ Abb. 7.11). Gesichert und bewegt werden Schulterblatt und Schlüsselbein durch zahlreiche Muskeln, die sich in zwei Gruppen aufteilen lassen.

Vordere Schultergürtelmuskulatur (ventrale Schultergürtelmuskulatur, Brustmuskulatur):

- M. subclavius (Unterschlüsselbeinmuskel)
- M. pectoralis minor (kleiner Brustmuskel)
- M. serratus anterior (vorderer Sägemuskel)

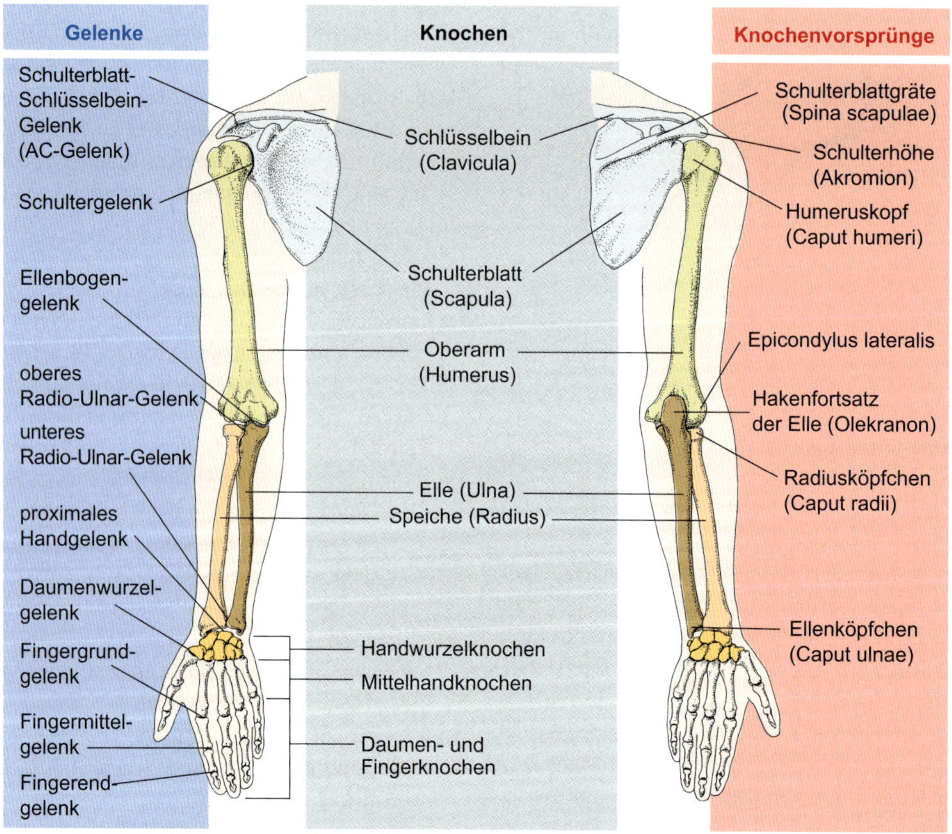


**Abb. 7.10** Übersicht über die obere Extremität mit ihren Gelenken, Knochen und Knochenvorsprüngen [L190]

Hintere Schultergürtelmuskulatur (dorsale Schultergürtelmuskulatur, eingewanderte Rückenmuskulatur):

- M. trapezius (Kapuzenmuskel)
- M. levator scapulae (Schulterblattheber)
- Mm. rhomboideus major und minor (großer und kleiner Rautenmuskel)

Die Gelenkpfanne (Cavitas glenoidalis) des Schultergelenks (Articulatio humeri) befindet sich im oberen äußeren Winkel der Scapula. Etwas oberhalb davon ragt der Rabenschnabelfortsatz (Processus coracoideus) hervor, der als Muskelansatz dient und gemeinsam mit dem Akromion und dem dazugehörigen Bandapparat das Schulterdach bildet. Die Schultergelenkspfanne ist im Verhältnis zum Humeruskopf (Caput humeri) relativ klein und wäre allein nicht ausreichend, um das Gelenk zu sichern. Daher wird es von zahlreichen Muskeln umschlossen und so stabilisiert. Es wird hier auch von einem muskelgeführten Gelenk gesprochen.

Zu diesen Muskeln gehören unter anderem der M. deltoideus und die Muskeln der Rotatorenmanschette:

- M. infraspinatus (Untergrätenmuskel)
- M. supraspinatus (Obergrätenmuskel)
- M. subscapularis (Unterschulterblattmuskel)
- M. teres minor (kleiner Rundmuskel)

Der Oberarmknochen (Humerus) verfügt neben dem Humeruskopf (Caput humeri) auch über einen Humerusschaft (Corpus humeri) und, analog zum Femur, über die distal gelegenen Kondylen (Condylus humeri lateralis et medialis). Als Ansatzpunkte für Muskeln und Sehnen dienen der große und der kleine Knochenhöcker (Tuberculum majus und minus) und weitere Aufrauungen (Tuberositas).

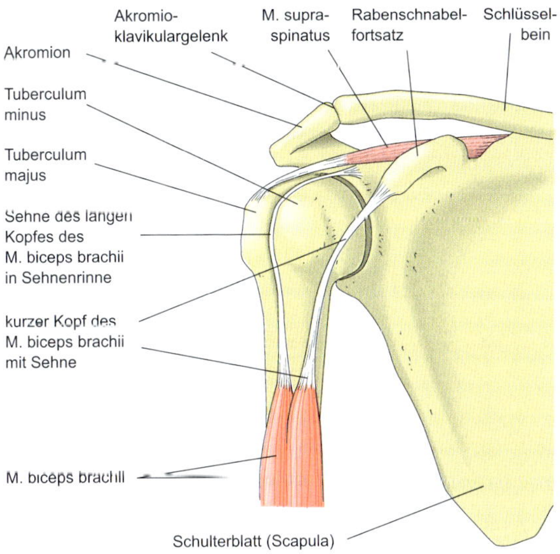


**Abb. 7.11** Schultergelenk mit ausgewählten Muskeln und dem Verlauf ihrer Sehnen [L190]

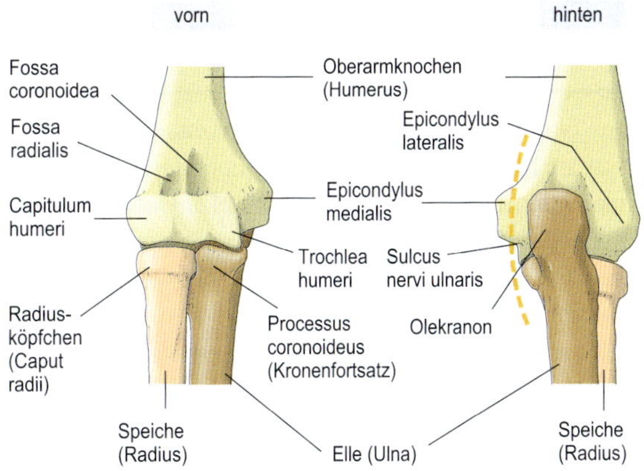


**Abb. 7.12** Ellenbogengelenk von vorne und von hinten [L190]

Zu den Muskeln des Oberarms zählen:

- M. biceps brachii (zweiköpfiger Armmuskel, Unterarmbeuger)
- M. brachialis (Armbeuger, Unterarmbeuger)
- M. triceps brachii (dreiköpfiger Armmuskel, Unterarmstrecker)

Neben den beiden Kondylen befindet sich auch das Olekranon (Hakenfortsatz der Elle), welches als Ellenbogenspitze gut getastet werden kann, am distalen Knochenende (➤ Abb. 7.12). Es wird im Rahmen der Streckung von der Ellenbogengrube (Fossa olecrani) aufgenommen.

## 7.7 Ellenbogengelenk

Das Ellenbogengelenk wird durch das distale Ende des Humerus und die proximalen Enden von Radius (Speiche) und Ulna (Elle) gebildet. Es besteht aus insgesamt drei **Teilgelenken**:

- Humeroulnargelenk zwischen Humerus und Ulna
- Humeroradialgelenk zwischen Humerus und Radius
- Oberes Radioulnargelenk zwischen Ulna und Radius

Damit stellt das Ellenbogengelenk ein Dreh-Scharnier-Gelenk dar und ermöglicht Flexion und Extension sowie Pronation und Supination. Das Radiusköpfchen (Caput radii) ermöglicht zusammen mit dem Capitulum humeri, das an der lateralen Humeruskondyle sitzt, vor allem die Drehbewegung. Der Kronenfortsatz der Ulna (Processus coronoideus) ermöglicht, gemeinsam mit der Trochlea humeri, hauptsächlich die Scharnierbewegung (➤ Abb. 7.12).

7

## 7.8 Frakturen

Die Röntgenbilder sind eindeutig, der Unfallchirurg muss sie Herrn Willberg fast gar nicht erklären: Sein linker Oberschenkel- wie auch sein linker Oberarmknochen sind gebrochen. Der Oberarm ist unterhalb des Oberarmkopfes gebrochen, aber nicht verschoben (➤ Abb. 7.13a). Der Chirurg erläutert, dass der Arm daher zunächst nicht operiert werden müsse, und der Ellenbogen sei zum Glück nur geprellt.

Anders sei dies allerdings bei der Hüfte. Es handle sich um eine Fraktur des sogenannten Oberschenkelhalses (➤ Abb. 7.13b). Hier rate er aufgrund der medialen Lage der Fraktur, der Schwere der Verletzung und seines Alters zur Implantation einer Hüftprothese. Herr Willberg mache auf ihn zwar einen sehr sportlichen und gesunden Eindruck und man könne es, unter ganz bestimmten Umständen, auch mit einem hüftkopferhaltenden Verfahren versuchen. In diesem Falle aber würde das Risiko einer Hüftkopfnekrose bestehen, was eine erneute Operation nötig mache.

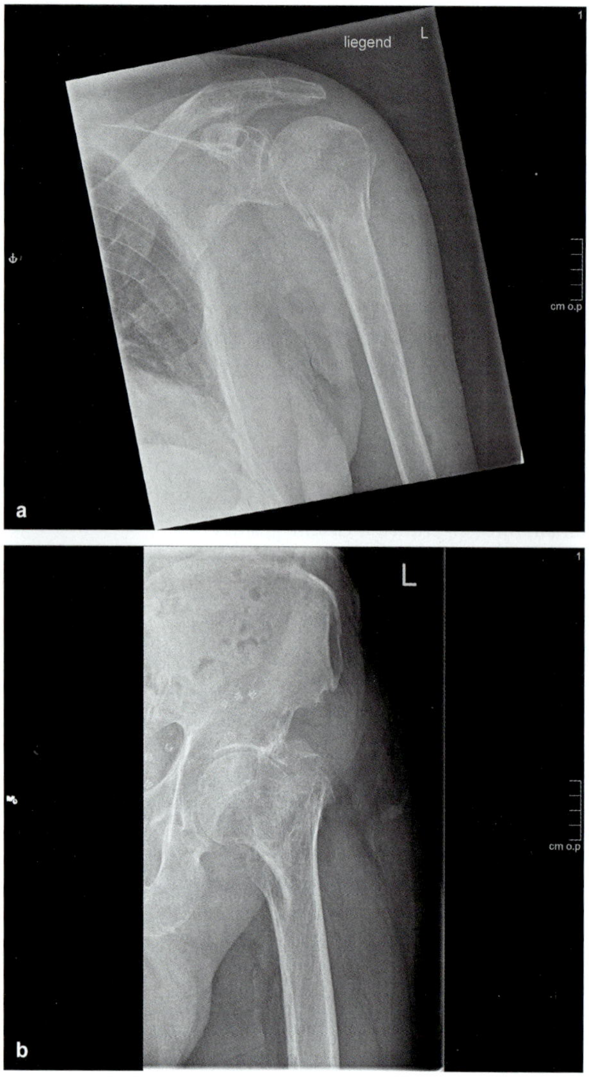


**Abb. 7.13** Röntgenbilder von Herrn Willberg. a) Subcapitale Humerusfraktur (sichtbar unterhalb des Oberarmkopfes b) Oberschenkelhalsfraktur (der Schenkelhals ist durch die Dislokation der Knochenfragmente kaum noch erkennbar) [T1256]

Frakturen sind Kontinuitätsunterbrechungen der Knochen. Dabei kann in traumatische und pathologische Frakturen unterschieden werden. **Traumatische Frakturen** entstehen durch eine hohe, nicht-alltägliche Gewalteinwirkung und führen zu einer Überlastung des gesunden Knochens. **Pathologische Frakturen** hingegen entstehen aufgrund einer Vorschädigung des Knochens durch Metastasen oder Stoffwechselstörungen bei ganz alltäglichen Belastungen des Knochens. Eine Kombination, etwa im Rahmen einer Osteoporose, kann natürlich vorkommen. Daneben können Frakturen nach der Anzahl der Bruchlinien bzw. Bruchfragmente eingeteilt werden (➤ Abb. 7.14).

Darüber hinaus können Frakturen geschlossen oder offen vorliegen. Offene Frakturen können zu Infektionen der Knochen im Sinne einer Ostitis oder Osteomyelitis.

Unsichere Frakturzeichen sind:

- Hämatom, Rötung, Verfärbung
- Schwellung
- Schmerzen
- Bewegungseinschränkung

Sichere Frakturzeichen sind:

- Krepitation: hör- oder fühlbares Aneinanderreiben von Knochenfragmenten
- Sichtbare Knochenfragmente
- Fehlstellung
- Abnorme Beweglichkeit

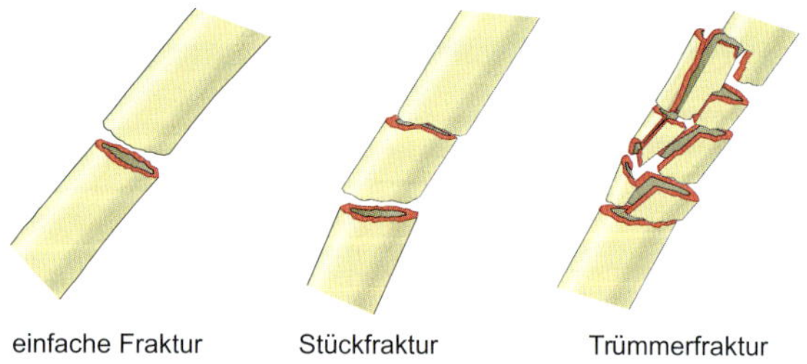


**Abb. 7.14** Frakturtypen nach Anzahl der Bruchfragmente [L190]

## 7.9 Wirbelsäule

Der Arzt habe außerdem den Verdacht, dass Herr Willberg unter einer Osteoporose leiden könne. Einer seiner Lendenwirbelkörper sei im Röntgenbild etwas eingesunken. Das würde ein hüftkopferhaltendes Verfahren definitiv ausschließen. Glücklicherweise sei aber das Rückenmark nicht betroffen.

Die Wirbelsäule (Columna vertebralis) verläuft analog zur Längsachse des Menschen und richtet das Skelett beim Sitzen, Stehen oder Gehen auf. Sie setzt sich aus 24 Wirbeln (Vertebrae), dem Kreuzbein (Os sacrum) und dem Steißbein (Os coccygis) zusammen (➤ Abb. 7.15).

Sie hat typische Krümmungen, die Lordosen und Kyphosen genannt werden und die ihr eine Doppel-S-Form verleihen. Auf diese Weise ist sie in der Lage, Stöße abzufedern.

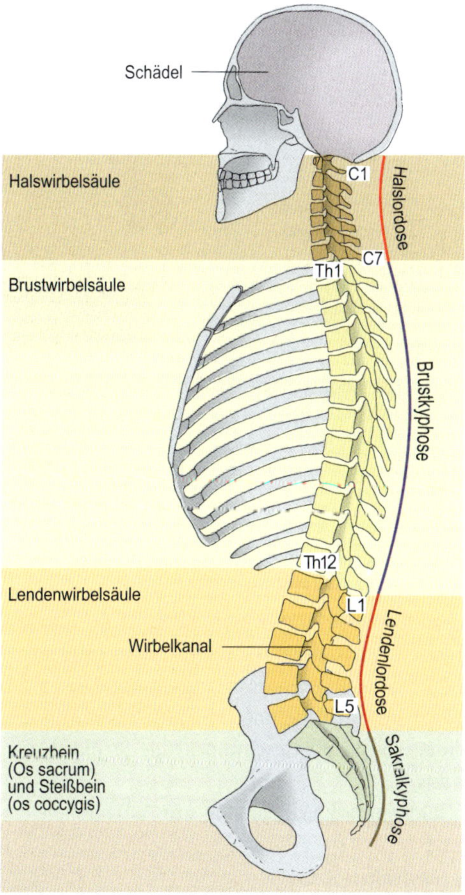


**Abb. 7.15** Wirbelsäule mit farblicher Hervorhebung der Wirbelsäulenabschnitte [L190]

Wie in ➤ Abb. 7.15 zu sehen, kann die Wirbelsäule in 5 Abschnitte unterteilt werden, die in etwa analog zur Krümmung sind:

- Halswirbelsäule (HWS) mit sieben Halswirbeln (C1–C7)
- Brustwirbelsäule (BWS) mit zwölf Brustwirbeln (Th1–Th12)
- Lendenwirbelsäule (LWS) mit fünf Lendenwirbeln (L1–L5)
- Kreuzbein (Os sacrum) aus fünf knöchern verschmolzenen Kreuzbeinwirbel (S1–S5)
- Steißbein (Os coccygis) aus etwa vier verkümmerten Steißwirbeln

Neben Ihrer **Funktion** bei der Aufrichtung des Körpers dient die Wirbelsäule auch als Schutz- und Leitungsstruktur für das Rückenmark (Medulla spinalis), das im Wirbelkanal (Canalis vertebralis) verläuft. Zwischen den einzelnen Wirbeln liegen Austrittsstellen für die vom Rückenmark kommenden Nerven. Der Grundaufbau jedes Wirbels ist sehr ähnlich. Allerdings können sie je nach Wirbelsäulenabschnitt sehr unterschiedlich aussehen. Während die Halswirbel von ihrem Aufbau her eher schmal und sehr beweglich miteinander verbunden sind, sind die Brustwirbel relativ eng miteinander verbunden, sodass nur wenig Bewegungsspielraum besteht. Außerdem verfügen sie über Gelenkflächen für die Rippen. Die Lendenwirbel sind beweglicher als die Brustwirbel und gleichzeitig deutlich massiver, um der Last des Körpergewichts Rechnung zu tragen.

Fast alle Wirbel haben einen deutlich sichtbaren Wirbelkörper (Corpus vertebrae), an den ein Wirbelbogen (Arcus vertebrae) ansetzt, der das Wirbelloch (Foramen vertebrale) umgibt (➤ Abb. 7.16). Im Rahmen einer Osteoporose kann es zu Impressionsfrakturen von Wirbelkörpern, vor allem im Bereich der Lendenwirbelsäule (LWS), kommen. Ausgehend vom Wirbelbogen lassen sich mehrere Knochenfortsätze ausmachen. Der Dornfortsatz (Processus spinosus) ist gut von außen tastbar. Zudem geht seitlich des Wirbelbogens je ein Querfortsatz (Processus transversus) ab. Nach kranial und nach kaudal finden sich die Gelenkfortsätze (Processus articularis superior und inferior), die sich zu den Wirbelbogengelenken verbinden, die auch als Facettengelenke bezeichnet werden. Zwischen den Gelenkfortsätzen und den Wirbelkörpern befinden sich die Nervenaustrittsstellen (Foramina intervertebrale).

Die oberen beiden Halswirbel (Atlas und Axis) haben einen anderen Aufbau (➤ Abb. 7.16 rechts). Der II. Halswirbel (Axis) verfügt über einen kleinen zahnförmigen Fortsatz, den Dens axis, der in den kreisrunden I. Halswirbel (Atlas) reicht und dort mit einem quer verlaufenden Band gesichert wird. Dies erleichtert die Rotation des Kopfes. Eine Fraktur des Dens axis kann tödlich sein, da er dislozieren und die Medulla oblongata komprimieren kann, was zum Atemstillstand führt.

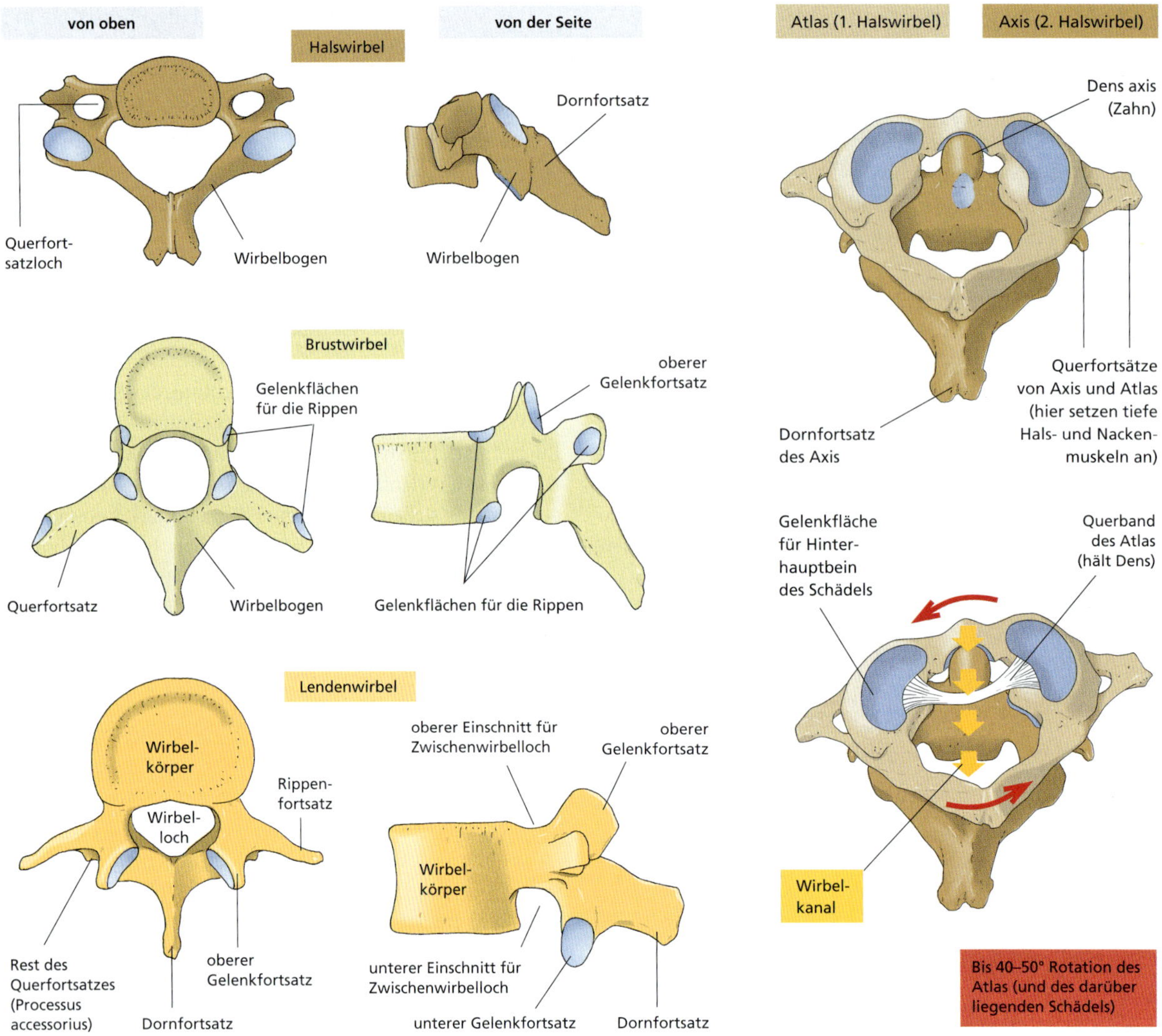


**Abb. 7.16** Verschiedene Wirbelformen. Es lässt sich gut erkennen, dass die Wirbelkörper in Richtung LWS immer größer werden, während die Wirbellöcher kleiner werden. Die unteren Wirbel müssen mehr Gewicht tragen, das Rückenmark ist jedoch schmaler, da viele Fasern bereits zu anderen Körperpartien abgegangen sind. [L190]

## 7.10 Rückenmark

Das Rückenmark ist eine im Wirbelkanal verlaufende Ansammlung von Nervenzellen (Perikaryien) bzw. Nervenzellfortsätzen (Axonen), die der Verbindung von Gehirn und Körperperipherie dient. Das Rückenmark wird zum zentralen Nervensystem gezählt und geht über die Spinalerven in das periphere Nervensystem über. Es enthält ein kompliziertes Geflecht von sensiblen, motorischen und vegetativen Bahnen.

Es dient daneben auch der autonomen Reflexantwort, sodass nicht jede potenzielle Gefahr für den Körper erst bis ins Gehirn übermittelt werden muss, bevor ein schützender Reflex einsetzen kann.

Das Rückenmark hat von der Medulla oblongata bis zum ersten Lendenwirbelkörper etwa eine Länge von 50 cm. Darunter beginnt die Cauda equina (Pferdeschwanz), die noch im Durasack verläuft, bei der sich allerdings die typische Form des Rückenmarks mit dem Schmetterlingsrelief im Querschnitt auflöst. Stattdessen besteht die Cauda equina aus zahlreichen einzelnen Fasern, die beim Längenwachstum entstehen. Da das Rückenmark langsamer wächst als die Wirbelsäule, ziehen sich die unteren Spinalnerven in die Länge und bilden so die pferdeschwanzartige Struktur der Cauda equina aus.

Das Rückenmark hat, analog zur Wirbelsäule, mehrere Segmente:

- Pars cervicalis: C1-C8
- Pars thoracica: Th1-Th12
- Pars lumbalis: L1-L5
- Pars sacralis: S1-S5
- Pars coccygea: Co1

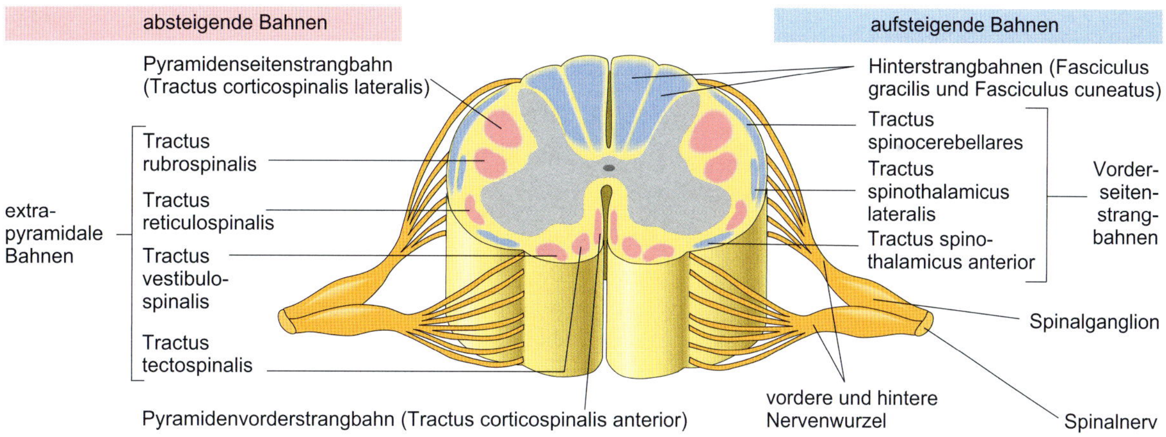


**Abb. 7.17** Rückenmark im Querschnitt mit den dazugehörigen Funktionsfeldern. In der weißen Substanz befinden sich aufsteigende (sensible) und absteigende (motorische) Bahnen. Gut zu erkennen ist auch die Schmetterlingsform der grauen Substanz. [L190]

Die Spinalnerven treten beidseitig zwischen den einzelnen Wirbeln durch die Zwischenwirbellöcher (Foramina intervertebralia) aus. Die Anzahl der Spinalnervenpaare entspricht fast immer der Anzahl der Wirbel. Die Ausnahme ist die Halswirbelsäule, da das erste Spinalnervenpaar hier oberhalb des Atlas abgeht. Dementsprechend kommen acht Spinalnervenpaare auf sieben Halswirbel.

Im Querschnitt des Rückenmarks ist ein dunkles Schmetterlingsrelief auf hellem Hintergrund zu erkennen, in dessen Zentrum sich ein kleines Loch, der Zentralkanal (Canalis centralis), befindet. Die dunkle Struktur entspricht der grauen Substanz, die vor allem aus Nervenzellkörpern besteht, die helle Struktur wird als weiße Substanz bezeichnet (➤ Abb. 7.17). Sie umfasst vor allem die Axone der Nervenzellen. Sowohl die weiße als auch die graue Substanz haben verschiedene Abschnitte, in denen unterschiedliche Zellen bzw. Bahnen verortet sind.

Die weiße Substanz dient der Leitung von Signalen aus der Körperperiphere zum Gehirn. Zudem liegt hier auch der Reflexapparat des Rückenmarks. Sie lässt sich in zwei Abschnitte unterteilen:

- Hinterseitenstrang: Tast- und Lagesinn
- Vorderseitenstrang: Schmerz- und Temperaturempfinden

Die graue Substanz dient der Verschaltung und Weiterleitung eingehender Impulse. Sie verfügt über drei Abschnitte, die jeweils links und rechts vorkommen:

- Vordersäule: Motorik
- Seitensäule: Vegetativer Abschnitt
- Hintersäule: Sensibilität

Betrachtet man die efferenten Anteile von Rückenmark und nachgeschalteten Nerven, zeigt sich, dass sie über die Radix anterior der abgehenden Spinalnerven in die Körperperipherie gesendet werden. Die afferenten Anteile hingegen werden über die Spinalganglien über die Radix posterior zum Rückenmark geleitet.

Das Rückenmark wird durch zahlreiche Gefäße versorgt, die sich in ein horizontales und ein vertikales System unterteilen lassen. Das horizontale System umfasst Gefäße, die auf Höhe der zu versorgenden Rückenmarksabschnitt aus größeren Gefäßen, wie der A. subclavia, abgehen. Es besteht aus den Rr. spinales, die sich in die A. radicularis anterior und die A. radicularis posterior aufteilen. Das vertikale System umfasst die ventral gelegene A. spinalis anterior (aus der A. vertebralis) und die beiden dorsal gelegenen Aa. spinales posteriores (aus den Aa. inferiores posteriores cerebelli). Alle drei Gefäße ziehen parallel zum Rückenmark von kranial nach kaudal. Zwischen den horizontalen und dem vertikalen System bestehen Anastomosen, sodass sich regelmäßige Gefäßkränze um die Aorta herum bilden.

## 7.11 Leitungsbahnen der unteren Extremität

Da es inzwischen spät nachts ist, wird die Operation auf den nächsten Morgen gelegt. Herr Willberg hat, wenn auch etwas widerwillig, in die Implantation einer Hüftprothese eingewilligt. Er hatte ein wenig gehofft, dass dieser Kelch an ihm vorbei gehen würde. Ein künstliches Hüftgelenk … Er fühlt sich plötzlich wie ein alter Mann.

Sein Arm wird in einen Gilchrist-Verband gelegt, der ihn angewinkelt und einwärts rotiert eng an den Bauch schnürt und so ruhigstellt. Damit wird er wohl vorerst auf dem Rücken schlafen müssen. Maria hatte ihn damals immer angestoßen, weil er zum Schnarchen neigte. Seither ist er Seiten- und manchmal auch Bauchschläfer. Er hat keine Ahnung, ob er so ausreichend Schlaf finden wird.

7

Ob er Maria wohl um diese Uhrzeit anrufen kann? Vielleicht versucht er es lieber doch erst einmal über seine Kinder. Irgendjemand muss ihm ja ein wenig Kleidung und seine Kulturtasche bringen. Er ist sehr dankbar, dass die Sanitäter ihm geraten haben, sein Handy mitzunehmen. Immerhin kann er seinen Kindern auf diese Weise eine Nachricht schreiben. So muss er niemanden wecken und hat morgen Mittag vielleicht schon seine Sachen.

Er unterschreibt noch in der Notaufnahme alle notwendigen Papiere, bevor er auf die Station gebracht wird. In den Aufklärungsbögen stehen schon einige bedrohliche Dinge drin: Komplikationen wie Blutgefäßverletzungen, Nervenschäden, allergische Reaktionen, Knochenschäden, Infektionen. Er lacht und fragt den Arzt, ob es denn irgendeinen Schaden gäbe, den man mit dieser Operation nicht anrichten könnte. Der Chirurg antwortet nur trocken, dass er es mit an Sicherheit grenzender Wahrscheinlichkeit ausschließen könne, dass Herr Willberg nach der Operation Ohrenschmerzen haben würde – und ergänzt dann aber doch noch, dass all die genannten Schäden sehr selten aufträten und die meisten Komplikationen, wie zum Beispiel eine Nachblutung, gut beherrschbar seien. Herr Willberg müsse sich keine Sorgen machen.

Im Rahmen einer Hüftoperation erfolgt ein Eingriff in einen Bereich des Körpers, in dem zahlreiche Nerven und Blutgefäße liegen. Die Aorta abdominalis teilt sich auf Höhe des Bauchnabels in die beiden Aa. iliacae communes auf, die einen inneren und einen äußeren Gefäßast abgeben (A. iliaca externa et interna). Die A. iliaca interna versorgt das kleine Becken und gibt dabei unter anderem folgende Äste ab:

- A. vesicalis inferior
- A. rectalis media
- A. uterina (bei Frauen)
- A. iliolumbalis
- A. glutea superior/inferior
- A. pudenda interna

Die A. iliaca externa geht in die A. femoralis über, die wiederum die A. profunda femoris abgibt und sich als A. femoralis superior fortsetzt. Nachfolgend wird sie zur A. poplitea, die sich in die A. tibialis anterior, die A. tibialis posterior und die A. fibularis aufteilt. Der Fuß wird unter anderem durch die A. dorsalis pedis versorgt, die aus der A. tibialis anterior hervorgeht. Die Venen der unteren Extremität lassen sich in tiefe und oberflächliche Venen unterteilen. Die tiefen Venen verlaufen fast ausnahmslos analog zu den zuvor genannten Arterien. Die wichtigsten oberflächlichen Venen sind die V. saphena magna, die am Unterschenkel medial liegt, dann in der Oberschenkelmitte oberhalb der Faszia lata verläuft und in den Venenstern drainiert und die V. saphena parva, die an der Unterschenkelrückseite verläuft und in der Kniekehle in die V. poplitea mündet. Parallel zu ihr befindet sich der N. suralis. Die wichtigsten nervalen Strukturen im Bereich von Becken und Hüfte entspringen aus dem Plexus lumbalis und dem Plexus sacralis. Sie versorgen das kleine Becken, die Hüfte und die Beine motorisch, sensibel und vegetativ. Die beiden Hauptnerven des Beines sind der anterior verlaufende N. femoralis und der posterior gelegene N. ischiadicus.

## 7.12 Osteoporose

Die Operation selbst bekommt Herr Willberg gar nicht mit. Er ist gleich in der Früh in den OP gebracht und dort für den Eingriff vorbereitet worden. Er hatte ein wenig gehofft, den Arzt vom Vortag noch einmal zu sehen, der ihm sehr fähig und routiniert vorgekommen war. Allerdings: Wenn er so darüber nachdachte, war er eigentlich ganz froh, wenn nun ein Arzt operierte, der etwas mehr Schlaf gefunden hatte als der aus dem Nachtdienst.

Herr Willberg verbringt nach dem Eingriff einige Zeit im Aufwachraum, wo man sich auch um seine Schmerzen kümmert. Dann fährt man ihn wieder auf die Station.

Seine Kinder haben noch am Morgen auf seine Nachricht geantwortet und gleich für den Nachmittag einen Besuch angekündigt, bei dem sie ihm seine Sachen vorbeibringen wollten. Auch Maria hat geschrieben. Sie und Hans-Georg wollen ihn in den kommenden Tagen besuchen.

Es ist ein gutes Gefühl, dass er Angehörige hat, die sich um ihn kümmern. Sein Zimmernachbar hingegen scheint ziemlich alleine zu sein, sodass Herr Willberg ihm schon bald anbietet, ab und zu gemeinsam ein Brettspiel zu spielen.

Bereits am Tag nach der Operation darf er mit Unterstützung aufstehen und auch die Drainagen werden bereits entfernt. Es ist nur ärgerlich, dass er seinen linken Arm nicht nutzen kann. So ist es ihm nur eingeschränkt möglich, an Gehstützen zu laufen. Aus diesem Grund erhält er zusätzlich Physiotherapie und die Empfehlung, nach der Krankenhausbehandlung eine stationäre Reha anzuschließen. Außerdem wollen die Ärzte die Zeit seines Krankenhausaufenthalts noch nutzen und eine Osteoporose-Diagnostik durchführen.

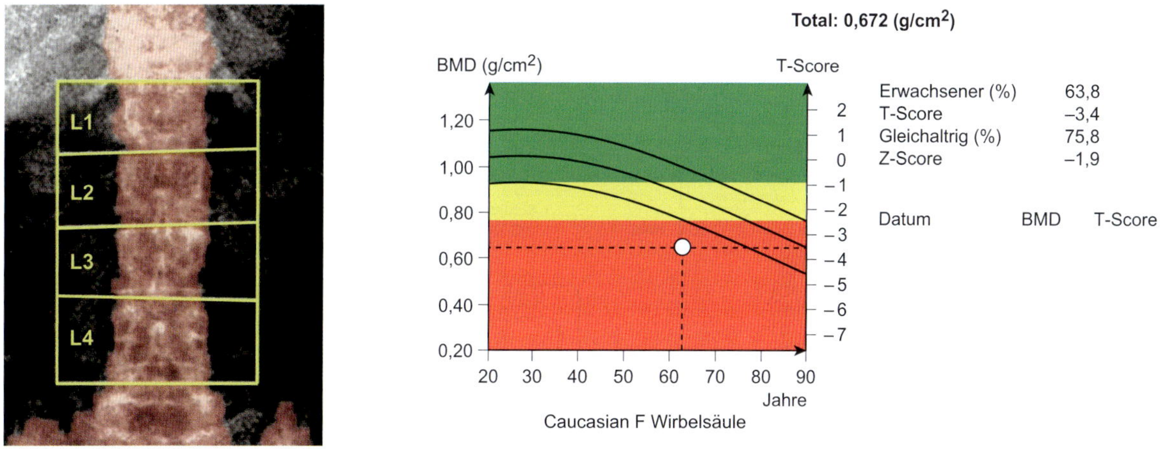


**Abb. 7.18** Knochendichtemessung mittels DXA (Dual-energy-x-ray-absorptiometrie) bei Osteoporose der Lendenwirbelsäule. Der T-Score von –3,4 (horizontale Linie im Diagramm) zeigt das Vorliegen einer Osteoporose. [L143]

Osteoporose ist durch einen **Mangel an Knochenmasse** gekennzeichnet und erhöht so das Risiko von Knochenbrüchen. Osteoporosepatienten haben eine deutlich erhöhte Mortalität und Morbidität, da auch alltägliche Verletzungen zu schweren Knochenbrüchen führen können.

Frauen sind häufiger betroffen als Männer, da sie im Schnitt eine geringere Knochenmasse haben und die Hormonumstellung nach der letzten Regelblutung zusätzliche negative Auswirkungen auf den Knochenaufbau hat.

Es werden die primäre und die sekundäre Osteoporose unterschieden, wobei die **primäre Osteoporose** hormonell bedingt, altersbedingt oder idiopathisch sein kann und die **sekundäre Osteoporose** oftmals eine Folge von Medikamenteneinnahmen, Bettlägerigkeit oder Vergiftungen ist. Vor allem die Langzeiteinnahme von Glukokortikoiden (z. B. Prednisolon) und Protonenpumpenhemmern (z. B. Pantoprazol) kann zu einer sekundären Osteoporose führen. 90 % der Fälle sind der primären Osteoporose zuzuordnen.

Typische Symptome einer Osteoporose sind unspezifische Rückenschmerzen, Verlust der Körperhöhe, Veränderungen der Wirbelsäulenform und Frakturen. Bei der Diagnostik spielt neben der Laboruntersuchung, die auch die Bestimmung des Vitamin-D-Spiegels enthält, vor allem die **Knochendichtemessung** eine Rolle (➤ Abb. 7.18).

## 7.13 Knochenstoffwechsel

Die wesentlichen beiden Zelltypen im Rahmen des Knochenstoffwechsels (➤ Abb. 7.19) sind die Osteoblasten und die Osteoklasten. Sie bauen Knochenmasse auf bzw. ab. Dazu benötigen sie zum einen Rohstoffe für die Knochensubstanz und zum anderen ein System aus Steuerungssignalen. Die Knochenmasse ist altersabhängig sehr unterschiedlich ausgeprägt. Mit zunehmendem Alter nimmt sie deutlich ab. Dem kann durch eine Kombination aus Sport und Ernährung oft zumindest ein wenig vorgebeugt werden. Eine wichtige Rolle spielt dabei die ausreichende Aufnahme von anorganischen Knochenbestandteilen, wie Kalzium und Phosphat. Neben Milchprodukten sind vor allem grünes Gemüse, Nüsse und natürliches Mineralwasser gute Kalziumlieferanten. Zudem sollte auf den Vitamin-D-Spiegel geachtet werden, denn Vitamin D ermöglicht unter anderem die Aufnahme von Kalzium aus dem Darm. Es ist das einzige Vitamin, das der Körper in einem gewissen Umfang selbst bilden kann, indem eine Vitaminvorstufe durch UV-Strahlenwirkung in der Haut umgewandelt wird. Auch die Vitamine A, B12 und C unterstützen beim Knochenstoffwechsel durch die Regulation von Osteoblasten- und Osteoklastentätigkeit.

Die wesentlichen beiden Hormone bei der Regulation des Knochenstoffwechsels sind das in der Schilddrüse (➤ Kap. 12.1) gebildete Calzitonin und das in der Nebenschilddrüse produzierte Parathormon. Das Parathormon erhöht den Blutkalziumspiegel, der unter anderem für die Blutgerinnung (➤ Kap. 1.5) von Bedeutung ist, durch Kalziumrückresorption an der Niere (➤ Kap. 10.2) und durch Ausbau von Kalzium aus den Knochen. Dadurch kann ein erhöhter Parathormonspiegel zu einem pathologischen Knochenabbau führen. Calzitonin hingegen senkt den Kalziumspiegel im Blut unter anderem durch die Hemmung der Osteoklasten. Daneben sorgt es für eine vermehrte Kalziumausscheidung über die Niere und eine verminderte Aufnahme über den Darm.

7

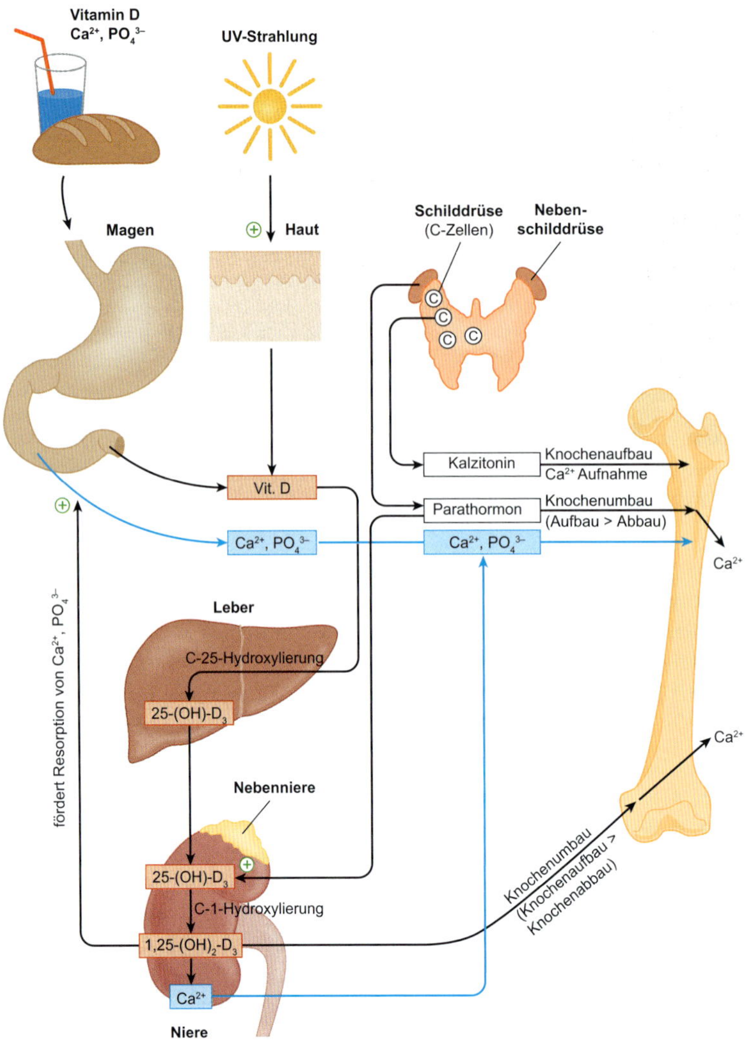


**Abb. 7.19** Übersicht über den Knochenstoffwechsel [L231]

## 7.14 Knochenheilung

Knochen können im Falle von Frakturen auf zwei Arten heilen. Bei der **primären Frakturheilung** ist der Frakturspalt durch Kompression, etwa im Rahmen einer Osteosynthese oder bei Fissuren so schmal, dass beide Knochenenden einfach wieder zusammenwachsen können. Bei der **sekundären Frakturheilung** ist der Frakturspalt breiter und wird zunächst durch einen knorpelartigen Kallus ausgefüllt. Im Anschluss daran ossifiziert, d.h. verknöchert dieser Kallus über mehrere Monate, bis die ursprüngliche Knochenstabilität wiederhergestellt ist.

Bei Herrn Willberg wird im Rahmen der Blutuntersuchungen und der Knochendichtemessung mittels DXA eine Osteoporose festgestellt. Die Ursache allerdings bleibt unklar. Es wird eine Therapie mit Bisphosphonaten angesetzt, die eine Hemmung der Osteoklasten bewirkt. Daneben rät man ihm, Vitamin D3 und Kalzium zu substituieren.

Glücklicherweise kann Herr Willberg mit Unterstützung von Maria und Hans-Georg einen Platz in einem orthopädischen Reha-Zentrum an der Ostseeküste organisieren. Wenn die ganze Situation durch die Kombination aus Schulter- und Hüftverletzung schon viel länger andauert als gewöhnlich, will er es wenigstens gemütlich haben und vielleicht, sobald er sich selbstständig fortbewegen kann, in ein schönes Lokal mit Meerblick gehen, in dem dann hoffentlich ein Walzer gespielt würde.

**STECKBRIEF**

**Osteoporose**

**Definition**
- Verminderung der Knochenmasse (organisch und anorganisch) mit damit einhergehender erhöhter Brüchigkeit der Knochen
- Vorstufe: Osteopenie

**Epidemiologie**
- 1 von 4 Frauen über 50 Jahren; 1 von 17 Männern über 50 Jahren
- Prävalenz: ca. 6 Millionen Erkrankte in Deutschland
- Inzidenz: ca. 890.000 Neuerkrankungen/Jahr

**Ätiologie**
- Primäre Osteoporose (90 %) als postmenopausale oder senile Osteoporose
- Sekundäre Osteoporose (10 %) als Folge von Immobilisation, hormonellen Störungen oder Medikamentennebenwirkungen

**Pathophysiologie**
- High-turnover-Osteoporose: Gesteigerter Knochenabbau
- Low-turnover-Osteoporose: Verringerter Knochenstoffwechsel

**Symptome**
- Früh: diffuse Rückenschmerzen
- Spät: Wirbelsäulendeformitäten und Verminderung der Körpergröße und pathologische Frakturen

**Behandlung**
- Sportliche Betätigung
- Ausreichende Zufuhr von Calcium und Vitamin D3
- Verzicht auf Alkohol und Nikotin sowie Verminderung des Sturzrisikos durch Absetzen sedierender Medikamente
- Medikamentös:
  - Bisphosphonate (Osteoklastenhemmung)
  - Strontiumranelat (Steigerung des Knochenaufbaus)
  - Ggf. Hormontherapeutika (Östrogenmodulatoren, Parathormon-Analoga etc.)

**Prognose**
- Bei früher Behandlung meistens gute Prognose.
- Verbesserung der Prognose auch bei bereits fortgeschrittener Erkrankung, nachdem Therapie eingeleitet wurde.
- Allerdings bleibt bei fortgeschrittener Erkrankung das Frakturrisiko und damit das Risiko für Invalidität und Tod erhöht.

| Themen im Überblick | Curriculare Einheiten der Pflegeausbildung (CE) |
| --- | --- |
| **Anatomie**<br>• Bewegungsapparat<br>– Muskulatur<br>– Skelett und Knochen<br>– Gelenke<br>– Becken und Oberschenkel<br>– Schulter und Oberarm<br>– Ellenbogengelenk<br>– Wirbelsäule<br>– Rückenmark<br>– Leitungsbahnen der oberen und der unteren Extremität<br>**Biologie, Biochemie und Physiologie**<br>• Knochenstoffwechsel<br>• Knochenheilung<br>**Krankheitslehre**<br>• Frakturen<br>• Osteoporose | • **Aufbau Bewegungsapparat/Erkrankungen des Bewegungsapparats:**<br>CE 02a Zu pflegende Menschen in der Bewegung und Selbstversorgung unterstützen;<br>Fach: Unterstützung bei der selbstbestimmten Lebensführung und Selbstpflege<br>(1. ABD, 1. TB) |

**ZUM WEITERLESEN**

- Leitlinie „Schenkelhalsfraktur" (unter Federführung der Deutschen Gesellschaft für Orthopädie und Unfallchirurgie) https://www.awmf.org/leitlinien/detail/ll/012-001.html (letzter Zugriff 31.10.2022)
- Leitlinie „Oberarmkopffraktur" (unter Federführung der Deutschen Gesellschaft für Orthopädie und Unfallchirurgie) https://www.awmf.org/leitlinien/detail/ll/012-023.html (letzter Zugriff 31.10.2022)
- Leitlinie „Prophylaxe, Diagnostik und Therapie der Osteoporose" des Dachverbands der Deutschsprachigen Wissenschaftlichen Osteologischen Gesellschaften https://www.awmf.org/leitlinien/detail/ll/183-001.html (letzter Zugriff 31.10.2022)
- Bundesselbsthilfeverband für Osteoporose e.V. https://www.osteoporose-deutschland.de/ (letzter Zugriff 31.10.2022)

**ZUM WEITERDENKEN**

1. Warum ist es wichtig, die Ursache eines Sturzes zu erfragen?
2. Beschreiben Sie, wie Aktin und Myosin im Sarkomer zusammenarbeiten und welche Rolle Titin dabei spielt.
3. Unterscheiden Sie Schalt- und General-Lamellen.
4. Beschreiben Sie das Vorgehen im Rahmen einer Gelenkpunktion.
5. Was ist die Mikulicz-Linie?
6. Welche Bewegungen sind durch die einzelnen Muskeln der Rotatorenmanschette möglich?
7. Was ist die PECH-Regel?
8. Beschreiben Sie den Aufbau des Unterschenkels.
9. Welche besonderen pflegerischen Herausforderungen ergeben sich durch Verletzungen des Bewegungsapparates bei alleinstehenden älteren Menschen?
10. Welche Unterschiede in Bezug auf Knochenfrakturen bestehen zwischen älteren Menschen und Kindern?

KAPITEL

# 8 Entzündungen in der Mundhöhle

Robin Andersen hat Schmerzen. Seine Mutter meldet ihn daher für heute von der Grundschule ab und bleibt bei ihm zu Hause. Er fühlt sich schon seit dem Wochenende krank, und es ist immer schlimmer geworden. Zunächst war es nur ein leichtes Brennen in der Mundhöhle, inzwischen fühlt sie sich wund und geschwollen an. Wenn er mit dem Finger nachfühlt, kann er kleine Stellen spüren, die uneben und besonders schmerzhaft sind. Seine Eltern haben ihm Kamillentee gegeben und ihm vorgelesen. Robin mag lustige Bücher, er ist überhaupt ein fröhliches Kind. Wenn man seine Eltern fragt, ist er manchmal vielleicht etwas zu aufgedreht, ein geborener Alleinunterhalter. Jetzt allerdings tut ihm das Lachen weh.

Seine Mutter hat für den Nachmittag einen Termin bei seinem Kinderarzt vereinbart. Sie müssen in der offenen Sprechstunde ein wenig warten, kommen dann aber doch schon bald an die Reihe. Dr. Owusu schaut Robin in Mund und Nase, um sich ein möglichst vollständiges Bild zu machen. Dabei fallen ihm weißliche, rundliche Schleimhautwunden in der Mundhöhle auf.

Der Arzt erläutert ihnen, dass Robin offenbar unter Aphten leide: kleine Geschwüre im Mund, die vielleicht von einem Virus verursacht würden, so ganz wisse man das aber noch nicht. Auf jeden Fall seien sie leider ziemlich schmerzhaft. Fast immer seien sie harmlos, selten nur ein Zeichen für eine zugrunde liegende andere Erkrankung. Er schlägt vor, Robin einen Ibuprofensaft und eine Mundspüllösung auf Kamillenbasis zu verschreiben. Robin müsse nicht im Bett bleiben und könne prinzipiell sogar zur Schule gehen. Da er aber Schmerzen beim Sprechen und Lachen und natürlich auch beim Essen habe, rät er ihm und seiner Mutter dazu, die restlichen 3 Tage der Schulwoche als Erholungstage zu nehmen. Robin fragt, ob er ihm auch ein Rezept für unbegrenztes Fernsehschauen mitgeben könne, das er dann bei seinen Eltern vorzeigen könne. Dr. Owusu lachte und beobachtet dabei Robins Mutter aus den Augenwinkeln. Die verzieht ein wenig hilflos das Gesicht und zuckt mit den Schultern.

„Ah, ich sehe, du machst dir gute Gedanken, wie du deine Erholungstage gestalten kannst, Robin. Sehr gut. Was hältst du davon, wenn wir das zunächst einmal ganz vorsichtig dosieren? Immerhin nimmt man ja auch nicht alle Schmerzmittel auf einmal. Was denken Sie, Frau Andersen?“, erwidert Dr. Owusu.

„Also, wenn Sie dazu raten, machen wir das natürlich. Ich denke, wir fangen einmal mit 30–40 Minuten am Tag an“, entgegnet Robins Mutter und zwinkert ihrem Sohn zu. Der Neunjährige grinst zurück.

## 8.1 Mundhöhle und Zähne

Die **Mundhöhle** (Cavum oris) ist der erste Abschnitt des Verdauungstraktes. Hier wird die Nahrung zerkleinert und für die Verdauung vorbereitet. Zudem ist der Mund ein Teil des Atmungssystems, denn die Trennung zwischen Luft und Speiseweg findet erst auf Höhe des Kehlkopfes (Larynx) (➤ Kap. 2.1) statt.

Die Mundhöhle lässt sich in verschiedene Abschnitte untergliedern (➤ Abb. 8.1). An ihrer Unterseite befindet sich die Zunge (Lingua), die dem Mundboden anliegt. An ihrer Oberseite liegt der Gaumen. Dieser teilt sich in einen harten und einen weichen Anteil auf. Der weiche Gaumen befindet

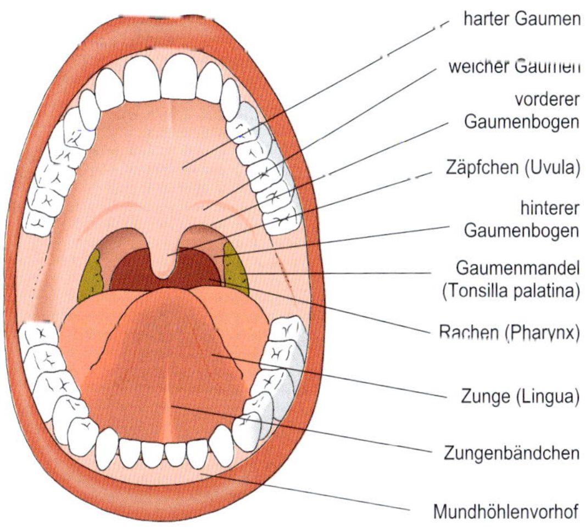


**Abb. 8.1** Blick in die geöffnete Mundhöhle [L190]

sich weiter aboral und geht in den Gaumenbogen über, der viel lymphatisches Gewebe, unter anderem die Gaumenmandeln (Tonsillae palatinae) enthält. Dahinter schließt sich der Rachen (Pharynx) an. Vor der eigentlichen Mundhöhle befindet sich ein Mundhöhlenvorhof, der zwischen Lippeninnenseite und den Zähnen liegt.

Das **Gebiss** des Erwachsenen verfügt über 32 bleibende Zähne, je 16 im Ober- und 16 im Unterkiefer (➤ Abb. 8.2). Kinder haben vor dem Zahnwechsel, der etwa im 6. Lebensjahr beginnt, 20 Milchzähne, 10 oben und 10 unten.

Das Gebiss ist in Quadranten eingeteilt, um die Lokalisation der Zähne angeben zu können. Die Seitenangabe gilt jeweils aus Sicht der Patienten:

- Quadrant 1: Rechter Oberkiefer
- Quadrant 2: Linker Oberkiefer
- Quadrant 3: Linker Unterkiefer
- Quadrant 4: Rechter Unterkiefer

Die Zähne sind zudem durchnummeriert, sodass sich beim Dauergebiss folgende **Zahnformel** ergibt (die Zahlen werden einzeln gesprochen, z. B. 38 = Drei-Acht)

- Rechter Oberkiefer: 11, 12, 13, 14, 15, 16, 17, 18
- Linker Oberkiefer: 21, 22, 23, 24, 25, 26, 27, 28
- Linker Unterkiefer: 31, 32, 33, 34, 35, 36, 37, 38
- Rechter Unterkiefer: 41, 42, 43, 44, 45, 46, 47, 48

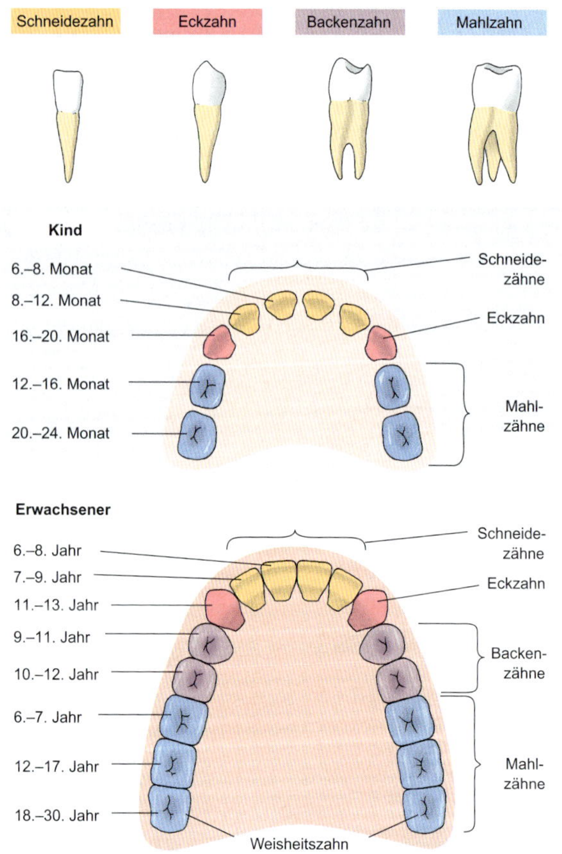


**Abb. 8.2** Oben: Zahnformen, in der Mitte: Milchgebiss, unten: Gebiss des Erwachsenen [L190]

Zur Beschreibung des Milchgebisses werden die Quadranten wie folgend eingeteilt:

- Quadrant 5: Rechter Oberkiefer
- Quadrant 6: Linker Oberkiefer
- Quadrant 7: Linker Unterkiefer
- Quadrant 8: Rechter Unterkiefer

Daraus ergibt sich folgende Zahnformel:

- Rechter Oberkiefer: 51, 52, 53, 54, 55
- Linker Oberkiefer: 61, 62, 63, 64, 65
- Linker Unterkiefer: 71, 72, 73, 74, 75
- Rechter Unterkiefer: 81, 82, 83, 84, 85

Die **Zähne** sind, je nach Lokalisation, unterschiedlich geformt (➤ Abb. 8.3) und haben verschiedene Funktionen. Die acht Schneidezähne (Dens incisivi) dienen vor allem dem Abbeißen von Nahrungsmitteln. Die vier Eckzähne (Dens canini) sind beim Menschen recht klein. Es fällt auf, dass die Eckzähne des Menschen deutlich kürzer sind als bei allen anderen Primaten. Die acht Backenzähne (Prämolaren) und die 12 Mahlzähne (Molaren) dienen der Zerkleinerung der Nahrung. Alle Zähne haben einen ähnlichen Grundaufbau gemeinsam. Sie verfügen über Zahnkrone, Zahnhals und Zahnwurzel. Sie bestehen aus Zahnbein (Dentin) und sind von Zahnschmelz (Enamelum) bedeckt. In ihrem Inneren befindet sich die Zahnpulpa, die Blutgefäße und Nerven enthält. Verankert sind die Zähne durch Zahnzement, Wurzelhaut (Periodontium) und Bindegewebe in Ober- oder Unterkiefer. Zudem werden sie vom Zahnfleisch (Gingiva) eingefasst.

Das **Zahnfleisch** ist ein Teil der **Mundschleimhaut**. Dieses beginnt an den Lippen und ist mit dem Finger gut tastbar. Während die Haut an der Außenseite des Mundes relativ trocken ist, wird sie beim Übergang in ihren Schleimhautanteil spürbar feuchter und weicher. Insbesondere mikroskopisch kann ein Übergangsbereich ausgemacht werden, der sowohl

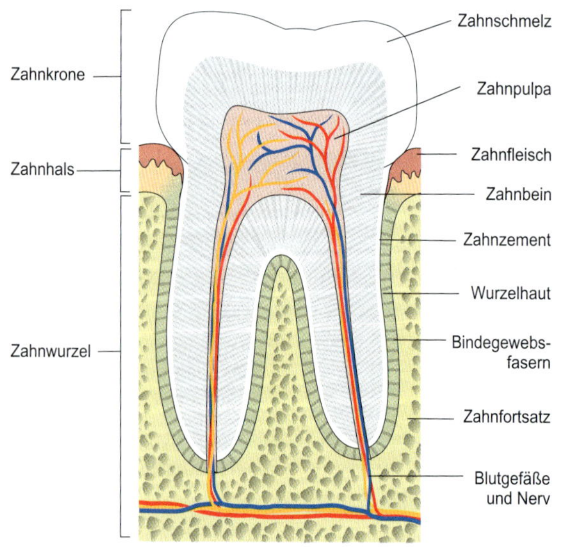


**Abb. 8.3** Typischer Aufbau eines Zahnes. Je nach Zahnform unterscheidet sich dieser etwas. [L190]

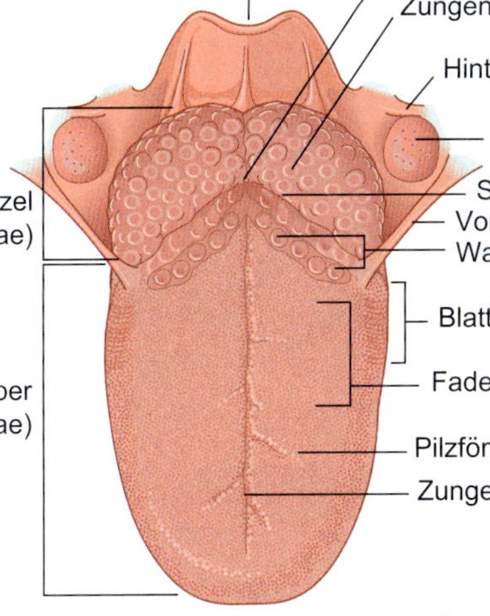


**Abb. 8.4** Aufbau der Zunge mit Abbildung der angrenzenden Strukturen [E650]

Haut als auch Schleimhautzellen enthält. Ebenfalls von Schleimhaut überzogen ist die **Zunge**, die für Sprechen, Kauen, Schmecken und Schlucken von großer Bedeutung ist. Auch die Zunge lässt sich in verschiedene Bereiche unterteilen (➤ Abb. 8.4). Ihr hinterer Anteil, der mit dem Mundboden verwachsen ist, wird Zungengrund oder Zungenwurzel genannt. Ihre beweglichen Anteile sind Zungenkörper und Zungenspitze. Der Zungenkörper ist über das Zungenbändchen mit dem Mundboden verbunden. Die quergestreifte Muskulatur der Zunge wird durch den XII. Hirnnerv (N. hypoglossus) innerviert. Die Zungenschleimhaut besteht aus unverhorntem Plattenepithel, mit Ausnahme der Fadenpapillen – diese sind verhornt. Sie ist mit zahlreichen Papillen besetzt, die dem Tasten und Schmecken dienen. Sie werden in faden-, pilz-, warzen- und blattförmige Papillen unterschieden. Das lymphatische Gewebe der Zunge wird als Zungenmandel (Tonsilla lingualis) bezeichnet.

## 8.2 Nase und Nasennebenhöhlen

Die **Nase** dient als Teil des Atmungssystems vor allem der Erwärmung und Befeuchtung der Atemluft. Wohl am bekanntesten ist die Nase allerdings für ihre Riechfunktion, bei der eine chemische Prüfung der Luft erfolgt. Kleinste Moleküle gelangen hierfür beim Atemvorgang an spezialisierte Sinneszellen im Nasendach und lösen dort ein Signal aus, das über den Riechnerv (N. olfactorius) in das Gehirn weitergeleitet wird. Auf diese Weise können angenehme und unangenehme, möglicherweise sogar bedrohliche Gerüche erkannt werden. Die Nase dient damit zum Erkennen von Gefahren und zur Gestaltung von zwischenmenschlichen Beziehungen.

Die äußere Nase besteht aus Nasenlöchern, Nasenflügeln, Nasenspitze, Nasenrücken und Nasenwurzel. Ihre Form erhält sie durch mehrere Nasenknorpel.

Die **Nasenhöhle** (➤ Abb. 8.5) wird nach unten vom harten Gaumen und nach oben von der Siebbeinplatte begrenzt. Durch die Lamina cribrosa der Siebbeinplatte ziehen die Riechfäden (Fila olfactoria) des Riechkolbens, der das Ende des N. olfactorius (I. Hirnnerv) darstellt. Die Nasenhöhle (Cavum nasi) wird durch die Nasenscheidewand (Septum nasi) in zwei Hälften aufgeteilt. Insbesondere an den Nasenlöchern befinden sich kleine Haare, die eine Filterfunktion erfüllen, sodass Fremdkörper nicht allzu tief in die Nasenhöhle gelangen. Sollte dies doch einmal vorkommen, werden Nase und Atemwege durch den Niesreflex geschützt.

Nach hinten öffnet sich die Nasenhöhle über die beiden Choanen und geht in den Rachen über. Innerhalb der Nasenhöhle befinden sich die untere, mittlere und obere Nasenmuschel (Concha nasalis inferior/media/superior) mit dem dazugehörigen unteren, mittleren und oberen Nasengang (Meatus nasi inferior/media/superior). Zudem münden sowohl die Gänge der **Nasennebenhöhlen** (➤ Abb. 8.6) als auch der Tränennasengang (Ductus nasolacrimalis) in die Nasenhöhle. Am hinteren Nasenausgang befindet sich die Rachenmandel (Tonsilla pharyngea), die insbesondere bei Kindern vergrößert sein kann und dann unter Umständen die Nasenatmung behindert. Sie wird im Rahmen der Nasenspiegelung untersucht. Bei der normalen Untersuchung der Nasenhöhle durch Nase oder retrograd durch den Mund können die Nasennebenhöhlen nicht beurteilt werden. Sie müssen daher bei Bedarf im Rahmen einer radiologischen Untersuchung begutachtet werden.

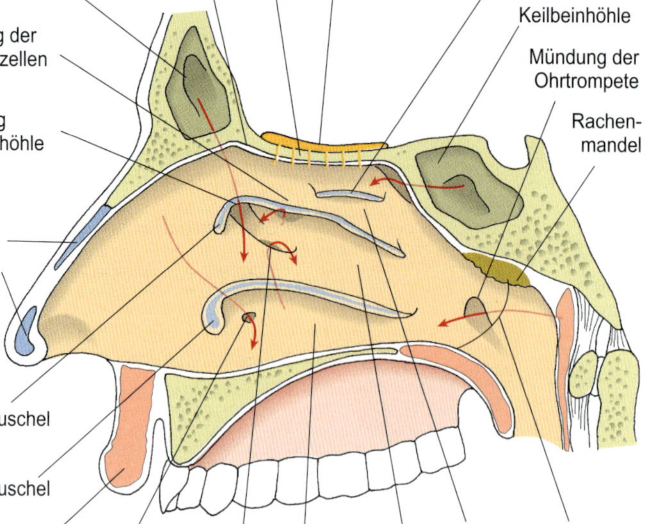


**Abb. 8.5** Schnitt durch die Nasenhöhle. Die roten Pfeile stellen die Verbindungswege zu den Nebenhöhlen dar. [L190]

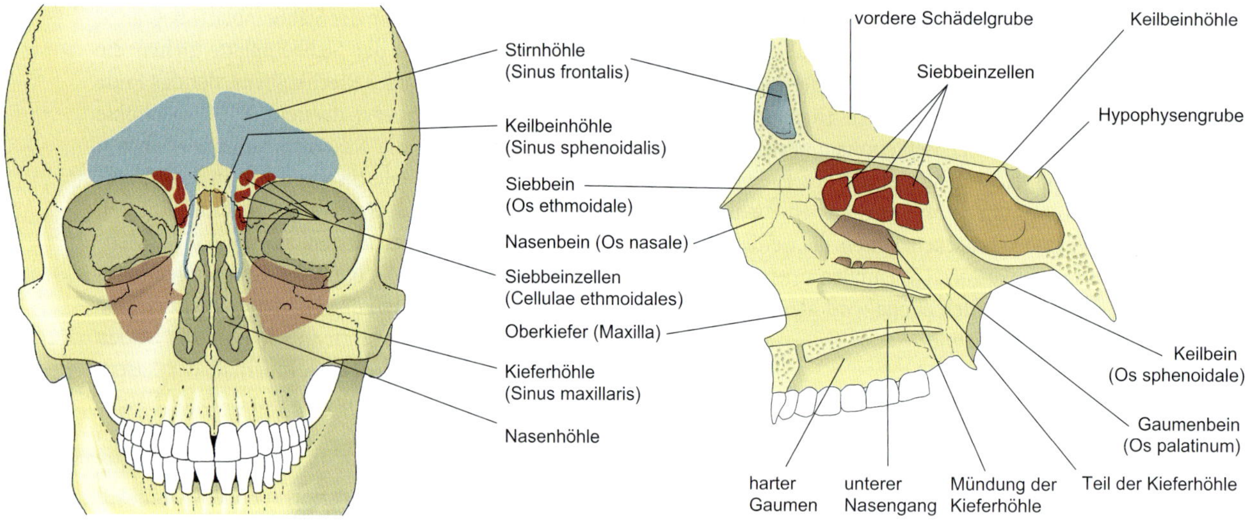


**Abb. 8.6** Nasennebenhöhlen. Links: Frontale Ansicht, rechts: Sagittalschnitt [L190]

In den mittleren Nasengang münden:

- Die Stirnhöhlen (Sinus frontales)
- Die Kieferhöhlen (Sinus maxillares)
- Die (vorderen) Siebbeinzellen (Cellulae ethmoidales)

Die Keilbeinhöhlen (Sinus sphenoidales) münden oberhalb der oberen Nasenmuschel in die Nasenhöhle.

Sie vermindern das Gewicht des Schädels und dienen, ähnlich wie die Nase, als Resonanzraum der Stimme. Die Nasennebenhöhlen entwickeln sich im Laufe der Kindheit und erreichen ihre volle Größe erst im späteren Erwachsenenalter.

## 8.3 Perzentilen

Bedauerlicherweise verbessern sich Robins Symptome auch in den nächsten 10 Tagen nicht, sodass er und seine Mutter Dr. Owusu erneut aufsuchen. Robins Mutter berichtet, dass die Entzündungen in seinem Mund immer noch da seien. Außerdem – sie wisse nicht, ob das irgendwie zusammenhänge – habe er nun auch relativ starke Knieschmerzen im rechten Bein. Sie mache sich langsam Sorgen, ob es nicht doch eine tieferliegende Ursache für die Probleme gebe.

Der Kinderarzt teilt die Sorge der Mutter und untersucht Robin noch einmal sehr gründlich. Natürlich könne auch eine seltenere Ursache hinter den Symptomen stecken. Auch die Knieschmerzen könnten damit zusammenhängen, müssten es aber nicht. Das könnten auch einfache Wachstumsschmerzen sein, wobei es merkwürdig sei, wenn diese nur einseitig aufträten. Robins Knie ist weder gerötet noch geschwollen. Die Mutter erklärt, die Schmerzen seien dumpf, nicht genau lokalisierbar, nicht durchgängig vorhanden und sie würden vor allem abends auftreten. Fieber oder andere Infektsymptome habe Robin nicht gehabt.

Bei Gelenkerkrankungen müsse man nach einer Infektion immer genauer hinschauen, erklärte Dr. Owusu, da es sich um eine postinfektiöse Arthritis handeln könnte. Das käme zwar bei einer Aphtose eigentlich nicht vor, müsse aber trotzdem bedacht werden. Auch einige Autoimmunreaktionen kämen in Frage. Dr. Owusu macht Robin und seiner Mutter trotzdem ein wenig Mut. Meistens seien die Ursachen für bestimmte Symptome harmlos. Er wolle trotzdem gerne weitere Untersuchungen durchführen, um der Sache genauer auf den Grund zu gehen.

Insgesamt sei Robin ja recht klein für seine neun Jahre. Er liege mit seinem Body-Mass-Index (BMI) von 15 knapp oberhalb der 10. Perzentile und damit gerade noch so im Normbereich. Dies müsse ebenfalls nicht auffällig sein, könne aber in der Gesamtschau wichtig werden.

Perzentilen sind ein **Streuungsmaß** in der Statistik. Mit ihnen kann beschrieben werden, wie bestimmte Eigenschaften einer Gruppe verteilt sind. In der Pädiatrie werden sie vor allem für die altersgerechte Einschätzung von Größe und Gewicht verwendet (➤ Abb. 8.7). Sie beziehen sich, ihrem Namen folgend, auf eine Einteilung in Prozent.

Am einfachsten kann man sich dies anhand von 100 Kindern, beispielsweise aus vier Schulklassen, vorstellen, die während einer Untersuchung gemessen und gewogen werden. Wenn die Kinder alle im selben Alter sind, ist es sehr wahrscheinlich, dass sie eine ähnliche Größe und ein ähnliches Gewicht haben. Sie sind allerdings nicht alle gleich groß oder gleich schwer, sondern es gibt kleinere, leichtere, größere und schwerere Kinder.

Würde man nun zum Beispiel einige Größenangaben einer Altersgruppe nehmen und sie aufsteigend sortieren, erhielte man eine Zahlenreihe (in cm), die in etwa so aussehen könnte: 120–121–122–122–123–123–123–124–124–124–124–125–125–125–126–126–127

Man sieht schnell, dass die meisten gleichen Angaben in der Mitte stehen, denn es ist häufig so, dass es in Gruppen von Menschen Bündelungen von Eigenschaften gibt und diese Bündelungen eher in der Mitte liegen. Sehr große und sehr kleine Menschen sind ja auch im eigenen Umfeld eher die Ausnahme, die meisten liegen irgendwo *zwischen* „klein“ und „groß“.

Übertragen auf das Perzentilen-System würde man nun fragen, welcher Anteil der Kinder ober- oder unterhalb eines bestimmten Wertes liegt. Betrachtet man die 50. Perzentile, ist die Reihe genau in der Mitte geteilt, 50 % sind größer, 50 % sind kleiner als die 50. Perzentile. Liegt ein Kind mit seiner Größe auf der 90. Perzentile, sind nur 10 % der anderen Kinder größer und 90 % kleiner. Liegt es auf der 10. Perzentile, sind 90 % der anderen Kinder größer und nur 10 % kleiner.

## 8.4 Kniegelenk

Beim Kniegelenk handelt es sich um ein komplexes Gelenk (➤ Abb. 8.8), da es, je nach Betrachtungsweise, drei Knochen miteinander verbindet und das Gewicht des gesamten Körpers beim Gehen, Rennen und anderen anspruchsvollen Aktivitäten tragen muss. Streng genommen setzt es sich aus zwei miteinander interagierenden Gelenken zusammen:

- Das Femorotibialgelenk umfasst die Kondylen von Oberschenkelknochen und Schienbein.
- Das Femoropatellargelenk umfasst Oberschenkelknochen und Kniescheibe.

Im Kniegelenk sind vor allem **Beuge- und Streckbewegungen** möglich. Zudem können leichte **Innen- und Außenrotationen** durchgeführt werden. Dieser eher geringe Bewegungsumfang liegt vor allem an der Notwendigkeit der Stabilisierung der Beine. Vergleicht man etwa die Gelenke und den Bewegungsspielraum der Arme mit denen der Beine, fällt auf, dass die Arme deutlich mobiler sind. Dieser Mobilitätsgewinn geschieht allerdings auf Kosten der Stabilität. Im Femorotibialgelenk haben die Enden von Femur und Tibia keinen direkten Kontakt. Sie werden durch die knorpeligen Menisken getrennt. Der Innenmeniskus hat eine Halbmondform, während der äußere eine fast geschlossene Ringform aufweist. Das Besondere an den Menisken ist, dass sie nur partiell mit der Gelenkkapsel verwachsen und ansonsten beweglich sind. Dadurch ermöglichen sie bei allen

8

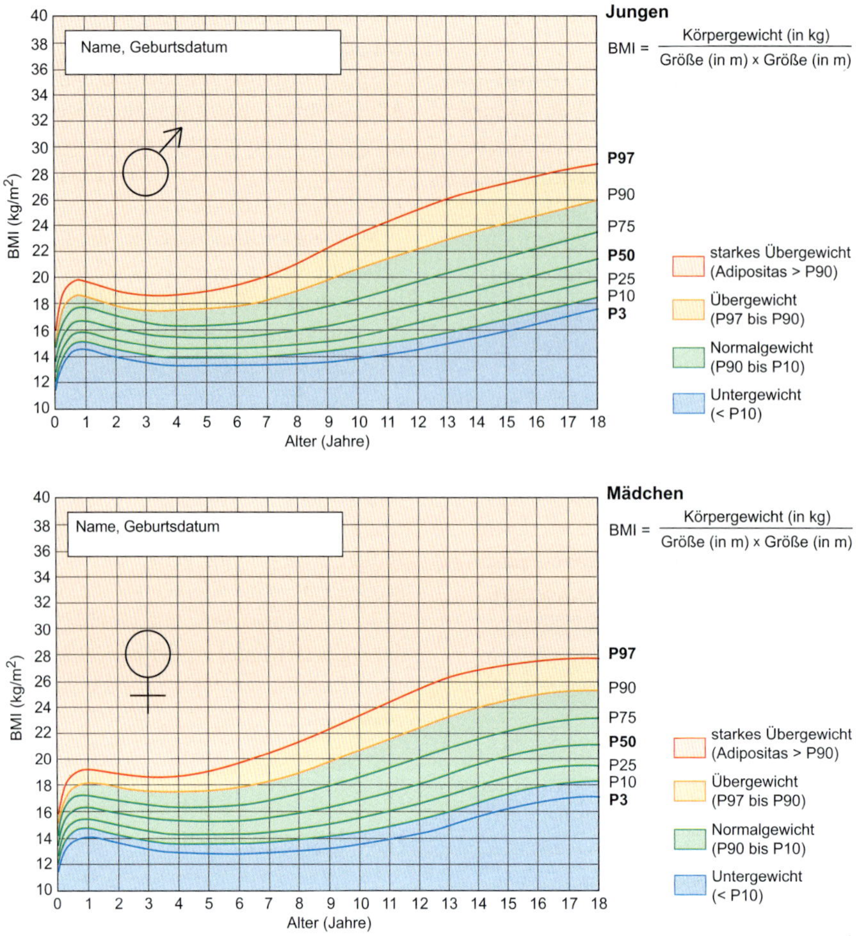


**Abb. 8.7** Pädiatrische BMI-Perzentilenkurven. Beim BMI muss beachtet werden, dass es sich um einen errechneten Wert aus Größe und Gewicht handelt. Daher kann es hier durchaus mal zu einer Delle in der Kurve kommen, was bei Größe und Gewicht einzeln nicht vorkommen kann, da kein gesundes Kind plötzlich kleiner wird oder stark an Gewicht verliert. [L143]

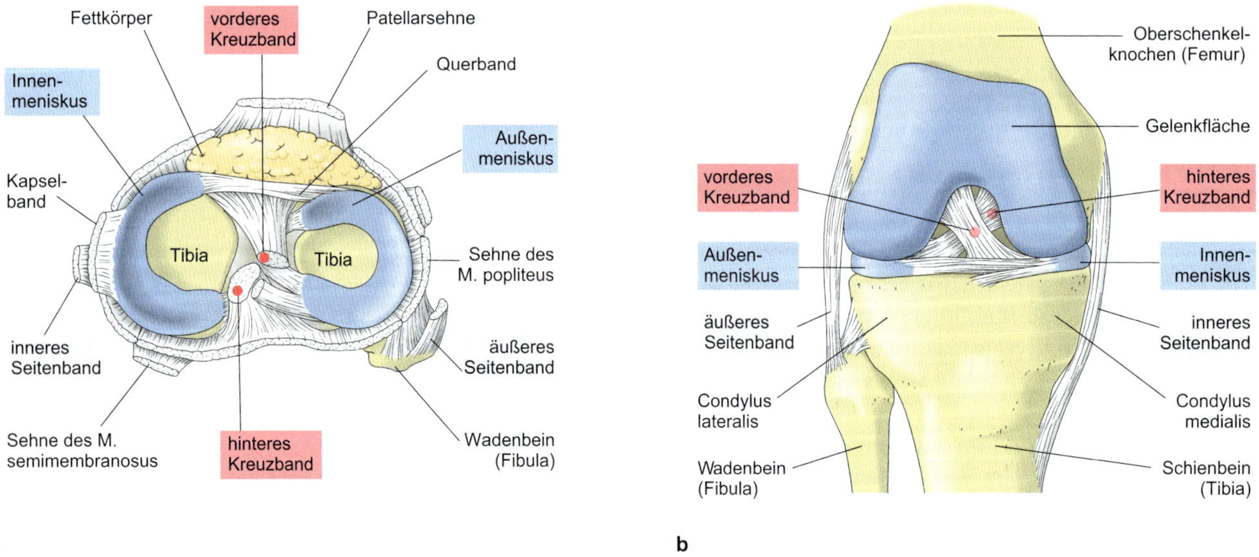


**Abb. 8.8** Um das Kniegelenk und seine Funktion nachvollziehen zu können, ist ein gutes räumliches Vorstellungsvermögen nötig. [L190]

Beinstellungen eine Pufferfunktion und verändern die Form der Gelenkpfanne bedarfsgerecht.

Die beiden Gelenkanteile sind durch die sehr kräftigen Kreuzbänder verbunden. Sowohl das vordere als auch das hintere Kreuzband liegt innerhalb der Gelenkkapsel. Außerhalb der Gelenkkapsel liegen die Seitenbänder, die das Knie nach medial und lateral stabilisieren. Die Kniescheibe ist mit der Sehne des M. quadriceps femoris verwachsen und wird über die Patellasehne an der Vorderseite der Tibia verankert.

Der M. quadriceps femoris verfügt über vier Anteile und bewirkt eine Streckung des Kniegelenks:

- M. rectus femoris
- M. vastus medialis
- M. vastus lateralis
- M. vastus intermedius

Zu den Kniegelenksbeugern gehören folgende Muskeln:

- M. biceps femoris (zweiköpfiger Oberschenkelmuskel)
- M. sartorius (Schneidermuskel)
- M. gracilis (Schlankmuskel)
- M. semitendinosus (Halbsehnenmuskel)
- M. semimembranosus (Plattsehnenmuskel)

## 8.5 Sonografie

Dr. Owusu erklärt Robin und seiner Mutter, dass er gerne zunächst einige Untersuchungen durchführen lassen würde, die mit wenig Aufwand und vor allem wenig Belastung verbunden seien. Die Beschwerden in den Kniegelenken wolle er noch ein bis zwei Wochen beobachten und dann gegebenenfalls eine Sonografie durch einen Kinderradiologen durchführen lassen. Früher hätte man da entweder mit Röntgenstrahlen oder mit einem MRT arbeiten müssen. Als Pädiater verzichte er aber lieber auf die Strahlenbelastung, und ein MRT dauere lange und sei für manche Kinder wegen der Lautstärke unangenehm. Die Sonografie sei dagegen ein sehr schonendes Verfahren. Außerdem würde er gerne noch eine Blutuntersuchung durchführen und eine Stuhlprobe nehmen.

Robins Mutter schaut bei der Erwähnung der Stuhlprobe offenbar etwas irritiert, denn der Kinderarzt ergänzt: „Man meint leicht, das habe nichts miteinander zu tun. Es gibt aber bestimmte Magen-Darm-Erkrankungen, die zu solchen Symptomen führen können. Das möchte ich mir gerne einmal genauer anschauen. Wie ist denn eigentlich Robins Stuhlgang normalerweise?"

Die Mutter informiert ihn, dass er in diesem Jahr öfter Durchfall gehabt habe und ab und zu auch leichte Schmerzen. Sie hätten inzwischen auf laktosefreie Milch umgestellt und seither weniger Probleme gehabt. Gelegentlich seien die Beschwerden aber noch da.

Dr. Owusu nickt: „Dann lassen Sie uns das mit der Stuhlprobe ruhig mal machen. Außerdem können wir gleich auch noch ein Ultraschall des Bauches durchführen."

Die **Ultraschalluntersuchung** (Sonografie) macht sich die unterschiedliche Dichte der zu untersuchenden Organe, die mit einem Puls-Echo-Verfahren untersucht werden, zunutze. Im Ultraschallkopf wird ein hochfrequentes Schallsignal durch einen piezoelektrischen Effekt ausgelöst und in die zu untersuchende Region abgegeben. Bei diesem physikalischen Phänomen wird elektrische Energie in mechanische oder mechanische in elektrische Energie umgewandelt. Ein ganz alltägliches Beispiel hierfür ist ein Klick-Feuerzeug. Wird der Taster des Feuerzeugs heruntergedrückt, wirkt mechanische Energie auf einen Piezokristall, der dadurch seine Form ändert und ein elektrisches Signal in Form eines Zündfunkens abgibt. Das ausströmende Gas fängt Feuer und kann nun zum Anzünden einer Kerze oder einer Kochflamme genutzt werden.

Im Ultraschallgerät ist der Effekt zunächst umgekehrt. Eine Spannung gelangt über das Kabel in den Schallkopf und sorgt dort für die Verformung von Piezokristallen, die durch die Formänderung einen Schallimpuls abgeben. Im Gewebe wird der Schall dann unterschiedlich reflektiert und an den Schallkopf zurückgesendet. Die Piezokristalle verformen sich durch den einfallenden Schall erneut, wandeln diesmal das Eingangssignal aber in einen elektrischen Impuls um, der vom Sonografiegerät ausgewertet und als Bild dargestellt werden kann.

Man kann sich vorstellen, dass diese Technologie relativ empfindlich sein muss, um auch feine Signalunterschiede im Gewebe erkennen zu können. Im Umgang mit Sonografiegeräten muss daher besonders vorsichtig mit den Schallköpfen und den Kabeln gearbeitet werden.

Neben der technischen Seite der Sonografie ist eine genaue Kenntnis der anatomischen Verhältnisse und vor allem das räumliche Vorstellungsvermögen eine Grundbedingung, um Ultraschalluntersuchungen verstehen zu können. Im Rahmen einer Sonografie der Bauchorgane müssen die Position der Organe und der Verlauf der Leitungsbahnen bekannt sein (➤ Abb. 8.9). Da beim Ultraschall meist ein zweidimensionales Bild generiert wird, muss der Anwender genau wissen, welche Struktur in welchem Winkel abgebildet wird und wie der Schallkopf gekippt werden muss, um bestimmten Strukturen zu folgen oder zu untersuchen.

Im Rahmen eines Abdomen-Ultraschalls werden im Oberbauch zumeist Leber und Pankreas beurteilt. Daneben können die Nieren, die großen Gefäße und die Darmwand (➤ Kap. 3.5) untersucht werden. Im Falle entzündlicher Darmerkrankungen, vor allem wenn es sich um chronisch entzündliche Erkrankungen handelt, würde sich die Darmwand als verdickt bzw. ödematös darstellen (➤ Abb. 8.10). Bedingt durch die ablaufende Entzündung kommt es zu einer verstärkten Durchblutung und einer Schwellung der betroffenen Regionen.

8

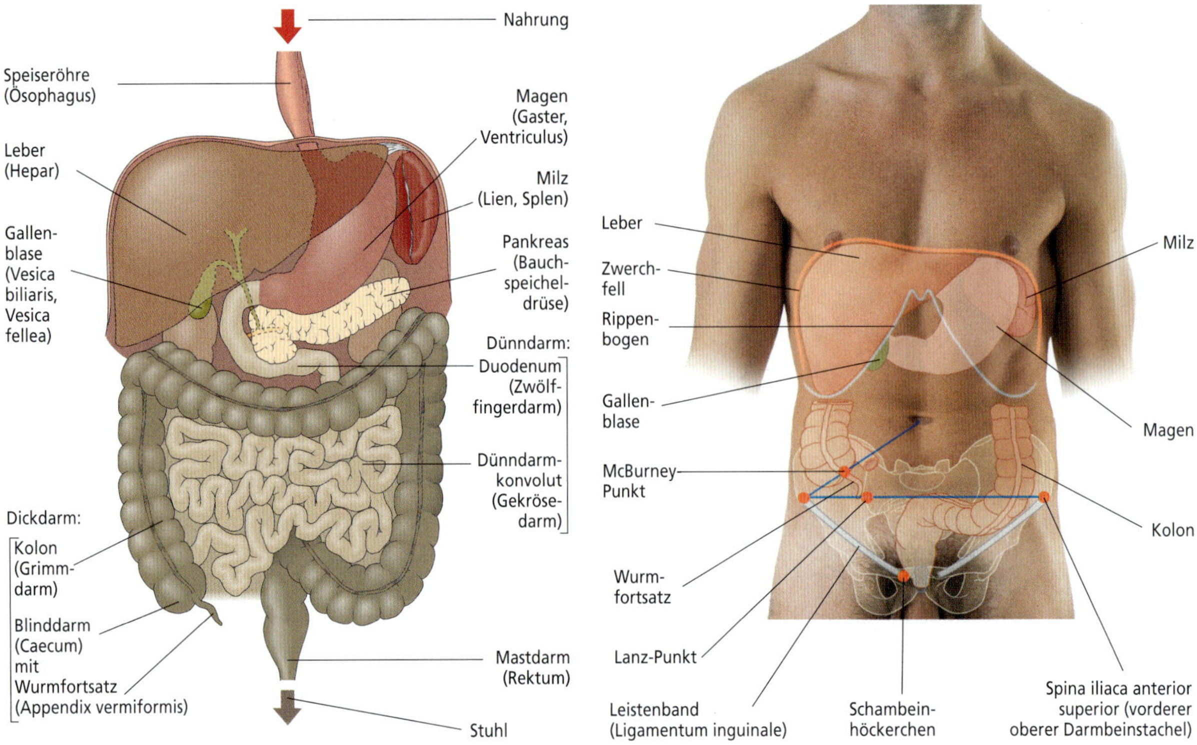


**Abb. 8.9** Übersicht Verdauungssystem: links in frontaler Ansicht und rechts in Projektion auf den Torso [L190]

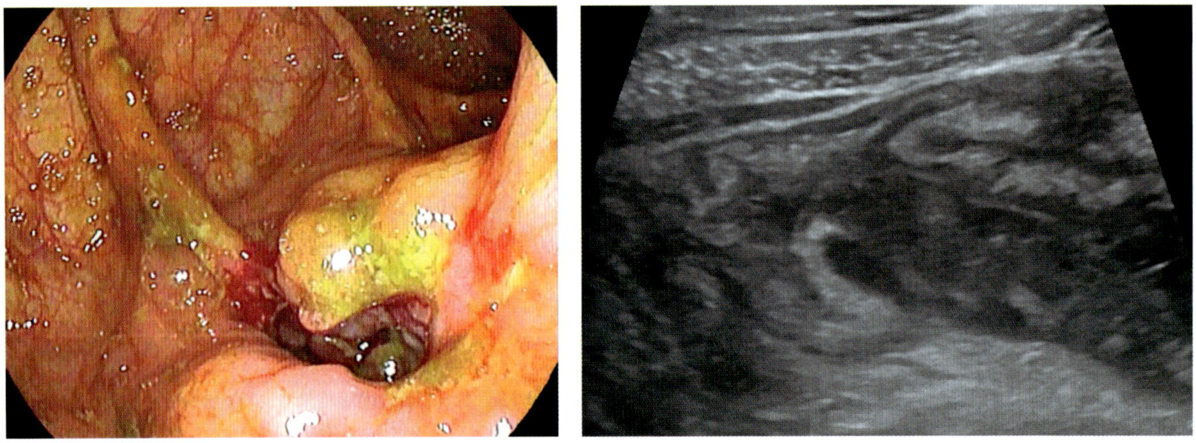

**Abb. 8.10** Verdickte Ileozäkalklappe – Links: endoskopisch, rechts: Ultraschalldarstellung

## 8.6 Eisenstoffwechsel

Einige Tage später ruft Dr. Owusu bei Familie Andersen an und erkundigt sich nach Robins Befinden. Die Mutter freut sich, dass er sich so um Robin kümmert, und erklärt, dass es ihm inzwischen zwar nicht schlechter ginge, aber auch nicht wirklich besser. Die Mundspülungen würden die Beschwerden ein wenig lindern, aber die Aphten seien nicht abgeheilt.

Der Kinderarzt brummt verständnisvoll. Das passe zu den Laborergebnissen, die er inzwischen zurückerhalten habe, und zu der leicht entzündet wirkenden Darmwand im Ultraschall. Robin habe erhöhte Entzündungswerte, einen Eisenmangel, einen Vitamin-B12-Mangel und erhöhtes Calprotectin im Stuhl. Das deute tatsächlich auf eine chronisch entzündliche Darmerkrankung hin wie etwa einen Morbus Crohn. Die Sensitivität eines auffälligen Calprotectin-Wertes liege bei über 90 %. Allerdings liege die Spezifität etwas darunter, sodass die

Untersuchung nicht zur abschließenden Diagnose ausreiche (➤ Kap. 3.3).

Das Besondere an diesen Erkrankungen sei, dass sie auch Symptome an untypischen Stellen, wie der Mundhöhle oder Gelenken, auslösen können. Er rate dazu, eine Magen- und eine Darmspiegelung durchführen zu lassen. Er sei zwar immer zurückhaltend mit solchen größeren Untersuchungen, für die immerhin auch eine Sedierung nötig sei; in Robins Fall halte er das inzwischen allerdings für gerechtfertigt: Er habe milde Magen-Darm-Symptome in Form von regelmäßigen Durchfällen, nicht heilende Wunden im Mund, Knieschmerzen und ein auffälliges Labor. Außerdem solle die Kniesonografie wie besprochen erfolgen. Da die Spiegelung im Kinderkrankenhaus durchgeführt werde, könne da sicherlich auch die Kniesonografie gleich mitgemacht werden.

Robins Mutter ist nicht sonderlich angetan von der Idee, dass ihr Sohn ins Krankenhaus soll. Sie macht sich aber zunehmend Sorgen, weil die Beschwerden nun schon einige Wochen anhalten, und so stimmt sie ein wenig zögerlich zu.

Eisen ist ein **Spurenelement**, das in zahlreichen Strukturen des Körpers eingebunden ist. Die wohl bekannteste Aufgabe des Eisens ist sein Beitrag zum Sauerstofftransport in den Erythrozyten. Eisen ist ein Schlüsselelement des Hämoglobins. Ein Hämoglobinmolekül besteht aus vier Proteinketten und einem Häm-Molekül, das aus einem Ringsystem mit einem zentralen Eisenatom zusammengesetzt ist. Die Proteinketten unterscheiden sich je nach Alter des Patienten: Ungeborene Kinder haben andere Globinketten und damit andere Hämoglobintypen als Erwachsene. Dies hat vor allem damit zu tun, dass die Sauerstoffbindungsstärke im Mutterleib, durch die verbundenen Kreisläufe von Mutter und Kind, anders sein müssen als bei bereits geborenen Menschen, die den Sauerstoff aus der Lungenstrombahn aufnehmen. Das Eisenatom verfügt über eine Ladung, sodass das Sauerstoffmolekül daran binden kann.

Das Eisen wird durch die Verdauungsenzyme aus der Nahrung herausgelöst und im Dünndarm aufgenommen. Dann erfolgt eine Bindung an das Transportprotein Transferrin. Zielzellen, die Eisen benötigen, etwa das rote Knochenmark, in dem die Blutbildung stattfindet, exprimieren Transferrin-Rezeptoren, sodass das Eisen bedarfsgerecht abgegeben werden kann. Das Eisen wird dann entweder direkt verwendet oder als Ferritin gespeichert. Neben dem roten Knochenmark (➤ Abb. 8.11) gelten Leber und Milz als Hauptspeicherorte. Liegt zu wenig Eisen vor, kann dies zu einer **Eisenmangelanämie** führen.

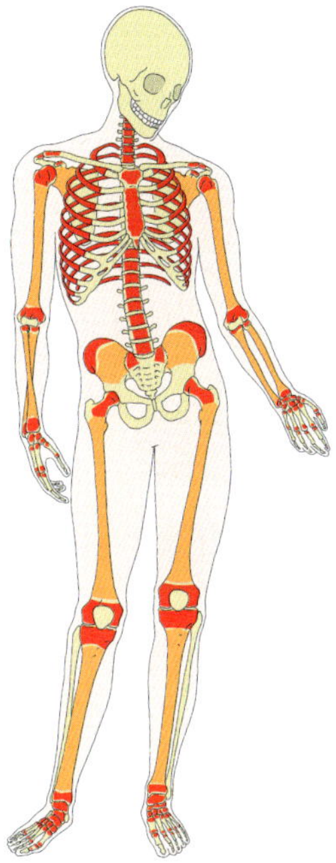

**Abb. 8.11** Verteilung des roten und des gelben Knochenmarks im Körper. Kinder verfügen über deutlich mehr rotes Knochenmark, das im Verlauf der Entwicklung an vielen Stellen durch das gelbe Knochenmark verdrängt wird. [L190]

## 8.7 Vitamin-B12-Stoffwechsel

Vitamin B12 (Cobalamin) ist ein Vitamin, das durch Mikroorganismen gebildet wird und daher oftmals im Darm von Säugetieren (und damit auch Menschen) vorkommt. So ist es vor allem in Produkten tierischen Ursprungs enthalten. In Pflanzen kommt es so gut wie nicht vor. Aus diesem Grunde müssen insbesondere vegan lebende Menschen Vitamin B12 über Supplemente wie Tabletten oder Zahnpasta zu sich nehmen, um keinen Mangel zu erleiden.

Vitamin B12 spielt eine entscheidende Rolle im **Aminosäurestoffwechsel** und ist daher wesentlich an der Entstehung von Proteinen und neuer Zellen beteiligt. Ein Mangel kann sich in Form einer **perniziösen Anämie** oder einer **funikulären Myelose** äußern. Vitamin B12 wird im terminalen Ileum aufgenommen. Hierfür wird der sogenannte Intrinsic-Faktor als Hilfsprotein benötigt, der in den Belegzellen des Magens gebildet wird. Ein Vitamin-B12-Defizit kann daher auch bei Fehlen des Intrinsic-Faktors, etwa durch eine Gastritis oder durch einen Schaden am terminalen Ileum, verursacht werden. Aus dem Darm wird das Cobalamin über die Pfortader in die Leber transportiert und dort gespeichert. Bei Mischköstlern ist dieser Speicher so groß, dass er über Jahre hält. Aus der Leber kann das Cobalamin an Transcobalamin gebunden zu den Zielzellen transportiert werden.

8

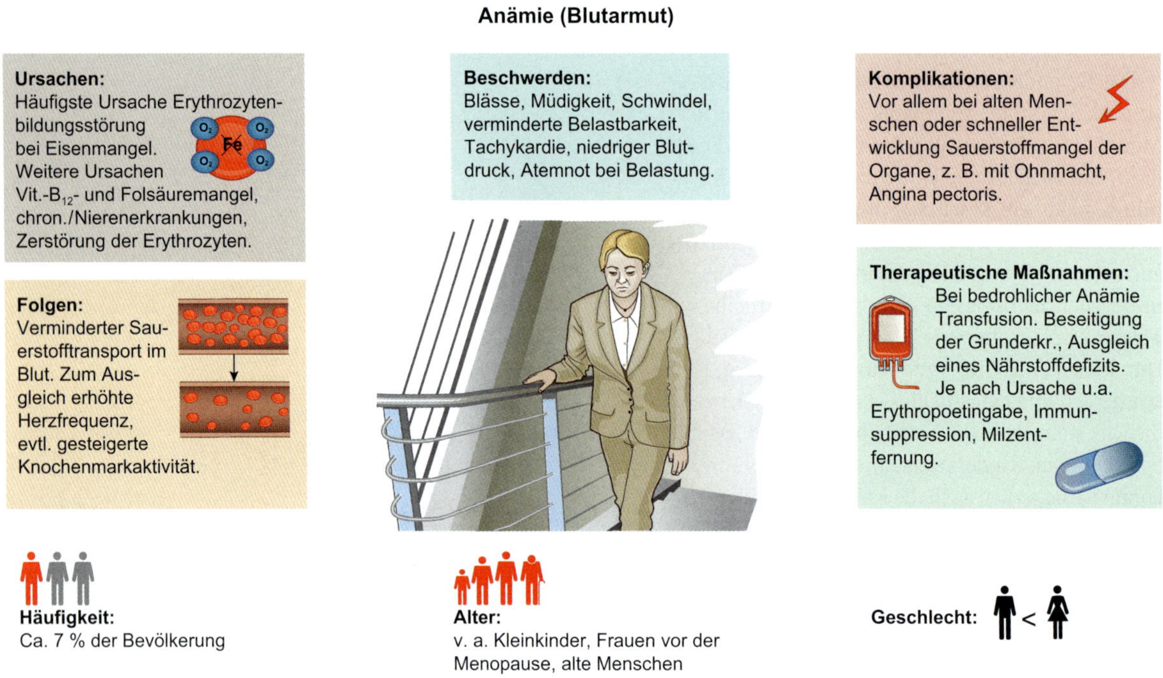


**Abb. 8.12** Anämie im Überblick [L255]

## 8.8 Anämie

Eine Anämie äußert sich durch die Verminderung von Hämoglobin, Erythrozyten und/oder Hämatokrit. Es gibt vier mögliche generelle Entstehungswege (➤ Abb. 8.12):

- Verlust von Blut oder Blutbestandteilen
- Zu geringe Aufnahme von Eisen
- Blutbildungsstörungen
- Hämolyse

In Robins Fall können sowohl der Eisenmangel als auch der Vitamin-B12-Mangel für die leichte Anämie verantwortlich sein.

Um dies genauer zu analysieren, müssen die Erythrozyten näher beurteilt werden. Im Falle einer Eisenmangelanämie sind sie blass (hypochrom) und verkleinert (mikrozytär). Das bedeutet, dass sowohl das mittlere korpuskuläre Volumen (MCV) als auch der mittlere korpuskuläre Hämoglobingehalt (MCH) erniedrigt sind, da zu wenig Eisen zur Hämoglobinsynthese zur Verfügung steht.

Im Falle einer **perniziösen Anämie**, die auch megaloblastäre Anämie genannt wird, sind MCV und MCH vergrößert. Durch den Vitamin-B12-Mangel kommt es zu einer beeinträchtigten Zellteilung (➤ Kap. 9.9). Zur Kompensation werden die Erythrozyten, die trotz dieser Beeinträchtigung gebildet werden können, übermäßig beladen und sind von daher vergrößert und mit mehr Hämoglobin bestückt. Zudem kann es im Falle eines Cobalamin-Mangels auch zu einer Panzytopenie, also einem Mangel an allen anderen Blutzellen kommen.

## 8.9 Häm-Abbau

Wie alle anderen Zellen auch, haben Erythrozyten nur eine bestimmte Lebensdauer. Nach durchschnittlich 120 Tagen bleiben sie aufgrund ihres immer unflexibler werdenden Zytoskeletts im feinmaschigen Gewebe der Milz hängen und werden von gewebsspezifischen Makrophagen in ihre Bestandteile zerlegt, Hämoglobin wird enzymatisch in Globin und Häm aufgespalten. Das Häm wird im Anschluss daran zum indirekten (unkonjugierten) Bilirubin weiter verstoffwechselt und an Albumin durch den Blutkreislauf transportiert. Erst in der Leber wird es durch die Konjugation mit Glucuronsäure zum wasserlöslichen direkten Bilirubin. Erst dann kann es über Urin (Urobilin) oder den Stuhl (Sterkobilin) ausgeschieden werden (➤ Abb. 8.13).

Kommt es zu einer Störung der Konjugation, etwa durch Leberentzündungen oder zu einer hohen Häm-Konzentration im Blut durch eine Hämolyse, können ein Ikterus (Gelbfärbung der Haut) und Juckreiz auftreten.

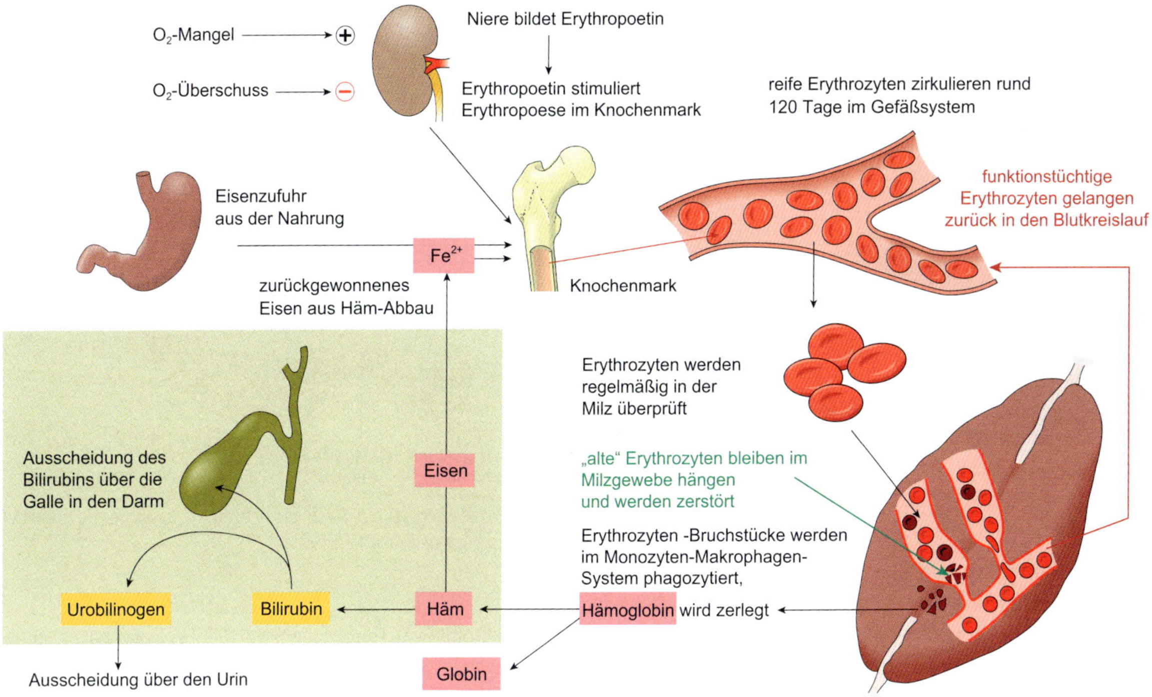


**Abb. 8.13** Lebenszyklus der roten Blutkörperchen [L190]

## 8.10 Ösophagus und Magen

Zwei Tage später werden Robin und seine Mutter im Kinderkrankenhaus aufgenommen. Die Mutter darf glücklicherweise die Nacht bei ihm verbringen.

Am Vortag hatte Robin bereits die Spülflüssigkeit für den Darm trinken müssen, was er sehr unangenehm fand. Er hatte so oft auf die Toilette gemusst, dass er sich eines seiner Comic-Hefte ins Bad gelegt hatte, um sich die Zeit zu vertreiben und sich etwas ablenken zu können. Am Morgen vor der Fahrt ins Krankenhaus hatte er noch ein Glas Wasser trinken dürfen, muss nun aber bis zur Untersuchung nüchtern bleiben.

Robins Mutter darf kurz mit in den Untersuchungsraum, um ihm die Hand zu halten, während ihm das Propofol®, ein Narkosemittel, gespritzt wird. Anschließend wartet sie sie draußen und blättert ein wenig in den ausgelegten Magazinen. Sie ist im Allgemeinen keine sonderlich ängstliche Mutter und hat mit ihrer älteren Tochter, die sich schon zweimal einen Arm gebrochen hat, nur gute Erfahrungen mit diesem Krankenhaus gesammelt. Dennoch ist sie froh über das nette Gespräch mit einer der Angestellten, die ihr sogar einen Tee anbietet. Ein wenig Ablenkung ist jetzt doch ganz gut.

Als man sie wieder in den Untersuchungsraum bittet, schläft Robin noch, wird aber nach nur wenigen Minuten wach. Er weint ein bisschen, weil er zunächst nicht zuordnen kann, wo er aufgewacht ist. Seine Mutter und eine der Pflegerinnen können ihn aber schnell beruhigen. Kurz darauf entspannt er sich zusehends und er kann sich erinnern, dass er ja im Krankenhaus ist. Er habe gar nicht so richtig was gemerkt, erzählt er auf dem Rückweg ins Zimmer. Allerdings habe er komische Dinge geträumt, die aber auch ein bisschen lustig gewesen seien.

Am Nachmittag kommt einer der Ärzte zur Besprechung der Ergebnisse ins Zimmer. Sie hätten einige Proben entnommen, auf deren Untersuchungsergebnisse sie noch etwas warten müssten, allerdings gebe es sichtbare Veränderungen in Robins Darmwand. Vor allem der letzte Abschnitt des Ileums sei entzündlich verändert (➤ Abb. 8.14). So hätten Ileum und Blinddarm eine pflastersteinartige Oberfläche, was auf eine chronisch entzündliche Darmerkrankung hinweise. Außerdem hätten sie aphtöse Veränderungen am Mageneingang und im unteren Ösophagus gefunden. Noch sei die Diagnostik nicht abgeschlossen, er gehe aber zum bisherigen Zeitpunkt am ehesten vom Vorliegen eines Morbus Crohn aus.

Die Ergebnisse der Kniesonografie deuten zudem auf eine Gelenkentzündung hin, die ebenfalls mit der Diagnose eines Morbus Crohn vereinbar sei. Er empfiehlt daher, testweise die Therapie mit Kortikoiden zu beginnen.

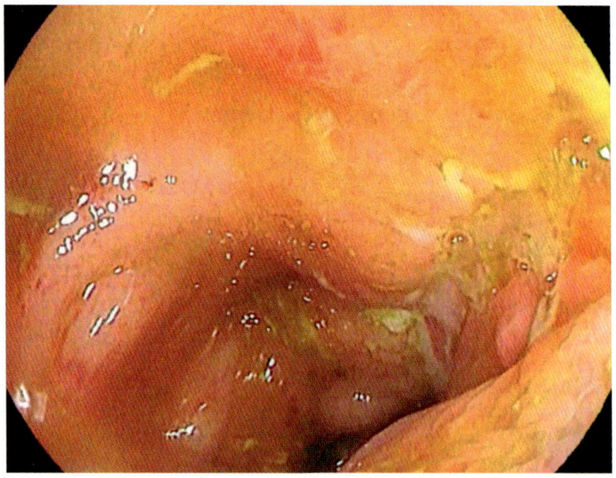

**Abb. 8.14** Ileoskopiebefund: Terminale Ileitis [T1273]

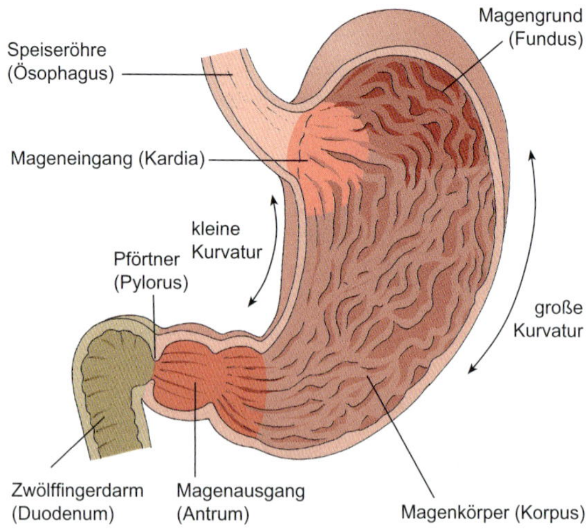


**Abb. 8.15** Längsschnitt durch den Magen mit farblicher Hervorhebung der verschiedenen Anteile [L190]

Die Speiseröhre (Ösophagus) ist ein muskulärer Schlauch, der denselben mehrschichtigen Grundaufbau hat wie der restliche Magen-Darm-Trakt (➤ Kap. 3.5). Allerdings gibt es, je nach Lage des Ösophagusabschnitts, Unterschiede. Die Tunica mucosa besteht aus unverhorntem Plattenepithel, nicht aus Zylinderepithel, und im thorakalen Teil ist die äußerste Wandschicht keine Tunica serosa, sondern eine Tunica adventitia. In diesem Bereich ist der Ösophagus vom Mediastinum umgeben und über die Adventitia bindegewebig darin eingebettet. Im abdominellen Teil des Ösophagus hingegen ist er vom Peritoneum umgeben. Thorakaler und abdomineller Teil sind durch das Zwerchfell getrennt.

Die **Speiseröhre** weist drei physiologische Engstellen auf:

1. auf Höhe des Ringknorpels
2. auf Höhe des Aortenbogens (der ebenfalls im Mediastinum verläuft)
3. auf Höhe des Zwerchfells

Die Speiseröhre verfügt über einen oberen und einen unteren Verschlussapparat (Sphinkter). Beim Schlucken öffnet sich zunächst der obere Sphinkter, der Speisebrei wird dann durch rhythmische Kontraktionen in Richtung des Magens (Gaster) befördert, bevor der untere Ösophagussphinkter sich öffnet und den Speisebrei in den Magen entlässt.

Die Speiseröhre mündet in den **Magen**, der mehrere Abschnitte aufweist (➤ Abb. 8.15). Der Mageneingang wird auch als Kardia bezeichnet. Der größte Anteil nennt sich Korpus. Er mündet in das Antrum. Der Magenausgang verfügt ebenfalls über einen Verschlussapparat, den Pförtner (Pylorus). Oberhalb des Korpus befindet sich kuppelförmig der Fundus, der oftmals mit Luft gefüllt ist. Auf Röntgenbildern kann man diese Luft als „Magenblase" erkennen. Es handelt sich dabei um einen halbmondförmigen, dunklen Fleck. Der Magen weist zwei Krümmungen auf, die als kleine und als große Kurvatur bezeichnet werden.

Die Organwand des Magens verfügt im Gegensatz zum restlichen Magen-Darm-Trakt nicht über zwei, sondern über drei Muskelschichten. Neben der quer- und der längsverlaufenden Schicht, die sich auch in den anderen Abschnitten befinden, ist hier auch eine schräge Muskelschicht vorhanden. Dieser Aufbau sorgt dafür, dass die aufgenommene Nahrung optimal mit der Magensäure vermengt wird. Die Schleimhaut des Magens schützt die Organwand durch einen bikarbonatreichen Schleim vor den Säureauswirkungen, denn die **Magensäure** hat einen pH-Wert (➤ Kap. 10.5) von 1–4 und ist damit sehr sauer. Die Magensäure wird in den Belegzellen produziert, der schützende Schleim in den Nebenzellen. Die Belegzellen produzieren außerdem noch den **Intrinsic-Faktor**, der für die Vitamin-B12-Aufnahme von großer Bedeutung ist. Die Hauptzellen produzieren das proteinspaltende Pepsinogen, um bereits im Magen mit der Verdauung beginnen zu können (➤ Abb. 8.16).

## 8.11 Dünndarm

Der Dünndarm besteht aus drei Abschnitten. Der **Zwölffingerdarm (Duodenum)** schließt direkt an den Magen an und hat einen C-förmigen Verlauf. Die Verdauungssäfte aus Pankreas und Leber bzw. Gallenblase werden in diesem Abschnitt in den Darm abgegeben. Auf das Duodenum folgen das **Jejunum (Leerdarm)** und das **Ileum (Krummdarm)**. Beide liegen intraperitoneal und sind für einen Großteil der Nährstoffaufnahme verantwortlich. Hierfür ist ihre Wand in Falten aufgeworfen (Kerckring-Falten) und mit feinen Zotten besetzt. Durch diese Oberflächenvergrößerung entsteht eine

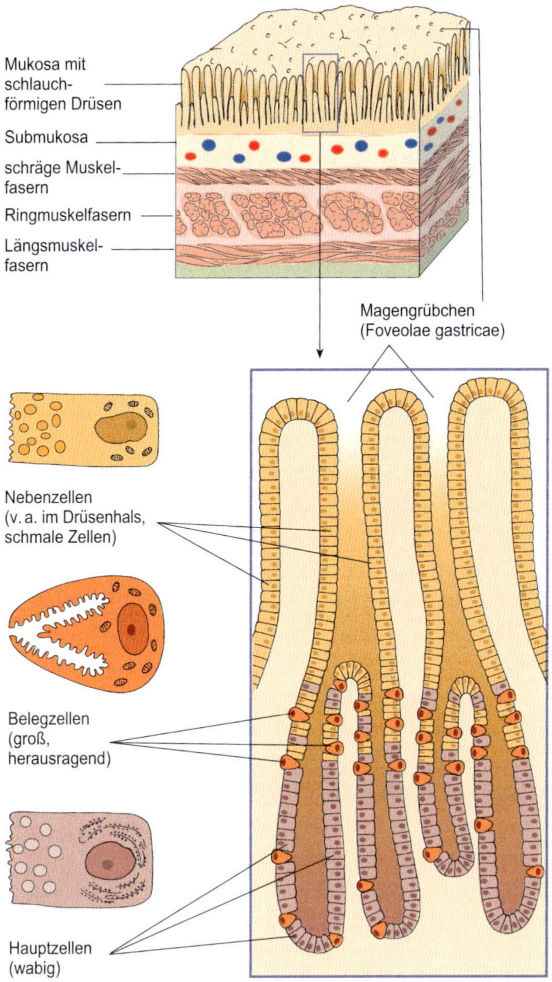


**Abb. 8.16** Zellen des Magens. Im unteren Teil der Abbildung ist gut zu erkennen, dass die jeweiligen Zellen an unterschiedlichen Stellen in der Schleimhaut sitzen. [L190]

Resorptionsfläche von etwa 200 $m^2$. Die Zellen der Dünndarmschleimhaut werden Enterozyten genannt. Sie verfügen ebenfalls über oberflächenvergrößernde Strukturen auf ihrer Oberfläche (Mikrovilli).

Auch der Dünndarm ist durch die beiden Muskelschichten in der Dünndarmwand beweglich. Er kann sowohl Mischbewegungen vollführen als auch peristaltische Bewegungen ausführen, um den Speisebrei weiterzutransportieren. Daneben befindet sich in der Dünndarmwand lymphatisches Gewebe, die sogenannten Peyer-Plaques.

## 8.12 Morbus Crohn

Morbus Crohn ist eine chronische Darmerkrankung. Ihre Prävalenz liegt bei etwa 100–200 pro 100.000 Einwohner. Damit ist jeder 500.–1000. Einwohner Deutschlands betroffen. Daneben existieren noch andere **chronisch entzündliche Darmerkrankungen (CED)**, wie die Colitis ulzerosa (Prävalenz: 150–250 Fälle/100.000 Einwohner) oder die deutlich seltenere mikroskopische Kolitis. Allen CEDs ist gemeinsam, dass ihre Ursachen bis heute nicht in Gänze verstanden werden. Neben einem familiären Risiko spielen Lebensstil und weitere Faktoren eine Rolle.

Morbus Crohn zeichnet sich durch einen Entzündungsfokus im terminalen Ileum aus, kann aber jeden anderen Abschnitt des Verdauungstraktes betreffen. Bei Kindern spielen nicht selten orale Manifestationen eine Rolle. Daneben kann es zu extraintestinalen Reaktionen kommen, wie Gelenkentzündungen, Hautveränderungen oder einer Regenbogenhautentzündung (Iritis). Chronisch entzündliche Darmerkrankungen werden immuntherapeutisch behandelt, da sie offenbar durch eine Überreaktion des Immunsystems verursacht werden und so abgemildert werden können. Im Falle von Morbus Crohn handelt es sich um eine sogenannte „komplexe Barrierestörung", bei der die Darmwand durchlässiger ist als gewöhnlich. Dadurch verändert sich die Darmflora (Dysbiose) und es kommt zu einem Einwandern von Bakterien in das Epithel. Die darauffolgenden Entzündungen führen zu lokalen Gewebsschädigungen, Schmerzen und Durchfällen.

Sowohl Morbus Crohn als auch Colitis ulcerosa verlaufen schubförmig. Phasen mit keinen oder nur sehr milden Symptomen wechseln sich mit teilweise sehr belastenden Krankheitsphasen ab. Im Falle eines Morbus Crohn sind Schmerzen im rechten Unterbauch und unblutige Durchfälle typisch. Bei der Colitis ulcerosa sind die Durchfälle hingegen häufiger blutig.

Obwohl beide Erkrankungen unterschiedlich verlaufen und teilweise sehr starke Auswirkungen auf die Lebensführung haben konnen, sind sie gut behandelbar und ermöglichen oft eine weitestgehend normale Lebensführung. Je nach Entzündungsaktivität besteht allerdings ein erhöhtes Risiko, an einem Kolon- oder Rektumkarzinom zu erkranken. Zudem ist das Risiko für die Ausbildung von Abszessen, Fisteln und anderen Weichteilinfektionen insbesondere bei Patienten mit Morbus Crohn erhöht. Bei der Colitis ulcerosa ist vor allem das Risiko für eine primär sklerosierende Cholangitis vergrößert.

Auch die Gewebeuntersuchung durch den Pathologen deutet auf das Vorliegen eines Morbus Crohn hin. Da Robin insgesamt in einem relativ guten Zustand ist, wird eine ambulante Therapie in der Tagesklinik vereinbart.

Die Diagnose ist für Familie Andersen zunächst ein Schock. Bisher waren ihre Kinder, wenn man von den üblichen Blessuren und Kinderkrankheiten absah, immer gesund gewesen.

8

Bei einem erneuten Termin bei Dr. Owusu einige Tage später kann die Aufregung allerdings ein wenig gemildert werden. Er erklärt der Familie, dass Morbus Crohn zwar eine lebensverändernde Erkrankung sei, aber nicht unbedingt ein Damoklesschwert sein müsse. Viele Patienten lebten gut mit ihrer Erkrankung. Die modernen Behandlungsmethoden seien zuverlässig und sicher. Die Lebenserwartung von Morbus-Crohn-Patienten sei bei richtiger Behandlung nicht vermindert. Allerdings müssten sie als Familie immer wieder mit Komplikationen rechnen und daher regelmäßige Arztbesuche einplanen. Er werde Robin nach Abschluss der ambulanten Therapie in der Klinik zu einer Kindergastroenterologin überweisen, die er seit Jahren kenne und der er persönlich sehr vertraue.

Die Therapie bestehe aus mehreren Säulen. Zunächst werde geschaut, ob bestimmte weitere Mangelerscheinungen durch die chronische Entzündung des Darms vorliegen. In Robins Fall hatten sie ja bereits mit der Substitution von Eisen und Vitamin B12 begonnen. Bei der Ernährung solle die Familie genau verfolgen, was Robin gut vertrage. Offenbar haben sie mit dem Weglassen von Laktose schon einen ersten guten Schritt getan, da Robin eine sekundäre Laktoseintoleranz, bedingt durch die chronische Entzündung des Darms, entwickelt haben könne. Aber auch das Weglassen oder Hinzufügen anderer Lebensmittel könne eine Hilfe sein. Im akuten Schub der Erkrankung werde empfohlen, Ballaststoffe zu vermeiden.

Die zweite Säule sei die medikamentöse Therapie, die ja bereits durch die Klinik eingeleitet worden sei. Hier werde zwischen der Schub- und der Erhaltungstherapie unterschieden. Im Schub werde man zunächst mit Cortisol arbeiten, da so die Entzündungsreaktion sehr wirksam unterdrückt werden könne. Sollte dies nicht reichen, könnten auch andere Medikamente eingesetzt werden. Die Erhaltungstherapie erfolge ebenfalls mit Immunsuppressiva, wobei hier allerdings wegen des Komplikationsrisikos auf Cortisol verzichtet werde. Bei Bedarf könne im Rahmen von sekundären Infektionen mit Antibiotika gearbeitet werden.

Die dritte Säule sei die chirurgische Behandlung, wobei es dabei stets nur um die Beherrschung von Komplikationen ginge. Im Rahmen eines Morbus Crohn werde man immer versuchen, auf chirurgische Interventionen zu verzichten, weil sie sehr belastend sein könnten und weil sie die Prognose außerhalb des Komplikationsmanagements nicht verbesserten. Das alles sei ein Lernprozess, bei dem er, gemeinsam mit der gastroenterologischen Kollegin, der Familie gerne mit Rat und Tat zur Seite stehe. Er könne ihnen aber noch weitere Adressen und Stellen nennen, bei denen sie Informationen und Unterstützung erhalten könnten.

Robins Eltern sind nach dem ausführlichen Gespräch etwas beruhigter. Als sie nach Hause kommen, hören sie laute Geräusche aus der Küche. Frau Andersens Mutter backt offenbar gerade Kuchen mit den Kindern. Die Therapie hat bereits ein wenig Wirkung gezeigt, sodass Robin schon wieder fast beschwerdefrei essen kann. Er hat ganz rote Wangen vom Teigrühren, während Lisa, seine große Schwester, ihm mehr oder minder hilfreiche Tipps gibt, wie er es besser machen könne. Robin ignoriert diese geflissentlich, kann aber ein leichtes Grinsen nicht unterdrücken, als er sich noch mehr Mühe damit gibt, genau das Gegenteil davon zu tun, was seine Schwester ihm rät. Trotz der Aufregung der letzten Wochen ist zu Hause eigentlich wieder alles wie immer.

**STECKBRIEF**

## Chronisch entzündliche Darmerkrankungen

**Definition**
- Chronisch entzündliche Darmerkrankungen (CEDs) zeichnen sich durch permanente oder immer wieder auftretende Entzündungsreaktionen im Darmgewebe aus.
- Die beiden häufigsten sind Morbus Crohn und Colitis ulcerosa.

**Epidemiologie**
- Morbus Crohn: Prävalenz = 300 Fälle/100.000 Einwohner, Inzidenz = 7 Fälle/100.000 Einwohner
- Colitis ulcerosa: Prävalenz = 200 Fälle/100.000 Einwohner, Inzidenz = 4

**Ätiologie**
- Morbus Crohn
  - Unbekannt
  - Nikotin und familiäre Veranlagung als Risikofaktoren
- Colitis ulcerosa:
  - Unbekannt
  - Familiäre Veranlagung als Risikofaktor

**Pathophysiologie**
- Morbus Crohn
  - Morbus Crohn ist eine Barrierestörung
  - Darmwand kann bestimmte Bakterien nicht effizient abwehren, diese dringen ein und verursachen Entzündung
  - Tritt hauptsächlich im terminalen Ileum und Kolon auf, kann aber alle Anteile des Verdauungstraktes betreffen und auch extraintestinale Symptome verursachen
- Colitis ulcerosa:
  - Unbekannt
  - Offenbar kommt es zur Aktivierung lymphatischer Zellen in der Darmwand, was zur Entzündungsreaktion führt
  - Ausbreitung nur in Kolon und Rektum
    - Beginn meist im Rektum, dann aufsteigende Entzündung
    - Mitbeteiligung des terminalen Ileums (Backwash-Ileitis) möglich, allerdings nur wenn Kolon Hauptfokus der Entzündung ist

**Symptome**
- Morbus Crohn
  - Unblutige, chronische Diarrhoe
  - Appendizitis-artige Schmerzen
  - Krämpfe und imperativer Stuhldrang
  - Fistel- und Abszessbildung
  - Intestinale Stenosen mit Ileusgefahr
  - Malabsorptionssyndrom vor allem bei Befall des Dünndarms
  - Extraintestinale Symptome in Gelenken, Augen, Haut etc.
- Colitis ulcerosa:
  - Blutige, schleimige Durchfälle
  - Schmerzen, Krämpfe und imperativer Stuhlgang
  - Extraintestinale Symptome in Leber-/Gallengängen, Gelenken, Augen, Haut etc.

**Behandlung**
- Morbus Crohn
  - Im Schub: Kortikosteroide, Mesalazin und bei schweren Verläufen stärkere Immunsuppressiva
  - Remissionserhaltung: Immunmodulatoren und Immunsuppressiva, z. B. Azathioprin, TNF$\alpha$-Blocker; Antibiotika bei infektiösen Verläufen
  - OP nur zur Komplikationsbeherrschung; Hohe Rezidivrate, daher immer nur darmsparende Operationen, wenn notwendig
- Colitis ulcerosa:
  - Im Schub: Kortikosteroide, Mesalazin und bei schweren Verläufen stärkere Immunsuppressiva
  - Remissionserhaltung: Immunmodulatoren und Immunsuppressiva, z. B. Azathioprin, TNF$\alpha$-Blocker
  - Heilung durch Entfernung des Kolons möglich, jedoch wegen Komplikations- und OP-Risiken nicht für jeden Patienten als Standardtherapie empfohlen

**Prognose**
- Morbus Crohn
  - Häufige Rezidive
  - OP bei mehr als der Hälfte der Patienten nach 15 Jahren notwendig
  - Bei optimaler Behandlung normale Lebenserwartung
- Colitis ulcerosa:
  - Sehr individueller Verlauf
  - Einige Patienten haben nur einen einzigen Schub und sind dann über Jahre beschwerdefrei
  - Tödliche Verläufe sind möglich
  - Erhöhtes Risiko für Dickdarmkrebs

8

| Themen im Überblick | Curriculare Einheiten der Pflegeausbildung (CE) |
|---|---|
| **Anatomie**<br>• Mundhöhle und Zähne<br>• Nase und Nasennebenhöhlen<br>• Speiseröhre<br>• Magen<br>• Dünndarm<br>• Kniegelenk<br>**Biologie, Biochemie und Physiologie**<br>• Eisenstoffwechsel<br>• Häm-Abbau<br>• Vitamin-B12-Stoffwechsel<br>**Krankheitslehre**<br>• Morbus Crohn<br>• Anämie<br>**Untersuchungstechniken**<br>• Sonografie | • **Chronisch entzündliche Darmerkrankungen:**<br>CE10 Entwicklung und Gesundheit in Kindheit und Jugend in pflegerischen Situationen fördern;<br>Fach: Gesundheit und Entwicklung fördern<br>(2. ABD, 1. TB)<br>• **Verdauungsorgane:**<br>CE 02b Zu pflegende Menschen in der Bewegung und Selbstversorgung unterstützen;<br>Fach: Unterstützung bei der selbstbestimmten Lebensführung und Selbstpflege<br>(1. ABD, 1. TB) |

## ZUM WEITERLESEN

- Leitlinie „Diagnostik und Therapie des Morbus Crohn" unter Federführung der Deutschen Gesellschaft für Gastroenterologie, Verdauung und Stoffwechselkrankheiten: https://www.awmf.org/leitlinien/detail/ll/021-004.html (letzter Zugriff 31.10.2022)
- Leitlinie „Diagnostik und Therapie der Colitis ulcerosa" unter Federführung der Deutschen Gesellschaft für Gastroenterologie, Verdauung und Stoffwechselkrankheiten: https://www.dgvs.de/wissen/leitlinien/leitlinien-dgvs/colitis-ulcerosa/ (letzter Zugriff 31.10.2022)
- Gesellschaft für pädiatrische Gastroenterologie und Ernährung: https://www.gpge.eu/ (letzter Zugriff 31.10.2022)
- CED-Hilfe bei Morbus Crhohn und Colitis ulcerosa: http://www.ced-hilfe.de/ (letzter Zugriff 31.10.2022)

## ZUM WEITERDENKEN

1. Wie sehen Aphten auf schwarzer Haut aus?
2. Erläutern Sie kurz die Entstehung von Karies.
3. Geben Sie an, auf welcher Perzentile ein 6-jähriger Junge mit einem BMI von 15 liegt, und erläutern Sie, was dies bedeutet.
4. Beschreiben Sie den Aufbau des oberen Sprunggelenks.
5. Erläutern Sie den Unterschied zwischen Sensitivität und Spezifität.
6. Nennen Sie zwei seltenere Anämieformen, die vor allem bei Kindern und Erwachsenen aus Afrika auftreten können.
7. Nennen Sie 3 mögliche Komplikationen einer Darmspiegelung.
8. Eine mögliche Komplikation der Colitis ulcerosa ist die „primär sklerosierende Cholangitis". Um was für ein Krankheitsbild handelt es sich hier?
9. Warum sollen Ballaststoffe im akuten Schub eines Morbus Crohn gemieden werden?
10. Welche Nebenwirkungen hat eine länger dauernde Kortisoltherapie?

KAPITEL

# 9 Unklares Fieber

Leonas Großvater macht sich Sorgen. Seine Enkelin fühlt sich schon seit einigen Tagen nicht wohl. Sie ist kraftlos und schläft schlecht. Kein Vergleich zu sonst. Auch wenn Leona ein eher ruhiges Kind ist, spielt sie abends immer gerne noch Brettspiele mit ihrem Opa Ewgeny. Er ist ihr großes Vorbild. Er war in seinen jungen Jahren Seemann und erzählt viel von seinen Reisen – auch wenn Leonas Mutter manchmal sagt, dass ihr Opa dabei gelegentlich etwas übertreiben würde. Bei einem Besuch in Deutschland hat er sich dann verliebt und ist kurzerhand hiergeblieben. Seine Freundin Rita wurde schon bald das erste Mal schwanger, sie heirateten und nur vier Jahre später waren sie zu fünft. Leonas Großvater hat danach alle möglichen Jobs angenommen. Er hat auf Baustellen gearbeitet, Maschinen gereinigt, in einem Sägewerk ausgeholfen und hat zuletzt in einer Kneipe gearbeitet. Für die Familie hat sich dieser Fleiß gelohnt. Noch heute lebt er in dem kleinen Haus, das sie sich hatten kaufen können. Oma Rita ist vor einigen Jahren gestorben, Leona hat sie nicht mehr kennengelernt, und als sich Leonas Vater kurz nach ihrer Geburt aus dem Staub gemacht hat, sind seine Tochter und Leona bei ihm eingezogen.

Nina, Leonas Mutter, hat schnell gemerkt, dass sie wegen der Trisomie ihrer Tochter gerade als Alleinerziehende mehr Geld benötigen würde, als sie mit einer Teilzeitstelle verdienen könnte. So arbeitet sie nun oft bis zum späten Abend, und Opa Ewgeny unterstützt sie nach Kräften. Er holt Leona aus der Vorschule ab, isst mit ihr zu Mittag und verbringt den restlichen Tag mit ihr. Oft gehen sie auf den Spielplatz, manchmal spielen sie aber auch zu Hause, indem sie eine Burg aus Matratzen und Kissen bauen, denn Leona liebt Räubergeschichten.

Seit ein paar Tagen allerdings wirkt sie schlapp und antriebslos. Wird sie vielleicht krank?

## 9.1 Trisomie 21

Die Trisomie 21, auch Down-Syndrom genannt, ist die häufigste autosomale **Chromosomenabberation**. Das Autosom 21 liegt dann dreimal statt zweimal vor.

Nur die Trisomien 13, 18 und 21 sind mit dem Leben vereinbar, wobei die Trisomie 21 die mit Abstand besten Aussichten auf ein selbstständiges Leben bietet. Das Risiko steigt mit dem Alter der Mutter bei der Empfängnis deutlich an.

Die Trisomie 21 geht mit einigen sehr ausgeprägten phänotypischen Merkmalen einher, wie einer Brachyzephalie, einer kleinen Mundhöhle, einer sichelförmigen Hautfalte am Augeninnenwinkel (Epikanthus) und Kleinwüchsigkeit. Gerade diese Besonderheiten des Kopfbereichs müssen im Rahmen bestimmter Notfallbilder und bei der Atemwegssicherung im Rahmen einer Narkose bedacht werden.

Zudem leiden Menschen mit Trisomie 21 typischerweise unter bestimmten inneren Erkrankungen, wie Augenleiden, Herzfehlern, Verwachsungen im Magen-Darm-Trakt, einer Immunschwäche und einem erhöhten Leukämierisiko. Sie scheinen dafür allerdings ein geringeres Risiko für solide Tumoren aufzuweisen. Auch treten nicht alle Erkrankungen gleichermaßen bei von Trisomie 21 Betroffenen auf.

Ihre Lebenserwartung ist in den letzten Jahren deutlich gestiegen. Sie liegt inzwischen bei rund 60 Jahren. Noch vor einem Jahrhundert lag sie bei nur etwa 10 Jahren. Wichtig ist die regelmäßige ärztliche Kontrolle möglicher Krankheitsrisiken und die Einbettung in ein unterstützendes Umfeld, um ein möglichst hohes Maß an Selbstständigkeit erreichen zu können.

## 9.2 Meiose

In 19 von 20 Fällen tritt die Trisomie 21 als Störung der Meiose auf (auch: freie Trisomie). Sie ist damit keine klassische Erbkrankheit, wie z. B. das Marfan-Syndrom oder Chorea Huntington. Die Meiose wird auch als Reifeteilung bezeichnet. Im Gegensatz zur Mitose entsteht bei dieser Form der **Zellteilung** keine diploide Zellkopie. Stattdessen formen sich insgesamt vier haploide Tochterzellen aus einer Keimzelle. Diese haploiden Zellen (Spermien und Eizelle) können sich dann im Rahmen der Fortpflanzung zu einem diploiden Chromosomensatz vereinigen.

Die Meiose besteht aus zwei Phasen. Zunächst erfolgt die Reduktionsteilung (I. Reifeteilung), bei der der diploide Chromosomensatz aufgeteilt wird. Die homologen Chromosomen werden voneinander getrennt und es kommt zu einer Rekombination von mütterlichen und väterlichen Erbanlagen. Es werden bereits bei diesem Schritt mögliche Merkmale der Eltern- und Großelterngenerationen so aufgeteilt, dass sie zu einer hohen genetischen Vielfalt bei ihren Nachkommen führen können.

Im Anschluss erfolgt die sogenannte Äquationsteilung (II. Reifeteilung), bei der die Chromatiden des haploiden Chromosomensatzes getrennt werden. Dies entspricht weitestgehend der mitotischen **Teilung**.

Menschen verfügen über 23 Chromosomenpaare, d. h. insgesamt über 46 Chromosomen. 44 davon werden als Autosomen bezeichnet, zwei als Gonosomen (die Geschlechtschromosomen X und Y). Es werden jeweils 23 Chromosomen von einem Elternteil vererbt. Der Chromosomensatz des Menschen ist von daher **diploid**. Ein einfacher, also haploider, Chromosomensatz liegt nach der Meiose in den Keimzellen vor.

Ein Chromosom besteht aus zwei Schwesterchromatiden, die über ein Zentromer miteinander verbunden sind. Je nach Lage des Zentromers sehen die Chromosomen unterschiedlich aus. Die Chromatiden bestehen aus aufspiralisierter DNA. Jede Zelle des Menschen enthält seine vollständige DNA, wobei nur die DNA-Abschnitte abgelesen werden, die die jeweilige Zelle benötigt (➤ Kap. 3.12). Die DNA ist auf kleine, scheibenförmige Proteine, die Histone, aufgewickelt und wird auf diese Weise stabilisiert und konserviert.

Eine Möglichkeit, die Chromosomen darzustellen, ist das sogenannte **Karyogramm** (➤ Abb. 9.1). Hierfür werden die Chromosomen isoliert, gefärbt und sortiert. Auf diese Weise ist eine Auswertung des Karyotyps möglich. Bei einer Frau lautet er im Regelfall „46, XX", bei einem Mann „46, XY". Liegt bei der Frau, wie im Falle von Leona, eine Trisomie 21 vor, lautet der Karyotyp „47, XX, +21".

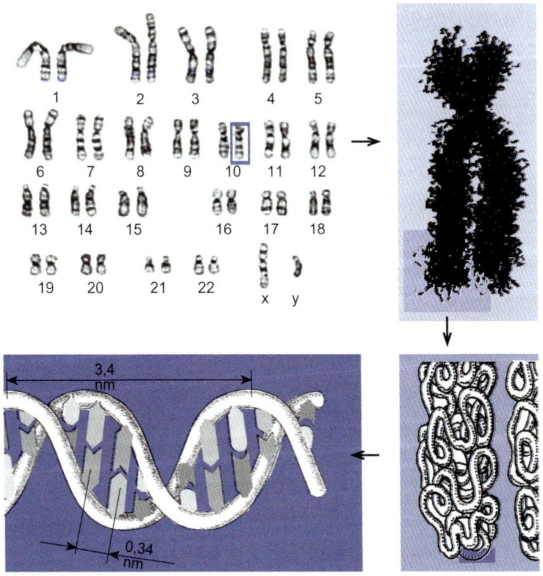


**Abb. 9.1** Karyogramm (oben links) mit Darstellung des chromosomalen Aufbaus und der Architektur der DNA [L190]

Auf jedem Chromosom befinden sich für genau dieses Chromosom typische Gene. So zum Beispiel liegt das Gen für Angiotensinogen (➤ Kap. 10.3) auf Chromosom 1. Der genaue Ort eines Gens auf einem Chromosom wird als Genlocus bezeichnet. Unterschiedliche Varianten eines Gens werden als **Allele** bezeichnet. Da Menschen über 23 väterliche und 23 mütterliche Chromosomen verfügen, können bei ihnen zwei unterschiedliche Allele vorliegen, von denen sich eines durchsetzt. Ein dominantes Allel setzt sich gegenüber einem rezessiven Allel durch. Oder aber beide Allele können sich durchsetzen (Kodominanz). Dies ist etwa bei der Blutgruppe der Fall (➤ Kap. 9.8).

## 9.3 Auge

> Leona liegt auf dem Sofa und schläft. Ihr Großvater legt ihr die Hand auf die Stirn: Sie fühlt sich heiß an. Der Kinderarzt hat ihnen früher schon einmal gesagt, dass sie mit Leona lieber einmal zu viel als einmal zu wenig zu ihm kommen sollten. Durch ihre Trisomie habe sie ein höheres Risiko für schwere Infektionen. Außerdem hatte sie bereits einige Erkrankungen, etwa ein kleines Loch in der Herzscheidewand, einen grauen Star, und ihr Zwölffingerdarm war verengt gewesen. Die Herzscheidewand soll im kommenden Jahr mit einem kleinen Schirmchen verschlossen werden, der Zwölffingerdarm und der graue Star wurde bereits kurz nach Leonas Geburt operiert.

Das Auge ist eines der wichtigsten Sinnesorgane des Menschen. Es besteht aus mehreren Anteilen. Neben dem **Augapfel** (Bulbus oculi) zählen auch der N. opticus (III. Hirnnerv), der Tränenapparat und die Augenlider dazu.

Der Bulbus oculi liegt in der **Augenhöhle** (Orbita) und wird bei geschlossenen Augen von den Augenlidern bedeckt. Er ist damit gegen äußere Krafteinwirkungen gut geschützt. Er ist kugelförmig und hat einen Durchmesser von etwa 25 mm. Die schützende Hülle des Bulbus oculi ist dreischichtig:

- Tunica fibrosa bulbi
- Tunica vasculosa bulbi
- Tunica interna bulbi

Im Inneren liegen Glaskörper (Corpus vitreum) und Linse (Lens oculi). Der Bulbus oculi kann in eine vordere und eine hintere Augenkammer unterteilt werden, in denen sich Kammerwasser befindet.

Die Tunica fibrosa bulbi kann nochmals in Hornhaut (Cornea) und Lederhaut (Sklera) untergliedert werden. Die Tunica vasculosa bubli besteht aus Regenbogenhaut (Iris), Aderhaut (Chorioidea) und Strahlenkörper. Die Tunica interna bulbi enthält eine Epithelschicht und die Netzhaut (Retina).

Funktionell lässt sich der Bulbus oculi in einen lichtbrechenden und einen lichtwahrnehmenden Anteil untergliedern (➤ Abb. 9.2). Der lichtbrechende, auch dioptrische Apparat, besteht aus Hornhaut (Cornea), Linse, Glaskörper und Kammerwasser. Er dient der Bündelung des einfallenden Lichtes, um ein scharfes Bild auf den lichtwahrnehmenden Apparat, der aus Netzhaut und N. opticus besteht, zu projizieren.

Die Iris hat die Aufgabe, die Menge des Lichteinfalles zu steuern. Dafür kann sie sich über ihre Ringmuskelstruktur weiten oder verengen. Die beiden Muskeln, die die Weit- bzw. Engstellung der Pupille bewirken, nennen sich M. dilatator pupillae und M. sphinkter pupillae. Beide können nicht willkürlich bewegt werden (vegetatives Nervensystem) und sind daher bei klinischen Untersuchungen (Pupillenreflex) von Bedeutung. Daneben ist die Iris durch eine eingefärbte Epithelschicht auch für die Farbgebung der Augen verantwortlich.

Die **Linse** ist über die Zonulafasern am Ziliarkörper aufgehängt und kann über den M. ciliaris in ihrer Form verändert werden. Damit auf der Retina ein scharfes Bild projiziert werden kann, müssen die einfallenden Lichtstrahlen zu einem einzigen Punkt gebündelt werden. Dies erfolgt über den dioptrischen Apparat, wobei die Linse das einzige Element des dioptrischen Apparats ist, das durch eine Veränderung seiner Form seine Brechkraft verändern kann. Dies ermöglicht das Scharfstellen von Objekten, die sich in unterschiedlichen Abständen zur Linse befinden. Die Linsenkrümmung wird als Akkommodation bezeichnet. Es gilt: Je näher sich ein Gegenstand vor der Linse befindet, desto stärker muss sie für ein scharfes Bild gekrümmt sein.

Liegt ein Objekt weiter entfernt, fallen die Lichtstrahlen beinahe parallel ein, sodass die Brechkraft nicht hoch sein muss. Rückt der Gegenstand aber näher an das Auge heran, so wird er optisch größer und der Einfallswinkel der Lichtstrahlen verbreitert sich. Die Brechung muss hier also erhöht werden. Bei der Nahakkommodation soll ein augennahes Objekt scharf gestellt werden. Der M. ciliaris kontrahiert, was dazu führt, dass die Zonulafasern sich entspannen und die Linse sich durch ihre Eigenelastizität krümmt. Der Nahpunkt ist der am nächsten liegende Punkt, der noch scharf gestellt werden kann. Er liegt bei Kindern, die eine sehr elastische Linse haben, unmittelbar vor dem Auge und rückt mit zunehmendem Alter und nachlassender Elastizität der Linse weiter weg. Bei der Fernakkommodation sind die Zonulafasern durch die passiven Zugkräfte von Sklera und Bruch-Membran, einem Teil der Aderhaut, in einem gestrafften Ruhezustand. Die Linse ist flacher. Der Fernpunkt ist der am weitesten entfernte Punkt, der noch scharf gesehen werden kann.

Im Falle von Leona ist die Augenlinse durch einen Grauen Star (Katarakt) getrübt, sodass sie operiert werden muss, um ihr Augenlicht erhalten zu können. Menschen mit Trisomie 21 haben oftmals noch weitere Augenerkrankungen, wie das Schielen (Strabismus).

Die Augen sind sehr mobile Organe, die das Verfolgen von Bewegungen oder das Beobachten von höher oder tiefer liegenden Objekten bis in die Augenwinkel ermöglichen. Möglich gemacht wird das durch insgesamt sechs verschiedene **Augenmuskeln**, die auf jeder Augenseite vorkommen und die in gerade und schräge Augenmuskeln eingeteilt werden können (➤ Abb. 9.3).

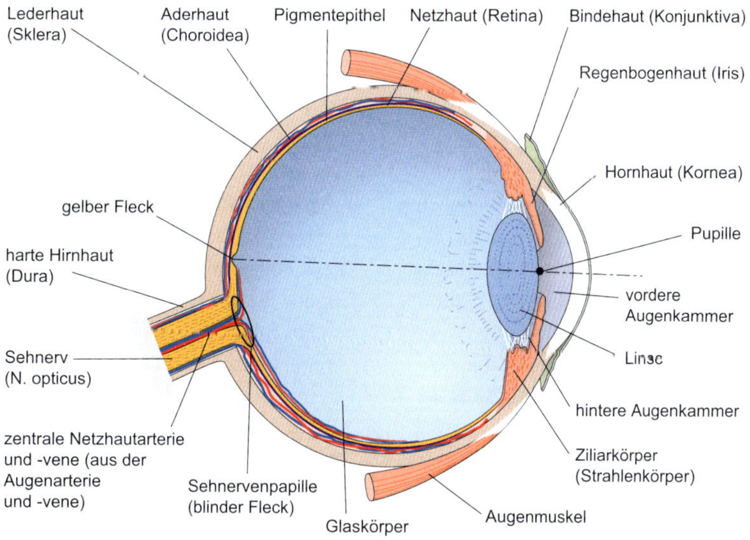


**Abb. 9.2** Augapfel [L190]

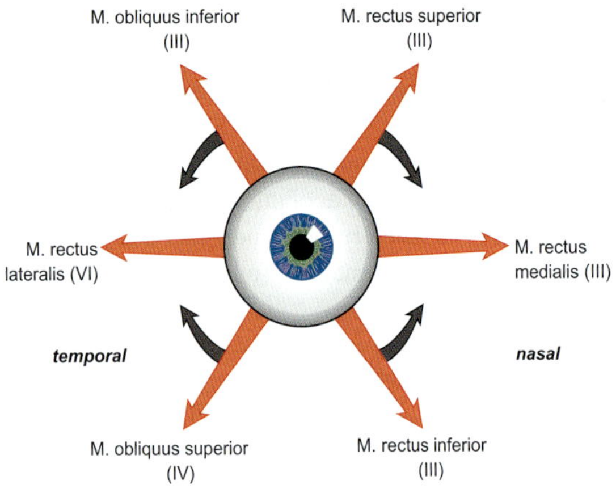


**Abb. 9.3** Zugrichtung der Augenmuskulatur (am rechten Auge) mit Angabe der jeweiligen Hirnnerven: III. N. oculomotorius, IV. N. trochlearis, VI. N. abducens [T873, L126]

Zu den *geraden* Augenmuskeln zählen:

- M. rectus superior: Elevation – innerviert durch den N. oculomotorius (III. Hirnnerv)
- M. rectus inferior: Depression – innerviert durch den N. oculomotorius (III. Hirnnerv)
- M. rectus medialis: Adduktion – innerviert durch den N. oculomotorius (III. Hirnnerv)
- M. rectus lateralis: Abduktion – innerviert durch den N. abducens (VI. Hirnnerv)

Zu den *schrägen* Augenmuskeln gehören:

- M obliquus superior: Depression, Innenrotation – innerviert durch den N. trochlearis (IV. Hirnnerv)
- M obliquus inferior: Elevation, Außenrotation – innerviert durch den N. oculomotorius (III. Hirnnerv)

Die **Blutversorgung** des Auges erfolgt über die A. ophthalmica, die aus der A. carotis interna abgeht. Die venöse Drainage in den Sinus cavernosus erfolgt über die V. ophthalmica superior und inferior.

9

## 9.4 Blut und Leukozyten

Leonas Großvater nimmt seine Enkelin auf den Arm und bringt sie zum Auto. Sie wird zuerst etwas unruhig, schläft dann aber weiter. Auch wenn Opa Ewgeny nicht mehr so viel Kraft wie früher hat, ist es für ihn ein Leichtes, Leona aus dem oberen Stockwerk über die enge Treppe zur Garage zu tragen. Der Kinderarzt hat an diesem Nachmittag bereits geschlossen, sodass Ewgeny beschließt, direkt ins Krankenhaus zu fahren. Er ärgert sich, dass er so lange gewartet hat. Er hätte genauso gut am Morgen oder sogar gestern schon in die Praxis fahren können. Allerdings hatte er da noch gehofft, dass das Fieber wieder sinken würde.

In der Kindernotaufnahme angekommen, werden sie zunächst gebeten, im Wartebereich Platz zu nehmen. Aber schon fünf Minuten später werden sie in einen kleinen Raum gebracht, in dem ein Pfleger sitzt. Leona ist inzwischen aufgewacht, muss aber immer noch von ihrem Großvater getragen werden. Dieser berichtet nun, wie schlapp Leona seit einigen Tagen ist. Seine Tochter und er hätten zunächst gedacht, dass sie sich einen kleinen Infekt in der Vorschule geholt habe. Wenn es nicht gerade um eine Mittelohrentzündung gehe, stecke sie sowas meistens gut weg. Jetzt werde er allerdings langsam unruhig, weil sie einfach nicht mehr zu Kräften komme und sich ihr Zustand immer weiter verschlechtere. Der Pfleger, der sich ihnen als Jens Wassermann vorgestellt hatte, nickt und beginnt, einige Fragen zu stellen. Jedes Mal, wenn Ewgeny eine Antwort gibt, hakt er ein Kästchen ab oder schreibt eine kurze Notiz. Zwischendurch schließt er Leonas Finger an ein Pulsoxymeter an, um ihre Sauerstoffsättigung zu bestimmen. Diese liegt mit 92 % etwas unterhalb des Normwertes und auch die gemessene Temperatur ist mit 39,6 °C erhöht. Jens fasst alle Informationen zusammen und ergänzt, dass es gut gewesen sei, heute noch herzukommen. Die diensthabende Ärztin werde wohl innerhalb der nächsten halben Stunde zu ihnen kommen. Er steht auf und zeigt ihnen einen Untersuchungsraum, in dem Leona sich auf die Liege legen könne, wenn sie wolle.

Etwa 20 Minuten später klopft es an der Schiebetür. Die kurzhaarige Frau im weißen Polo-Shirt stellt sich als Dr. Salomé vor. Sie habe sich bereits Leonas Akte angeschaut, sagt sie. Das letzte Mal sei sie ja vor einem Jahr hier gewesen, um ein Paukenröhrchen einzusetzen. Leons Großvater nickt. „Jetzt ist Leona aber wegen unklarem Fieber und Kraftlosigkeit hier?", fragt sie ihn. Er nickt erneut.

Doktor Salomé setzte sich neben die wieder fest schlafende Leona auf die Kante der Liege, weckt sie vorsichtig und versucht, ein Gespräch mit ihr zu beginnen. Als Leona darauf nicht reagiert, streichelt sie ihr zunächst vorsichtig über die Schulter, damit sie nicht erschrickt, wenn sie sie weiter untersucht. Während Doktor Salomé Leonas Hauttemperatur, Puls und Atemfrequenz beurteilt, entspannt sie etwas. Leona wirkt auf sie ernsthaft krank, scheint aber nicht akut lebensbedroht zu sein.

Dr. Salomé lässt Leona wieder weiterschlafen und wendet sich ihrem Großvater zu. Sie erhebt nun eine ausführliche Krankengeschichte. Ewgeny berichtet, dass Leona blasser sei als sonst. Sie schlafe schon seit einiger Zeit schlechter und wache manchmal schweißgebadet auf. Da sie bald in die erste Klasse einer Grundschule mit Inklusionsschwerpunkt käme, hatten ihre Mutter und er den Eindruck, dass sie sich vielleicht etwas davor fürchte und daher Albträume habe. Fieber habe sie schon seit dem letzten Jahr nicht mehr gehabt. Allerdings habe sie Gewicht verloren. Das sei schon ein wenig komisch, weil ihr Bauch etwas dicker geworden sei. Relativ neu sei auch, dass sie gelegentlich Nasenbluten habe. Dr. Salomé fragt, ob Leona Bauch-, Knochen-, Nacken- oder Kopfschmerzen gehabt habe. Ewgeny schüttelt den Kopf. Die Ärztin zieht die Stirn in Falten. Sie würde Leona gerne stationär aufnehmen und ein paar Tests durchführen. Neben der körperlichen Untersuchung sei das Wichtigste nun eine Blutentnahme und eine Sonografie des Bauches.

Das Blut eignet sich gut als Untersuchungsobjekt, da es alle Organe miteinander verbindet und den gesamten Körper durchströmt. Seine Aufgaben sind unter anderem:

- Transport von Gasen, Nährstoffen und Wärme
- Hämostase
- Immunabwehr

Es besteht zu 55 % aus Blutplasma, einer flüssigen zellfreien Substanz, in der zahlreiche Substanzen, wie Elektrolyte (➤ Kap. 10.4) oder Plasmaproteine, gelöst sind. Man erhält es, indem das Blut zentrifugiert und so eine Trennung von Blutplasma und Blutzellen erreicht wird. Gerinnt das Blut vor dem Zentrifugieren, wird der Überstand nicht als Blutplasma, sondern als Blutserum bezeichnet, da es kein Fibrinogen mehr enthält. Nach Blutentnahmen wird klassischerweise das Blutserum untersucht.

Der zelluläre Anteil des Blutes macht 45 % aus und nennt sich Hämatokrit. Hiervon sind 99 % Erythrozyten und nur 1 % Thrombozyten und Leukozyten.

Die **Leukozyten** können, je nach ihren Vorläuferzellen in eine myeloische und eine lymphatische Reihe eingeteilt werden. Zu den myeloischen Zellen gehören die Granulozyten, die sich noch weiter unterteilen lassen, und die Monozyten.

Die **Granulozyten** können in drei verschiedene Typen unterteilt werden. Die neutrophilen Granulozyten stellen den größten Anteil dar und dienen vor allem der Abwehr von Bakterien. Die eosinophilen Granulozyten sind seltener. Sie dienen der Abwehr von Parasiten und spielen eine wichtige Rolle bei allergischen Reaktionen. Die basophilen Granulozyten sind nur in geringem Maße vorhanden. Sie dienen vermutlich ebenfalls der Parasitenabwehr und tragen einen Teil zur Entstehung von allergischen Reaktionen bei.

Die **Monozyten** sind große Zellen, die als „Fresszellen" arbeiten und diverse Pathogene und Zelltrümmer phagozytieren können. Sie können zu Makrophagen ausdifferenzieren und nehmen dann in peripheren Geweben weiterhin ihre Aufgabe wahr. Zu ihnen gehören beispielsweise die Mikroglia (Gehirn), die Kupffer-Zellen (Leber) oder die Osteoklasten (Knochen). In seiner Gesamtheit wird dieses System aus phagozytierenden Zellen als „mononukleäres Phagozytensystem" bezeichnet.

Zur lymphatischen Zellreihe gehören die **Lymphozyten**, die sich in T-Lymphozyten, B-Lymphozyten und natürliche Killerzellen unterteilen lassen. Sie befinden sich zu 95 % in lymphatischen Organen und nur zu 5 % im Blut. Die B- und die T-Lymphozyten spielen eine zentrale Rolle bei der erworbenen Immunabwehr. Die natürlichen Killerzellen gehören, gemeinsam mit Granulozyten und Monozyten, zur angeborenen Immunabwehr.

## 9.5 Leukämie

Schon bald nach der Untersuchung in der Notaufnahme wird Leona auf die Station gebracht. Ewgeny ruft Nina an, die sich sofort bei ihrer Arbeit abmeldet und nun auch ins Krankenhaus kommt. Leona ist in einem Doppelzimmer untergebracht, hat aber bisher keine Bettnachbarin. Die Pflegekräfte sind sehr nett, sie werden versuchen, es dabei zu belassen und zunächst keinen weiteren Patienten in das Zimmer zu legen. Gerade wegen Leonas Trisomie 21 und dem hohen Fieber sei es gut, wenn sie etwas Zeit alleine mit ihrer Mutter und ihrem Großvater habe und sie als Familie etwas Ruhe hätten. Bei der Ultraschalluntersuchung des Bauches ist herausgekommen, dass Leonas Milz und ihre Leber (Hepato-Splenomegalie) vergrößert sind. Die Ergebnisse der Blutuntersuchung brauchen allerdings noch etwas. Dr. Salomé hat ihnen zugesagt, am Abend vorbeizukommen, um die bisherigen Befunde zu besprechen.

Nina wippt auf ihrem Stuhl unruhig vor und zurück. Sie hat den Nachmittag damit verbracht, im Internet zu recherchieren, was ihre Tochter haben könnte. Sie hat sich dabei auf Webseiten konzentriert, die ihr ihr Kinderarzt empfohlen hatte. Aus Erfahrung weiß sie, dass viele Angebote im Netz eher Angst verursachen, als dass sie helfen würden. Dennoch sind bei all ihren Suchen Erkrankungen herausgekommen, vor denen sie sich fürchtet. Dr. Salomé sieht zudem sehr ernst aus, als sie mit Mutter und Großvater im Aufenthaltsraum sitzt, um die Befunde zu besprechen. Leona schläft und die anderen Patienten und ihre Eltern essen derzeit zu Abend, sodass sie den Raum für sich haben und die Tür schließen können.

Alles deute darauf hin, dass Leona eine Erkrankung des Blutes habe, beginnt die Ärztin. Ihre weißen Blutkörperchen seien vermehrt, die roten Blutkörperchen und die Blutplättchen hingegen wären vermindert. Zusammen mit der Vergrößerung von Leber und Milz und den Symptomen, die Leona habe, sei eine Form der Leukämie sehr wahrscheinlich. Menschen mit Trisomie 21 hätten unglücklicherweise ein erhöhtes Risiko dafür.

9

Leukämien (umgangssprachlich: Blutkrebs) sind bösartige Neubildungen der lymphatischen oder myeloischen Zellreihe der weißen Blutkörperchen. Sie können akut oder chronisch verlaufen und werden je nach betroffener Zellreihe, ihrer Verlaufsform und ihren Komplikationen unterschiedlich behandelt.

Die häufigste maligne Erkrankung bei Kindern ist die **Akute Lymphatische Leukämie** (ALL). Die **Akute Myeloische Leukämie** (AML) betrifft hauptsächlich Erwachsene, allerdings haben Menschen mit einer Trisomie 21 sowohl ein deutlich erhöhtes Risiko für ALL als auch für AML. Die **Chronische Lymphatische Leukämie** (CLL) ist die häufigste Leukämieform und tritt vor allem im späten Erwachsenenalter auf. Die **Chronische Myeloische Leukämie** (CML) kann in jedem Lebensabschnitt auftreten, ist aber ebenfalls eher eine Erkrankung des älteren Erwachsenen.

Die **Ursachen** für Leukämien sind vielfältig. Sie reichen von genetischen Veranlagungen über den Kontakt mit ionisierender Strahlung oder den Folgen einer Virusinfektion bis hin zu Chemikalieneinwirkungen. Es kommt zu einer unkontrollierten Produktion von Leukozyten mit einer Verdrängung anderer Blutzellen wie Erythrozyten oder Thrombozyten. Dies kann sowohl eine Anämie als auch Blutgerinnungsstörungen zur Folge haben. Daneben ist auch die Immunabwehr eingeschränkt, da es sich bei den übermäßig produzierten Leukozyten größtenteils nicht um immunkompetente Zellen handelt. Typisch für die Erkrankung ist das Auftreten vermehrter Infekte und einer B-Symptomatik (➤ Kap. 3.1). Es kommt also zu einem Versagen der Funktionen des Blutes.

Neben der Blutuntersuchung erfolgt vor allem eine **Diagnostik** von Knochenmark, Liquor und inneren Organen, um Leukämiefolgen beurteilen zu können. Das therapeutische Ziel ist bei akuten Leukämien immer die Vollremission, also die Heilung der Erkrankung. Bei chronischen Leukämien kann es auch ausreichen, eine dauerhafte Krankheitskontrolle durchzuführen.

## 9.6 Immunsystem

Das Immunsystem von Säugetieren ist sehr komplex und wird bis heute nur unvollständig verstanden. Die grundlegenden Mechanismen sind allerdings sehr gut erforscht (➤ Abb. 9.4). Zunächst ist es wichtig, zwischen einer angeborenen und einer erworbenen Immunantwort zu unterscheiden. Die **angeborene Immunantwort** umfasst physikalische und chemische Barrieren, wie die Haut (➤ Kap. 4.6) oder die Magensäure (➤ Kap. 8.10). Zudem werden zu ihr auch die Abwehrzellen gezählt, die ohne ein spezifisches Training, auf Krankheitserreger, Tumorzellen oder körperfremde Stoffe reagieren. Sie sind von Geburt an vorhanden und unabhängig vom Immunstatus der Mutter. Die wichtigsten Zellen sind die Granulozyten, die Monozyten und die natürlichen Killerzellen.

Die **erworbene Immunantwort** umfasst die Reaktionen des Körpers auf Krankheitserreger oder körperfremde Eiweiße, die im Laufe des Lebens antrainiert wurden. Beim

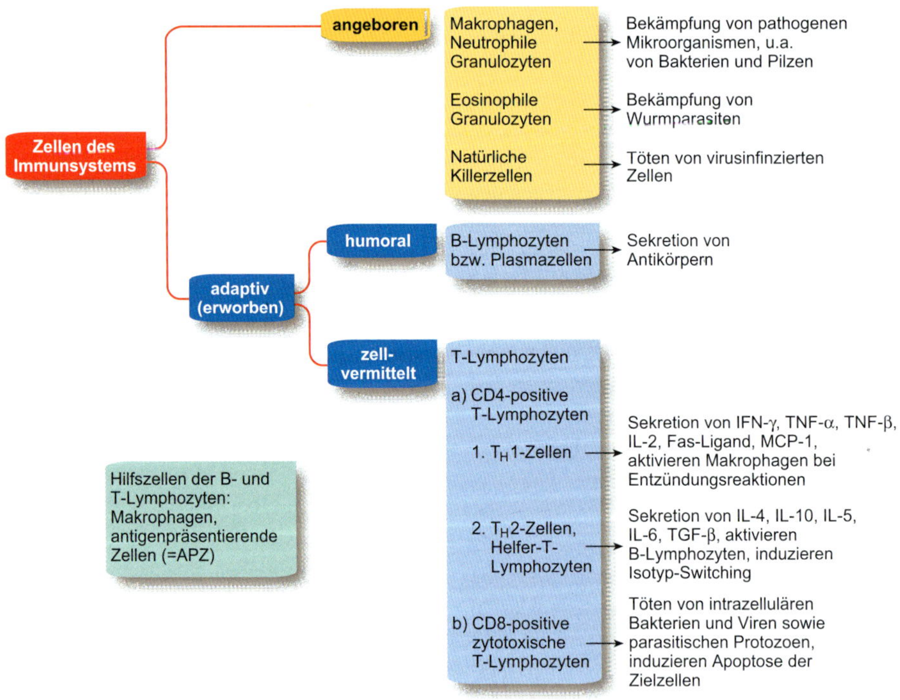


**Abb. 9.4** Zellen des Immunsystems im Überblick [L190]

Ungeborenen und beim Säugling greift zudem der Immunschutz der Mutter durch plazenta- bzw. muttermilchgängige Antikörper, die das Kind schützen können.

Die zweite Unterteilung des Immunsystems erfolgt in die humorale und die zelluläre Abwehr. Die **humorale Abwehr** umfasst alle im Plasma gelösten Teilchen, wie die Antikörper oder die Bestandteile des Komplementsystems. Die **zelluläre Abwehr** umfasst die weißen Blutkörperchen wie die Granulozyten oder die Lymphozyten. Die wichtigsten Lymphozyten der erworbenen Immunantwort sind die B- und die T-Zellen.

Sowohl die B- als auch die T-Zellen werden in Knochenmark bzw. Thymus auf die Erkennung bestimmter Antigenoberflächen trainiert. Jede Zelle spezialisiert sich auf eine spezifische Antigenstruktur. Daher braucht es auch insgesamt eine Billion Lymphozyten im menschlichen Körper, um alle möglichen Oberflächenstrukturen von Krankheitserregern detektieren zu können. Zur Verdeutlichung: Eine Billion entspricht 1000 Milliarden, also einer Zahl mit 12 Nullen nach der 1.

Kommt es nun zum Kontakt mit einem Erreger, der die jeweiligen Antigenstrukturen auf seiner Oberfläche trägt, wird dieser zunächst durch Immunzellen oder antimikrobielle Proteine zerstört. Die Antigenstrukturen werden durch Makrophagen und andere antigenpräsentierende Zellen über einen speziellen Rezeptor (MHC-II) auf ihre Oberfläche transportiert und stehen dort zur Abtastung durch T-Zellen bereit. Einige T-Lymphozyten erkennen die jeweilige Antigenstruktur, werden dadurch aktiviert und beginnen damit, sich sehr stark durch Zellteilung zu vermehren.

Es können zwei Subtypen von T-Zellen unterschieden werden. Die T-Helferzellen unterstützen bei der Umwandlung von B-Zellen in Plasmazellen, die infolgedessen Antikörper bilden können. Zudem produzieren die T-Helferzellen Zytokine, die Makrophagen und zytotoxische T-Zellen anlocken. Diese zytotoxischen T-Zellen, auch T-Killerzellen genannt, leiten bei infizierten Zellen, etwa im Rahmen einer Viruserkrankung, den Zelltod ein, sodass die Vermehrung der Krankheitserreger unterbrochen und die Infektion damit über kurz oder lang besiegt werden kann.

Um Antikörper produzieren zu können, müssen die aktivierten B-Zellen sich zu Plasmazellen weiterentwickeln, die Antikörper in die Blutbahn abgeben.

**Antikörper**, auch Immunglobuline, sind kleine Proteine, die drei Aufgaben haben:

- Markierung von Krankheitserregern für Fresszellen (Opsonierung)
- Direkte Neutralisierung von Krankheitserregern
- Aktivierung des Komplementsystems

Es können verschiedene Antikörpertypen unterschieden werden (➤ Abb. 9.5):

- IgA (Immunglobulin A): Kommt vor allem in Körperflüssigkeiten und auf Schleimhautoberflächen vor
- IgD (Immunglobulin D): Die klinische Bedeutung von IgD ist bisher nicht geklärt, ist aber Gegenstand der aktuellen Forschung
- IgE (Immunglobulin E): Ist an Mastzellen gebunden und spielt eine wichtige Rolle bei der Abwehr von Parasiten bzw. bei allergischen Reaktionen
- IgG (Immunglobulin G): Kommt im Blut vor, ist plazentagängig und langlebig, gilt als Gedächtnisantikörper
- IgM (Immunglobulin M): Kommt im Blut vor und ist der zuerst produzierte Antikörper im Rahmen einer Infektion, dient im Labor daher als Hinweis auf frische Infektion

Antikörper gehören also sowohl zum erworbenen Immunsystem als auch zur humoralen Abwehr. Auch das von ihnen aktivierte Komplementsystem gehört zum humoralen Anteil des Immunsystems. Es handelt sich hierbei um eine Vielzahl verschiedener Proteine, die kaskadenartig miteinander wechselwirken und auf diesem Wege verschiedene zerstörerische Effekte auf eingedrungene Krankheitserreger bewirken. Ihr Wechselspiel ist vergleichbar mit dem der Gerinnungskaskade. Die Aktivierung der Komplementsystems hat drei Effekte:

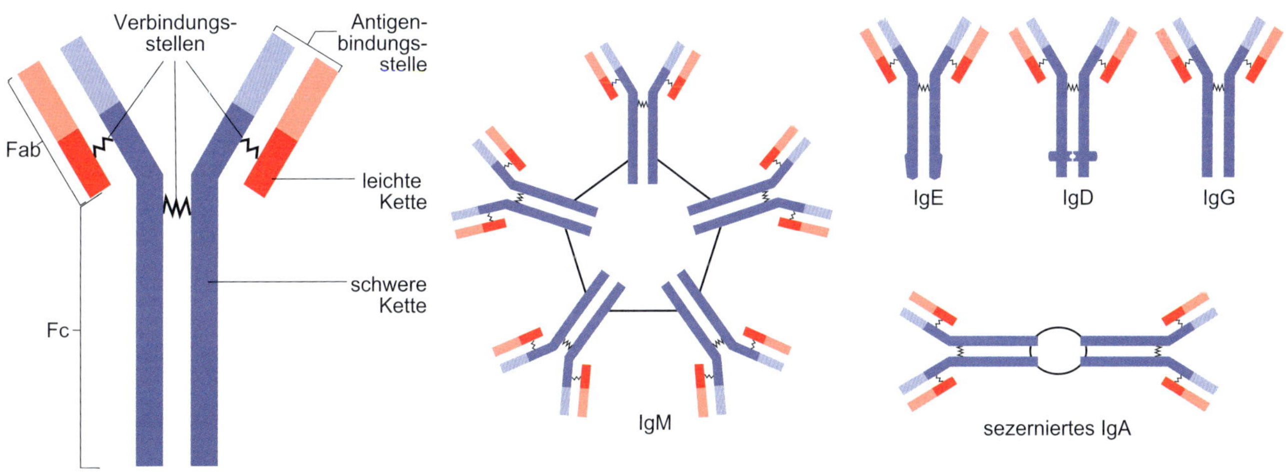


**Abb. 9.5** Antikörperformen im Überblick. Es ist gut zu erkennen, dass die verschiedenen Antikörper in unterschiedlichen Konformationen vorkommen. So zum Beispiel sind IgM-Antikörper sternförmig zusammengeschlossen. [L190]

- Opsonierung: Markierung der Zielzellen für phagozytierende Zellen durch Anheften eines Proteinkomplexes
- Verstärkung der lokalen Entzündungsreaktion durch chemotaktisches Anlocken weiterer Immunzellen. Chemotaxis ist ein Lockmechanismus. Zellen geben chemotaktische Botenstoffe ab, die von beweglichen Zellen empfangen werden, die sich nun in Richtung der Quelle bewegen.
- Bildung des Membranangriffskomplexes (MAC), einer Art Proteintunnel, der in die Bakterienwand eindringt und so zur Zerstörung des Krankheitserregers führt.

## 9.7 Knochenmark

Nina schluckt. Vor genau dieser Diagnose hatte sie sich gefürchtet. Dr. Salomé scheint das zu bemerken und ergänzt, dass bisher noch nichts sicher feststehe. Sie werde noch einige zusätzliche Tests anordnen, wie eine Knochenmarks- und eine Liquoruntersuchung. Die nächsten Tage würden sicherlich sowohl Leona als auch ihre Familie viel Kraft kosten. Aber sie könnten sicher sein, dass die Klinikmitarbeiter ihnen mit Rat und Tat zur Seite stehen werden. Ewgeny wirkte gefasst, wie eigentlich immer, wenn es schlechte Nachrichten gibt. Nina spürt aber, wie sehr die Worte der Ärztin ihren Vater mitnehmen.

Das Knochenmark ist ein weiches Gewebe, das im Inneren der Knochenhöhlen lokalisiert ist. Es lässt sich in gelbes und rotes Knochenmark unterteilen. Das **gelbe Knochenmark** wird auch als Fettmark bezeichnet. Es hat vor allem eine Funktion als Binde- bzw. Stützgewebe. Daneben kann es bei Bedarf wieder in rotes Knochenmark umgewandelt werden. Im **roten Knochenmark** (➤ Abb. 8.11) finden die Blutbildung und die Reifung der B-Lymphozyten statt. Um dies zu ermöglichen, befinden sind im roten Knochenmark hämatopoetische Stammzellen, aus denen die jeweiligen Blutzellen hervorgehen. Außerdem besteht das Knochenmark auch aus den antikörperproduzierenden Plasmazellen und unreifen Vorstufen von Blutzellen, die den Leukoblasten oder den Retikulozyten.

Die **Blutbildung** (➤ Abb. 9.6) findet in fünf Reihen statt: Erythropoese, Thrombopoese, Granulopoese, Monopoese und Lymphopoese. Bei der Erythropoese werden erythrozytäre Vorläuferzellen (Erythroblasten) unter anderem durch die Einwirkung vom in der Niere gebildeten Erythropoetin (EPO) (➤ Kap. 10.1) schrittweise zu Erythrozyten entwickelt. Dabei verlieren die Zellen ihren Kern und sind somit nicht mehr zur Zellteilung oder aeroben Glykolyse fähig. Eine wichtige Zwischenstufe sind die Retikulozyten, die normalerweise nur in einem sehr geringen Maße im Blut vorkommen. Ist die Retikulozytenanzahl erhöht, spricht dies für einen erhöhten Bedarf an roten Blutkörperchen, so zum Beispiel durch Blutverlust oder Hämolyse.

Die Thrombozyten sind streng genommen keine eigenständigen Zellen, sondern Zellplasma-Abschnürungen von Megakaryozyten. Die Thrombopoese dauert etwa 7 Tage. Dies ist unter anderem wichtig zu wissen, um einschätzen zu können, wie lange die Wirkung von Thrombozytenaggreationshemmern, wie etwa Acetylsalicylsäure (ASS), andauert.

Granulopoese, Monopoese und Lymphopoese werden zusammengenommen auch als Leukopoese bezeichnet, wobei Granulopoese und Monopoese zudem ein Teil der Myeolopoese sind. Dies erklärt auch, wieso in eine lymphatische und eine myeloische Form der Leukämie unterschieden werden kann. Die Einteilung erfolgt nach der betroffenen Zellreihe.

## 9.8 Blutgruppen und Bluttransfusionen

Wie befürchtet, ergeben die Tests, dass Leona an einer akuten lymphatischen Leukämie leidet. Die Ärztin nennt das kurz „ALL". Für die Knochenmarks- und die Lumbalpunktion hat Leona eine kurze Narkose erhalten, die sie gut vertragen hat. Im Knochenmark wurden zahlreiche unreife monomorphe Lymphoblasten gefunden – ein typisches Zeichen für eine ALL. Glücklicherweise war der Liquor unauffällig, sodass bisher nicht von einem Befall des Nervensystems ausgegangen wurde. Nina hat sich vorerst bei der Arbeit krankgemeldet, und sie kann bei ihrer Tochter im Zimmer schlafen. Ewgeny übernachtet zwar zu Hause, verbringt aber so viel Zeit wie möglich in der Klinik. Leona erhält Vancomycin in Kombination mit Piperacillin/Tazobactam zur antibiotischen Therapie und Paracetamol zur Fiebersenkung, und es geht ihr nach einigen Tagen schon so gut, dass sie wieder den Geschichten ihres Großvaters zuhören und Brettspiele mit ihm und ihrer Mutter spielen kann. Das gibt Nina und Ewgeny ein wenig Hoffnung.

Etwas erschrocken sind sie allerdings darüber, dass dennoch diskutiert wird, ob Leona auch Bluttransfusionen erhalten solle. Zur Sicherheit wurde schon einmal ermittelt, dass ihre Blutgruppe 0 $Rh^-$ war. Zunächst wollen sich die Ärzte mit weiteren Schritten aber zurückhalten.

Im Rahmen von Transfusionen spielt die Blutgruppe eine zentrale Rolle. Streng genommen existieren mehr als zwei

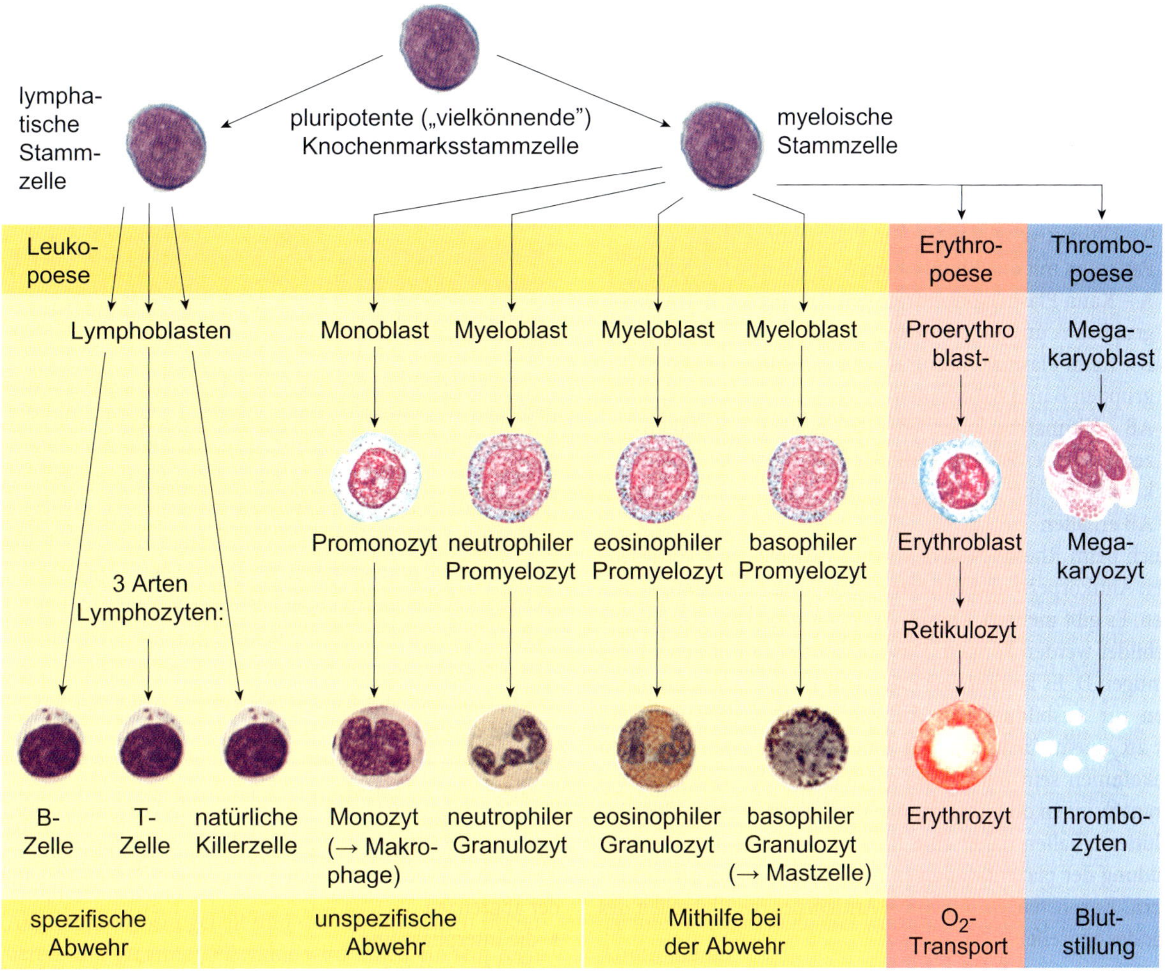


**Abb. 9.6** Blutbildung [L190]

Dutzend Blutgruppensysteme. Bei den meisten Patienten sind jedoch nur zwei davon klinisch relevant: Das AB0-System und das Rhesus-System. Bei beiden Blutgruppensystemen müssen Antigene und Antikörper unterschieden werden. Die Antigene befinden sich auf der Oberfläche der Erythrozyten. Die Antikörper werden vom Organismus als Abwehrreaktion auf unbekannte Antigene gebildet.

Es werden im AB0-System drei mögliche **Antigentypen** unterschieden: A, B und H.

- Alle vier Blutgruppen (A, B, AB und 0) enthalten das H-Antigen. Allerdings liegen die Antigene A und B nur in bestimmten Fällen vor.
- Die Blutgruppe A verfügt über das A-Antigen.
- Die Blutgruppe B verfügt über das B-Antigen.
- Die Blutgruppe AB verfügt sowohl über das A- als auch über das B-Antigen.

Menschen mit einer bestimmten Blutgruppe haben keine Antikörper gegenüber ihrer eigenen Blutgruppe. Dementsprechend hat ein Patient mit der Blutgruppe AB weder Antikörper gegen das A- noch gegen das B-Antigen. Ein Patient mit der Blutgruppe 0 hat Antikörper gegen A und B. Würde nun Vollblut von einem Patienten mit der Blutgruppe 0 im Rahmen einer Transfusion übertragen, würden sowohl Erythrozyten ohne A- bzw. B-Antigene als auch Plasma mit Anti-A- und Anti-B-Antikörpern übertragen werden. Daher erfolgt eine Transfusion von Erythrozytenkonzentraten ohne Plasma und FFP (Fresh Frozen Plasma) separat. Auf diese Weise könnte beispielsweise einem Patienten mit der Blutgruppe B ein Erythrozytenkonzentrat mit der Blutgruppe 0 übertragen werden, da Patienten mit der Blutgruppe B zwar Antikörper gegen das A-Antigen haben, dieses bei Erythrozyten mit der Blutgruppe 0 aber nicht ausgebildet ist.

Auf diesen Grundüberlegungen ergeben sich folgende **Transfusionsmöglichkeiten**:

- 0 – Ultimativspender, jeder Patient kann Erythrozytenkonzentrate mit der Blutgruppe 0 erhalten; kann selbst nur Erythrozytenkonzentrate der Blutgruppe 0 erhalten
- A – Kann Erythrozytenkonzentrate der Blutgruppen A und 0 erhalten
- B – Kann Erythrozytenkonzentrate der Blutgruppen B und 0 erhalten

9

Spenders entnommen, aufbereitet und auf dem Empfänger übertragen. Dieser muss im Vorfeld konditioniert werden. Das bedeutet, dass das körpereigene Immunsystem des Empfängers und die vorhandenen Tumorzellen weitestgehend zerstört werden müssen, um den Erfolg der Behandlung zu ermöglichen.

**Indikationen** für eine allogene Stammzelltransplantation sind unter anderem Leukämien, einige Lymphome und genetische Erythrozytenerkrankungen, wie etwa die Sichelzellanämie.

Eine mögliche Komplikation einer Stammzelltransplantation ist die Graft-versus-Host-Disease, bei der die T-Lymphozyten des Spenders den Empfängerorganismus angreifen. Es kommt zu Schädigungen von Haut, Leber und Darm. Die Behandlung wird zumeist mit Glukokortikoiden durchgeführt. Die Prophylaxe erfolgt mit Immunsuppressiva.

Die **Mortalität** nach einer Stammzelltransplantation ist trotz wesentlich verbesserter Verfahren immer noch sehr hoch. Sie liegt je nach Quelle bei bis zu 50 %.

---

Eine Stammzelltransplantation ist dann glücklicherweise nicht nötig. Leona, Nina und Opa Ewgeny verbringen anstrengende, aber auch Mut machende Monate. Zunächst reagiert Leona nicht gut auf die Therapie. Sie leidet unter vielen Nebenwirkungen, und die liebevolle Fürsorge des Pflegepersonals und die aufmerksame Zuwendung der Ärzte sind für die drei der einzige Hoffnungsschimmer. Ein weiterer Rückschlag kommt, als der erste Knochenmarksausstrich zur Therapiekontrolle immer noch zahlreiche bösartige Zellen enthält. Dann aber werden die Behandlungspläne umgestellt und ihre Geduld zahlt sich zunehmend aus. Leona geht es von Tag zu Tag besser und die Blutwerte normalisieren sich langsam. Den Tag, an dem man ihnen mitteilte, dass man keine Spuren des Krebses mehr im Körper von Leona nachweisen könne, wird die Familie sicherlich nie vergessen.

Die Entlassung aus der Klinik ist für Leona sehr emotional. Sie hat hier viele Freunde gefunden und sich an die Abläufe in der Klink gewöhnt. Nina hat begonnen, in Teilzeit zu arbeiten, um mehr Zeit mit ihrer Tochter verbringen zu können. Sie haben dank der Sozialarbeiter der Klinik eine Förderung aus dem Härtefallfonds der Deutschen Krebshilfe erhalten und Opa Ewgeny hat eine kleine Anstellung neben seiner Rente angenommen, damit sie nicht in eine finanzielle Notlage geraten. Das alles wollen sie auch nach der Klinikentlassung für eine Weile so weiterführen. Leona wird Zeit brauchen, sich wieder in den Alltag einzufinden. Ihre Einschulung in die 1. Klasse wird um ein Jahr verschieben. Die Vorschule hat bereits zugesagt, dass sie auch nur phasenweise am Unterricht teilnehmen könne, um der Familie ein wenig Flexibilität bei der Planung zu ermöglichen.

Es liegt noch eine anstrengende Zeit vor ihnen. Das Risiko für einen Rückfall liegt zumindest theoretisch bei 10 bis 20 Prozent. Leonas Ärzte haben ihnen allerdings erklärt, dass man mit solchen Zahlenangaben sehr vorsichtig sein müsse, da sie nur wenig über den Einzelfall aussagten. Sie werden Leona in regelmäßigen Abständen in der onkologischen Nachsorgeambulanz der Kinderklinik untersuchen, um ein Wiederauftreten der Leukämie früh erkennen zu können und um der Familie bestenfalls die Sorgen nach und nach ein wenig nehmen zu können. Auch wenn Leona der Abschied aus der Kinderklink schwerfällt, so freut sich Opa Ewgeny doch, dass seine Enkelin wieder daheim ist. Es war in den letzten Monaten doch manchmal ganz schön still im Haus.

---

STECKBRIEF

**Leukämie**

**Definition**

- Maligne Veränderungen der lymphatischen oder myeloischen Zellreihe mit übermäßiger Vermehrung funktionsunfähiger Vorläuferzellen im Knochenmark.
- Verdrängung anderer Vorläuferzellen aus dem Knochenmark mit nachfolgender Anämie und Gerinnungsstörungen.
- Einteilung in akute und chronische Verlaufsformen.

**Epidemiologie**

- Akute lymphatische Leukämie (ALL): Am häufigsten im Kindesalter mit einem Häufigkeitsgipfel von 5 Jahren.
- Akute myeloische Leukämie (AML): Am häufigsten im späten Erwachsenenalter mit einem Häufigkeitsgipfel von 70 Jahren.
- Chronisch lymphatische Leukämie (CLL): Häufigste Leukämieform, Inzidenz steigt mit dem Lebensalter, Häufigkeitsgipfel von 70 Jahren, zählt zu den Non-Hodgkin-Lymphomen
- Chronisch myeloische Leukämie (CML): Kann in jedem Alter auftreten, Häufigkeitsgipfel im 6. Lebensjahrzehnt, Prävalenz steigt in den letzten Jahren durch sehr gute Therapieerfolge an (d. h. es gibt mehr Menschen, die länger mit der Krankheit leben können)

**Ätiologie**

- Umweltfaktoren, wie Toxine (z. B. Rauchen), Viren oder Strahlung
- Iatrogene Faktoren, wie Chemotherapie oder Röntgenstrahlung
- Endogene Faktoren, wie Chromosomenabberationen oder hämatologische Erkrankungen

**Pathophysiologie**

- Konkreter Mechanismus abhängig von jeweiliger Ursache.
- Allen Mechanismen gemeinsam ist, dass sich die betroffene Zellreihe durch ein Zusammenbrechen der Regulationsvorgänge stark vermehrt und unreife Vorläuferzellen entstehen.

**Symptome**

- B-Symptomatik (Fieber, Nachtschweiß, Gewichtsverlust)
- Leukozytopenie mit nachfolgender Infektanfälligkeit
- Anämie
- Gerinnungsstörungen, z. B. auffällig durch Hämatome oder Nasenbluten
- Splenomegalie
- Hepatomegalie
- Neurologische Auffälligkeiten durch ZNS-Befall

**Behandlung**

- Abhängig von Leukämieform.
- Akute Leukämien werden mit dem Ziel der Remission aggressiv mit Chemotherapeutika, Bestrahlung (bei ZNS-Befall) und/oder Stammzelltransplantation behandelt.
- Chronische Leukämien werden mitunter nur abwartend beobachtet oder mit krankheitsmodifizierenden Medikamenten versorgt. In bestimmten Fällen wird auch bei ihnen eine Stammzelltransplantation eingesetzt, was als einzige kurative Therapie gilt.

**Prognose**

- Unterscheidet sich je nach Leukämieform.
- Akute Leukämien sind deutlich häufiger tödlich, können dafür aber in vielen Fällen kurativ behandelt werden.
- Chronische Leukämien sind bei effektiver Behandlung mit einer guten bis sehr guten Prognose verbunden. Kommt es trotz Therapie zum Krankheitsfortschritt, verschlechtert sich die Prognose drastisch.

| Themen im Überblick | Curriculäre Einheiten in der Pflegeausbildung (CE) |
|---|---|
| **Anatomie**<br>• Blut<br>• Zellen des Immunsystems<br>• Knochenmark<br>• Auge<br>**Biologie, Biochemie und Physiologie**<br>• Zellzyklus<br>• Mitose<br>• Meiose<br>• Blutgruppen<br>• Immunsystem<br>**Krankheitslehre**<br>• Trisomie 21<br>• Leukämien<br>**Therapien**<br>• Bluttransfusionen<br>• Stammzelltransplantationen | • **Leukämie:**<br>CE 08 Menschen in kritischen Lebenssituationen und in der letzten Lebensphase begleiten;<br>Fach: Pflegehandeln in ausgewählten Pflegeanlässen<br>(2. ABD, 1. TB)<br>• **Pathologie Lymph- und Blutsystem:**<br>CE 05 Menschen in kurativen Prozessen pflegerisch unterstützen und Patientensicherheit stärken;<br>Fach: Pflegehandeln in kurativen Prozessen und Akutsituationen<br>(2. ABD, 3. TB)<br>• **Anatomie und Physiologie Sinnesorgane; Katarakt:**<br>CE 03 Erste Pflegeerfahrungen reflektieren verständigungsorientiert kommunizieren;<br>Fach: Gestaltung von Arbeits- und Beziehungsprozessen<br>(1. ABD, 2. TB) |

## ZUM WEITERLESEN

- Informationsseite „Onkopedia" der „Deutschen Gesellschaft für Hämatologie und Medizinische Onkologie e.V.": https://www.onkopedia.com/de (letzter Zugriff 31.10.2022)
- Leitlinie „Akute lymphoblastische Leukämie im Kindesalter": https://www.awmf.org/uploads/tx_szleitlinien/025-014l_S1_Akute-lymphoblastische-Leukaemie-ALL-im-Kindesalter_2021-07.pdf (letzter Zugriff 31.10.2022)
- Deutsche Krebshilfe: https://www.krebshilfe.de/ (letzter Zugriff 31.10.2022)
- Deutsche Kinderkrebsstiftung: https://www.kinderkrebsstiftung.de/ (letzter Zugriff 31.10.2022)
- Gesundheitsinformation.de zu Trisomien: https://www.gesundheitsinformation.de/trisomien-13-18-und-21.html (letzter Zugriff 31.10.2022)
- Down-Syndrom-Netzwerk Deutschland e.V.: https://down-syndrom-netzwerk.de/ (letzter Zugriff 31.10.2022)

## ZUM WEITERDENKEN

1. Beschreiben Sie die geistigen und körperlichen Veränderungen bei einer Trisomie 18.
2. Wann erfolgt die Anlage der weiblichen Eizellen?
3. Um welche Erkrankung handelt es sich bei einem Grünen Star?
4. Was sind Dioptrien?
5. Was sind Plasmaproteine und wo werden die meisten von ihnen gebildet?
6. Welche Aufgaben haben Natürliche Killerzellen?
7. Was ist ein Lymphom? Wodurch unterscheidet es sich von einer Leukämie?
8. Was ist eine Transfusionsreaktion?
9. Wie funktioniert ein Port?
10. Welche Symptome treten bei einem Leukostase-Syndrom auf?

KAPITEL

# 10 Chronische Niereninsuffizienz

Alena beugt sich verschwörerisch zu Hesam und flüstert ihm etwas zu. Da zwischen ihren beiden Plätzen ein guter Meter Platz ist, kann man den Witz deutlich hören. Er geht auf Kosten des neuen Arztes, der im heute ungewöhnlich hektischen Treiben in der Praxis versucht, den Überblick zu behalten. Die in der Nähe stehende Pflegerin der Dialysepraxis tut so, als habe sie nichts gehört, und überlässt die beiden ihrem Gekicher.

Die Pflegerin ist froh, dass die beiden sich kennengelernt haben, nachdem sich Hesams Dialysezeitplan verschoben hatte. Beide haben sich während der Behandlung vorher oft mit sich selbst beschäftigen müssen, weil die meisten anderen Patienten deutlich älter sind als sie. Die Ältesten sind bereits im Rentenalter, versuchen aber natürlich auch ab und zu, die beiden in ein Gespräch zu verwickeln. Sowohl Alena als auch Hesam hören dann immer geduldig zu und wechseln ein paar Worte mit ihnen, aber ein gemeinsames Thema findet man doch eher selten. Die etwas jüngeren Patienten sind in der Regel berufstätig. Sie sind meistens aufgrund eines schwer kontrollierbaren Typ-1-Diabetes oder einer Amyloidose zu Dialysepatienten geworden. Viele von ihnen bringen sich Arbeit mit oder lesen ein Buch. Die meisten haben selbst Familie und freuen sich schon fast darauf, etwas Zeit für sich zu haben, auch wenn ihre Erkrankung ihnen natürlich oftmals schwer zu schaffen macht.

## 10.1 Chronische Niereninsuffizienz

Unter einer chronischen Niereninsuffizienz wird eine andauernde Einschränkung der Nierenfunktion verstanden. Sie wird vom akuten Nierenversagen abgegrenzt. Chronische Niereninsuffizienzen entstehen oftmals auf Basis schwerwiegender endokrinologischer oder vaskulärer Vorerkrankungen, wie Diabetes mellitus oder einer arteriellen Hypertonie. Diese beiden Erkrankungen verursachen etwa 60 % der chronischen Niereninsuffizienzen. Die restlichen 40 % verteilen sich auf Autoimmunerkrankungen, Infektionen, kongenitale Nierenerkrankungen und toxische Schäden.

Die **Nierenfunktion** kann in zwei Bereiche aufgegliedert werden:

- Exkretorische Funktion (glomerulär und tubulär)
- Endokrine Funktion

Die **Symptome** können, je nachdem, welcher Bereich stärker beeinträchtigt ist und welche Grunderkrankung vorliegt, gerade zu Beginn einer Niereninsuffizienz sehr unterschiedlich sein. So kann es zu einer Überwässerung mit Hypertonie und Ödembildung kommen, wenn zu wenig Flüssigkeit ausgeschieden wird. Auch kann dadurch eine Urämie auftreten, bei der es zu einer endogenen Vergiftung durch die mangelnde Ausscheidung harnpflichtiger Substanzen kommt, wie Harnstoff oder Kreatinin. Auch Störungen des Elektrolyt- und des Säure-Basen-Haushaltes können zu teilweise schwersten Symptomen, wie Azidose oder Herzrhythmusstörungen, führen.

Kommen die Nieren ihren Aufgaben als Hormondrüse nicht mehr nach, kann es durch den Mangel an Erythropoetin zu einer renalen Anämie kommen. Ist der Kalziumstoffwechsel durch einen Calzitriolmangel (➤ Kap. 7.13) beeinträchtigt, führt dies zur renalen Osteopathie.

Die chronische Niereninsuffizienz wird in **fünf Stadien** eingeteilt, die sich nach der glomerulären Filtrationsrate (GFR) richten. Im Stadium 1 ist die GFR noch sehr hoch und es kommt daher selten zu Symptomen. Im Stadium 5 wird von einer terminalen Niereninsuffizienz (früher: Nierenversagen) gesprochen, die GFR ist dann sehr niedrig und es kommt zu keiner nennenswerten Urinproduktion mehr.

Als Ersatz oder Ergänzung zur GFR-Messung bietet sich die Untersuchung der Retentionsparameter Harnstoff und Kreatinin an. Steigen diese Parameter, muss davon ausgegangen werden, dass die Nierenleistung schlechter wird. Während bei geringgradigen Einschränkungen noch mit sekundärpräventiven Maßnahmen gearbeitet werden kann, wie der Absetzung von nierenschädigendem NSAR (Nichtsteroidales Antirheumatikum) oder der gezielten Therapie eines Diabetes mellitus oder einer arteriellen Hypertonie, ist die Dialysebehandlung in den höheren Stadien notwendig.

## 10.2 Nieren

Hesam ist 17, und er ist vor drei Jahren an einer Glomerulonephritis erkrankt, die unglücklicherweise sehr schwer verlief. Alena, die etwas jünger ist, leidet unter einer zystischen Nierenerkrankung, die bis vor fünf Jahren noch medikamentös behandelt werden konnte, dann aber ebenfalls in eine chronische Niereninsuffizienz übergegangen war.

Beide haben sich inzwischen mit ihrem Schicksal relativ gut abgefunden. Alena war eine Zeit lang sehr wütend auf sich selbst und die Welt, hat sich aber irgendwann mit ihrer Lebenssituation arrangiert. Außerdem tut ihr der Kontakt zu dem fast immer zufriedenen Hesam sehr gut. Erstaunlicherweise scheinen beide ihre Erkrankungen zu vergessen, wenn sie gemeinsam bei der Dialysebehandlung sitzen.

Die Nieren (Ren) sind paarige Organe, die auf Höhe von BWK 12 bis LWK 3 liegen (➤ Abb. 10.1). Die rechte Niere liegt bedingt durch Lage und Größe der Leber etwas tiefer als die linke. Sie wiegen jeweils ca. 150 g und haben einen Durchmesser von 12 × 6 × 4 cm. Sie werden mit etwa 20 % des Herzzeitvolumens versorgt und zählen damit, neben Herz, Lunge und Gehirn, zu den am besten durchbluteten Organen. Ihre Versorgung erfolgt über die paarig von der Aorta abgehenden Aa. renales.

Die Nieren befinden sich in den sogenannten Nierenlagern, die aus dem M. psoas major und dem M. quadratus lumborum gebildet werden. Sie werden von einer bindegewebigen Kapsel, einer schützenden Fettkapsel und einer derben Faszie umhüllt und auf diese Weise vor mechanischen Einwirkungen geschützt.

Im Querschnitt sieht die Niere bohnenförmig aus und lässt sich in mehrere Zonen unterteilen (➤ Abb. 10.2). Das Nierenbeckenkelchsystem umfasst die Nierenkelche (Calices renales) und das Nierenbecken (Pelvis renalis) und geht in den Harnleiter (Ureter) über, der zur Blase verläuft und drei Engstellen aufweist:

- Nierenbeckenausgang
- Iliakalgefäßkreuzung
- Blaseneingang

Das Nierenbecken-Kelch-System ist mit Urothel ausgekleidet. Zusammen mit Blase und Harnröhre (➤ Kap. 11.3, ➤ Kap. 11.6) bilden sie das harnleitende System.

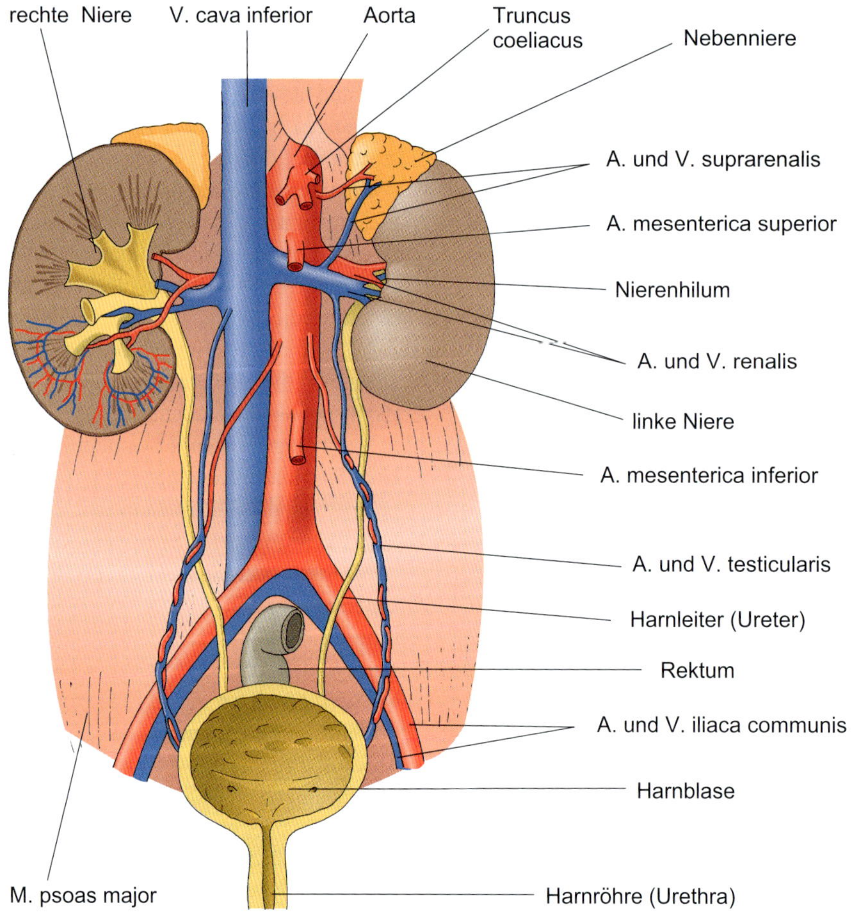


**Abb. 10.1** Lage der Nieren und der ableitenden Harnwege in Beziehung zu den großen Gefäßen [L190]

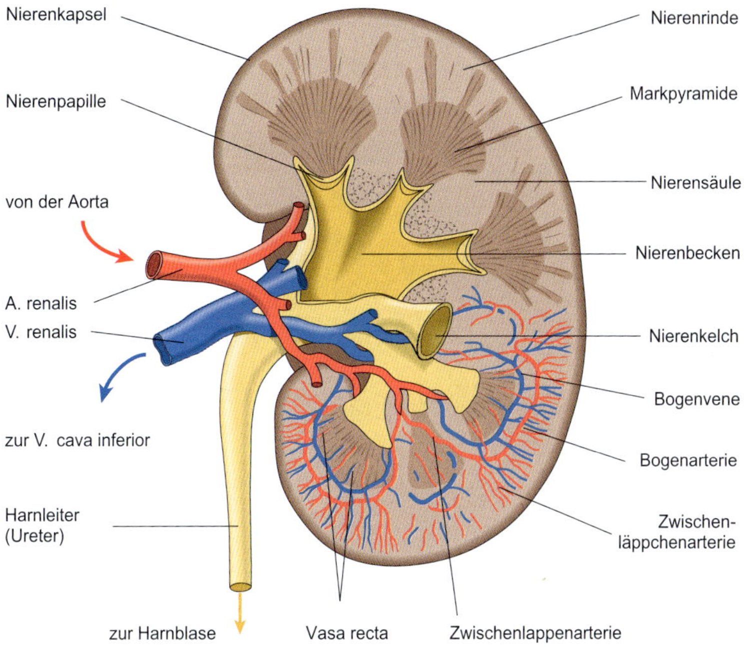


**Abb. 10.2** Niere im Querschnitt [L190]

Die funktionellen Anteile der Nieren umfassen das Nierenmark (Medulla renalis) und die Nierenrinde (Cortex renalis), die zusammen Nierenparenchym genannt werden. Die Nierenrinde ist etwa 1 cm breit und liegt direkt unter der Nierenkapsel. Das Nierenmark besteht aus jeweils 7–12 Markpyramiden (Pyramides renales), die durch die Marksäulen (Columnae renales) voneinander abgegrenzt werden können.

In der Nierenrinde liegen hauptsächlich die Glomeruli, die Bowman-Kapseln und die Nierengefäße, während im Nierenmark vor allem das Tubulussystem und die Sammelrohre zu finden sind. Um Aufbau und Funktion der Niere zu verstehen, folgt man am besten dem Weg des Blutplasmas aus den Aa. renales über das Nephron bis hin ins Nierenbecken-Kelchsystem, in das der Sekundärharn abgegeben wird.

Eine der wesentlichen **Aufgaben** der Niere ist die Filtration des durchströmenden Blutes zur Eliminierung von Stoffwechselendprodukten und zur Aufrechterhaltung der Homöostase. Das Blut muss hierfür aus der A. renalis über den Nierenhilus ins Nierenparenchym geleitet werden. Die A. renalis spaltet sich in mehrere Segmentarterien auf, die in die Aa. interlobares übergehen, die zwischen den Nierenpyramiden verlaufen. Es folgen die Bogenarterien (Aa. arcuatae), die kuppelförmig über die Nierenpyramiden hinweg ziehen und Aa. interlobulares abgeben, die eine baumartige Struktur bilden und von denen die Vasa afferentes abgehen. Diese Gefäße spielen in der Nierenphysiologie eine sehr wichtige Rolle, da durch ihre gezielte Weit- bzw. Engstellung die Nierendurchblutung reguliert werden kann. Es folgt das Glomerulus, das als Gefäßknäuel aus etwa 30 Kapillarschlingen besteht und ein fenestriertes Endothel aufweist. Auf das Glomerulus folgt das Vas efferens, das ebenfalls durch Kaliberänderungen bei der Regulation der Nierendurchblutung mitwirkt.

In den Kapillarschlingen (➤ Abb. 10.3) können Stoffe bis zu einer bestimmten Größe und mit einer bestimmten Ladung in den Kapselraum der Bowman-Kapsel und nachfolgend in den Tubulusapparat abgepresst werden. Die nächste Schicht der Blut-Harn-Schranke ist die glomeruläre Basallamina, gefolgt von den Podozyten, die ihre fingerförmigen Fortsätze um die Kapillaren der Kapillarschlingen schließen.

Die Podozyten sind das viszerale Blatt der Bowman-Kapsel, deren parietales Blatt sich kelchförmig um die Glomeruli schließt. Dabei entsteht ein Hohlraum zwischen viszeralem und parietalem Blatt der Bowman-Kapsel. In diesen Kapselraum kann das Filtrat aus Blutplasma abgepresst werden. Glomerulus und Bowman-Kapsel werden zusammengefasst als Nierenkörperchen bezeichnet.

Neben Wasser werden auch Protonen, Elektrolyte, Harnstoff und andere Substanzen mit abgegeben. Auf diese Weise entsteht der Primärharn. Die Filtrationsleistung der Nieren wird als Glomeruläre Filtrationsrate (GFR) bezeichnet.

Das täglich gebildete Volumen des Primärharns beträgt etwa 180 l. Damit möglichst viele überschüssige Substanzen den Körper verlassen können, ohne gleichzeitig zu viel Flüssigkeit zu verlieren, wird der Primärharn zum Sekundärharn weiterverarbeitet. Das bedeutet, dass große Mengen an Flüssigkeit und weiteren Stoffen zurück in das Gefäßsystem resorbiert werden. Dies kann man sich ein wenig wie die Filteranlage eines Schwimmbads vorstellen. Große Mengen an Wasser werden durch Ausgüsse geleitet und von Schmutz befreit. Das Wasser wird im Anschluss wieder in das Becken

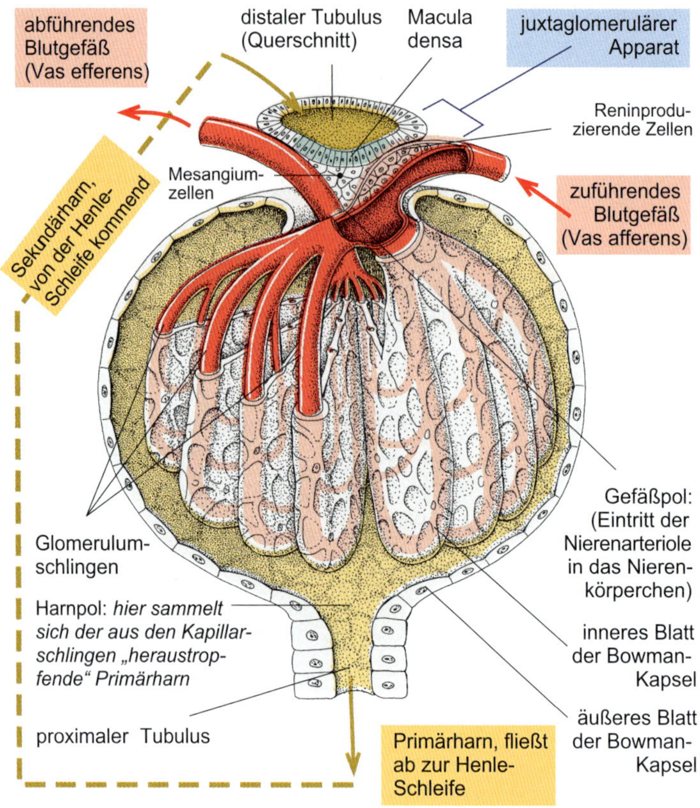


**Abb. 10.3** Kapillarschlingen im Nierenkörperchen. Zu erkennen ist, wie die Membran der Bowman-Kapsel die feinen Blutgefäße umschließt. [L190]

zurückgepumpt. Dies senkt den Wasserverbrauch und gewährleistet zeitgleich eine gute Wasserqualität.
Im Körper wird die Reinigung des Blutplasmas durch das Tubulussystem gewährleistet. Die Nierentubuli sind röhrenförmige Strukturen, deren einschichtiges Epithel in der Lage ist, bestimmte Stoffe gezielt zu transportieren, andere Stoffe dagegen nicht durchzulassen. Neben Wasser werden vor allem Elektrolyte, wie Natrium oder Chlorid und Glukose zurück ins Gefäßsystem transportiert. Das Ergebnis ist eine gezielte Aufkonzentrierung des Harns. Jeder Tubulusabschnitt verfügt über andere Zellen und Transporter, die spezifisch für bestimmte Stoffe sind.

Das Tubulussystem wird in 4 Abschnitte unterteilt:
- Proximaler Tubulus
- Intermediärtubulus
- Distaler Tubulus
- Verbindungstubulus

Mehrere Verbindungstubuli gehen in jeweils ein Sammelrohr über. Die Sammelrohre drainieren den Harn über die Nierenpapillen in das Nierenbeckenkelchsystem. Auf diesem Wege sind aus 180 l Primärharn 1,8 l Sekundärharn geworden.

Eine funktionell besondere Struktur im Tubulussystem ist die Henle-Schleife. Sie umfasst die geraden Anteile (Pars recta) des proximalen Tubulus und des distalen Tubulus sowie den dazwischen liegenden Intermediärtubulus. Sie dient der Harnkonzentrierung.

Die Gesamtheit aus Glomerulus, Bowman-Kapsel und Tubulusapparat wird als Nephron bezeichnet (➤ Abb. 10.4). Sie stellt die kleinste funktionelle Einheit der Niere dar. Eine Schädigung der Nephrone bzw. ihrer einzelnen Strukturen kann zu einem akuten Nierenversagen oder einer chronischen Niereninsuffizienz führen.

## 10.3 Kreislaufregulation

Hesam ist heute früher mit der Behandlung fertig als Alena. Normalerweise wartet er noch auf sie, heute hat er allerdings noch etwas vor und verabschiedet sich von ihr mit einer Umarmung. Alena zieht eine Zeitschrift aus ihrer Tasche und versucht sich an einem Sudoku, bis auch ihre Behandlung für heute abgeschlossen ist. Beim letzten Mal bekam sie Kopfschmerzen, und die behandelnde Ärztin hatte die Therapie daraufhin etwas verlängert. Dieses Mal allerdings geht es ihr gut. Ihr Blutdruck ist mit 115/65 mmHg normal und beim Wiegen zeigt sich, dass sie die gewünschte Menge an Flüssigkeit verloren hat. Gerade ihr Blutdruck war vor dem Beginn der Dialysebehandlung kaum noch beherrschbar gewesen.

10

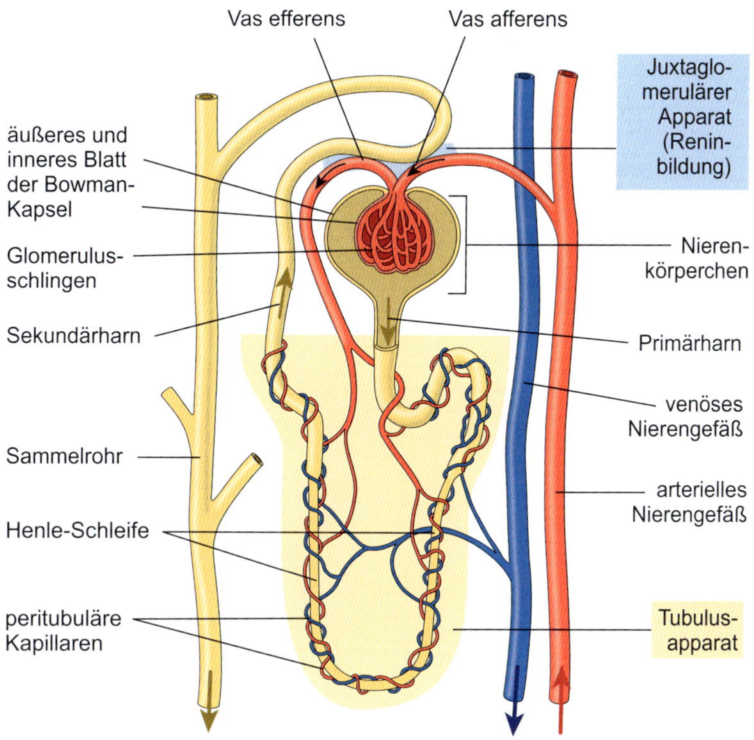


**Abb. 10.4** Nephron mit Darstellung der zu- bzw. abführenden Gefäße [L190]

Sie hat Glück, denn viele der Störungen, die bei einer Niereninsuffizienz regelmäßig auftreten, sind ihr bisher erspart geblieben. Allerdings hatte sie wegen ihrer Blutdruckkrisen gleich von mehreren Spezialisten behandelt werden müssen. Sowohl der pädiatrische Endokrinologe als auch der auf Nephrologie spezialisierte Pädiater der städtischen Kinderklinik hatten sie in Rücksprache mit ihrem Kinderarzt behandelt. Durch die ständigen Blutdruckhöchstwerte hatte sich die ohnehin schon bestehende Niereninsuffizienz derart verschlechtert, dass man sie auf die Transplantationsliste hatte setzen müssen und mit der Nierenersatztherapie begann.

Bei der Regulation des Kreislaufs spielt die Regulation des arteriellen Blutdrucks eine besonders wichtige Rolle. Ziel ist die Aufrechterhaltung einer angemessenen **Organdurchblutung**, die je nach Organ bei verschiedenen Aktivitäten und Belastungen konstant bleiben oder sich gezielt verändern muss. Ein Beispiel für ein Organ mit einem konstanten Durchblutungsbedarf ist das Gehirn (➤ Kap. 11.7), ein Beispiel für ein Organ mit belastungsabhängigem Durchblutungsbedarf ist die Muskulatur. Um diese komplexe Aufgabe bewerkstelligen zu können, benötigt der Körper mehrere Regulationsmechanismen:

Das zentrale Kreislaufzentrum liegt in der Formatio reticularis der Medulla oblongata. Hier sind die Soll-Blutdruckwerte gespeichert. Aufgabe des Kreislaufzentrums ist der permanente Abgleich der durch verschiedene Rezeptoren gemessenen Blutdruckwerte und der gewünschten Sollwerte. Je nach körperlichem Belastungszustand schwanken die Soll-Werte. Daneben erfolgt über biochemische Signale auch eine lokale Veränderung von Blutdruck und Durchblutung. Der Körper nutzt also eine Kombination aus zentraler und dezentraler Steuerung.

Dies ist insofern sinnvoll, als eine generelle Erhöhung des Blutdrucks bei körperlichen Belastungen eine wichtige Rolle spielt, während diese lediglich bei einem lokal erhöhten Durchblutungsbedarf, etwa im Rahmen einer Entzündung im rechten Zeigefinger, nicht notwendig ist. Wichtig ist dabei auch die Unterscheidung zwischen Durchblutung und Blutdruck. Die Durchblutung ist vom Blutdruck abhängig, ist aber nicht dasselbe. Beim Blutdruck handelt es sich um eine Kraft, bei der Durchblutung um Volumen pro Zeit (➤ Abb. 10.5). Die wichtigsten Stellglieder der **Blutdruckregulation** sind:

- Widerstandsgefäße (Arteriolen), die über Weit- bzw. Engstellung den Widerstand verändern.
- Kapazitätsgefäße (Venen), die über eine Weitstellung das effektive Blutvolumen herabsetzen können.
- Das Herz, das über eine Veränderung von Herzfrequenz und Schlagvolumen den Blutdruck verändern kann.
- Die Nieren, die über die Ausscheidung von Urin das Blutvolumen verändern können.

Während die ersten drei genannten Elemente vor allem einen kurzfristigen Effekt auf den Blutdruck haben, wird die langfristige Regulation des Blutdrucks vor allem über die Nieren vermittelt. Dazu nutzen die Nieren zwei unterschiedliche Systeme:

10

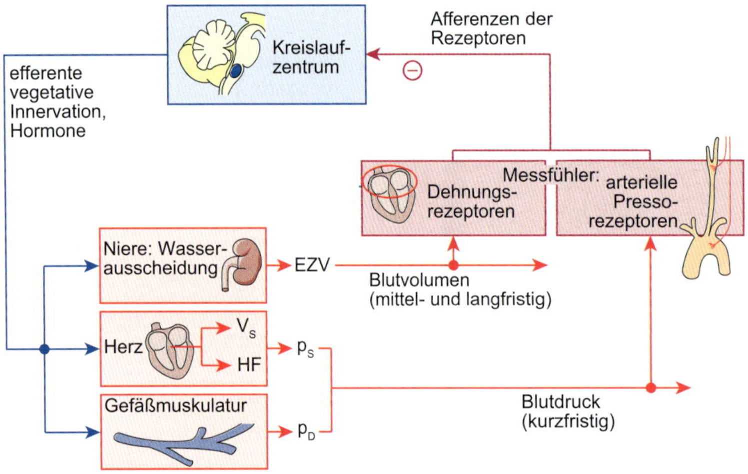


**Abb. 10.5** Kreislaufregulation im Überblick. Rot sind die Einflussfaktoren auf das Kreislaufzentrum, blau die Stellglieder. [L231]

- Renin-Angiotensin-Aldosteron-System
- ADH-System (Antidiuretisches Hormon) und den
- Vorhofdehnungsreflex (Gauer-Henry-Reflex)

Das Renin-Angiotensin-Aldosteron-System (RAAS) ist ein sehr gutes Beispiel für einen sehr komplexen Regulationsvorgang im Körper. Renin ist eine Protease, die in den Zellen des juxtaglomerulären Apparates gebildet wird. Sie wird durch verschiedene Reize in die Blutbahn ausgeschüttet:

- Abfall des Blutdrucks
- Sympathikusaktivierung
- Hypovolämie
- Hyponatriämie

Renin vermittelt die Spaltung des in der Leber gebildeten Angiotensinogens in Angiotensin I (AT I). Das AT I wird mit dem Blutstrom zur Lunge transportiert, wo es in Kontakt mit dem Angiotensin-Converting-Enzyme (ACE) kommt. Dieses Enzym sorgt für eine Umwandlung in Angiotensin II (AT II), das zwei Wirkungen hat. Zum einen ist AT II ein sehr starker Vasokonstriktor, es führt also zu einer Gefäßengstellung und damit zu einer Erhöhung des Blutdrucks. Zum anderen sorgt es für die Ausschüttung der Hormone ADH und Aldosteron.

Aldosteron wird in der Nebennierenrinde produziert und bewirkt im distalen Verbindungstubulus und Sammelrohr eine Natrium- und Wasserretention, was zu einer Vermehrung des zirkulierenden Blutvolumens und damit zur Blutdrucksteigerung führt.

ADH wird im Hypothalamus gebildet und über den Hypophysenhinterlappen ins Blutgefäßsystem abgegeben. Es hat mehrere wichtige Eigenschaften. Zum einen vermittelt es den Einbau von zusätzlichen Wasserkanälen in die Sammelrohre der Niere. Dies führt dazu, dass mehr Wasser rückresorbiert werden kann, welches dem Natriumgradienten zwischen Sammelrohr und Interstitium folgt. Zum anderen hat es vasokonstriktive Eigenschaften. Die Ausschüttung erfolgt über die Kopplung mit dem RAAS und über den Gauer-Henry-Reflex. Ist der Blutdruck zu hoch, wird ADH ausgeschüttet und sorgt für eine verstärkte Wasserretention. Sinkt der Blutdruck, vermindert sich die Vorhofdehnung, was über den N. vagus an den Hypothalamus gesendet wird. Infolgedessen sinkt die ADH-Ausschüttung.

Wird der Vorhof übermäßig gedehnt, etwa durch überschüssiges Blutvolumen oder einen hohen Blutdruck, kommt es zur Ausschüttung von ANP (Atriales Natriuretisches Peptid). ANP ist gewissermaßen der Gegenspieler des ADH. Es sorgt für eine Relaxation der glatten Gefäßmuskulatur und für die Aktivierung von Natriumkanälen in den Sammelrohren, sodass vermehrt Natrium und damit Wasser ausgeschieden wird (Gauer-Henry-Reflex).

## 10.4 Wasser-Elektrolyt-Haushalt

Zuhause angekommen wartet ihr Vater bereits mit dem Essen auf sie. Ihre jüngeren Schwestern sind heute beim Sport. Beide spielen Handball und ihre Mutter begleitet sie immer.

„Na, wie war's?", ruft ihr Vater aus der Küche, während er laut mit den Tellern klappert. Alena verdreht die Augen: „Wie soll es schon gewesen sein?" Ihr Vater lässt sich von der patzigen Antwort jedoch nicht beirren und lächelt einnehmend, während er die Teller mit dem Kürbisrisotto in das Esszimmer trägt. „War Hesam auch da?"

„Nein, der ist leider kurz vorher vom Bus überfahren worden. Schade aber auch. Kann man nichts machen. Der war eigentlich ganz nett." Alena lässt sich auf einen der Stühle fallen. Sie hasst es, wenn ihre Eltern sie auf Hesam ansprechen. Ihre Freundschaft ist ihre Privatsache, und sie funktioniert deswegen so gut, weil sie etwas gemeinsam haben, was kaum jemand anderer nachvollziehen kann.

Ihr Vater grinst: „Ja, echt schade. Der Verkehr heutzutage ist auch wirklich gefährlich." Bevor Alena darauf antworten kann, wechselt er das Thema: „Habt Ihr

Hausaufgaben auf?“ Schön, offenbar hat er heute nur Themen parat, die Alena nerven. Sie reißt sich allerdings zusammen, setzt eine betont gelassene Miene auf und lässt ihren Vater wissen, dass sie ihre Aufgaben schon vor der Dialyse gemacht hat. „Wie eigentlich immer“, murmelt sie leise, was ihre vorher mühevoll zur Schau gestellte Gelassenheit etwas untergräbt.

Ihr Vater lächelt immer noch. Er hat diese besondere Art, die Alena auf der einen Seite sehr liebt und auf der anderen Seite oft zur Weißglut treibt. Er ist immer ruhig und freundlich und lässt sich durch nichts aus der Ruhe bringen. Er ist Anwalt und hat ihr einmal verraten, dass er genau diese Strategie zu seinem Motto gemacht hatte: „Besiege sie mit Freundlichkeit.“ Und obwohl sie das weiß, funktioniert es immer wieder.

Sein Handy klingelt und Alenas Vater schaut seine Tochter entschuldigend an. Er zieht sein Telefon aus der Tasche und formt mit den Lippen noch ein kurzes „Es ist deine Mutter“, während er schon abnimmt. Sein Gesicht wird kurz ausdruckslos. Alena ist plötzlich besorgt. Nicht dass einer ihrer Schwestern etwas passiert ist! Er wirkt fahrig und viel unruhiger als sonst: „Sind sie sich da sicher? Hast du nachgefragt?“

Offenbar spricht ihre Mutter nun lauter und wirkt ungehalten, denn Alena hört ihre Stimme, obwohl der Lautsprecher des Handys nicht aktiviert ist. Sie versteht nicht, was sie sagt, aber sie ist definitiv gereizt. Das kann sie schon am Tonfall erkennen.

„Wann seid Ihr hier?“ Ihr Vater nickt geistesabwesend, verabschiedet sich und legt dann auf. Alena starrt ihn fragend an. Er faltet seine Hände vor sich und atmet tief durch, um sich zu sammeln. Es braucht ein paar Sekunden, dann aber hat er wieder sein übliches Lächeln im Gesicht: „Sie haben eine Niere für dich.“

Alenas Hände werden feucht. Sie spürt, wie sich ihr Atem beschleunigt, kann aber nichts dagegen unternehmen. Ihre Gedanken rasen und sie versteht zunächst nicht so recht, was ihr Vater damit meint. Der bemerkt offenbar, dass seine Tochter ihn irritiert anschaut. Er steht auf, legt ihr eine Hand auf die Schulter und wiederholt, was er eben gesagt hat. Alena sitzt immer noch stocksteif da. Ihr Vater beugt sich zu ihr herunter: „Wir sollten deine Tasche packen. Mama kommt gleich nach Hause und wir müssen dann los ins Krankenhaus.“

Alena erhebt sich wie ferngesteuert vom Stuhl und geht die Treppe hoch zu ihrem Zimmer. Sie haben in ihrem Schrank eine Reisetasche deponiert, die ihre Eltern extra für diesen Zweck gekauft haben. Darin ist eine kleine Kulturtasche verstaut, die Alena herausnimmt und damit wie benebelt ins Badezimmer geht. Sie greift nach ihrer Zahnbürste und ihrer Zahnspangendose und wirft die übrigen Sachen planlos hinein. Nachdem sie fertig ist, geht sie zurück in ihr Zimmer und reißt die Schubladen mit ihrer Kleidung auf. Langsam realisiert sie, was diese Nachricht für sie bedeutet.

„Nur was Bequemes …“, denkt sie. „Du brauchst nichts Besonders. Nimm was Unkompliziertes. Einfach irgendwas. Mama und Papa können ja sonst noch Sachen bringen.“ Dabei kommen die Erinnerungen an die Wochen vor der ersten Dialyse wieder. Sie hatte sich schlapp und kraftlos gefühlt und in kürzester Zeit ein paar Kilo wegen der Wassereinlagerungen zugenommen.

Um Leben zu ermöglichen, müssen unzählige biochemische Reaktionen zeitgleich geordnet ablaufen. Um dies zu gewährleisten, benötigen Lebewesen ein konstantes Milieu in ihren Körpern, das durch homöostatische Prozesse aufrechterhalten wird.

Die Homöostase bezieht sich unter anderem auf den Wasser-Elektrolyt-Haushalt. Wasser dient als Lösungsmittel für andere Moleküle und ermöglicht so die erwähnten biochemischen Prozesse. Elektrolyte dienen durch ihre osmotische Wirkung unter anderem der Wasserverteilung und sind durch ihre Ladung ein zentrales Element der Reizbildung und -leitung.

Der menschliche Körper besteht etwas zu 60 % aus Wasser. Kinder haben einen höheren Wasseranteil, alte Menschen einen niedrigeren. Das **Körperwasser** ist auf mehrere Kompartimente verteilt (➤ Abb. 10.6):

- Extrazellulärraum (40 %)
  - Transzellulärer Raum (2 %)
  - Intravasalraum (8 %)
  - Interstitium (30 %)
- Intrazellulärraum (60 %)

Die verschiedenen Gewebe enthalten unterschiedlich viel Wasser. Während Muskeln zu 75 % aus Wasser bestehen, haben Knochen lediglich einen Wasseranteil von 25 %. Die

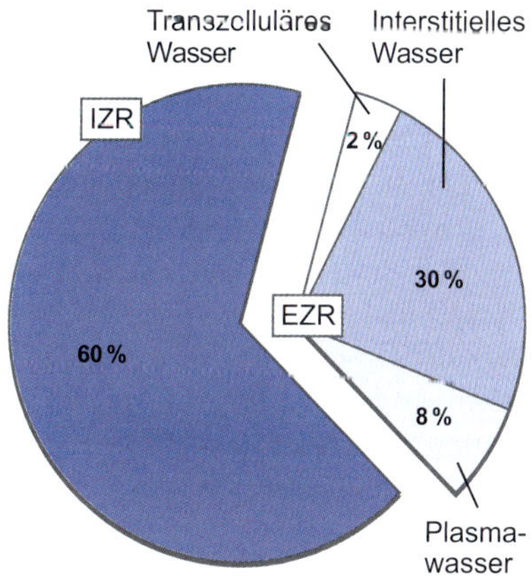


**Abb. 10.6** Verteilung des Gesamtkörperwassers. Diese ist je nach Alter, Veranlagung und Konstitution etwas unterschiedlich. [L157]

10

Wasserbilanz ist beim Gesunden immer ausgeglichen. Pro Tag werden etwa 2,5 l zugeführt und 2,5 l ausgeschieden.

Als Zufuhr gelten Getränke, die Flüssigkeitsanteile aus Nahrungsmitteln und das sogenannte Oxidationswasser, das bei biochemischen Reaktionen im Körper entsteht.

Ausgeschieden wird Flüssigkeit in Form von Urin, Stuhl und Schweiß. Zudem verdunstet ein Teil des Körperwassers unabhängig von der Schweißproduktion über Haut und Atemwege.

Die Regulation des Wasserhaushaltes erfolgt maßgeblich über die Nieren. Die Messung der vorhandenen Körperflüssigkeit erfolgt über drei Rezeptortypen:

- Osmorezeptoren messen die Teilchenkonzentration im Blut.
- Pressorezeptoren messen den Blutdruck.
- Volumenrezeptoren messen das zur Verfügung stehende Volumen.

Stellen die Osmorezeptoren eine Hyperosmolarität des Blutes fest, liegen mehr Teilchen (z. B. Elektrolyte) vor als gewöhnlich. Dies bedeutet etwas vereinfacht, dass Flüssigkeit fehlt, um die Teilchenkonzentration wieder auf ein physiologisches Niveau zu bringen. Infolgedessen wird ADH ausgeschüttet, die Niere resorbiert mehr Wasser aus dem Primärharn zurück und das Durstgefühl steigt. Liegt eine Hypoosmolarität vor, ist die Verdünnung des Plasmas zu stark. Es wird kein oder weniger ADH ausgeschüttet und die Wasserrückresorption in den Nieren sinkt. Zudem erfolgt keine Aktivierung des Durstgefühls. Natürlich könnte auch ein Über- oder Unterangebot von Teilchen vorliegen.

Ein ähnliches Konzept wird bei der Volumenregulation verfolgt. Die Volumenrezeptoren sitzen in den Herzräumen. Ist das Volumen zu hoch, dehnen sich Vorhöfe und Kammern zu stark auf. Dies wird durch Dehnungsrezeptoren registriert. Infolgedessen wird ANP ausgeschüttet.

ANP bewirkt:

- Relaxation der glatten Gefäßmuskulatur
- Steigerung der Nierendurchblutung
- Hemmung des RAAS
- Hemmung von Natriumkanälen in den Nieren mit der Folge einer höheren Wasserausscheidung

Die Verteilung auf die jeweiligen Kompartimente werden maßgeblich durch die Elektrolytkonzentrationen bewirkt. Hierbei spielt vor allem Natrium, das Kation mit der höchsten Konzentration im Extrazellulärraum, eine hervorstechende Rolle. Über Kanäle und Pumpen wird der Natriumeinstrom und damit auch der Einstrom von Wasser in die Zellen fein reguliert. Zudem ist der Natriumgradient zwischen Extrazellulär- und Intrazellulärraum eine Grundvoraussetzung für das Entstehen von Aktionspotenzialen (➤ Kap. 4.2, ➤ Kap. 6.1).

**Kalium** ist das mengenmäßig häufigste Kation des Intrazellulärraumes. Es spielt eine wesentliche Rolle bei der Aufrechterhaltung des Ruhemembranpotenzials. Zudem spielt es eine wichtige Rolle im Säure-Basen-Haushalt.

**Kalzium** ist das insgesamt häufigste Elektrolyt des Körpers. Es liegt jedoch fast vollständig in gebundener Form im Knochen vor. Es spielt zudem eine wichtige Rolle bei der Reizleitung.

**Chlorid** verfügt über eine negative Ladung und bildet damit gewissermaßen ein Gegenstück zum positiv geladenen Natrium. Strömt Chlorid über einen Kanal in eine Nervenzelle ein, führt dies zu einer Hyperpolarisation und damit zu einer verminderten Erregbarkeit der Nervenzelle (➤ Kap. 4.2, ➤ Kap. 6.2).

**Magnesium** hat eine antagonistische Funktion zu Kalzium. Es kann durch seine Ladung verhindern, dass übermäßig viel Kalzium in die Zellen einströmt. Daher führt ein Magnesiumüberschuss zu Muskelschwäche, während ein Magnesiummangel zu Krämpfen führen kann.

Elektrolyte werden über verschiedene Nahrungsmittel aufgenommen. Die Ausscheidung erfolgt über die Nieren und je nach Außentemperatur auch über den Schweiß. Alle Elektrolyte werden frei filtriert und bedarfsgerecht im Tubulussystem der Nieren zurückresorbiert. Daher muss bei Dialyse-Patienten streng auf die Einstellung der Elektrolytwerte geachtet werden. Kommt es zu Elektrolytstörungen, kann sich dies zum einen in Wasserverteilungsstörungen (Exsikkosen oder Ödeme) und zum anderen in Störungen der Reizleitung (Muskelkrämpfe, Herzrhythmusstörungen etc.) äußern.

## 10.5 Säure-Basen-Haushalt

Auch die Regulation des Säure-Basen-Haushalts ist eine Grundvoraussetzung des Lebens. Säuren sind definiert als protonenabgebende, Basen als protonenaufnehmende Stoffe. Biochemische Reaktionen finden nur innerhalb eines bestimmten Protonengehaltes einer Lösung wie vorgesehen statt. Die Protonenkonzentration wird über den pH-Wert angegeben. Er entspricht dem negativen dekadischen Logarithmus der Protonenkonzentration. Ein dekadischer Logarithmus ist ein mathematisches Werkzeug, mit dem die relativ große Zahl der Protonen in einer ein- bis zweistelligen Zahl ausgedrückt werden kann. Wichtig zum Verständnis ist daneben vor allem das Wort „negativ". Dadurch kommt es dazu, dass ein niedriger pH-Wert auf eine hohe Protonenkonzentration hinweist. Es handelt sich also um eine saure Lösung. Andersherum ist es bei einem hohen pH-Wert. Dieser deutet auf eine niedrige Protonenkonzentration hin, also auf eine basische Lösung. Der pH-Wert reicht von 0 (maximale Protonenanzahl, sehr sauer) bis zu 14 (minimale Protonenanzahl, sehr basisch). Da der Körper permanent mit unterschiedlichsten protonenaufnehmenden oder -abgebenden Stoffen in Kontakt kommt und somit dauerhafte Einwirkungen auf den pH-Wert bestehen, muss hier also eine feine Regulation erfolgen.

Der Körper kann den pH-Wert regulieren, indem er entweder Säuren oder Basen eliminiert oder aber neue Säuren bzw. Basen bildet. Daneben können auch Puffer eingesetzt werden, die die jeweiligen Substanzen binden und dadurch chemisch unwirksam machen (➤ Abb. 10.7). Die beiden hierfür wesentlichen Organe sind die Lunge und die Nieren. Die Lunge dient vor allem der kurzfristigen Regulation, die Nieren der langfristigen Regulation des Säure-Basen-Haushalts.

Ein wichtiges saures Stoffwechselprodukt ist Kohlendioxid ($CO_2$). Es entsteht permanent im Rahmen von Stoffwechselvorgängen. Die sauren Protonen reagieren mit Natriumhydrogencarbonat (oder kurz Bicarbonat) zu Kohlensäure, die schnell zu Wasser und Kohlendioxid zerfällt. Durch das Entfernen des Kohlendioxids über die Atmung kann der Körper diesen Prozess gezielt beeinflussen. So wird, wenn Kohlendioxid abgeatmet wird, neues Kohlendioxid nachgebildet, um ein Gleichgewicht im Puffersystem aufrechtzuerhalten. Das neu gebildete Kohlendioxid kann dann erneut entfernt werden kann. Der Blut-pH-Wert steigt an. Wird die Atmung verlangsamt, bleibt mehr Kohlendioxid zurück, während durch den Stoffwechsel immer wieder neue Protonen entstehen. Der Blut-pH-Wert sinkt.

Die Nieren können ebenfalls dynamisch Säuren ausscheiden und somit den pH-Wert beeinflussen. Protonen werden hierzu an Ammoniak gebunden. Infolgedessen entsteht Harnstoff. Der Harnstoff kann gezielt über die Nieren ausgeschieden werden. Dies hat auch den Vorteil, dass auch der im Harnstoff enthaltene Stickstoff, ein Stoffwechselprodukt aus dem Aminosäurestoffwechsel, entfernt wird. Die Nieren können den Säure-Basen-Haushalt nicht so zügig beeinflussen, wie die Atmung. Sie ermöglichen dafür aber eine stetige Ausscheidung und damit auch eine längerfristige Anpassung an veränderte Stoffwechsellagen.

## 10.6 Humanes Leukozyten-Antigen (HLA)

Alena hört, wie unten die Tür geöffnet wird und ihre Mutter ihre beiden Schwestern zur Eile antreibt. Sie haben schon vor einiger Zeit vereinbart, dass sie, sollte der Anruf einmal kommen, alle gemeinsam in die Klinik fahren werden. Das Transplantationszentrum liegt 150 Kilometer entfernt und sie wollen in diesen wichtigen Stunden beisammen sein. Die Klinik hat ihnen gleich am Anfang mehrere nahegelegene Hotels genannt, die es Alenas Eltern ermöglichen würden, durchgängig für die Ärzte erreichbar zu sein.

Als klar war, dass Alenas Nierenfunktion nicht mehr ausreichen würde, hatten ihre Eltern zunächst untersuchen lassen, ob sie selbst als Spender infrage kämen. Alenas Vater hat zwar die passende HLA-Kompatibilität, allerdings war bei den Untersuchungen herausgekommen, dass seine linke Niere ebenfalls zahlreiche Zysten aufweist und nur eingeschränkt funktioniert. Dies war durch die hohe Leistungsfähigkeit der gesunden Niere nie aufgefallen, und es werde, so hatte es ihnen die Nephrologin erklärt, möglicherweise auch nie zu Beschwerden führen. Er solle allerdings regelmäßige Kontrolluntersuchungen durchführen lassen. Als Spender käme er daher aber nicht in Frage. Alenas Schwestern sind noch minderjährig, was eine Lebendspende durch sie ausschließt. Die Eltern haben diese Option auch sehr bewusst nicht weiter thematisiert, denn obwohl sie schnellstmöglich eine passende Niere für ihre Tochter wollten, sollten sich ihre anderen Kinder selbst nach Erreichen der Volljährigkeit nicht zu einer

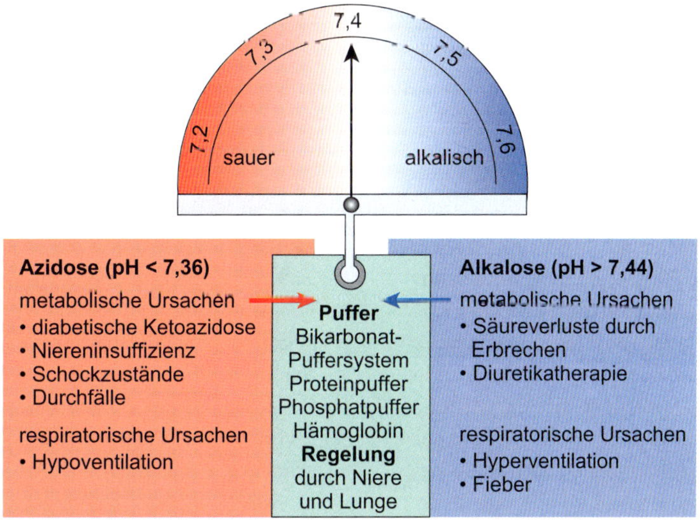


**Abb. 10.7** Störungen des Säure-Basen-Haushalts mit Einteilung in metabolische und respiratorische Ursachen [L190]

Nierenspende verpflichtet fühlten. Alenas einzige noch lebende Großmutter leidet unter einem Diabetes Typ II und käme somit selbst bei passenden HLA-Merkmalen als Spenderin nicht in Frage.

Es ist also eine Fremdspende notwendig. Dies setzt voraus, dass ein passender Organspender für hirntot befunden wird. Man hatte sie daher auf eine lange Wartezeit vorbereitet.

Das immunologisch bedeutsame HLA-System und sein Variantenreichtum ist einer der Gründe, warum viele Patienten so lange auf passende Spenderorgane warten müssen. Selbst wenn es eine ausreichende Anzahl an Spenderorganen gäbe, würden die Unterschiede in der sogenannten **Histokompatibilität** immer noch dazu führen, dass nicht jeder Erkrankte zeitnah ein passendes Organ erhalten würde.

HLA steht für Humanes Leukozyten-Antigen, diese Moleküle sind Vertreter der sog. MHC-Klasse-I-Proteine (MHC = Major Histocompatibility Complex). MHC-I-Rezeptoren befinden sich auf der Oberfläche fast aller Zellen und stellen eine Art immunologischen Ausweis der jeweiligen Zelle dar. Sie verfügen über einen variantenreichen Aufbau, sodass die MHC-Rezeptoren einer Person hoch individuell sind. Ziel bei der Suche nach Spenderorganen ist eine möglichst große Ähnlichkeit.

Durch dieses Oberflächenprotein können T-Zellen körpereigene Zellen erkennen. Im Falle eines nicht passenden MHC-I-Rezeptors würden die T-Zellen die als fremd erkannten Zellen angreifen und damit eine **Abstoßungsreaktion** einleiten.

## 10.7 Nierentransplantation

Eine explantierte Niere darf maximal 36 Stunden gelagert werden, bevor sie ans Blutgefäßsystem des Spenders angeschlossen wird; mit jeder verstrichenen Stunde wird das Transplantationsergebnis schlechter. Daher geht nach der Aufnahme von Alena alles sehr zügig. Da sie kurz zuvor dialysiert worden war, gehen die Ärzte davon aus, dass sie gut für Narkose und Operation vorbereitet ist. Ihre Eltern und sie erhalten die Aufklärungen für Eingriff und Narkose. Die Pflegekräfte zeigen Alena ihr Zimmer, und es wird eine Blutentnahme und ein EKG durchgeführt. Durch die lange Fahrt ins Transplantationszentrum und das Aufnahmeprozedere sind bereits viereinhalb Stunden vergangen, doch dies sei, wie ihnen der Anästhesist erklärt, gar nicht so schlecht. Alena sei durch das Abendessen mit ihrem Vater, auch wenn sie es nicht aufgegessen habe, nicht nüchtern und man hätte mit der Narkose ohnehin sechs Stunden warten müssen, um das Komplikationsrisiko zu senken. Sie seien also gut in der Zeit und müssten sich keine Sorgen machen.

Alena kommt die ganze Situation vor wie in Zeitlupe und sie spürt die Sorge in sich aufsteigen, dass irgendetwas doch noch schief gehen könne. Als eine der Pflegerinnen anmerkt, dass ein bestimmter Voruntersuchungsbefund fehlt, kommt sogar kurz Panik in ihr auf. Obwohl sie weiß, dass das Unsinn ist, fürchtet sie für einen Augenblick, dass die Transplantation nun abgesagt würde. Die Pflegerin bemerkt das offenbar, denn sie versichert Alena und ihren Eltern, dass das alles kein Problem sei. Die Niere sei bereits in der Uniklinik angekommen und die OP werde auch dann ganz nach Plan stattfinden, wenn der Untersuchungsbefund nicht gefunden werde. Alenas Gedanken kreisen trotzdem weiter. Hat sie irgendetwas vergessen?

„Hesam!", fällt es ihr ein. Sie hat ihm noch nicht Bescheid gesagt und inzwischen ist es schon 23 Uhr abends. Ob er wohl noch wach wäre?

Als sie ihr Handy in die Hand nimmt, zögert sie kurz. Würde sie Hesam mit dieser Nachricht vor den Kopf stoßen? Immerhin steht er auch auf der Transplantationsliste. Auf der anderen Seite wäre er sicher enttäuscht, wenn sie es ihm erst hinterher erzählen würde. Alena legt das Handy wieder auf den Nachttisch, zieht ihre Beine an und legt das Kinn auf ihren Knien ab. Sie wartet eine Weile darauf, dass sich der Knoten in ihrem Kopf löst. Allerdings geschieht nichts dergleichen. Es fühlt sich immer noch so an, als gebe es keine gute Lösung. Nach und nach aber gewinnt ihr Verstand die Oberhand. Sie wird eine neue Niere erhalten und, wenn alles gut geht, nicht mehr zur Dialyse müssen. Hesam wird also ohnehin recht bald davon erfahren. Sie hat also nur die Wahl, es ihm heute zu erzählen oder aber zu riskieren, dass sie es nach der OP vielleicht vergessen würde. Wer weiß schon, wie sie sich danach fühlt? In diesem Falle würde Hesam es möglicherweise in zwei Tagen bei seinem nächsten Termin erfahren. Das wäre aber einfach nicht klug und irgendwie unfair.

Mit einem Kloß im Hals ruft sie ihn an. Es klingelt eine Weile, dann nimmt Hesam ab. Im Hintergrund ist laute Musik und Stimmengewirr zu hören. Richtig, er hat ihr erzählt, dass er auf eine Familienfeier müsse. Er ist verwundert, dass Alena ihn anruft und seine Stimme klingt etwas besorgt. Sie braucht mehrere Anläufe, berichtet ihm dann aber, was heute alles geschehen ist. Nach und nach bricht auch aus ihr heraus, dass sie sich Gedanken um ihre Freundschaft macht und sich nun ratlos fühlt. Er schweigt kurz und sagt: „Oh, Mann. Ich bin echt ein bisschen neidisch." Alena schluckt. „Aber ganz im Ernst. Das ist ok. Ich bin auch manchmal neidisch auf meine Geschwister, die nicht dreimal die Woche zur Dialyse müssen." Alena kannte das Gefühl nur allzu gut.

„Jetzt geht es erstmal um dich. Du hast gleich deine Transplantation. Das ist der Moment, über den wir so oft geredet haben und auf den wir uns beide gefreut haben. Mach dir mal keine Sorgen, bei mir dauert es sicher auch nicht mehr ewig und außerdem sind Sorgen vor so einem Eingriff sicherlich nicht gesund. Melde dich aber auf jeden Fall, wenn du wieder wach bist. Ich komme dich besuchen, sobald ich kann."

Sie sprechen noch eine Weile. Die Knoten in Kopf, Hals und Bauch haben sich gelöst. Sie ärgert sich sogar ein wenig darüber, dass sie gedacht hat, Hesam könne böse auf sie sein. Er ist, seit sie ihn kennt, mit allen Herausforderungen und Problemen zurechtgekommen. Wieso sollte es heute anders sein?

Es klopft an der Tür. Es geht los.

---

Pro Jahr werden in Deutschland etwa 2000 Nieren transplantiert. Bei etwa einem Drittel der Spenden handelt es sich um eine Lebendspende. Im Jahr 2020 standen mehr als 7.300 Menschen auf der Warteliste für eine Nierentransplantation. Erfolgt eine Leichenspende, warten die Patienten durchschnittlich etwa sieben Jahre auf das Organ. Damit eine **Leichenspende** durchgeführt werden kann, müssen entweder der Verstorbene zu Lebzeiten oder seine Angehörigen nach seinem Ableben in die Transplantation eingewilligt haben. Zudem muss der Spender für hirntot befunden werden, und bestimmte Erkrankungen, wie etwa Tumorerkrankungen, dürfen nicht vorliegen. In Deutschland gilt durch eine Änderung des **Transplantationsgesetzes** seit dem Jahr 2020 die erweiterte Zustimmungslösung. Alle Bürger sollen nun mindestens alle 10 Jahre gefragt werden, ob sie in eine Organspende einwilligen würden.

Die **Lebendspende** einer Niere hat die Vorteile, dass die Wartezeit stark verkürzt werden kann und dass das Transplantat deutlich länger hält. Bei einer Leichenspende liegt das Transplantatüberleben nur bei etwa 14 Jahren. Ein Lebendspender muss allerdings bestimmte Kriterien erfüllen. Er darf unter keinen schweren Erkrankungen leiden, nicht schwanger sein und beide Nieren müssen ohne Einschränkungen funktionieren. Auch dürfen keine schwerwiegenden psychologischen oder psychiatrischen Störungen vorliegen, der Spender muss volljährig sein und es dürfen nur Lebendspenden für nahestehende Personen, etwa Blutsverwandte oder Lebenspartner, erfolgen. Finanzielle Entlohnungen für Lebendspenden dürfen nicht erfolgen.

Die Koordination der Organspenden und der Transplantationen übernehmen die **Deutsche Stiftung Organtransplantation (DSO) e. V., Eurotransplant und zertifizierte Transplantationszentren**. Die DSO erhält von der Klinik, in der der potenzielle Organspender verstorben ist, eine Meldung. Es werden Angehörigengespräche geführt und eine Untersuchung des Spenders vorgenommen. Eurotransplant übernimmt die Organvermittlung anhand von Kriterienkatalogen, die unter anderem die Wartezeit und die Dringlichkeit mit einbeziehen. Ein Organentnahme-Team führt die Explantation durch und konserviert die entnommenen Organe. Nun werden sie in die entsprechenden Transplantationszentren gebracht. Durchschnittlich können einem Spender 3–4 Organe entnommen und an Patienten auf den jeweiligen Wartelisten vermittelt werden.

Liegt die Spenderniere vor, wird der Organempfänger in Narkose versetzt und es erfolgt eine Implantation in die Fossa iliaca. Sie wird nun an Beckenarterien, Beckenvenen und Harnleiter angeschlossen. Oftmals wird für einige Tage eine Ureterschiene eingelegt. Der Vorteil dieser Implantationstechnik ist, dass die Spenderniere einfacher an die Leitungsbahnen angeschlossen werden kann und dass sie in der dortigen Position besser untersucht werden kann. Es erfolgt im Anschluss eine lebenslange **Immunsuppression**, um das Risiko einer Abstoßungsreaktion zu verringern.

---

Die Operation verläuft ohne Komplikationen. Alena erinnert sich später trotzdem nur verschwommen an die Zeit im Aufwachraum. Sie hatte Schmerzen gehabt und ein Pfleger hatte ihr daraufhin wohl ein Schmerzmittel gegeben. Auch ein bisschen übel war ihr gewesen. Am Tag nach der Operation fühlt sie allerdings schon wieder sehr gut. Bei der Visite wird die Operationswunde begutachtet und ihr und ihren Eltern wird ihre neue Situation erklärt. Die Spenderniere muss nun anwachsen und ihre Funktion aufnehmen. Sie soll sich daher zunächst nicht übermäßig belasten und außerdem soll sie genau dokumentieren, was und wieviel sie trinkt. Die Klinik hat außerdem eine Infobroschüre, die sie auf das Leben mit einer transplantierten Niere vorbereiten soll. Sie würden im Haushalt ein bisschen was umstellen müssen.

Ihr Vater, der meistens für das Einkaufen und Abendessen zuständig ist, zieht die Augenbrauen hoch, als er die Ernährungs- und Hygienetipps liest: „Du darfst keinen Grapefruitsaft mehr trinken! Erstaunlich."

„Ich habe, glaube ich, noch nie Grapefruitsaft getrunken."

„Ist trotzdem erstaunlich. Der verändert offenbar die Wirkung deiner neuen Medikamente."

„Kann ich mit leben."

„Cola auch nicht. Wegen des Phosphats." Er hebt bedeutsam den Finger.

„Willst du das nicht später im Hotel lesen?", Alena verdreht wieder einmal die Augen über ihren Vater.

Der aber lächelt nur sein typisches Lächeln und faltet das kleine Heftchen zusammen. Alena hat die Broschüre auch schon durchgeblättert. Es gibt einige neue Regeln, an die sie sich würde gewöhnen müssen. Bei vielen davon dreht es sich um die Verhinderung von

10

Infektionen. Durch die Immunsuppression ist sie nun anfälliger dafür. Sie müssen ab sofort ganz genau hinschauen, ob Lebensmittel verdorben sind, insbesondere Tierprodukte müssen ausreichend lange gekocht oder durchgebraten werden. Sie werden sich auch von den Topfpflanzen im Haus verabschieden müssen, um die Übertragung von Pilzen aus der Blumenerde zu verhindern. Alena ist sich nicht so recht sicher, ob sie und ihre Familie alle Regeln gut umsetzen können. Nicht ganz so glücklich ist sie über die Aussicht, dass das Kortison, das sie nun eine Weile erhalten wird, vermutlich zu Hautveränderungen führt. Auch damit kann man sicher leben, aber sie hat ohnehin schon immer ein wenig mit Akne zu kämpfen und nur wenig Lust darauf, dass es schlimmer wird.

„Luxusprobleme", hätte Hesam sicher gesagt. Alena lächelt, als sie an ihn denkt. Sie haben heute schon geschrieben und übermorgen wird er sie besuchen. Sie freut sich bereits sehr darauf und überlegt schon fieberhaft, wie sie sich in Zukunft sehen könnten, wenn sie sich nicht mehr dreimal in der Woche in der Dialysepraxis treffen würden.

## STECKBRIEF

### Chronische Niereninsuffizienz (CNI)

**Definition**
- Unumkehrbare Abnahme der exkretorischen und hormonellen Funktionen der Nieren mit nachfolgenden Gesundheitsstörungen.
- Mehr als 3 Monate anhaltend.

**Epidemiologie**
- Deutschlandweit nehmen etwa 80.000 Menschen eine Dialysebehandlung in Anspruch.
- Es fehlen Daten zu Anzahl der chronischen Nierenerkrankungen unterhalb dieser Schwelle. Es gibt Hinweise, dass etwa 2–3 % der erwachsenen Bevölkerung eine eGFR $< 60\,ml/min/1{,}73\,m^2$ und damit eine deutlich eingeschränkte Nierenfunktion aufweisen.

**Ätiologie**
- Diabetes mellitus
- Bluthochdruck
- Glomerulonephritis
- Medikamentös-toxisch
- Zystennieren
- Autoimmunerkrankungen
- Andere

**Pathophysiologie**
- Genauer Mechanismus abhängig von Grunderkrankung
- Destruktion der renalen Mikroarchitektur → Entzündungsreaktion → Funktionsverlust bestimmter Anteile → Übermäßige Druckbelastung der funktionsfähigen Anteile → Fortschreiten des Zerstörungsprozesses

**Symptome**
- Überwässerung mit Hypertonie und Ödemen
- Ansammlung harnpflichtiger Substanzen (Urämie)
  - Urämischer Pruritus
  - Urämische Polyneuropathie
  - Urämische Gastropathie
  - Urämische Enzephalopathie
  - Weitere Folgen, wie z. B. urämische Pleuritis oder Perikarditis möglich
- Elektrolytstörungen, insbesondere Akkumulation von Kalium und Phosphat
- Störungen des Säure-Basen-Haushalts, insbesondere Gefahr der Azidose
- Mangel an Erythropoetin mit nachfolgender Anämie
- Renale Osteopathie durch Kalziummangel

**Behandlung**
- Ausgeglichene Flüssigkeitszufuhr und kaliumarme Diät
- Vermeidung nephrotoxischer Substanzen, wie NSAR und Nikotin
- Blutdruckeinstellung auf Normalwerte
- Therapie von erhöhten Blutfettwerten
- Begleiterkrankungen (z. B. Diabetes) engmaschig überwachen und Therapie bei Bedarf anpassen

**Prognose**
- Bei gezielter, effizienter und früher Behandlung ist Prognose in vielen Fällen gut.
- Bei fortgeschrittener Erkrankung oder bei geringer Therapieadhärenz hohes Risiko für terminales Nierenversagen mit Dialysepflicht.

10

### Themen im Überblick

**Anatomie**
- Ableitende Harnwege
- Nieren

**Biologie, Biochemie und Physiologie**
- Kreislaufregulation
- Wasser-Elektrolyt-Haushalt
- Säure-Basen-Haushalt

**Krankheitslehre**
- Chronische Niereninsuffizienz

**Untersuchungstechniken**
- HLA-Typisierung

**Therapien**
- Nierentransplantation

### Curriculare Einheiten in der Pflegeausbildung (CE)

- **Organspende/Transplantation:**
  CE 08 Menschen in kritischen Lebenssituationen und in der letzten Lebensphase begleiten;
  Fach: Pflegehandeln in ausgewählten Pflegeanlässen (2. ABD, 2. TB)
- **Anatomie/Physiologie/Pathologie Niere:**
  CE 08 Menschen in kritischen Lebenssituationen und in der letzten Lebensphase begleiten;
  Fach: Pflegehandeln in ausgewählten Pflegeanlässen (3. ABD, 1. TB)

## ZUM WEITERLESEN

- DEGAM Leitlinie „Versorgung von Patienten mit nicht-dialysepflichtiger Niereninsuffizienz in der Hausarztpraxis" https://www.degam.de/files/Inhalte/Leitlinien-Inhalte/Dokumente/DEGAM-S3-Leitlinien/053-048_Versorgung%20von%20Patienten%20mit%20nicht-dialysepflichtiger%20Niereninsuffizienz%20in%20der%20Hausarztpraxis/053-048k_CKD_Vorgehen%20Erstdiagnose_%20korr27-07-2021.pdf (letzter Zugriff 31.10.2022)
- Dialysestandard nach der Deutschen Gesellschaft für Nephrologie: https://www.dgfn.eu/dialyse-standard.html (letzter Zugriff 31.10.2022)
- Bundesverband Niere e.V.: Selbsthilfe vor Ort für Patienten und Angehörige https://www.bundesverband-niere.de/angebot/selbsthilfe-vor-ort (letzter Zugriff 31.10.2022)
- Deutsche Stiftung Organtransplantation (DSO) e.V. https://www.dso.de/ (letzter Zugriff 31.10.2022)
- Informationsseite der Bundeszentrale für gesundheitliche Aufklärung zur Organspende: https://www.organspende-info.de/ (letzter Zugriff 31.10.2022)

## ZUM WEITERDENKEN

1. Erläutern Sie die Funktionsweise einer Dialysemaschine.
2. Was ist eine Peritonealdialyse?
3. Welche Ernährungsregeln gelten für Menschen, die auf eine Dialysebehandlung angewiesen sind?
4. Was ist eine Amyloidose?
5. Erläutern Sie den Aufbau des juxtaglomerulären Apparates.
6. Was darf an einem Arm mit Dialyse-Shunt nicht durchgeführt werden?
7. Wie wird der Hirntod definiert? Was ist der Unterschied zu „klinischem Tod" und „biologischem Tod"?
8. Nennen Sie verschiedene Formen der Abstoßungsreaktion.
9. Erläutern Sie den Unterschied zwischen respiratorischer und metabolischer Azidose.
10. Erläutern Sie, warum andere Impfempfehlungen für immunsupprimierte Patienten gelten.

KAPITEL

# 11 Polytrauma

„Für wann ist der Schockraumpatient angemeldet?" Agnes balanciert mehrere Infusionen und Kathetersets auf dem Arm, während sie versucht, die Unfallchirurgin telefonisch zu erreichen.

„15 Minuten", ruft ihr Emre vom Pflegestützpunkt aus zu.

Die Unfallchirurgin nimmt ab.

„Hey, in 15 Minuten kommt ein Schockraumpatient mit Zustand nach Verkehrsunfall. Wohl etwa 30 Jahre alt. Kopf-, Mittelgesichts- und Thoraxtrauma. Intubiert und beatmet."

„Ok, ich bin unterwegs. Benachrichtigst du die Allgemeinchirurgen, die Neurochirurgen, die Mund-Kiefer-Gesichts-Chirurgen und die Anästhesie?"

„Ja, da sind wir schon dran."

Die Notaufnahme der städtischen Klinik ist im Vergleich zu den umliegenden Krankenhäusern mit 30 Behandlungszimmern, davon zwei Schockräumen, vier Kurzliegerplätzen und einem Gipsraum deutlich größer. Wird ein Schockraumpatient angekündigt, kann normalerweise ein automatischer telefonischer Alarm an die entsprechenden Abteilungen ausgegeben werden. Durch einen Defekt im Telefonsystem müssen die diensthabenden Ärzte derzeit allerdings wieder einzeln angerufen werden. Das Ziel der Klinik ist es, alle notwendigen Kräfte drei bis fünf Minuten vor der angekündigten Patientenübergabe im Schockraum zu versammeln. Die Kolleginnen und Kollegen sollen sich dann schon einmal koordinieren und sich die entsprechenden Funktionswesten anziehen.

Der Schockraum-Leader, heute die diensthabende Ärztin der Unfallchirurgie, geht dann eine Checkliste durch, mit der alle Rollen und die notwendigen Materialien abgefragt werden. Je nach Meldebild besteht das traumatologische Schockraum-Team aus verschiedenen weiteren Fachdisziplinen. Immer dabei sind Ärzte von Anästhesie, Allgemeinchirurgie und Unfallchirurgie. Ziel der Arbeit im Schockraum ist die Stabilisierung des Patienten, die oftmals schon durch den Rettungsdienst begonnen wurde, und die Einschätzung, welche lebensrettenden Therapien unmittelbar notwendig sind.

Nicht immer schaffen es alle pünktlich, heute allerdings läuft es wie vorgesehen. Kurz nachdem das Schockraum-Team die Checkliste gemeinsam durchgegangen ist, schieben die Rettungskräfte die Trage mit dem Verunfallten herein. Es gilt die Regel, dass der Patient zunächst nicht umgelagert wird. Das gesamte Team soll bei der Übergabe zuhören, sprechen darf immer nur einer. Erst wenn die Übergabe beendet ist, soll der Patiententransfer erfolgen.

„Wir bringen Herrn Riesberg, etwa 30 Jahre. Ein Nachbar hat ihn identifiziert, einen Ausweis oder eine Versicherungskarte haben wir nicht gefunden. Herr Riesberg ist als Fußgänger vor seiner Haustür von einem Motorrad erfasst und gegen ein parkendes Auto geschleudert worden. Mittelgesichtsverletzung mit erschwerten Intubationsbedingungen. Die Intubation erfolgte mit Videolaryngoskop. Bei Eintreffen bewusstlos, vermutlich Folge des Schädeltraumas. Die Pupillen haben nur träge auf Licht reagiert, GCS initial bei 3. Große Prellmarke am linken Thorax, im Ultraschall konnten wir freie Flüssigkeit erkennen. Es erfolgte die Anlage einer Thoraxdrainage. Abschürfungen an den Armen. Weitere offensichtliche Verletzungen konnten wir nicht finden. Wir haben die Narkose mit 160 mg Propofol eingeleitet. Zudem hat er 0,4 mg Fentanyl und 100 mg Rocuronium erhalten. Darunter ist er uns zweimal mit dem Blutdruck eingebrochen, sodass wir insgesamt eine ganze Ampulle Akrinor® eingesetzt haben. Beatmet wird er volumenkontrolliert mit 450 ml bei einer Frequenz von 12/min. Aktuell läuft die zweite 500-ml-Infusion mit Ringer Acetat. Vorerkrankungen oder Allergien konnten wir nicht eruieren. Die Polizei kümmert sich darum, seinen Lebensgefährten ausfindig zu machen, der derzeit wohl auf der Arbeit ist."

Die Unfallchirurgin wiederholt das Gehörte und vergewissert sich, dass das gesamte Team alle notwendigen Informationen hat. Dann beginnt der Umlagerungsprozess. Die Vakuummatratze, auf der der Patient liegt, wird belüftet und der Patient mithilfe eines Tragelakens achsengerecht umgelagert. Dabei achtet das Team darauf, die Halswirbelsäule zusätzlich zu stabilisieren.

Nachdem Herr Riesberg auf die Liege des Schockraums umgelagert ist, werden die Monitorkabel ausgetauscht und das Beatmungsgerät umgesteckt. Das Team der Anästhesie positioniert sich am Kopf des Patienten und führt eine Beurteilung von Tubuslage, Beatmung, Kreislauf und Narkosetiefe durch.

Die Allgemeinchirurgin macht einen Ultraschall von Abdomen und Thorax, während sich die Ärzte von Mund-Kiefer-Gesichts-Chirurgie und Neurochirurgie zunächst zurückhalten und sich einen Überblick verschaffen. Sobald das Team der Anästhesie den Patienten als stabil genug einschätzt, veranlasst die heutige Schockraum-Leaderin die Durchführung eines Spiral-CT. Das Gesicht des Patienten ist geschwollen und blutig. Er muss wohl direkt mit der linken Seite auf einen harten Gegenstand aufgeschlagen sein.

## 11.1 Gesichtsschädel

Der Schädel lässt sich in Gesichts- und Hirnschädel unterteilen (➤ Abb. 11.1). Der Gesichtsschädel weist insgesamt vier Regionen auf: Schläfen-, Nasen-, Kiefer- und Mundregion. Die Schläfenregion umfasst das Schläfenbein (Os temporale) und das Jochbein (Os zygomaticum). Die Nasenregion besteht aus Tränenbein (Os lacrimale), Nasenbein (Os nasale), unterer Nasenmuschel (Concha nasalis inferior), Pflugscharbein (Vomer), Siebbein ohne Lamina cribrosa (Os ethmoidale) und Keilbein (Os sphenoidale). Die Kieferregion umfasst Oberkiefer (Maxilla) und Unterkiefer (Mandibula). In der Mundregion sind das Gaumenbein (Os palatinum) und das Zungenbein (Os hyoideum) von Bedeutung.

Im Bereich des Gesichtsschädels gibt es viele wichtige Strukturen, wie die Austrittsstellen von Ästen des N. trigeminus (V. Hirnnerv), die pneumatisierten Nasennebenhöhlen (➤ Kap. 8.2), die mit der Nasenhöhle in Verbindung stehen, die Augenhöhlen sowie die Öffnungen für Mund und Nase. Daneben sitzen zahlreiche Muskeln im Gesichtsbereich, die für die komplexe Mimik des Menschen verantwortlich sind, z. B.:

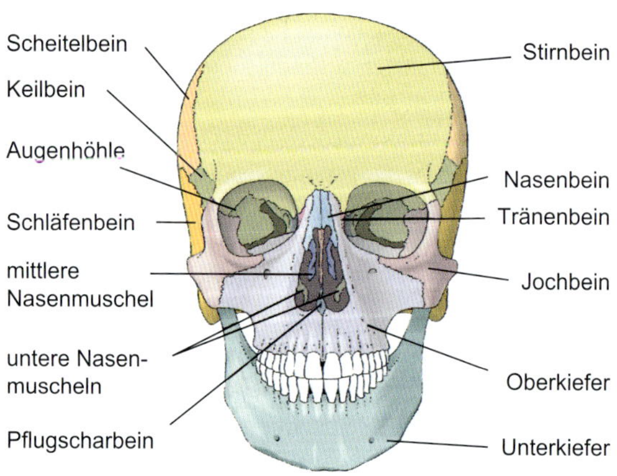


**Abb. 11.1** Gesichtsschädel mit farblicher Hervorhebung der einzelnen Regionen [L190]

- M. corrugator supercilii – u. a. verantwortlich für das Krausziehen der Stirn
- M. orbicularis oculi – verantwortlich für den Lidschluss
- M. nasalis – u. a. verantwortlich für Weitung und Verengung der Nasenlöcher
- M. orbicularis oris – u. a. verantwortlich für das Schließen des Mundes und das Spitzen der Lippen
- M. risorius – mitverantwortlich für das Lächeln

Alle mimischen Muskeln werden von Ästen des N. facialis (VII. Hirnnerv) versorgt.

Kommt es zu Verletzungen im Gesicht, sind oftmals gleich mehrere Fachgebiete gefragt. Den größten Teil decken die Mund-Kiefer-Gesichts-Chirurgen (MKG-Chirurgen) ab, die eng mit anderen Fachdisziplinen zusammenarbeiten. So zum Beispiel Augenärzten im Rahmen von Orbitaverletzungen, Neurochirurgen bei kombinierten Frakturen von Gesichtsschädel und Hirnschädel sowie mit Hals-Nasen-Ohrenärzten bei Verletzungen von Nase und Mund.

Der Oberkiefer ist fest mit dem harten Gaumen verwachsen. Der Unterkiefer ist bogenförmig und ermöglicht durch seine gelenkige Verbindung mit dem Oberkiefer die Öffnung des Mundes. Der größte Teil des Unterkieferbogens ist der Unterkieferkörper (Corpus mandibulae), in dem die Zähne verankert sind. Der Kieferbogen (Angulus mandibulae) verbindet ihn mit dem Unterkieferast (Ramus mandibulae), der zum Unterkieferkopf (Caput mandibulae) ausläuft, welcher den Gelenkkopf des Kiefergelenks darstellt.

Das Kiefergelenk ist ein Dreh-Scharnier-Gelenk, das Rotation, Translation und Mahlbewegungen ermöglicht. Es wird aus der Fossa mandibularis des Schläfenbeins und dem Unterkieferkopf gebildet. Es verfügt über einen Discus articularis, der für die Kieferöffnung unerlässlich ist, und ist durch straffe Bänder gesichert. Die Kiefer können durch die Kaumuskulatur aneinandergepresst werden. Zu den wichtigsten Kaumuskeln gehören:

- M. masseter
- M. temporalis
- Mm. pterygoidei medialis und lateralis

Verletzungen des Kiefers können unmittelbar und mittelbar tödlich sein. Sie können zu einer direkten Verlegung des Atemwegs führen oder verhindern im ungünstigsten Fall das Abfließen von Blut oder Erbrochenem. Zudem erschweren sie die Atemwegssicherung und verhindern die Nahrungsaufnahme.

## 11.2 Hirnschädel

Das CT zeigt ein epidurales Hämatom, Frakturen des linken Jochbeins und der linken Mandibula sowie einen Einriss des linken Lungenflügels, der zu einem

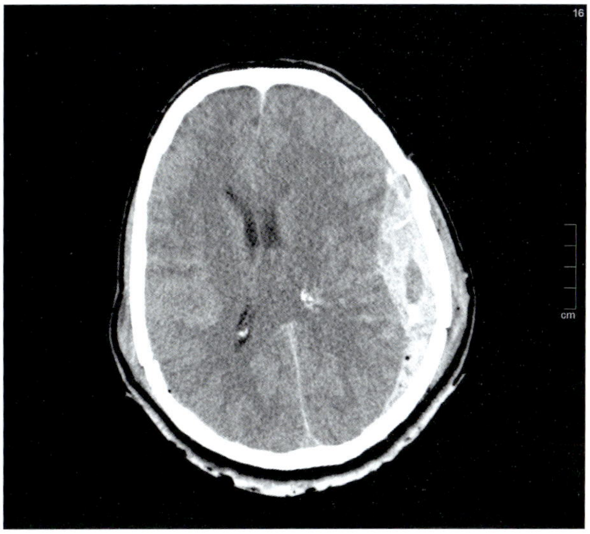

**Abb. 11.2** cCT mit epiduralem Hämatom links [T1256]

Hämatopneumothorax geführt hat (➤ Abb. 11.2). Der Neurochirurg betrachtet die Bilder und untersucht den Patienten kurz. Es gilt nun, keine Zeit mehr zu verlieren. Zwar sind noch keine eindeutigen Einklemmungszeichen vorhanden, aber die Pupillenreflexe sind träge und die Situation droht, sich zu verschlechtern. Agnes und Emre sehen sich vielsagend an: Patienten mit solchen Verletzungen haben oft keine gute Prognose. Allerdings haben sie auch schon mehrfach erlebt, wie widerstandsfähig der menschliche Körper sein kann.

Herr Riesberg muss in den OP, um das Epiduralhämatom zu entlasten und die Blutung im Thorax zu stillen. Die Frakturen von Jochbein und Mandibula scheinen unkompliziert und nicht verschoben zu sein. Der MKG-Chirurg entscheidet daher, sie zeitversetzt zu operieren. Es soll allerdings eine Umintubation auf einen nasalen Endotrachealtubus und eine provisorische Verdrahtung des Unterkiefers erfolgen, um eine Dislokation zu vermeiden. Aktuell aber gehen Gehirn und Lunge vor.

Der Hirnschädel besteht aus drei Regionen. Die vordere Region umfasst das Stirnbein (Os frontale), die Lamina cribrosa des Siebbeins (Os ethmoidale) und den Großteil des Keilbeins (Os sphenoidale). Die seitliche Region wird durch das Scheitelbein (Os parietale) und Teile des Schläfenbeins (Os temporale) gebildet. Die hintere Region umfasst das Hinterhauptsbein (Os occipitale).

Das Schädeldach (Calvaria oder Kalotte) besteht aus Stirnbein, Scheitelbein und Hinterhauptsbein. Es hat eine glatte Oberfläche, die von den verwachsenen Schädelnähten überzogen wird.

Überall dort, wo unterschiedliche Knochen aufeinandertreffen, befinden sich Schädelnähte (Suturen).

Die vier wichtigsten Suturen sind (➤ Abb. 11.3):

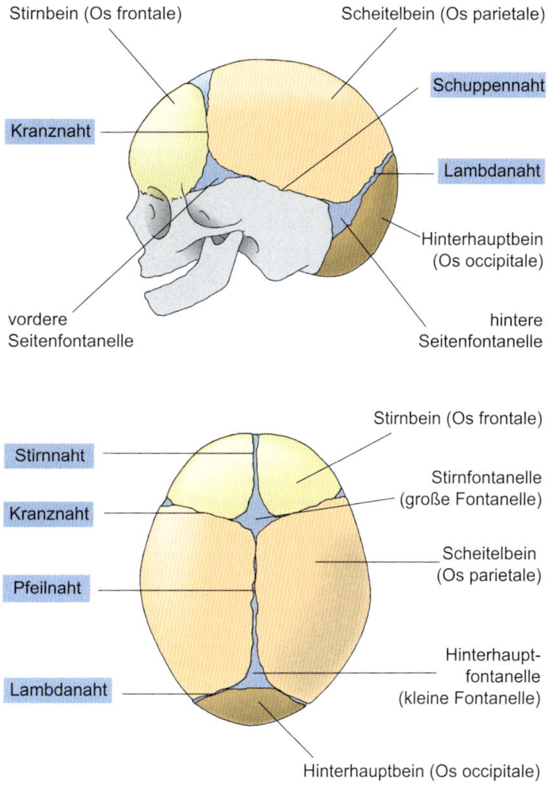


**Abb. 11.3** Suturen und Fontanellen beim Säugling. Beim Erwachsenen sind sie geschlossen und verknöchert. [L190]

- Stirnnaht (Sutura frontalis)
- Kranznaht (Sutura coronalis)
- Pfeilnaht (Sutura sagittalis)
- Lambdanaht (Sutura lambdoidea)

Zwischen ihnen liegen beim Säugling bzw. Kleinkind die Fontanellen.

Der Schädelknochen verfügt über den typischen Aufbau platter Knochen (➤ Kap. 7.3). Er besteht aus einer Lamina externa, die von Periost bedeckt ist, einer Spongiosa, die auch Diploe genannt wird, und einer Lamina interna, die mit der Dura mater ausgekleidet ist (➤ Kap. 6.8). Die Lamina interna ist deutlich brüchiger als die Lamina externa. So kann es vorkommen, dass der Schädelknochen insgesamt intakt ist, während durch eine Zersplitterung der Lamina interna, die manchmal auch als Glashaut (Lamina vitrea) bezeichnet wird, ein epidurales Hämatom ausgelöst wird, weil die zwischen der harten Hirnhaut und den Schädelknochen verlaufenden Arterien verletzt werden.

Die Schädelbasis besteht aus Anteilen von Stirnbein, Siebbein, Keilbein, Schläfenbein und Hinterhauptsbein. Sie lässt sich in drei Gruppen unterteilen:

- In der vorderen Schädelgrube findet sich der Bulbus olfactorius und der Frontallappen.
- In der mittleren Schädelgrube liegen Hypophyse und Temporallappen.

11

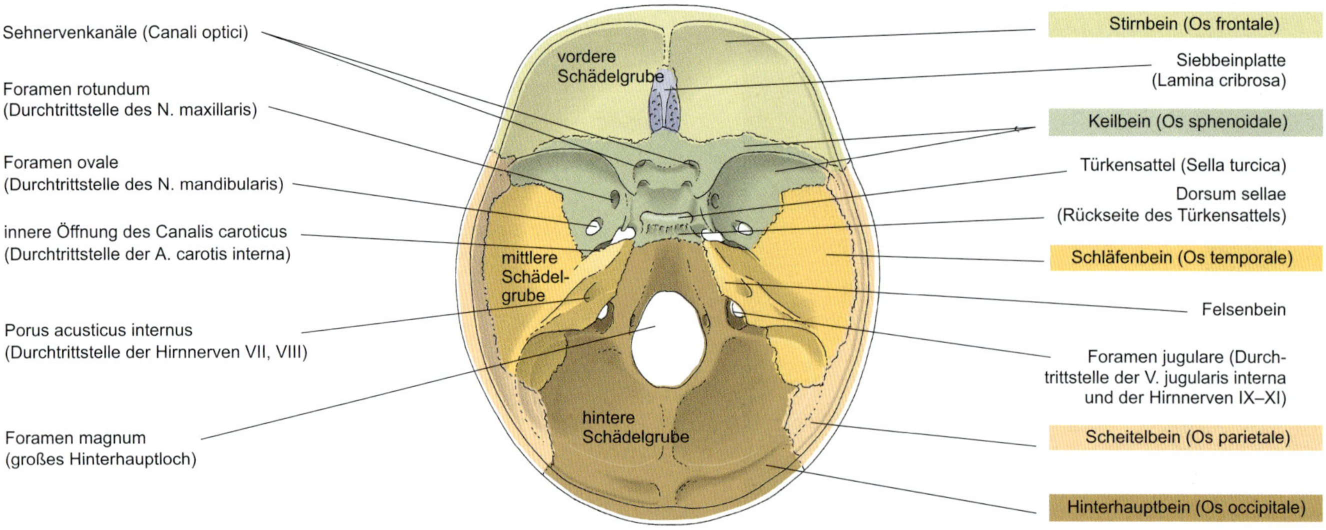


**Abb. 11.4** Schädelbasis mit Darstellung der drei Schädelgruben und farblicher Hervorhebung der verschiedenen Schädelknochen [L190]

- In der hinteren Schädelgrube liegen Brücke (Pons), verlängertes Rückenmark (Medulla oblongata) und Kleinhirn (Cerebellum).

Die Schädelbasis (➤ Abb. 11.4) ist mit Durchtrittsstellen überzogen. Durch sie ziehen alle Leitungsbahnen, die aus dem Körper ins Gehirn oder andersherum verlaufen. Neben den Hirnnerven und dem Rückenmark sind das vor allem die arteriellen und venöse Gefäße.

Einige wichtige Beispiele für die genannten Durchtrittsstellen mit wichtigen Leitungsbahnen sind:

- Canalis caroticus: A. carotis interna
- Foramen magnum: Medulla oblongata, Aa. vertebrales
- Foramen jugulare: V. jugularis interna, N. vagus, N. glossopharyngeus, N. accessorius
- Canalis nervi hypoglossi: N. hypoglossus
- Foramen rotundum: N. maxillaris
- Foramen ovale: N. mandibularis
- Fissura orbitalis superior: N. oculomotorius, N. trochlearis, N. ophthalmicus, N. abducens
- Canalis opticus: N. opticus
- Lamina cribrosa: Fila olfactoria

## 11.3 Penis

Das Team des Schockraums ruft den diensthabenden OP-Koordinator an, um den Eingriff voranzumelden. Ziel ist, Herrn Riesberg innerhalb der nächsten 20 bis 30 Minuten operieren zu können. Noch im Schockraum erfolgt die Anlage eines Sheldon-Katheters durch die Anästhesie. Es wird entschieden, dass die durch den Rettungsdienst angelegte Thoraxdrainage belassen werden kann. Neurochirurgie und Thoraxchirurgie werden den Patienten parallel operieren.

Agnes legt einen transurethralen Blasenkatheter ein, um die Förderleistung der Nieren im Verlauf beurteilen zu können. Dabei überprüfen sie und die Allgemeinchirurgin auch kurz Hoden und Leisten, um bisher unentdeckte Verletzungen nicht zu übersehen.

Der Penis dient neben der Fortpflanzung vor allem der Harnableitung. Seine Form und Länge sind sehr variabel. Durchschnittlich ist er, je nachdem, ob er sich im erigierten oder nicht-erigierten Zustand befindet, 10–15 cm lang. Sein Durchmesser beträgt an der Peniswurzel etwa 3–4 cm. Die Anlage eines Blasenkatheters wird bei Männern, trotz Form- und Längenunterschieden, oftmals als leichter empfunden als bei Frauen. Allerdings kann es zu Passagehindernissen, etwa durch Harnröhrenstrikturen oder eine Prostatahyperplasie kommen, die das Einführen eines Dauerkatheters erschweren.

Der Penis lässt sich in drei **Abschnitte** unterteilen (➤ Abb. 11.5):

- Die Peniswurzel (Radix penis) verbindet den Penis bindegewebig mit dem knöchernen Becken.
- Der Penisschaft (Corpus penis) ist der lange Mittelteil des Penis und ist im nicht-erigierten Zustand relativ beweglich.
- Die Eichel (Glans penis) ist eine Verdickung am Penisende. Sie ist bedeckt von der Vorhaut (Praeputium) und weist eine kleine schlitzförmige Öffnung, die Harnröhrenmündung (Ostium urethrae externum) auf.

Die Harnröhre (Urethra) verläuft vom Blasenausgang bis zur Eichel. Sie liegt unterhalb der beiden Penisschwellkörper und wird vom Harnröhrenschwellkörper umgeben. Die beiden Penisschwellkörper (Corpora cavernosa penis) beginnen

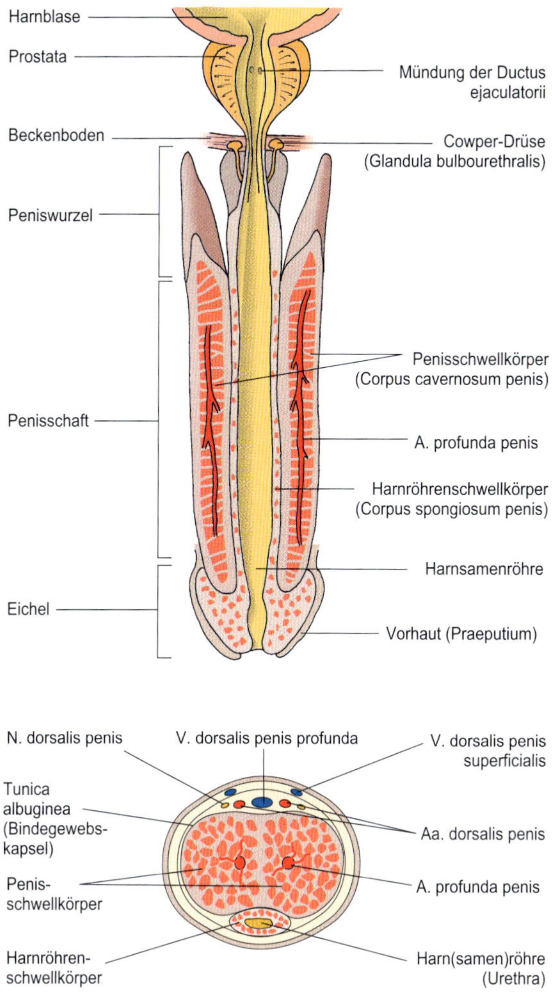


**Abb. 11.5** Darstellung des Penis. Oben: Längsschnitt, unten: Querschnitt [L190]

links und rechts am Tuber ischiadicum, vereinigen sich auf Höhe der Symphyse und verlaufen dann durch den Penisschaft zur Eichel. Der Penis wird durch die A. dorsalis penis, die A. profunda penis und die A. bulbi penis mit Blut versorgt, der venöse Abfluss erfolgt über die V. dorsalis profunda penis, die V. dorsalis superficialis penis und die V. bulbi penis. Eine Erektion entsteht durch eine Kombination aus arterieller Vasodilatation und einer muskulär vermittelten Verminderung des venösen Rückstroms. Der Druck innerhalb der Schwellkörper liegt dabei zehnmal höher als der systolische Blutdruck (also bei ca. 1200 mmHg). Das Signal zur Erektion wird über den Parasympathikus vermittelt. Die Ejakulation hingegen wird sympathisch gesteuert. Dies führt dazu, dass auch viele querschnittsgelähmte Männer in der Lage sind, eine Erektion zu haben. Konventionell ejakulieren können sie dann aber bei der vollständigen Durchtrennung des Rückenmarks nicht. Unter anderem aus diesem Grunde sollte bei der psychosozialen Beratung von Querschnittsgelähmten auch immer das Thema Sexualität angemessen besprochen werden.

Neben den beiden Penisschwellkörpern existiert ein Harnröhrenschwellkörper (Corpus spongiosum), dessen Aufgabe das Offenhalten der Harnröhre im Rahmen einer Erektion ist. Ohne diesen Mechanismus wäre eine Ejakulation nicht möglich.

Besonders im Querschnitt ist die Untergliederung der einzelnen Penisbestandteile sehr gut zu erkennen (➤ Abb. 11.5). Die Penishüllen umfassen die Penishaut, die subkutane Tela subcutanea penis (Colles-Faszie) sowie die Fascia penis (Buck-Faszie), die alle drei Schwellkörper umgibt.

## 11.4 Prostata

Die Vorsteherdrüse (Prostata) ist die größte akzessorische Geschlechtsdrüse des Mannes. Sie wiegt ungefähr 25 g und produziert das Prostatasekret, das ca. 30 % des Ejakulats ausmacht. Sie ist etwa kastaniengroß und umschließt die Harn-Samen-Röhre kurz nach dem Blasenausgang ringförmig. Damit liegt sie topografisch zwischen Harnblase und Beckenboden. Ist sie vergrößert, kann dies zu Problemen bei der Miktion oder bei der Anlage von transurethralen Blasenkathetern führen. Ihre anatomische Unterteilung ist vor allem beim Verdacht auf das Vorliegen eines Tumors von großer Bedeutung:

- Periurethrale Mantelzone: umgibt Harnröhre
- Anteriore Zone: liegt ventral der Harnröhre
- Transitionszone: seitlich der periurethralen Mantelzone
- Zentrale Zone: liegt kranial
- Periphere Zone: liegt der bindegewebigen Kapsel an

Die Prostata verfügt über drei Lappen (Lobus medius sowie Lobus dexter und sinister). Ventral der Urethra befindet sich der drüsengewebsfreie Isthmus prostatae.

Eine Besonderheit der Prostata ist, dass man sie durch das Rektum tasten kann. Man nennt diese Untersuchung kurz auch DRU (Digitale rektale Untersuchung). Getrennt werden beide Organe durch die Denonvillier-Faszie (Fascia rectoprostatica).

## 11.5 Hoden- und Nebenhoden

Der Hoden (Testis) ist ein paariges Organ, dass sich innerhalb des Rumpfes entwickelt und bis zum vollendeten ersten Lebensjahr in den Hodensack (Skrotum) wandert. Dieser Prozess wird als Hodenabstieg (Descensus testis) bezeichnet. Die Hoden dienen sowohl der Produktion der männlichen Keimzellen (Spermatogenese) als auch der Produktion männlicher Sexualhormone, den Androgenen (z. B. Testosteron). Bedingt durch den Hodenabstieg erfolgt die Durchblutung des Hodens durch langgezogene Blutgefäße (Aa. Testiculares), die aus der Aorta abgehen (➤ Abb. 11.6). Die Vv. testiculares drainieren in die V. cava inferior (rechts) bzw. in die V. renalis (links). Aufgrund der nahezu rechtwinkligen Einmündung der V. testicularis sinistra in die V. renalis sinistra kommt es bei ca. 10 % der Männer zu venösen Rückstauungen und damit zu sog. Varikozelen („testikuläre Krampfadern“).

Der einzelne Hoden wiegt etwa 25 g. Häufig ist einer der beiden Hoden größer als der andere. Umgeben sind die Hoden von der bindegewebigen, sehr festen Tunica albuginea. Ins Innere der Hoden strahlen Bindegewebssepten ein und unterteilen ihn dadurch in etwa 350 Läppchen pro Seite. Durch die Bindegewebssepten ziehen Blut- und Lymphgefäße und versorgen so das Hodeninnere. In den Läppchen befinden sich jeweils 2–5 Samenkanälchen, die gewunden sind und sich zu einer gemeinsamen Endstrecke verbinden (Rete testis). Über die gut ein Dutzend Ductuli efferentes testis wird das Rete testis mit den Nebenhoden (Epididymis) verbunden.

Die Nebenhoden sitzen den Hoden knäuelförmig auf (➤ Abb. 11.6). Sie dienen der Ausreifung und dem Transport der Spermien. Sie gehen in den Samenleiter (Ductus deferens) über, der die Nebenhoden mit der Harnröhre verbindet.

Die Samenkanälchen des Hodens weisen ein Keimepithel auf, das aus den wandbildenden Sertoli-Zellen und den Keimzellen besteht. Die Sertoli-Zellen haben eine Stützfunktion und tragen zur Ernährung der Keimzellen bei. Zwischen den Samenkanälchen befindet sich das Interstitium mit den eingestreuten androgenproduzierenden Leydig-Zellen.

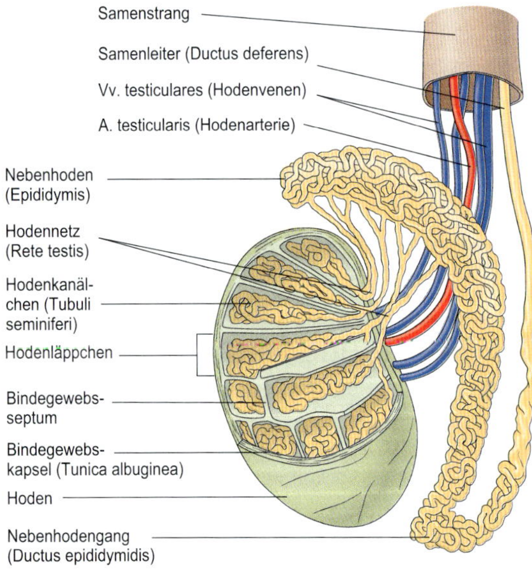


**Abb. 11.6** Hoden mit Nebenhoden, Samenstrang und Darstellung der Gefäßversorgung. Deutlich zu erkennen ist die knäuelförmige Anordnung der Kanälchen und Gänge. [L190]

## 11.6 Harnblase

Der Katheter lässt sich einfach vorschieben. Agnes blockt ihn und schließt den Auffangbeutel an. Urin fließt hinein. Er ist etwas konzentriert, aber frei von Blut. Hoden und Leisten sind unauffällig. In Kombination mit den CT-Bildern ist das ein sehr gutes Zeichen dafür, dass keine Verletzungen des Urogenitaltrakts vorliegen.

Die Harnblase (Vesica urinaria) dient als Speicherorgan für den Urin. Ihr Fassungsvermögen liegt bei etwa 500–1000 ml. Kommt es zum Harnstau, kann sie sich auch weiter aufdehnen. Dies verursacht allerdings mitunter große Schmerzen.

Die Harnblase liegt im kleinen Becken. Beim Mann befindet sie sich zwischen Bauchdecke und Rektum, bei der Frau zwischen Bauchwand und Gebärmutter.

Sie lässt sich von kranial nach kaudal in mehrere Abschnitte untergliedern:

- Harnblasenspitze (Apex vesicae)
- Harnblasenkörper (Corpus vesicae)
- Blasengrund (Fundus vesicae)
- Blasenhals (Zervix vesicae)

Ihr Inneres ist von Schleimhautfalten überzogen, die je nach Füllungszustand der Blase stärker oder schwächer ausgeprägt sein können. Am Blasengrund befindet sich das Trigonum vesicae, das Dreieck zwischen den beiden Eintrittsstellen für die Ureteren (➤ Kap. 10.2) und der Harnröhrenöffnung (➤ Abb. 11.7).

Die Wand von Nierenbeckenkelchsystem, Ureteren und Harnblase ist mit Urothel ausgekleidet. Diese spezielle Epithelform hat mehrere Schichten und verfügt über eine

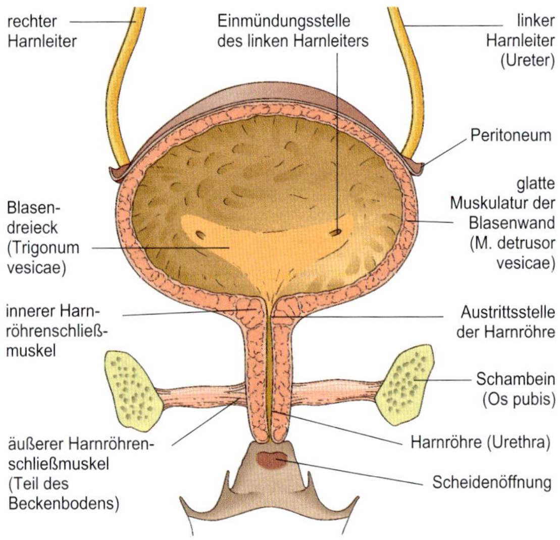


**Abb. 11.7** Harnblase mit Darstellung von Harnleitern und Harnröhre [L190]

Deckzellschicht (Umbrella cells), die durch sehr dichte Zellkontakte (Tight junctions) versiegelt ist. Dehnt sich die Wand des Harntrakts durch ein zunehmendes Urinvolumen, verschieben sich die Epithelzellen und die Deckzellschicht dehnt sich auf (man nennt diese Form des Epithels auch Übergangsepithel). Dies verhindert, dass Urin zurück ins Gefäßsystem resorbiert werden kann. Unter der Epithelschicht befinden sich drei Muskelschichten, die durch ihre Kontraktion die Miktion ermöglichen. Die Gesamtheit der drei unterschiedlich verlaufenden Muskelschichten wird als M. detrusor vesicae bezeichnet. Zudem sind zwei Schließmuskeln vorhanden. Der M. sphincter vesicae internus besteht aus glatter, der M. sphincter externus aus quergestreifter Muskulatur. Alle drei Muskeln tragen, gemeinsam mit dem Beckenboden, zur Kontinenz bei. Die Blase ist nur nach kranial von Peritoneum bedeckt und verfügt dort über eine Tunica serosa. Ihre restlichen Anteile sind von einer Tunica adventitia umgeben.

Arteriell versorgt wird die Blase über Abgänge der A. iliaca interna bzw. der A. umbilicalis (Aa. vesicales superiores, A. vesicalis inferior). Die venöse Drainage erfolgt über die Vv. vesicales in die V. iliaca interna bzw. über die Vv. lumbales ascendentes in das Azygos-System.

## 11.7 Regulation der Hirndurchblutung

Inzwischen hat die Polizei auch den Lebenspartner von Herrn Riesberg, Michael Landmann, erreicht und ihn ins Klinikum gebracht, um den behandelnden Ärzten einige Auskünfte geben zu können.

Herr Riesberg heißt mit Vornamen Anton und ist 31 Jahre alt. Er hat keine Allergien und ist bis auf eine Nasennebenhöhlen-Operation vor ein paar Jahren immer gesund gewesen. Da sein Onkel vor kurzer Zeit verstorben ist, haben Anton und sein Lebensgefährte sicherheitshalber Vorsorgevollmachten und Patientenverfügungen erstellt. Herr Landmann will sie holen, während die OP läuft, und dann wieder für Rückfragen zur Verfügung stehen. Er erklärt sich auch bereit, die Mutter von Herrn Riesberg zu benachrichtigen. Auf die Frage, wie ernst der Zustand seines Lebensgefährten sei, können die Ärzte noch keine Antwort geben. Derzeit sei leider noch nicht abzusehen, wie sich die Situation entwickle.

Der Transport in den OP verläuft ohne Komplikationen. Es werden ein mobiles Beatmungsgerät und ein Transportmonitor genutzt. Anton Riesberg kann direkt durch den Einleitungsraum in den OP geschoben werden, wo er zur Überwachung an das Narkosegerät angeschlossen wird. Der Anästhesist überprüft noch einmal die Narkosetiefe und die Kreislaufparameter, während Herr Riesberg positioniert und mit sterilen Tüchern abgedeckt wird. Zudem erfolgt die angedachte Umintubation, und der Tubus wird in den rechten Lungenflügel vorgeschoben, um die linke Seite ohne Komplikationen operieren zu können.

Die OP-Pflege hat bereits die notwendigen OP-Siebe vorbereitet, sodass ein Team-Time-out durchgeführt werden kann, bevor der erste Schnitt erfolgt. Wie auch bei der Übergabe im Schockraum müssen alle Beteiligten beim Team-Time-out zuhören, während eine Checkliste durchgegangen wird. Das Team überprüft, ob die richtige Operation beim richtigen Patienten durchgeführt wird, auf welcher Seite sich die Verletzungen befinden und ob alle Vorbereitungen abgeschlossen sind oder noch weiteres Material oder Personal benötigt wird.

Alles ist nun vorbereitet, und die Eingriffe können beginnen.

Die Allgemeinchirurgen eröffnen den Brustkorb und resezieren das eingerissene Stück der Lunge. Das epidurale Hämatom wird durch den Neurochirurgen entlastet, indem ein Teil der Schädelkalotte entfernt wird. Der Hirndruck wird dadurch hoffentlich sinken. Zudem legen sie eine Hirndrucksonde zur Überwachung auf der Intensivstation ein.

Die konstante Versorgung des Gehirns mit sauerstoffreichem Blut ist essenziell für das Überleben. Ist sie auch nur für wenige Minuten gestört, können bleibende Schäden bis hin zum Tod auftreten.

Da allerdings der arterielle Blutdruck belastungsabhängigen Schwankungen unterliegt, muss es ein Ausgleichssystem geben, damit das Gehirn auch während eines Blutdruckabfalls, zum Beispiel im Rahmen eines fieberhaften Infektes, oder während eines Blutdruckanstiegs, etwa bei körperlicher Arbeit, konstant durchblutet wird. Neben den Nieren (➤ Kap. 10.2) verfügt auch das Gehirn über einen Autoregulationsmechanismus, den Bayliss-Effekt, der auch myogene Autoregulation genannt wird. Gefäße, die einen Bayliss-Effekt aufweisen, reagieren mit einer Kaliberänderung auf Veränderungen der Wandspannung. Auf diese Weise können sich die Gefäße bei einer zu hohen Wandspannung weiten und damit den Druck senken oder bei einer zu niedrigen Wandspannung verengen und somit den Druck erhöhen. Bei Blutdruckwerten zwischen 50 mmHg und 150 mmHg (mittlerer arterieller Druck) bleibt die Hirndurchblutung dadurch konstant. Erst darunter oder darüber ändert sich der Perfusionsdruck des Gehirns. Zudem reagiert die Hirndurchblutung auch auf chemische Einflüsse (lokal metabolische Autoregulation). So zum Beispiel führt ein erhöhter $CO_2$-Spiegel im Blut zu einer Weitstellung der Hirngefäße, während ein verminderter $CO_2$-Spiegel im Blut zu einer Engstellung der Hirngefäße führt. Ähnliches gilt für den pH-Wert und den $O_2$-Spiegel, nur umgekehrt.

Um die Hirndurchblutung besser zu verstehen, bietet es sich an, folgende Formel zu betrachten:

- MAP–ICP = CPP
  - MAP (MAD) steht für „Mean Arterial Pressure“ (mittlerer arterieller Blutdruck)
  - ICP steht für „Intracranial Pressure“ (intrakranieller Druck)
  - CPP steht für „Cerebral Perfusion Pressure“ (zerebraler Perfusionsdruck)

Zu einem Abfall der Hirndurchblutung kommt es also, wenn der mittlere arterielle Druck zu niedrig oder der intrakranielle Druck zu hoch ist. Beides ist bei Polytraumapatienten oftmals der Fall.

## 11.8 Hirndruck

Im Schädelinneren herrscht im Liegen ein physiologischer Druck von weniger als 15 mmHg, der „intrakranieller Druck“ oder „Intracranial Pressure“ (ICP) genannt wird. Die Monroe-Kellie-Doktrin besagt, dass in der Schädelhöhle drei Komponenten vorhanden sind: Hirngewebe, Liquor und Blut. Wenn eine dieser Komponenten in ihrem Volumen zunimmt, etwa durch einen Hirntumor, einen Hydrozephalus oder eine Blutung, hat dies unmittelbare Auswirkungen auf die anderen beiden Komponenten, deren Volumen nachfolgend abnimmt. Dies ist jedoch nur in einem begrenzten Maße möglich. Ist dieses Maß überschritten, steigt der Hirndruck an. Steigender Hirndruck ist eine große Bedrohung für das sensible Hirngewebe, das im Falle einer Erhöhung zunehmend schlechter durchblutet werden kann. Steigt der Hirndruck eher langsam, wie im Falle eines Hydrozephalus, so sind die Symptome zunächst eher unspezifisch. Steigt der Hirndruck schnell, wie zum Beispiel im Rahmen einer intrakraniellen Blutung, können die Symptome auch sehr rasch einsetzen und fulminante Auswirkungen haben.

Die gefährlichste Folge einer Hirndruckerhöhung ist die Einklemmung (zerebrale Herniation). Meistens ist damit die „untere Einklemmung“ gemeint, bei der das Gehirn durch einen erhöhten ICP in Richtung des Foramen magnum gepresst wird. Es kommt zur Einklemmung der Kleinhirntonsillen und zur Kompression der Medulla oblongata, die Kreislauf- und Atmungszentrum enthält. Bei der „oberen Einklemmung“ werden Zwischen- und Mittelhirn im Tentoriumsschlitz eingeklemmt.

Typische **Hirndruckzeichen** sind:

- Kopfschmerzen
- Schwindel
- Kognitive Störungen
- Bewusstseinsstörungen
- Übelkeit und Erbrechen
- Lähmungen

Typische **Einklemmungszeichen** sind:

- Ipsilaterale oder bilaterale Mydriasis
- Areflexie der Augen
- Kontra- oder ipsilaterale Hemiparese
- Ausfall von Atem- und Kreislaufzentren

## 11.9 Katecholamine

Während der Operation fällt der Blutdruck von Herrn Riesberg mehrfach ab. Der Anästhesist lässt einen Perfusor mit Noradrenalin anschließen, um ihn zu stabilisieren. Dies bereitet den behandelnden Ärzten Sorgen, denn obwohl die einzelnen Eingriffe ohne Komplikationen verlaufen, scheint sich die Kreislaufsituation zu verschlechtern. Es wird zur Sicherheit nochmals ein Ultraschall der Bauchorgane durchgeführt, und das OP-Team wirft einen weiteren Blick auf die angefertigten CT-Bilder, um eine bisher unentdeckte Blutung ausschließen zu können. Das scheint allerdings nicht das Problem zu sein. Der Anästhesist stellt die Laufrate des Perfusors hinauf, bis der Blutdruck von Herrn Riesberg sich weitestgehend stabilisiert. Sie werden ihn unter diesen Bedingungen noch weiter kontrolliert beatmen und auf der Intensivstation überwachen müssen. Der Noradrenalinperfusor wird dabei mitgenommen.

Katecholamine sind die biogenen Amine Adrenalin, Noradrenalin und Dopamin sowie deren Derivate. Sie werden im Nebennierenmark als endokrin wirksame Hormone und im zentralen Nervensystem sowie den postganglionären sympathische Nervenfasern als Neurotransmitter gebildet. Sie basieren alle auf der Aminosäure Tyrosin und werden in mehreren Schritten in die jeweiligen Substanzen umgewandelt.

Das wichtigste synthetische Katecholamin ist das Dobutamin. Es wird neben Adrenalin und Noradrenalin vor allem in der Intensiv- und Notfallmedizin eingesetzt.

**Dopamin** spielt vor allem in der motorischen Koordination eine wichtige Rolle. Adrenalin und Noradrenalin sind kreislaufwirksam. Ihre Ausschüttung erfolgt durch eine Kopplung von sympathischen Nervenfasern mit den Drüsenzellen des Nebennierenmarks. Durch ein nervales Signal aus dem zentralen Nervensystem können sie auf diesem Wege innerhalb kürzester Zeit ausgeschüttet und dem Kreislauf zur Verfügung gestellt werden.

**Adrenalin** wirkt sowohl auf α- als auch auf β-Rezeptoren und hat damit Effekte auf das Herz, die Lunge und die Leber, den Uterus und das Gefäßsystem.

Am Herzen wirkt es über β1-Rezeptoren und beeinflusst folgende Faktoren:

- Intropie (Kontraktionskraft)
- Chronotropie (Herzfrequenz)

- Bathmotropie (Reizschwelle)
- Dromotropie (Reizleitung)
- Lusitropie (Erschlaffungsfähigkeit)

Am Uterus sorgt es über die β,2-Rezeptoren für eine Erhöhung des Muskeltonus, in der Leber kommt es zu einer Ausschüttung von Glukose und im Gefäßsystem führt die Gabe von Adrenalin sowohl zu einer Vasodilatation (über β2-Rezeptoren) als auch zu einer Vasokonstriktion (über α1-Rezeptoren). Dies scheint zunächst widersinnig zu sein. Allerdings hat dieser Mechanismus eine praktische Bewandtnis. Je nach Lage des Gefäßes überwiegt ein Rezeptortyp deutlich. Damit werden bestimmte Blutgefäße verengt, während andere geweitet werden. Dies führt, zum Beispiel im Rahmen eines akuten Blutverlustes, zu einer besseren Versorgung der inneren Organe, während es zu einer Reduzierung der Versorgung der Körperperipherie kommt (Weitstellung innen, Engstellung außen). Dieser Effekt kann bei Vorliegen eines Phäochromozytoms, eines adrenalinproduzierenden Tumors des Nebennierenmarks, gut beobachtet werden. Die Patienten weisen sehr hohe arterielle Blutdrücke auf, während ihre Haut, vor allem ihr Gesicht, nicht, wie man es vielleicht erwarten würde, hochrot ist, sondern blass.

**Noradrenalin** wirkt vor allem auf α-Rezeptoren und hat damit eine sehr ausgeprägte Wirkung auf den Blutdruck. Das synthetische Katecholamin Dobutamin wirkt vor allem auf β1-Rezeptoren und ist damit eine pharmakologische Option im Rahmen des Herzversagens.

Abgebaut werden die biogenen Amine über die Monoaminooxidase (MAO). Für die Behandlung von Depressionen oder einer Parkinson-Erkrankung können MAO-Hemmer verabreicht werden. Diese führen allerdings mit zahlreichen anderen Medikamenten zu Wechselwirkungen.

## 11.10 Hirnnerven und Hirnnervenprüfungen

Die folgenden Tage werden quälend für die Angehörigen von Anton Riesberg. Sein Lebensgefährte Michael und seine Mutter Hedwig bleiben stundenlang bei ihm am Bett und sprechen mit ihm, obwohl sie wissen, dass er sie vermutlich nicht hören kann. Mehrere Versuche, ihn aufwachen zu lassen, sind bereits fehlgeschlagen. Er hat während dieser Versuche nie begonnen, selbstständig zu atmen, sodass die Ärzte die Sedierung jedes Mal wieder vertieft haben. Zudem bleibt der Hirndruck weiterhin erhöht, und die Versuche, ihn zu senken, waren erfolglos. Die verantwortlichen Neurologen führen regelmäßige Untersuchungen der Reflexe durch, die allerdings zunächst stark abgeschwächt und im Verlauf sogar ganz erloschen sind. All dies spricht zunehmend dafür, dass Herr Riesberg einen schweren Hirnschaden erlitten hat.

Die Hirnnerven sind die nicht-spinalen Nervenabgänge des Gehirns. Sie entspringen im Regelfall aus einem oder mehreren Hirnnervenkernen, die im Hirnstamm sitzen. Der Hirnstamm umfasst alle Hirnabschnitte unterhalb des Dienzephalons außer dem Cerebellum (➤ Abb. 6.4):

- Mittelhirn (Mesencephalon)
- Rautenhirn (Rhombencephalon) mit Brücke (Pons) und verlängertem Rückenmark (Medulla oblongata).

Fast alle Hirnnerven haben gemischte Faserqualitäten. Sie wirken also sowohl afferent als auch efferent. Die ➤ Tab. 11.1 listet die Hirnnerven, ihre Funktionen und eine Auswahl möglicher Untersuchungsmethoden auf.

Alle Hirnnerven sind paarig angelegt und verfügen teilweise über sehr komplexe Verläufe innerhalb des Schädels, bis zu ihren Austrittsstellen.

Die Prüfung der Reflexe ist im Rahmen zahlreicher neurologischer Krankheitsbilder sehr wichtig. So ist die Überprüfung des N. facialis im Rahmen der Schlaganfalldiagnostik von großer Bedeutung (➤ Kap. 6.6). Im Rahmen der Hirntoddiagnostik spielen vor allem das Fehlen von Reaktionen auf Schmerzreize im Trigeminusbereich, das Fehlen des vestibulo-okulären Reflexes (Kopfimpulstest) und das Ausbleiben des Kornealreflexes eine sehr wichtige Rolle.

## 11.11 Hirntoddiagnostik

Als auch das EEG (Elektroenzephalogramm), die CT-Angiografie und weitere Untersuchungen aufzeigen, dass keine Hirnaktivität mehr vorhanden ist, bekommt Anton Riesbergs Familie die Gewissheit, dass er nie wieder aufwachen wird.

Es folgen lange Gespräche mit den behandelnden Ärzten, die den Familienangehörigen zuhören und ihnen verschiedene Optionen unterbreiten. Alles deute darauf hin, dass er hirntot sei. Man wolle keinen Zeitdruck aufbauen, doch sei es wichtig, gemeinsam zu überlegen, wie sie nun weiter vorgehen wollten. Anton werde ohne die intensivmedizinische Therapie nicht überleben. Aktuell seien die kreislaufunterstützenden Medikamente so hoch dosiert, dass es jederzeit zu einem endgültigen Kreislaufversagen kommen könne. Eine Beendigung der intensivmedizinischen Therapie sei unausweichlich.

Da er eine Vorsorgevollmacht unterzeichnet habe, die seinen Lebenspartner zum Bevollmächtigten mache, und da er lebensverlängernde Maßnahmen in einer Situation wie dieser in seiner Patientenverfügung ausgeschlossen hatte, schlagen die Ärzte vor, seinem Willen nachzukommen. Zwar habe er auch angegeben, dass er bereit sei, seine Organe zu spenden, allerdings habe er keinen Organspendeausweis besessen. Die Familie müsse nun also eine Entscheidung in seinem Sinne treffen.

**Tab. 11.1** Übersicht der Hirnnerven, ihrer Funktion und möglicher Untersuchungstechniken

| Hirnnerv | Funktion | Auswahl möglicher Untersuchungen |
|---|---|---|
| **N. olfactorius (I)** | Geruchssinn | Anamnese bzw. Geruchsprobe |
| **N. opticus (II)** | Sehsinn | Gegenstand erkennen lassen, Pupillenmotorik |
| **N. oculomotorius (III)** | Augenbewegungen | Testen der Augenbewegungen in allen Blickrichtungen |
| **N. trochlearis (IV)** | Augenbewegungen | Testen der Augenbewegungen in allen Blickrichtungen |
| **N. trigeminus (V)** | Sensibilität des Gesichtes | Bestreichen des Gesichtes, Schmerzreiz, Reflexprüfungen |
| **N. abducens (VI)** | Augenbewegungen | Testen der Augenbewegungen in allen Blickrichtungen |
| **N. facialis (VII)** | Gesichtsmotorik, Geschmack | Mimische Muskulatur auf verschiedene Weisen bewegen lassen, Geschmackstest |
| **N. vestibulocochlearis (VIII)** | Hör- und Gleichgewichtssinn | Hörprüfung durch einfachen Geräuschreiz, Weber-/Rinne-Versuch, Gleichgewichtstestung |
| **N. glossopharyngeus (IX)** | Sensible und motorische Versorgung des Mund-Rachen-Bereichs, Geschmack | Schluckversuch, Geschmackstest, Stimmprüfung (achten auf Heiserkeit) |
| **N. vagus (X)** | Parasympathischer Hauptnerv, auch Versorgung im Halsbereich | Schluckversuch, Geschmackstest, Stimmprüfung (achten auf Heiserkeit) |
| **N. accessorius (XI)** | Unterstützung der Nackenmotorik (M. trapezius, M. sternocleidomastoideus) | Schulterheben und Kopfdrehen gegen Widerstand |
| **N. hypoglossus (XII)** | Zungenmuskulatur | Testen der Zungenbewegungen in alle Richtungen |

Im Rahmen der Hirntoddiagnostik werden **drei Stufen** durchlaufen:

- Voraussetzungen: Als Voraussetzung für die Hirntodfeststellung muss nachgewiesen sein, dass eine schwere primäre oder sekundäre Hirnschädigung besteht. Reversible Ursachen müssen ausgeschlossen sein.
- Es müssen alle nachfolgenden Ausfallssymptome vorliegen: Koma (Glasgow Coma Scale von 3) mit Ausfall der Hirnstammreflexe, keine Pupillenreaktion (Pupillen lichtstarr und mittelweit bis sehr weit), Fehlen der vestibulookulären Reflexe, Fehlen der Kornealreflexe, keine Reaktion auf Schmerzreize innerhalb und außerhalb des Trigeminusbereiches, Nichtvorhandensein des Pharyngeal- und des Trachealreflexes, Ausfall der Spontanatmung
- Ein Irreversibilitätsnachweis muss erbracht sein durch: Zeitversetzte klinische Verlaufsuntersuchungen und apparative Diagnostik, wie EEG (Null-Linien-EEG über mindestens 30 Minuten), Duplexsonografie der Hirndurchblutung, CT-Angiografie oder Messung evozierter Potenziale

Die **Untersuchung** muss von zwei unabhängigen erfahrenen Fachärzten durchgeführt werden, die beide nicht in Verbindung mit Organentnahme oder Organübertragung stehen. Einer der Ärzte muss Facharzt für Neurologie oder Neurochirurgie sein.

Nach der Hirntodfeststellung erhalten die Angehörigen in jedem Falle die Gelegenheit, sich zu verabschieden. Die intensivmedizinische Therapie kann an diesem Punkt in Einvernehmen mit den Angehörigen beendet werden, sofern keine wichtigen Gründe, wie die anstehende Organentnahme, dagegensprechen.

Michael und Hedwig ist es kaum möglich, ihre Gefühle irgendwie auszudrücken. Sie haben sich in den letzten Tagen zwar oft und lange über eine Situation wie die jetzige ausgetauscht, plötzlich aber fehlen ihnen die Worte. Sie begreifen langsam, dass er nicht wieder zurückkommen wird, obwohl er doch so vermeintlich lebendig vor ihnen im Bett liegt. Sein Brustkorb hebt und senkt sich synchron mit den Geräuschen des Beatmungsgeräts. Seine Haut ist warm, seine Augen sind geschlossen und wirken entspannt. Ab und zu bilden sich die beiden ein, dass sich Antons Gesichtsausdruck verändert. Dass er vielleicht ein wenig lächelt. Doch dann rufen sie sich ins Gedächtnis, dass er bald endgültig von ihnen gehen wird.

Erst nach Stunden beginnen sie zögerlich, wieder miteinander zu sprechen. Beide sind sich sicher, dass Anton gewollt hätte, dass sein Tod irgendeinen Sinn habe. Dennoch fällt ihnen der Gedanke schwer, dass er nun in einen Operationsaal gebracht und dort versterben solle. Es braucht noch einige Zeit, bis sie sich endgültig entscheiden können.

In den nachfolgenden Stunden wird Herr Riesberg vier Menschenleben retten. Sein Herz wird einem jungen Mann mit einer schweren Herzinsuffizienz implantiert, seine Leber kann geteilt werden und auf diese Weise gleich zwei Menschen helfen. Eine seiner Nieren erlöst eine Jugendliche von einer jahrelangen Dialysebehandlung.

STECKBRIEF

## Polytrauma

### Definition

- Laut der klassischen Definition nach Tscherne ist ein Polytrauma als gleichzeitige Verletzung verschiedener Körperregionen oder Organsysteme definiert, wobei bereits eine Verletzung allein oder aber die Kombination von mehreren Verletzungen unmittelbar lebensbedrohlich sind.
- Eine neuere Definition ist die „Berlin-Definition", die allerdings recht umfangreich ist und die mit einem Scoring-System arbeitet (s. u. „Zum Weiterlesen": S3 Leitlinie Schwerverletzten-Behandlung der DGOU)

### Ätiologie/Unfallmechanismen

- Prinzipiell kann jeder ausreichend schwere Unfall zu einem Polytrauma führen.
- Die häufigsten Ursachen sind jedoch Verkehrsunfälle, Stürze aus einer Höhe von über 3 Metern bei Erwachsenen und über 1–1,5 Meter bei Kindern.
- Seltener sind Arbeitsunfälle, zu denen auch Unfälle mit Landmaschinen gezählt werden, und Freizeitunfälle.

### Epidemiologie

- Im Jahr 2021 gab es in Deutschland 4.332 Polytrauma-Patienten und darüber hinaus 9.098 weitere lebensgefährlich Verletzte, auf die die Polytrauma-Definition nicht zutraf.

### Pathophysiologie

- Um ein Trauma zu beschreiben, wird im Regelfall nicht mit dem Begriff der „Pathophysiologie", sondern eher mit „Unfallmechanismus" oder „Verletzungsmuster" gearbeitet.
- Dennoch sollte erwähnt werden, dass ein Polytrauma mit zahlreichen möglichen Pathophysiologien, wie etwa der Schockentstehung oder der Hirndruckentwicklung, einhergeht.

### Symptome

- Je nach Verletzungsmuster sind die Symptome unterschiedlich. Für Notfälle wurde daher das xABCDE-Schema entwickelt, um alle relevanten lebensbedrohlichen Störungen zeitnah erkennen zu können. Mögliche Symptome sind hier entsprechend diesem Schema aufgegliedert:
  - x: Lebensbedrohliche Blutungen nach innen oder außen
  - A: Atemwegsverlegung durch Blut, den Zungengrund oder verletztes Gewebe
  - B: Zyanose, Atemnot, Atemstillstand
  - C: Tachykardie, Hypotonie, Schock, Kreislaufstillstand
  - D: Störungen von Bewusstsein, Sensibilität und Motorik, Hirndruck
  - E: Begleitverletzungen, Hypothermie
  - Daneben kommt es unter anderem zu Störungen des Wasser-Elektrolyt-Haushalts und des Gerinnungssystems.

### Therapie

- Die Therapie richtet sich nach den jeweiligen Einzelverletzungen. Knochenbrüche werden osteosynthetisch versorgt, verletzte Organe werden genäht oder teilweise entfernt, innere und äußere Blutungen werden gestillt. Eine mögliche Auswahl der Maßnahmen kann ebenfalls nach dem xABCDE-Schema dargestellt werden.
  - x: Äußere Blutungsstillung
  - A: Atemwegssicherung durch manuelle Handgriffe, endotracheale Intubation oder Koniotomie
  - B: Sauerstoffgabe, Beatmung, Anlage von Thoraxdrainagen, Stabilisierung von Thoraxfrakturen
  - C: Innere Blutungsstillung, Bluttransfusionen, Stabilisierung von Beckenfrakturen
  - D: Neurochirurgische Versorgung, medikamentöse Hirndrucksenkung, operative Stabilisierung der Wirbelsäule
  - E: Ausgleich von Flüssigkeitsverlusten, Gerinnungsmanagement, Therapie von Störungen des Säure-Basen-Haushalts, Versorgung von Extremitätenfrakturen

### Prognose

- Die Krankenhausmortalität der Betroffenen liegt bei etwa 20 %.
- Je nach vorliegendem Verletzungsmuster und Patientencharakteristika ist die Prognose jedoch individuell sehr unterschiedlich.
- Es sterben mehr männliche als weibliche Polytrauma-Patienten.
- Patienten im höheren Lebensalter versterben deutlich häufiger.
- Opfer von Verkehrsunfällen versterben häufiger als Opfer anderer Unfallursachen.
- Patienten mit Schädel-Hirn-Trauma haben eine schlechtere Prognose als Patienten ohne Schädel-Hirn-Trauma.

| Themen im Überblick | Curriculare Einheiten der Pflegeausbildung (CE) |
|---|---|
| **Anatomie**<br>• Hirnschädel<br>• Gesichtsschädel<br>• Hirnnerven<br>• Penis<br>• Prostata<br>• Hoden und Nebenhoden<br>• Harnblase<br>**Biologie, Biochemie und Physiologie**<br>• Regulation der Hirndurchblutung<br>• Katecholamine<br>**Krankheitslehre**<br>• Hirndruck<br>**Untersuchungstechniken**<br>• Hirnnervenprüfung<br>**Diagnostik**<br>• Hirntoddiagnostik | • **Urogenitaltrakt:**<br>CE 02b Zu pflegende Menschen in der Bewegung und Selbstversorgung unterstützen;<br>Fach: Unterstützung bei der selbstbestimmten Lebensführung und Selbstpflege<br>(1. ABD, 1. TB)<br>• **Hirntod/Organspende:**<br>CE 08 Menschen in kritischen Lebenssituationen und in der letzten Lebensphase begleiten;<br>Fach: Pflegehandeln in ausgewählten Pflegeanlässen<br>(2. ABD, 2. TB)<br>• **Anatomie Hals/Nase/Ohren:**<br>CE 05 Menschen in kurativen Prozessen pflegerisch unterstützen und Patientensicherheit stärken;<br>Fach: Pflegehandeln in kurativen Prozessen und Akutsituationen<br>(2. ABD, 2. TB)<br>• **Anatomie Gehirn:**<br>CE 07 Rehabilitatives Pflegehandeln im interprofessionellen Team;<br>Fach: Gestaltung von Arbeits- und Beziehungsprozessen<br>(3. ABD, 2. TB) |

## ZUM WEITERLESEN

- S3 Leitlinie „Polytrauma/Schwerverletzten-Behandlung" (unter Federführung der DGOU) https://www.awmf.org/leitlinien/detail/ll/012-019.html (letzter Zugriff 31.10.2022)
- Richtlinie der Bundeärztekammer zur Hirntoddiagnostik https://www.bundesaerztekammer.de/themen/medizin-und-ethik/wissenschaftlicher-beirat/stellungnahmen-richtlinien-jahresberichte/irreversibler-hirnfunktionsausfall#c17857 (letzter Zugriff 31.10.2022)
- Gesundheitsinformation.de zu „Patientenverfügungen" https://www.gesundheitsinformation.de/was-ist-eine-patientenverfuegung.html (letzter Zugriff 31.10.2022)

## ZUM WEITERDENKEN

1. Was ist ein 10-für-10?
2. Nennen Sie die vier Formen der intrakraniellen Blutung.
3. Unterscheiden Sie Pneumothorax, Spannungspneumothorax, Hämatothorax, Pyothorax und Chylothorax.
4. Was ist ein suprapubischer Blasenkatheter?
5. Beschreiben Sie die pathophysiologischen Abläufe im Rahmen der Schockspirale.
6. Herr Riesberg hat eine Verletzung des Unterkiefers, bei deren operativer Versorgung auf die Schonung der Ohrspeicheldrüse geachtet werden muss. Beschreiben Sie den Aufbau der Speicheldrüsen im Allgemeinen.
7. Beschreiben Sie die Zusammensetzung des Speichels.
8. Unterscheiden Sie Vorsorgevollmacht und Patientenverfügung.
9. Was ist eine Split-Leber?
10. Unter welchen Bedingungen können die Angehörigen eines Organspenders und ein Organempfänger in Kontakt treten?

KAPITEL

# 12 Schwindel und Ohrgeräusche

Frau Ferchnards Blutdruck liegt bei 130/70 mmHg. „Der ist wunderbar …", findet Frau Linnemann. Sie unterstützt die ältere Dame morgens bei der Hautpflege und hilft ihr mit den Kompressionsstrümpfen. Eigentlich hätte Frau Ferchnard Anspruch auf weitere pflegerische Maßnahmen. Sie wehrt sich allerdings vehement dagegen, auch wenn ihr ebenfalls pflegebedürftiger Mann sie wieder und wieder davon zu überzeugen versucht. Sie antwortet dann immer, dass man sich im Leben so lange um seine Angelegenheiten kümmern solle, wie es eben gehe. Frau Linnemann und ihre Kollegen unterstützten sie bei der Pflege ihres Mannes, müssten aber nicht auch noch den Rest der Wohnung in Unordnung bringen. Am Ende wisse man dann gar nicht mehr, wo etwas stehe.

Das Ehepaar ist vor vier Jahren in eine betreute Wohneinrichtung gezogen. Damals war die Herzschwäche von Herrn Ferchnard so stark geworden, dass seine Frau ihn zuhause auch mit Unterstützung eines Pflegedienstes nicht mehr hatte versorgen können.

„Aber was meinen Sie: Wo kommt dieser Schwindel her? Ich hätte wetten können, dass es der Blutdruck ist." Sie schaut Frau Linnemann fragend an.

„Schwindel ist schwierig. Der kann viele Ursachen haben. Haben Sie genug getrunken?"

„Ich habe noch nie zu wenig getrunken. Drei Tassen Tee und eineinhalb Liter Wasser am Tag, ab und zu Saft, ganz selten Alkohol. Seit 45 Jahren mache ich es so."

Frau Linnemann lacht: „Dann wird es das wohl nicht sein."

„Seit drei Tagen dreht sich alles und es wird immer schlimmer."

„Hatten Sie so etwas denn schon einmal?"

Frau Ferchnard überlegt. Eigentlich nicht. Natürlich ist ihr gelegentlich einmal schwindelig. An heißen Tagen etwa oder wenn sie zu plötzlich aufsteht. Aber dass sich alles über mehrere Tage so dreht, das ist neu.

„Nein, eigentlich nicht. Vor 30 Jahren hatte ich Probleme mit der Schilddrüse. Da war ich etwas wackelig auf den Beinen. Da hatte ich allerdings auch immer einen hohen Blutdruck, und gedreht hat es sich da auch nicht."

## 12.1 Schilddrüse

Die Schilddrüse (Glandula thyroidea) ist das größte rein endokrine Organ des Menschen. Ihr kommt eine große Bedeutung im Energiestoffwechsel und bei Wachstumsprozessen zu. Sie ist schmetterlingsförmig und wiegt zwischen 20 und 30 g. Bei Männern ist sie etwas größer als bei Frauen. Sie liegt der Trachea an und befindet sich ein wenig unterhalb des Kehlkopfes.

Die schmetterlingsartige Form wird durch das Vorhandensein der zwei Schilddrüsenlappen (Lobus dexter und sinister) bestimmt. Die beiden Lappen sind mit einem schmalen Gewebesteg, dem Isthmus, verbunden (➤ Abb. 12.1). Oft ist auch ein dritter Lappen (Lobus pyramidalis), der nach kranial verläuft, vorhanden. Das Schilddrüsengewebe ist durch zahlreiche feine Bindegewebssepten durchzogen, die das Gewebe in kleine Läppchen (Lobuli) unterteilen. Diese bestehen aus dem ebenfalls bindegewebigen Stroma, das feine Blutgefäße und Nerven enthält, und dem Parenchym, das die Schilddrüsenfollikel umfasst.

Die Schilddrüse wird sehr gut durchblutet. Sie wird von 4–5 Blutgefäßen versorgt:

- A. thyroidea superior dexter und sinister
- A. thyroidea inferior dexter und sinister
- A. thyroidea ima (sie kommen nur bei etwa 10 % der Patienten vor, sie ist unpaar und verläuft eher mittig)

Zudem verläuft am Hinterrand der Schilddrüse der N. laryngeus recurrens (ein Ast des N. vagus). Dieser Nerv ist bei Schilddrüsenoperationen von daher potenziell gefährdet und sollte operativ geschont werden, um eine Stimmbandlähmung (er innerviert die inneren Kehlkopfmuskeln) zu verhindern.

Die Schilddrüsenfollikel sind nur mikroskopisch zu erkennen. Sie sind bläschenförmige Strukturen, die von einer Epithelschicht umgeben und mit einer gelartigen Masse gefüllt sind (Kolloid). Die Epithelzellen bilden die Schilddrüsenhormone bzw. das Kolloid, in dem die Schilddrüsenhormone weiter prozessiert, gespeichert und bei Bedarf freigegeben werden können.

Zudem lassen sich kleine, eingestreute Zellen, die kalzitoninproduzierenden C-Zellen, finden. Sie sind gemeinsam mit

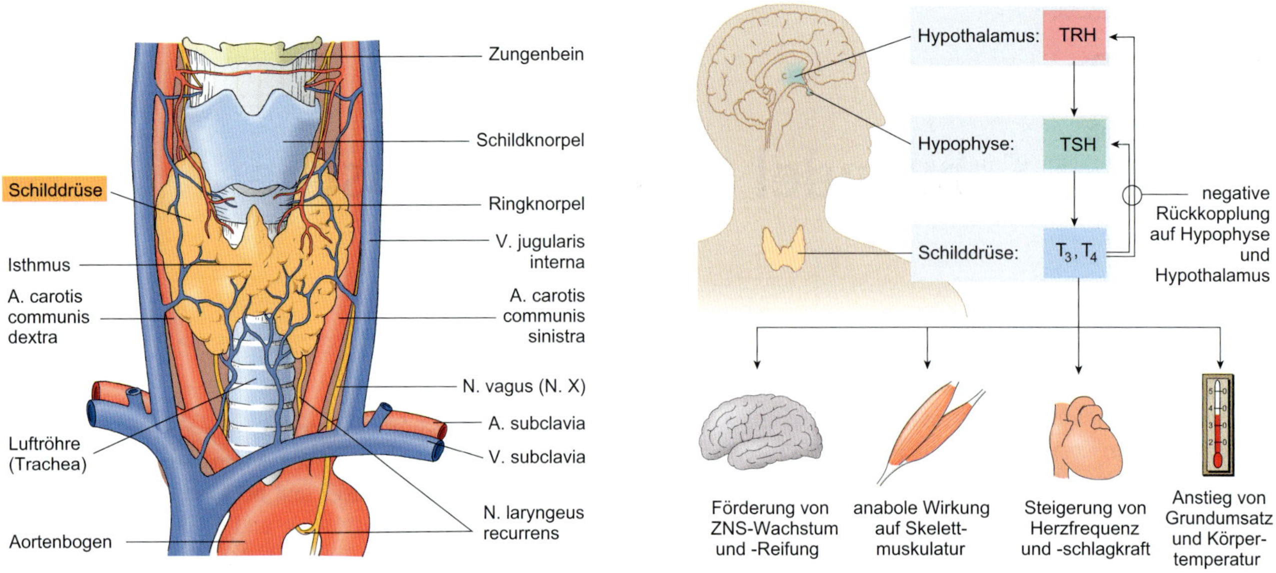


**Abb. 12.1** Links: Schilddrüse mit ihren Lagebeziehungen zu A. carotis, V. jugularis, Trachea und Larynx. Rechts: Regulation des Schilddrüsenhormonspiegels mit einigen Beispielen für Wirkungsorte. [L190]

den Zellen der Nebenschilddrüse (Glandula parathyroidea), die sich in Form von vier linsengroßen Anteilen am hinteren Pol der Schilddrüse befinden, für den Kalzium- bzw. Knochenstoffwechsel zuständig (➤ Kap. 7.13).

## 12.2 Schilddrüsenhormone

Es können zwei Schilddrüsenhormone unterschieden werden. Triiodthyronin (T3) und Tetraiodthyronin (T4), auch Thyroxin genannt. T3 ist die aktive Form, die jedoch nur eine geringe Halbwertszeit hat. T4 hingegen hat eine hohe Halbwertszeit und dient als Speicherform. T3 kann in vielen Körperzellen aus T4 hergestellt werden. Dies ermöglicht einen bedarfsgerechten Spiegel an wirksamen Schilddrüsenhormonen.

Schilddrüsenhormone haben einen starken Einfluss auf den Stoffwechsel. Der Sauerstoffverbrauch steigt, die Thermogenese wird erhöht, Herzfrequenz und Herzzeitvolumen steigen, das Atemzentrum wird stimuliert und der Grundumsatz wird angehoben. Daneben werden noch andere Organe und Stoffwechselwege so beeinflusst, dass der Körper leistungsfähiger wird. Auch haben Schilddrüsenhormone einen wichtigen Einfluss auf das Körperwachstum und die Ausreifung des Nervensystems. Eine Schilddrüsenunterfunktion im Kindesalter muss in jedem Falle vermieden bzw. früh entdeckt und gezielt behandelt werden, um schwere Schäden (Kretinismus) abzuwenden.

## 12.3 Hormonregulation

Je nach Zielhormon unterscheidet sich auch der Regulationsweg. Während die Insulinausschüttung von Nahrungsaufnahme und Blutzuckerspiegel abhängt (➤ Kap. 4.9), werden zahlreiche andere Hormone über ein Zusammenspiel von Hypothalamus, Hypophyse und Hormondrüse reguliert (➤ Abb. 12.2). Neben den Sexualhormonen, wie Testostern und Östrogen, sind die bekanntesten Beispiele die Schilddrüsenhormone, die über die Hypothalamus-Hypophysen-Schilddrüsen-Achse reguliert werden und das Stresshormon Kortisol, das über die Hypothalamus-Hypophysen-Nebennierenrinden-Achse gesteuert wird.

Das **Regulationsprinzip** entspricht dem einer doppelten Feedbackschleife. Der Hypothalamus speichert und verarbeitet Informationen zur Stoffwechsellage im Körper, die über periphere Rezeptoren an das zentrale Nervensystem übermittelt werden. So zum Beispiel ist der Soll-Wert der Körpertemperatur im Hypothalamus gespeichert. Kommt es nun zu einem Abfall der Temperatur in der Körperperipherie, führt dies zu einer Ausschüttung des Thyreotropin-Releasing-Hormons (TRH), einem Releasing-Hormon, im Hypothalamus. TRH würde unter anderem auch dann ausgeschüttet werden, wenn der Temperatur-Soll-Wert im Hypothalamus, etwa durch fieberauslösende Botenstoffe (Pyrogene), erhöht wurde. Es hat eine fördernde Wirkung auf die Ausschüttung des Thyroideastimulierenden Hormons (TSH), einem glandotropen Hormon, in der Hypophyse. Das TSH wiederum veranlasst die Schilddrüse zur Produktion von T3 und T4,

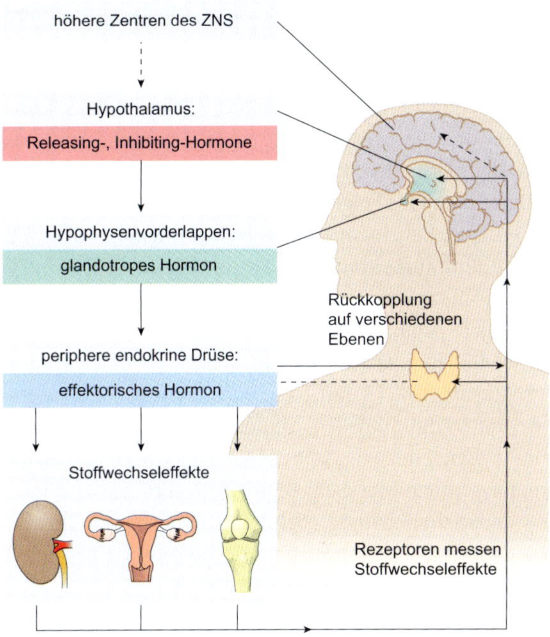


**Abb. 12.2** Hormonregulation im Überblick. Das doppelte Feedbacksystem ermöglicht eine feine Einstellung der Hormonspiegel in Abhängigkeit von unterschiedlichen Belastungen und Bedürfnissen des Körpers. [L190]

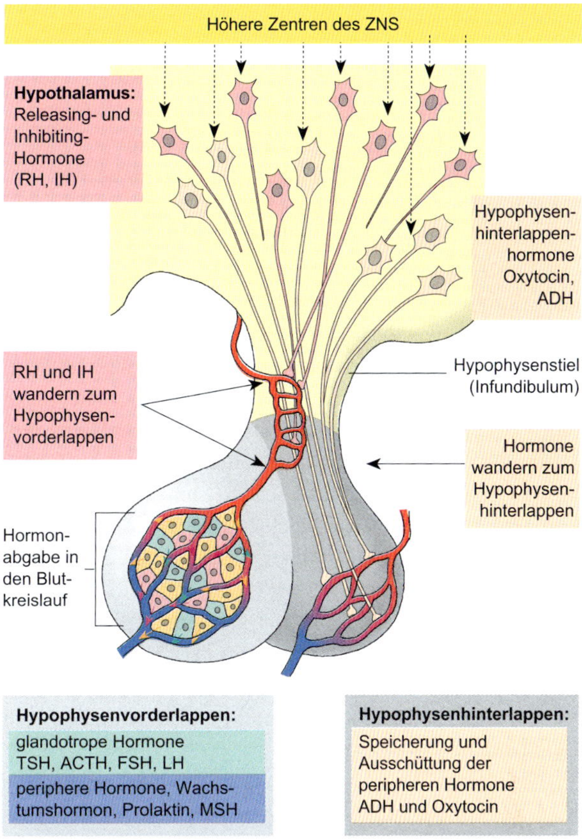


**Abb. 12.3** Hypothalamus und Hypophyse. Gut zu erkennen ist das hypophysäre Pfortadersystem, über das der Hypothalamus die Realeasing- und Inhibiting-Hormone in Richtung Hypophyse einspeist (es gibt hier keine Blut-Hirn-Schranke). [L190]

den effektorischen Hormonen der Schilddrüse. Die Ausschüttung von TSH kann durch einen hohen Plasmaspiegel von T3 bzw. T4 effektiv unterdrückt werden. TSH eignet sich daher als sehr guter Laborparameter, um Schilddrüsenfunktionsstörungen zu diagnostizieren. Stark vereinfacht gilt, dass ein hoher TSH-Wert für eine Schilddrüsenunterfunktion spricht und ein niedriger TSH-Wert für eine Schilddrüsenüberfunktion. Das TSH ist also immer dann erhöht, wenn zu wenige Schilddrüsenhormone vorhanden sind, und erniedrigt, wenn sich zu viele Schilddrüsenhormone im Organismus befinden. Diese Regel gilt allerdings nur, wenn Hypothalamus oder Hypophyse störungsfrei arbeiten.

Ein ähnlicher Regelkreis besteht in der Hypothalamus-Hypophysen-Nebennierenrinden-Achse. Im Hypothalamus wird das Corticotropin-Releasing-Hormone (CRH) ausgeschüttet, dass die Ausschüttung des Adrenocorticotropen Hormons (ACTH) in der Hypophyse fördert. ACTH wirkt auf die Zona fasciculata der Nebennierenrinde, in der Kortisol produziert wird.

## 12.4 Hypothalamus und Hypophyse

Dieser besonderen Regulationsaufgabe können Hypothalamus und Hypophyse vor allem durch ihre enge anatomische Beziehung nachkommen (➤ Abb. 12.3).

Der **Hypothalamus** ist ein Teil des Zwischenhirns (Dienzephalon). Er ist das zentrale Schaltzentrum für zahlreiche vegetative Funktionen, wie Kreislauf, Atmung, Stoffwechsel, Ernährung und Sexualität. Er befindet sich am Boden des III. Ventrikels unterhalb des Thalamus, ist eng mit dem limbischen System verschaltet und erhält zudem zahlreiche Informationen aus den sensiblen Anteilen des Zentralen Nervensystems. Seine Efferenzen sind vor allem viszeromotorischer Natur. Der Hypothalamus ist im Rahmen eines Korsakow-Syndroms (➤ Kap. 5.1) häufig relativ frühzeitig geschädigt.

Im Hypothalamus werden Releasing- und Inhibiting-Hormone gebildet, die häufig auch als Liberine oder Statine bezeichnet werden. Daneben werden auch das antidiuretische Hormon (ADH) (➤ Kap. 10.3) und Oxytocin (➤ Kap. 13.7) hier produziert. Hypothalamus und Hypophyse sind über den Hypophysenstiel (Infundibulum) miteinander verbunden. Die Hypophyse (Glandula pituitaria) ist eine etwa erbsengroße Hormondrüse, die auch als Hirnanhangsdrüse bezeichnet wird und die in der Fossa hypophysalis in einer kleinen Vertiefung sitzt. Die Vertiefung wird als Türkensattel

(Sella turcica) bezeichnet, wegen ihrer Ähnlichkeit zu einem im früheren Osmanischen Reich genutzten Reitersattel.

Die **Hypophyse** besteht aus zwei Anteilen.

- Adenohypophyse: Hier werden unter anderem die glandotropen Hormone, wie TSH oder ACTH, gebildet.
- Neurohypophyse: Hinterer Anteil der Hypophyse, der genau genommen ein Teil des Hypothalamus ist. Hier werden das im Hypothalamus gebildete ADH und Oxytocin ausgeschüttet.

Die Adenohypophyse ist über ein hypophysäres Pfortadersystem mit dem Hypothalamus verbunden. Während es bei den meisten Blutgefäßen normalerweise nur ein Kapillarbett gibt, liegen hier gleich zwei vor, darüber hinaus existiert hier keine Blut-Hirn-Schranke. Die Blutgefäße im Hypothalamus verästeln sich zum ersten Kapillarnetz, die Releasing- bzw. Inhibiting-Hormone werden in den Blutstrom abgegeben. Das Kapillarnetz mündet dann in kleine Arteriolen, die sich in der Hypophyse zum zweiten Kapillarnetz ausformen. Auf diesem Wege kommen Hormone, wie das TRH, mit dem Drüsengewebe der Hypophyse in Kontakt. Die Hypophyse reagiert auf diesen Reiz mit der Ausschüttung von TSH. Das Kapillarnetz mündet im Anschluss daran in ein venöses Stromgebiet und transportiert die glandotropen Hormone zu den peripheren Geweben.

Die Ausschüttung der Hormone in der Neurohypophyse hingegen verläuft anders. ADH und Oxytocin werden über einen axonalen Transport aus den Kerngebieten des Hypothalamus in die Neurohypophyse transportiert und dann aus Neurovesikeln über fenestrierte Endothelzellen in das Kapillarbett abgegeben.

## 12.5 Hyperthyreose

Frau Ferchnard kann sich noch gut an die Zeit erinnern, in der ihre Schilddrüsenstörung diagnostiziert wurde. Sie war gerade in ihren Fünfzigern und arbeitete in einer Kreissparkasse am Empfang. Von einem Tag auf den anderen spürte sie Hitzewallungen, die sie zunächst als Wechseljahresbeschwerden einordnete. In der Zeit hatte sie immer Sorge, dass ein Bankkunde oder ein Kollege bemerken würde, dass sie stärker schwitzte als üblich. Als nach einigen Tagen auch ein starkes Zittern ihrer Hände hinzukam und sie kaum noch schlafen konnte, hatte sie ihren Hausarzt aufgesucht, der einen Morbus Basedow bei ihr feststellte.

Bei einer Hyperthyreose handelt es sich um eine Überfunktion der Schilddrüse. Sie liegt ungefähr bei einem von 2.500 Menschen vor, wobei das Risiko zu erkranken mit dem Alter steigt. Ältere Menschen leiden also deutlich häufiger unter ihr.

Eine **Schilddrüsenüberfunktion** kann verschiedene **Ursachen** haben, wobei die häufigste das Vorliegen eines Morbus Basedow und die zweithäufigste eine funktionelle Autonomie ist. Andere Ursachen, etwa im Rahmen eines Schilddrüsenkarzinoms oder als Folge einer Medikamentennebenwirkung, sind seltener. Bei einem Morbus Basedow handelt es sich um eine Autoimmunerkrankung. Es werden Antikörper gegen den TSH-Rezeptor gebildet, die TRAKs (TSH-Rezeptor-Antikörper) genannt werden. Diese wirken stimulierend auf das Schilddrüsengewebe und es kommt zu einer erhöhten Ausschüttung von T3 und T4.

Bei einer funktionellen Autonomie liegt übermäßig viel Schilddrüsengewebe vor, das nicht mehr über die Hypothalamus-Hypophysen-Schilddrüsen-Achse gesteuert wird, sondern das bedarfsunabhängig Schilddrüsenhormone ins Blut abgibt. Normalerweise arbeitet nur ein sehr kleiner Teil des Schilddrüsengewebes autonom.

Patienten mit einer aktiven Hyperthyreose sind tachykard und hyperton. Sie schwitzen stark und vertragen warme Orte nicht gut. Sie sind unruhig, schlafen schlecht und zittern stärker als gewöhnlich. Hinzu kommt auch eine Erhöhung der Stoffwechselrate. Patienten mit Hyperthyreose verlieren Gewicht und haben eine pathologisch erhöhte Glukosetoleranz. Bei einer **Schilddrüsenunterfunktion (Hypothyreose)** sind die Symptome genau entgegengesetzt. Manchmal werden Patienten mit einer Hypothyreose als antriebslos und depressiv wahrgenommen, bevor die richtige Diagnose gestellt wird.

Die Therapie erfolgt mit Thyreostatika, die die Produktion der Schilddrüsenhormone vermindern und so eine euthyreote Stoffwechsellage, also eine physiologische Produktion von Schilddrüsenhormonen, herstellen sollen. Daneben werden die Symptome behandelt, zum Beispiel durch Betablocker. Bei vielen Patienten kommt es durch die thyreostatische Therapie zu einer Remission des Morbus Basedow. Bei vielen anderen reicht die Therapie allerdings nicht aus, sodass die Schilddrüse operativ entfernt oder bestrahlt werden muss, um die Hyperthyreose zu heilen.

## 12.6 Ohr

Als Frau Ferchnard kurz versucht aufzustehen, fällt sie direkt wieder in ihren Sessel zurück. Phasenweise sei es besser, sagt sie. Dann sei es möglich, sich in der Wohnung zu bewegen oder einkaufen zu gehen. Heute aber sei es wieder besonders stark.

Frau Linnemann überlegt: „Wenn Sie das schon seit mehreren Tagen haben und es nicht besser wird, sollten Sie zum Arzt gehen. Meistens sind die Gründe für

12

Schwindel harmlos, aber es sollten gefährliche Ursachen ausgeschlossen werden und Sie müssen sich ja auch nicht ewig mit den Symptomen herumquälen. Vielleicht gibt es eine unkomplizierte Lösung, Ihnen etwas Gutes zu tun? Was meinen Sie?"

„Als ob mir Ärzte schon mal etwas Gutes getan hätten. Abgesehen von Dr. Schultheim. Der hat das mit meiner Schilddrüse ganz gut gemacht. Aber der hat seine Praxis ja an diesen Zeisberg übergeben und der hat nur noch an zwei Nachmittagen in der Woche Sprechstunde. Die Leute heutzutage haben wirklich keine Ahnung mehr, was ordentliche Arbeit ist. Wollen alle mehr Freizeit und denken nicht an ihre Verpflichtungen. Beim letzten Mal habe ich drei Stunden gewartet und dann noch nicht mal ein Rezept bekommen.", grummelt Frau Ferchnard.

Frau Linnemann lacht wieder. Sie kennt das Ehepaar schon eine Weile. Herr Ferchnard ist immer sehr charmant und auch heute, obwohl er kaum noch das Bett verlassen kann, hat er während der Versorgung kleine Witze und Komplimente gemacht. Seine Frau ist etwas weniger umgänglich. Sie schimpft gerne und beschwert sich bei jedem Besuch darüber, dass sie nicht mehr so gut beieinander ist wie früher. Gleichzeitig nimmt sie nur ungern Hilfe an und ist fast beleidigt, wenn man etwas für sie erledigen will. Sie kann es nicht leiden, wenn man ihr Vorschriften macht, scheint aber immerhin großen Wert auf die Meinung von Frau Linnemann zu legen.

„Ich warte auch nicht gerne. Aber in diesem Falle würde ich ihnen trotzdem raten, einen Termin beim Arzt zu vereinbaren. Wenn Sie möchten, können wir das auch für Sie erledigen. Dann ist es unkomplizierter."

Anna Ferchnard neigt den Kopf ein paar Mal von Seite zu Seite, als ob sie etwas abwägen würde, nickt dann aber: „Ja, aber ich rufe selbst an. Sie haben heute schon genug Arbeit mit uns gehabt."

„Gut. Dann machen wir es so. Haben Sie auch Probleme beim Hören? Das sollten Sie dann in jedem Falle mit angeben."

Trifft ein Geräusch auf das Ohr, wird es zunächst durch den Schalltrichter des **äußeren Ohres** (Auris externa) aufgefangen und verstärkt. Dabei hilft vor allem die Ohrmuschel (Auricula auris), die sehr unterschiedlich geformt sein kann. Der Ohrmuschel schließt sich der äußere Gehörgang an (➤ Abb. 12.4). Er reicht vom äußeren Ohrloch (Porus acusticus externus) bis zum Trommelfell (Membrana tympani). Der Gehörgang ist mit Epidermis ausgeleidet. Sein erstes Drittel ist knorpelig, die letzten beiden Drittel sind knöchern und liegen im Os temporale (➤ Kap. 11.1, ➤ Kap. 11.2). Am Übergang zwischen diesen beiden Gewebetypen liegt eine Krümmung. Diese ist gerade bei der Temperaturmessung im Ohr von Bedeutung, denn der Sensor des Thermometers muss auf das Trommelfell gerichtet sein, um die korrekte Temperatur ermitteln zu können. Dazu muss das Ohr leicht nach hinten oben gezogen werden, um den Gang gerade auszurichten. Im Gehörgang liegen zudem zahlreiche Talgdrüsen, die ein fettiges keimabtötendes Sekret (Cerumen) produzieren.

Das Trommelfell (Membrana tympani) ist eine dünne Membran, die das äußere Ohr vom Mittelohr trennt.

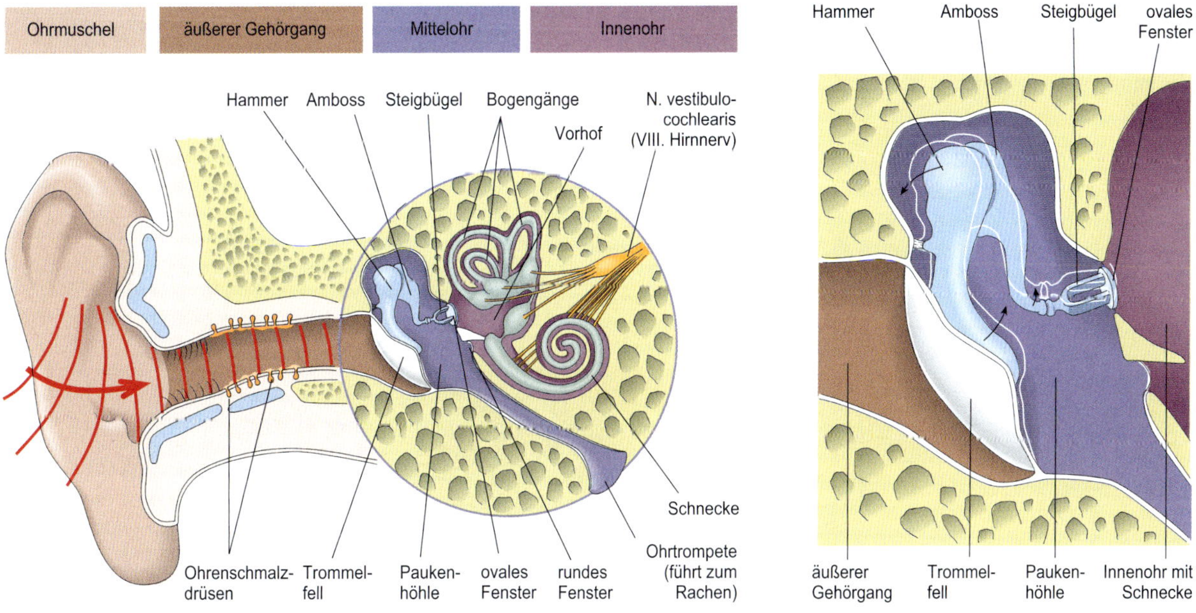


**Abb. 12.4** Äußeres Ohr und Mittelohr. Die Kette der Gehörknöchelchen im rechten Bildteil ist beweglich und überträgt den Schall vom Trommelfell auf das ovale Fenster. [L190]

Sie dient der Übertragung von Luftschwingungen und als Keimbarriere. Das **Mittelohr** besteht aus der Paukenhöhle (Cavum tympani), dem Processus mastoideus und der Ohrtrompete (Tuba auditiva).

Die Paukenhöhle enthält die drei Gehörknöchelchen:

- Hammer (Malleus),
- Amboss (Incus) und
- Steigbügel (Stapes).

Die Gehörknöchelchen sind zu einer Kette zusammengeschlossen. Wird ein Geräusch durch den Gehörgang auf das Trommelfell übertragen, beginnt es zu schwingen. Diese Schwingungen werden auf die Gehörknöchelchenkette übertragen. Der Hammergriff ist mit dem Trommelfell verbunden. Der Hammerkopf überträgt das Signal auf den Amboss, der es wiederum an den Steigbügel weitergibt. Letzterer ist mit dem ovalen Fenster verbunden, welches das Mittelohr vom Innenohr trennt.

Um einen Druckausgleich zwischen dem atmosphärischen Druck und dem Mittelohr zu ermöglichen, sind Mittelohr und Nasopharynx über die Ohrtrompete verbunden. Aus diesem Grunde können im Rahmen von Erkältungen auch Höreinschränkungen oder Ohrinfektionen auftreten. Eine wesentliche Komplikation der Mittelohrentzündung ist die Mastoiditis. Durch die Verbindung von Mittelohr und luftgefülltem Processus mastoideus kann es dort zu einer Entzündung kommen, die schlimmstenfalls in die Schädelgrube durchbrechen und dort zu einer Meningitis führen kann. Eine Mastoiditis tritt, wie auch Mittelohrentzündungen, häufiger im Kindesalter auf.

Nachdem das Geräusch auf das ovale Fenster übertragen wurde, werden die Schwingungen im **Innenohr** in elektrische Signale umgewandelt. Die zwei Organe des Innenohrs sind die Hörschnecke (Cochlea) und das Gleichgewichtsorgan (Labyrinthus vestibularis) (➤ Abb.12.5).

Die Hörschnecke (Cochlea) ist ein gewundener Kanal, der aus drei Gängen besteht. Die äußeren beiden, die als Scala vestibuli und Scala tympani bezeichnet werden, enthalten Perilymphe, der mittlere Gang (Ductus cochlearis) enthält Endolymphe. Die Flüssigkeiten unterscheiden sich vor allem in ihren Elektrolytkonzentrationen. Die Endolymphe enthält viel Kalium und wenig Natrium, bei der Perilymphe ist es umgekehrt. Aufgrund dieser Konzentrationsunterschiede liegt auch ein entsprechendes elektrisches Potenzial vor, das als „endochochleäres Potenzial" bezeichnet wird. Scala vestibuli und Ductus cochlearis werden durch die Reissner-Membran getrennt. Ductus cochlearis und Scala tympani durch die Basilarmembran. Auf der Basilarmembran liegen das Corti-Organ, das mit Stütz- und Haarzellen besetzt ist, die an die Tektorialmembran angrenzen.

Kommt es nun zu einer Schwingung des Trommelfelles und einer Übertragung der Schwingungen auf das ovale Fenster, wird die Perilymphe in Schwingungen versetzt. Reißner- und Tektorialmembran bewegen sich und die feinen Haarzellen des Corti-Organs knicken, was dazu führt, dass Kalium aus der Endolymphe in die Haarzellen einströmt und eine Depolarisierung bewirkt. Ein afferenter Nervenausläufer leitet das Signal nun weiter an den N. vestibulocochlearis, der seinerseits zum Hörzentrum führt.

Das Gegenstück zum ovalen Fenster ist das runde Fenster. Es dient dem Druck- bzw. Schwingungsausgleich und befindet sich am Ende der Scala tympani und grenzt wiederum an das Mittelohr.

## 12.7 Gleichgewichtsorgan

Glücklicherweise erhält Frau Ferchnard noch am selben Tag einen Termin bei ihrem Hausarzt. Sie lässt sich, nachdem sie sich vergewissert hat, dass ihr Mann alles hat, was er braucht, mit einem Taxi dorthin fahren. Frau Linnemann war so nett und hat sie zum Taxi gebracht. Der Schwindel war wieder etwas besser, aber immer noch deutlich spürbar.

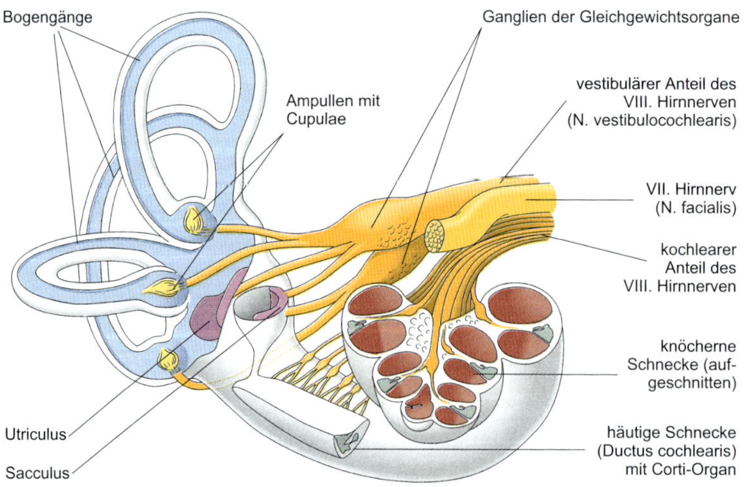


**Abb. 12.5** Innenohr mit Darstellung des aufgegabelten N. vestibulochochlearis, der sowohl dem Hör- als auch dem Gleichgewichtssinn dient. [L190]

Herr Zeisberg ist ihr eindeutig zu jung, sicherlich nicht viel älter als 35 Jahre. Er hat auch nicht das Charisma seines Vorgängers, findet Frau Ferchnard, als sie ihn mustert, während er mit seiner Angestellten spricht. Kurz darauf bittet er sie in sein Sprechzimmer. Sie tritt ein und setzt sich auf einen der Stühle.

„Was führt Sie zu mir?“, Herr Zeisberg beugt sich etwas vor und breitet die Hände einladend aus.

„Schwindel. Ich kann kaum laufen, ohne mich festhalten zu müssen.“

„Ist es eher ein Dreh- oder ein Schwankschwindel?“, fragt der Arzt.

„Alles dreht sich.“

Herr Zeisberg nickt und tippt auf seiner Tastatur mit.

„Seit wann haben Sie die Symptome?“

„Seit ein paar Tagen. Sie waren von Anfang an lästig, sind aber schlimmer geworden.“

„Haben Sie auch Probleme beim Hören?“

„Ja, aber sagen Sie mir jetzt bitte nicht, dass Sie mir nur mit einer Überweisung zum Hals-Nasen-Ohren-Arzt helfen können. Das dauert dann wieder ewig, bis ich da einen Termin bekomme. Ich habe zwar keinen so vollen Terminkalender mehr wie früher, aber genug zu tun habe ich trotzdem.“

Herr Zeisberg hält es wie Frau Linnemann und lacht über die direkte Art seiner Patientin.

„Vielleicht muss ich Ihnen eine Überweisung mitgeben. Das weiß ich noch nicht. Erstmal möchte ich herausfinden, was Ihnen fehlt. Ich verspreche Ihnen auch, dass ich versuchen werde, Ihre Beschwerden möglichst schnell zu lindern.“

Herr Zeisberg führt einige Untersuchungen durch. Auch in der Praxis ist der Blutdruck normal und bei der neurologischen Untersuchung zeigt Frau Ferchnard keine Auffälligkeiten. Dies scheint den Arzt zu beruhigen. Schwindel könne manchmal auch auf einen Schlaganfall oder eine andere Gehirnschädigung hindeuten, erklärte er ihr. In ihrem Falle sei dies allerdings unwahrscheinlich.

Allerdings hat Frau Ferchnard einen deutlichen Nystagmus, eine besondere Form des Zitterns der Augen. Die genauen Zusammenhänge seien kompliziert, so Herr Zeisberg, allerdings könne man es sich so vorstellen, dass ihre Augen versuchen, der gefühlten Bewegung beim Schwindel zu folgen. Dadurch komme es zu der Zitterbewegung. Dies deute auf eine Schädigung des Innenohres hin.

Der Gleichgewichtssinn dient der Wahrnehmung von Beschleunigungen. Dies wird durch das Gleichgewichtsorgan (Vestibularorgan) ermöglicht. Es liegt, genau wie die Schnecke, im Innenohr und setzt sich aus den drei Bogengängen und den beiden Makula-Organen, Sacculus und Utriculus, zusammen (➤ Abb. 12.6).

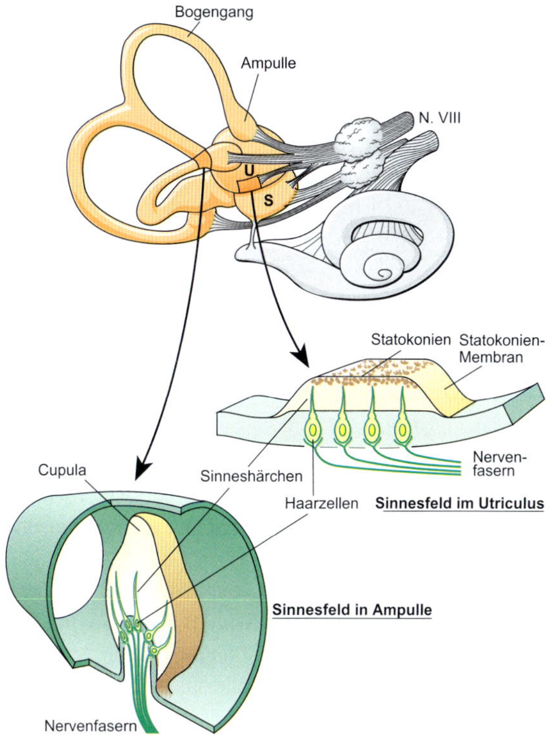


**Abb. 12.6** Gleichgewichtsorgan. Utriculus (U) und Sacculus (S) werden im unteren Bildteil nochmals vergrößert dargestellt, um ihr Funktionsprinzip verständlich zu machen. Nicht abgebildet ist die Endolymphe, die bei Beschleunigung des Kopfes Druck auf die Sinneszellen ausübt. [L106]

Die Bogengänge sind mit Endolymphe gefüllt und stehen fast senkrecht zueinander. Sie dienen der Erfassung von Drehbeschleunigungen, sodass ihre Ausrichtung es ermöglicht, Drehbewegungen in jeder Körperposition wahrzunehmen. Ermöglicht wird dies durch die als Ampullen bezeichnete Erweiterungen, in denen die sogenannte Cupula die Haarzellen umgibt.

Die Haarzellen dienen als Sinneszellen. Verändert sich ihre Ausrichtung, wird ein Aktionspotenzial (➤ Kap. 6.2) generiert, das über den Gleichgewichtsnerv (➤ Kap. 11.10) an das Gehirn weitergegeben und dort verarbeitet wird. Die Cupula dient als Widerlager. Kommt es zu Drehbewegungen des Körpers, wird auch die Endolymphe in den Bogengängen beschleunigt. Durch Trägheitseffekte geschieht dies allerdings zeitlich versetzt. Dies kann man sich so vorstellen wie beim Start eines Flugzeugs. Während das Flugzeug auf der Startbahn ist, wird eine hohe Beschleunigung erzeugt. Die Passagiere werden dabei in den Sitz zurückgedrückt. Dies geschieht so lange, wie das Flugzeug beschleunigt. Erst wenn sich eine gleichbleibende Geschwindigkeit eingestellt hat, ist der Trägheitseffekt überwunden und die Passagiere können sich, sofern keine Turbulenzen auftreten, im Flugzeug bewegen, ohne zu stürzen. In den Bogengängen wird durch die Beschleunigung der Endolymphe Druck auf die Cupula ausgeübt. Durch ihre gallertige Struktur verformt sie sich dabei. Auf diese Weise verändert sich die Ausrichtung der Haarzellen und das Beschleunigungssignal wird ausgelöst. Erfolgt die Drehbewegung mit gleichbleibender Geschwindigkeit, wird die Trägheit der Endolymphe ab einem gewissen Zeitpunkt überwunden. Das Abbremsen hingegen führt zu einem erneuten Trägheitseffekt in die entgegengesetzte Richtung, sodass das Gehirn genaue Signale darüber erhält, in welche Richtung eine Beschleunigung erfolgt.

Sacculus und Utriculus haben ähnliche Funktionen. Sie stehen senkrecht zueinander und erfassen vertikale und horizontale Beschleunigungen. Da sie nicht über ein mit Endolymphe gefülltes Gangsystem verfügen, muss die Nutzung des Trägheitseffektes auf anderem Wege ermöglicht werden. Dazu befinden sich kleine Kalziumkarbonatkristalle, die Otolithenkristalle, in einer gallertigen Membran. Die Dichte der Membran wird auf diese Weise erhöht und ein Trägheitseffekt bei Bewegungen stellt sich ein.

Das Gleichgewichtsignal wird über den VIII. Hirnnerv (N. vestibulochochlearis) zu den Hirnnervenkernen im Hirnstamm (➤ Kap. 11.10) gesendet und dort weiter verschaltet. Das Gehirn gleicht dabei die Signale aus dem Körper (Lagesinn), die über das Rückenmark empfangen werden, die Signale aus dem Kleinhirn (feinmotorische Koordination und motorische Stabilisierung) und die aus dem visuellen Kortex miteinander ab und „entscheidet" auf diese Weise, ob alle Reize zusammenpassen, sodass sich der Körper orientieren kann. Passen die Reize nicht zusammen oder sind zu stark, etwa bei der Beschleunigung auf einem Drehstuhl, reagiert der Körper mit einem Schwindelgefühl.

## 12.8 Schwindel

„Sie haben es ja bereits befürchtet, ich werde Ihnen wohl in jedem Falle eine Überweisung mitgeben müssen", erklärt der Arzt nach den Untersuchungen. Frau Ferchnard verzieht das Gesicht.

„Ich würde Ihnen aber Folgendes vorschlagen", fährt Herr Zeisberg fort. „Die Überweisung ist zur Sicherung der Diagnose. Ein HNO-Arzt muss prüfen, wie weit genau Ihre Hörfähigkeit eingeschränkt ist. Aktuell gehe ich von einer Erkrankung aus, die sich Morbus Menière nennt. Sie zeichnet sich durch eine Mischung aus Drehschwindel, Tinnitus und Hörverlust aus. Der HNO-Arzt muss sich das genauer anschauen. Ich würde Ihnen trotzdem in jedem Falle einmal Blut abnehmen, um auf die Schilddrüse und andere Laborwerte zu schauen. So gehen wir sicher, dass nicht noch etwas anderes hinter den Symptomen steckt. Außerdem machen wir ein EKG, um zu prüfen, ob das Herz richtig arbeitet.

Schwindel ist ein sehr häufiges Symptom, das allerdings oftmals in sehr komplexen Zusammenhängen auftritt. So muss zunächst unterschieden werden, ob der Schwindel eine Störung des täglichen Lebens (etwa nach dem plötzlichen Aufstehen), ein Hinweis auf eine Erkrankung (zum Beispiel eine Herz-Kreislauf-Störung) oder ein eigenes Krankheitsbild ist. Zudem muss geprüft werden, ob der Schwindel akut, subakut oder chronisch vorliegt. In den meisten Fällen ist Schwindel ein harmloses Alltagsphänomen. Gefährlich wird er jedoch immer dann, wenn er entweder als Symptom einer bedrohlichen Erkrankung auftritt oder zu Stürzen führt.

Es kann zwischen ungerichtetem und gerichtetem Schwindel unterschieden werden: Ungerichtet ist Schwindel, wenn zwar eine Benommenheit, aber kein Bewegungsgefühl auftritt. Gerichtet ist Schwindel immer dann, wenn ein Bewegungsgefühl auftritt, dass sich in Form eines Dreh- bzw. Schwankschwindels äußert. Handelt es sich um einen gerichteten Schwindel, der durch eine Störung des Innenohres ausgelöst wird, nennt sich dies vestibulärer Schwindel. In einem solche Falle handelt es sich zumeist um eine von drei Schwindelformen: Benigner paroxysmaler Lagerungsschwindel, Neuropathia vestibularis oder Morbus Menière.

Beim Morbus Menière treten die drei Leitsymptome Drehschwindel, Tinnitus und Hörminderung auf. Zumeist sind die Symptome einseitig. Tinnitus und Hörminderung betreffen vor allem den Tieftonbereich. Es wird angenommen, dass ein Morbus Menière durch den Einriss einer Membran im Innenohr mit einer nachfolgenden Volumenzunahme der Endolymphe verursacht wird. Dies führt zu einer Elektrolytstörung im Innenohr und damit zu einer Irritation der Haarzellen, was ein Bewegungsgefühl auslöst.

## 12.9 Weber- und Rinne-Versuch

Den Termin beim HNO-Arzt erhält Frau Ferchnard ebenfalls recht schnell. Bereits zwei Tage später kann sie sich dort mit ihren Symptomen vorstellen. Ähnlich wie Herr Zeisberg geht auch dieser davon aus, dass sie vermutlich unter einem Morbus Menière leidet. Allerdings will er noch einige Untersuchungen durchführen, um ganz sicher zu gehen. Das Wichtigste sei erst einmal, sagt er, das Gehör zu prüfen. Frau Ferchnard gibt es nur ungern zu, aber dieses Mal hat Herr Zeisberg ein gutes Gespür bewiesen.

Zunächst hält der HNO-Arzt ihr eine Stimmgabel an verschiedene Stellen des Kopfes und sie muss angeben, wann sie ein Geräusch hört und auf welcher Seite es sich befindet. Im Anschluss daran wird noch ein Hörtest durchgeführt.

Bei Frau Ferchnard liegt eine Schallempfindungsstörung des rechten Ohres vor, die vor allem im mittleren und tiefen Frequenzbereich zum Tragen kommt. Etwas ungewöhnlich sei, dass ihre Symptome schon mehrere Tage anhielten, erläutert der HNO-Arzt. Normalerweise dauerten sie einen halben bis einen ganzen Tag an und dann kämen und gingen sie attackenartig. Sie könne also auch eine Entzündung des Gleichgewichtsnervs haben. Wegen der Hörstörung bleibe er aber dennoch vorerst bei der Diagnose. Frau Ferchnard solle in ein bis zwei Wochen nochmal kommen, damit er überprüfen könne, ob die Therapie angeschlagen habe.

Wie sich ihre Symptome entwickeln würden, könne er aktuell leider noch nicht sagen. Schwindelerkrankungen seien sehr kompliziert. Die meisten seien gut in den Griff zu bekommen, in einigen Fällen begleiteten die Symptome die Patienten allerdings über eine längere Zeit. Er verschreibt ihr Dimenhydrinat, ein Medikament gegen Übelkeit, das auch eine beruhigende Wirkung auf den Schwindel haben kann. Zudem solle sie Bettruhe einhalten. Wenn das nicht helfe, würde er ihr zusätzlich noch ein Rezept für ein Schwindeltraining bei einem Physiotherapeuten ausstellen.

Zwei einfache Untersuchungsmöglichkeiten, um die Funktion des Innenohres zu prüfen, sind der Weber-Versuch und der Rinne-Versuch. Bei beiden wird eine Stimmgabel eingesetzt.

Zunächst erfolgt der **Rinne-Versuch**. Die Stimmgabel wird angeschlagen und auf den Processus mastoideus gesetzt. Damit kann die Knochenleitung getestet werden. Die Schwingungen der Stimmgabel werden über die Vibration der Schädelknochen ins Innenohr übertragen. Hört der Patient die Schwingungen nicht mehr, wird die Stimmgabel ohne erneutes Anschlagen vor das Ohr derselben Seite gehalten. Physiologisch ist nun wieder ein Ton zu hören, da er besser über die Luftleitung wahrgenommen wird. In diesem Fall ist der Rinne-Versuch positiv. Wird der Ton nicht gehört, ist der Rinne-Versuch negativ. In diesem Falle liegt eine Schallleitungsstörung vor.

Ist der Rinne-Versuch positiv, kann auch eine Schallempfindungsstörung vorliegen. Aus diesem Grunde wird der **Weber-Versuch** angeschlossen. Die Stimmgabel wird hierfür erneut angeschlagen und mittig auf den Scheitel des Patienten aufgesetzt. Die physiologische Reaktion ist das Hören des Tons auf beiden Seiten. Wird der Ton nur auf einer Seite gehört, spricht man von Lateralisation. Der Weber-Versuch ist positiv. Der Ton lateralisiert von der Seite mit der Schallempfindungsstörung weg. Ist nun also der Rinne-Versuch auf beiden Ohren positiv und der Ton lateralisiert im Weber-Versuch auf die linke Seite, dann ist die rechte Seite von einer Schallempfindungsstörung betroffen.

Wäre der Rinne-Versuch auf einer Seite negativ gewesen, würde dies eher für eine Schallleitungsstörung sprechen. Der Ton lateralisiert im Weber-Versuch dann zur betroffenen Seite hin. Beide Versuche sind sogenannte audiometrische Verfahren.

## 12.10 Hörtest

Unter dem Begriff Hörtest wird zumeist das Tonschwellenaudiogramm verstanden, denn streng genommen sind alle audiometrischen Verfahren Hörtestungen (➤ Abb. 12.7).

Beim **Tonschwellenaudiogramm** trägt der Patient Kopfhörer zur Beurteilung der Luftleitung bzw. ihm wird ein Knochenleitungshörer auf den Processus mastoideus aufgesetzt. Dem Patienten werden nun Töne mit verschiedenen Frequenzen vorgespielt. Hört er den Ton, gibt er dem Untersucher ein Zeichen oder drückt einen Knopf. Die Ergebnisse werden als Punkte in ein Koordinatensystem eingetragen und können zu einer Linie verbunden werden. Die beiden Achsen des Koordinatensystems umfassen zum einen die Tonhöhe in Kilohertz (kHz) und die Lautstärke in Dezibel (dB). Liegt eine Schalleitungsstörung vor, ist die Hörschwelle für die Luftleitung, nicht aber für die Knochenleitung erhöht. Liegt eine Schallempfindungsstörung vor, sind sowohl Knochen- als auch Luftleitung erhöht (➤ Abb. 12.7).

Wieder in der Pflegeeinrichtung angekommen, bemüht sich Frau Ferchnard darum, gefasst zu wirken. Ihr passt es gar nicht, dass sie nun das Bett hüten soll. Am nächsten Morgen macht sie ihrem Unmut bei Frau Linnemann Luft: „Und können Sie sich vorstellen, dass der Arzt mir nur eine Tablette, die übrigens nicht gut wirkt, und Bettruhe verordnet hat? Wie stellt der sich das denn vor? Ich habe hier immerhin einen Haushalt zu führen."

Frau Linnemann weiß, dass dieses Gespräch einen kleinen Wendepunkt darstellen könnte. Ihr ist es wichtig, dass die Bewohner, für die sie verantwortlich ist, möglichst selbstständig über ihr Leben entscheiden können. Aus diesem Grund hat sie Frau Ferchnards Wunsch, immer nur wenig Hilfe in Anspruch zu nehmen, stets respektiert. Gleichzeitig weiß sie aber auch, dass es vielen Bewohnern guttut, wenn sie einmal über ihren Schatten springen und sich im Alltag unterstützen lassen. Nun ist also eine kluge Gesprächsführung wichtig, um Frau Ferchnard davon zu überzeugen, dass die Bettruhe ihr helfen könnte.

„Sie haben ja Recht. Ich wäre da genauso enttäuscht. Aber stellen Sie sich einmal vor, Sie würden einen grippalen Infekt bekommen und könnten das Bett für einige Tage nicht verlassen. Dann würden Sie vor einer ähnlichen Situation stehen. Auch bei einem solchen Infekt kann man in vielen Fällen nicht viel anderes machen als abzuwarten und sich zu schonen. In diesem

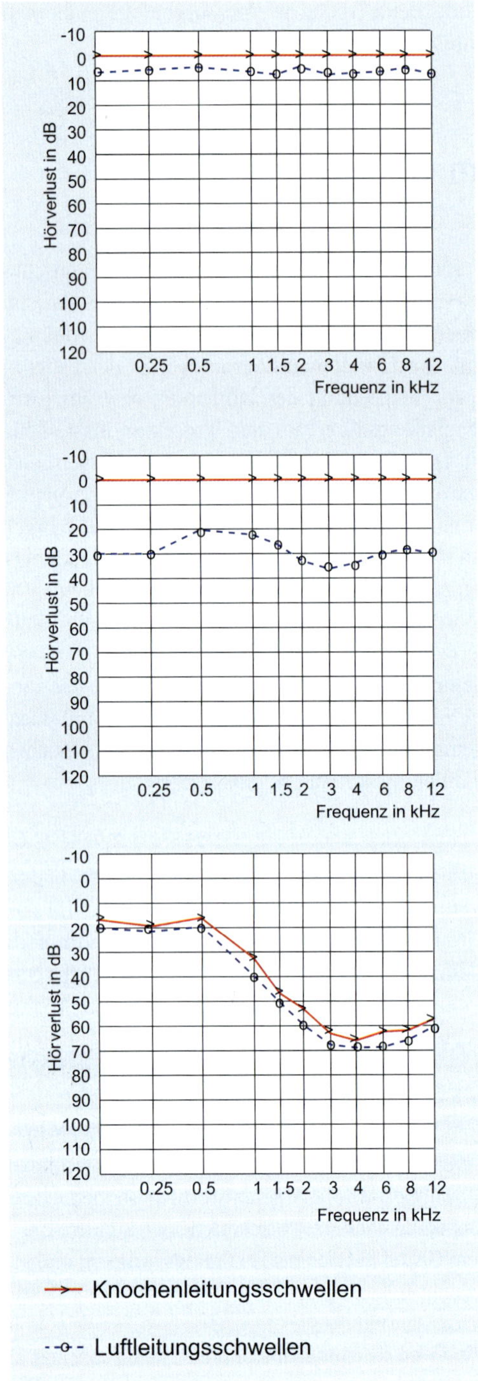


**Abb. 12.7** Tonschwellenaudiogramm in drei Varianten. Oben: Normalbefund, Mitte: Schallleitungs-Schwerhörigkeit, unten: Schallempfindungs-Schwerhörigkeit [A400]

Falle müssten wir uns auch gemeinsam eine Lösung für Sie und Ihren Mann überlegen."

Es dauert eine Weile, Frau Ferchnard davon zu überzeugen, aber es gelingt ihr, ein paar Kompromisse zu finden. Sie wird versuchen, sich an die Bettruhe zu halten, und für die nächsten zwei Wochen wird die Wohnung durch den Reinigungsdienst der Einrichtung geputzt. Auch das Mittagessen wird Frau Ferchnard in den nächsten Wochen nicht selbst kochen, sondern ebenfalls von der Einrichtung beziehen. Dafür will sie aber Frühstück und Abendessen weiterhin selbst zubereiten. Auch die Besuchsanzahl durch den Pflegedienst soll nicht erhöht werden. Sie werden zunächst schauen, ob die bisherigen Besuche am Morgen und am Abend nicht doch reichen. Wenn nicht, könnten sie die Anzahl ja immer noch erhöhen.

Es dauert am Ende leider länger als zwei Wochen, und sie müssen nach einigen Tagen doch noch mittags einen zusätzlichen Besuch zur Pflege von Herrn Ferchnard einführen. Allerdings bessern sich die Symptome von Frau Ferchnard stetig und verschwinden nach einiger Zeit beinahe vollständig. Sie leidet noch für eine Weile unter kleineren Attacken, ist aber in ihrem Alltag kaum mehr eingeschränkt.

**STECKBRIEF**

**Morbus Menière**

**Definition**
- Anfallsartige Schwindelerkrankung, die sich durch die drei Leitsymptome Drehschwindel, Tinnitus und Hörminderung auszeichnet.

**Ätiologie**
- In 80–90 % der Fälle ist die Erkrankung idiopathisch.
- In den restlichen 10–20 % wird eine genetische Ursache angenommen.

**Epidemiologie**
- Prävalenz: 13 von 100.000 Einwohner
- Der Häufigkeitsgipfel liegt zwischen dem 40. und dem 50. Lebensjahr.
- Es sind mehr Frauen als Männer betroffen.

**Pathophysiologie**
- Die Pathophysiologie ist nicht abschließend geklärt.
- Es kommt, möglichweise durch eine Membranruptur, zu einer Zunahme der kaliumreichen Endolymphe im Innenohr. Dies führt dazu, dass die eigentlich niedrigere Kaliumkonzentration der Perilymphe zunimmt.
- Dies führt zu einer Übererregbarkeit des Vestibularorgans, die sich in der akuten Schwindelsymptomatik und der Hörstörung äußert.
- Auch eine chronische Verlaufsform durch eine langfristige Schädigung der Haarzellen durch das zuvor genannte Elektrolytungleichgewicht ist möglich.
- Es wird angenommen, dass die Besserung der Symptome durch eine Verklebung der gerissenen Membran und damit eine Stabilisierung des Volumens der Endolymphe entsteht.

**Symptome**
- Symptomtrias: Drehschwindel, Tinnitus und Hörminderung (i. d. R. einseitig)
- Die Attacken dauern Minuten bis Stunden.
- Der Tinnitus liegt eher im tiefen Frequenzbereich und kann sich in Form eines Rauschens äußern. Auch ein Druckgefühl im betroffenen Ohr ist möglich.
- Durch den Schwindel kann es zu starker Übelkeit mit Erbrechen und anderen vegetativen Symptomen kommen.

**Behandlung**
- Die Behandlung erfolgt konservativ und rein symptomatisch.
- Ein Therapieversuch mit Antiemetika und Schwindeltraining kann erfolgen.
- Wichtigste Maßnahme ist die Vermeidung von Stürzen durch Bettruhe.

**Prognose**
- Die Prognose ist in vielen Fällen günstig, allerdings kann die Erkrankung chronifizieren und damit über Jahre hinweg zu Anfällen führen.
- Im Spätstadium kann es zu einem Gewöhnungseffekt kommen, sodass die Attackenintensität mit der Zeit nachlässt.

| Themen im Überblick | Curriculare Einheiten der Pflegeausbildung (CE) |
|---|---|
| **Anatomie**<br>• Schilddrüse<br>• Hypophyse<br>• Hypothalamus<br>• Ohr<br>• Gleichgewichtsorgan<br>**Biologie, Biochemie und Physiologie**<br>• Schilddrüsenhormone<br>• Hormonregulation<br>**Krankheitslehre**<br>• Hyperthyreose<br>• Schwindel<br>• Morbus Menière<br>**Untersuchungstechniken**<br>• Weber- und Rinne-Versuch<br>• Hörtest | • **Ohr:**<br>CE03: Erste Pflegeerfahrungen reflektieren – verständigungsorientiert kommunizieren;<br>Fach: Gestaltung von Arbeits- und Beziehungsprozessen (1. ABD, 2. TB)<br>• **Schilddrüse:**<br>CE 10: Entwicklung und Gesundheit in Kindheit und Jugend in pflegerischen Situationen fördern;<br>Fach: Gesundheit und Entwicklung fördern (2. ABD, 1. TB) |

## ZUM WEITERLESEN

- Leitlinie „Schwindel, akut in der Hausarztpraxis" der Deutschen Gesellschaft für Allgemein- und Familienmedizin: https://www.awmf.org/leitlinien/detail/ll/053-018.html (letzter Zugriff 31.10.2022)
- S2k-Leitlinie „Vestibuläre Funktionsstörungen" der Deutschen Gesellschaft für Hals-Nasen-Ohren-Heilkunde, Kopf- und Halschirurgie: https://www.awmf.org/uploads/tx_szleitlinien/017-078l_S2k_Vestibulaere-Funktionsstoerungen_2021-05.pdf (letzter Zugriff 31.10.2022)
- Patienteninformationen zum Thema Schwindel: https://www.patienten-information.de/kurzinformationen/schwindel (letzter Zugriff 31.10.2022)
- Empfehlungen zu Selbsthilfegruppen: https://www.hno-aerzte-im-netz.de/krankheiten/schwindel/selbsthilfegruppen.html (letzter Zugriff 31.10.2022)

## ZUM WEITERDENKEN

1. Beschreiben Sie die Symptome bei einer Hashimoto-Thyreoiditis.
2. Erläutern Sie, worum es sich bei einer „sekundären Schilddrüsenüberfunktion" handelt.
3. Welche Funktionen hat Kortisol im Organismus?
4. Welche Warnsymptome sollten im Rahmen einer Schwindelerkrankung immer abgefragt bzw. untersucht werden?
5. Worum handelt es sich beim „benignen paroxysmalen Lagerungsschwindel"?
6. Beschreiben Sie eine Lagerungsübung, die Betroffenen helfen kann.
7. Unterscheiden Sie Otitis externa und Otitis media.
8. Worum handelt es sich bei einem Knalltrauma?
9. Nennen Sie drei Antiemetika.
10. Erläutern Sie in Kürze die Grundprinzipien eines gelungenen Beratungsgespräches.

KAPITEL

# 13 Vorzeitige Wehen

Marisol hat genug: Der Rücken tut ihr weh, die Schwellungen in den Beinen nehmen immer weiter zu und sie fühlt sich eigentlich nur noch erschöpft. Sie ist nun schon in der 38. Schwangerschaftswoche. Während sie auf dem Sofa liegt, streichelt sie ihren Bauch und spricht mit ihrem ungeborenen Sohn. „Ich kann mir ja gut vorstellen, dass es darin ganz gemütlich ist, aber ich würde dich jetzt langsam schon bitten, dich zu beeilen. Dein Vater lässt sich schon immer so viel Zeit. Wenn Ihr das dann bald beide macht, werde ich wirklich verrückt."

Erik lacht. Er sitzt neben Marisol, die ihre Beine auf seinem Schoß ausgestreckt hat. Im Hintergrund klappert es in der Küche. Ihre Mutter hat es sich nicht nehmen lassen, aus Mexiko nach Deutschland zu kommen, um zur Geburt ihres Enkels da zu sein. Sie will Marisol und Erik nach der Geburt für einige Wochen im Haushalt unterstützen.

Sie haben sich während Eriks Auslandssemesters kennengelernt. Nach ihrem Abschluss ist sie zu ihm nach Deutschland gezogen, denn hier sind die Jobaussichten für beide besser. Als sie erfahren haben, dass Marisol schwanger ist, hat das ihre Planung ein wenig durcheinandergebracht. Kurz nach der Geburt würde Erik schon mit seiner Examensvorbereitung beginnen müssen. Allerdings freuen sie sich beide sehr darauf, bald Eltern zu sein.

Marisol steht auf. Sie muss sich jetzt mal bewegen. Außerdem ist sie neugierig, was ihre Mutter kocht. Auch wenn sie sich selbst oft an traditioneller mexikanischer Küche versucht, das Essen ihrer Mutter ist durch nichts zu ersetzen. Sie fragt sich, was es heute geben wird.

## 13.1 Entwicklung im Mutterleib

Die Schwangerschaft beginnt mit der Befruchtung der Eizelle durch ein oder selten durch mehrere Spermien. Die Spermien gelangen im Rahmen des Geschlechtsverkehrs über Vagina, Muttermund (Portio uteri), Gebärmutterhals (Zervix uteri) und Gebärmutterhöhle (Cavum uteri) bis in die Eileiter (Tuba uterina).

Die Eizelle wird in den Ovarien gebildet und im Rahmen des Eisprungs (Ovulation) über die Fimbrientrichter (Infundibulum tubae uterinae) in die Eileiter abgegeben. Zumeist findet die Befruchtung der Eizelle hier statt. Durch den Östrogeneinfluss im Uterus der Frau reifen die Spermien (Kapazitation) und können dann in die Eizelle eindringen. Nachdem es einem Spermium gelungen ist, die Hülle der Eizelle zu durchdringen, und seine Zellmembran aufgelöst wurde, wird die Eizelle undurchdringlich für weitere Spermien (Polyspermieblock). Auf diese Weise sollen Mehrlingsschwangerschaften und Fehlbildungen vermieden werden. Spermium und Eizelle, die beide als Keimzellen nur über einen haploiden Chromosomensatz verfügen (➤ Kap. 9.2), bilden gemeinsam die diploide Zygote aus, die nun mehrere Furchungsteilungen durchläuft. In den Folgetagen entstehen zahlreiche Zwischenstadien, während die sich teilende Frucht weiter durch die Tuben in die Gebärmutter transportiert wird:

- Zwei-Zell-Stadium
- Vier-Zell-Stadium
- Acht-Zell-Stadium
- Morula (Keimzelle ab dem 16-Zell-Stadium)
- Blastozyste (nach ca. 4 Tagen und Erreichen des Uterus), unterteilt in:
  - Äußere Zellschicht (Trophoblast)
  - Innere Zellschicht (Embryoblast)

Am 6. Tag nach dem Eindringen des Spermiums in die Eizelle kommt es zur Einnistung (Nidation) der Blastozyste in die Gebärmutterschleimhaut. Die Zellen des Trophoblasten produzieren die dafür notwendigen Enzyme. Der Trophoblast entwickelt sich zunächst in den Zytotrophoblasten und den Synzytiotrophoblasten weiter. Der Zytotrophoblast enthält Stammzellen, aus denen sich die verschiedenen Gewebe des Embryos entwickeln. Der Synzytiotrophoblast wandert tief ins Endometrium ein, sodass die gesamte Frucht nach etwa zwei Wochen von der Gebärmutterschleimhaut überwachsen ist. Zudem produziert der Synzytiotrophoblast das humane Choriongonadotropin (hCG), das in den ersten Wochen der Schwangerschaft als Ersatz für das Progesteron des Gelbkörpers dient. Auf diese Weise bleibt das Endometrium dauerhaft aufgebaut und es kommt nicht zu einer Regelblutung, die mit einer Fehlgeburt einhergehen würde. Der Nachweis von hCG im Urin gilt als sicherer Hinweis auf eine bestehende Schwangerschaft, sodass handelsübliche und klinische Schwangerschaftstests nach diesem Prinzip arbeiten.

Der Trophoblast bildet nun den embryonalen Anteil der Plazenta, während der Embryoblast sich nach und nach zum Fetus weiterentwickelt.

Etwa ab dem 8. Tag bildet er die drei Keimblätter aus, die als äußeres Keimblatt (Ektoderm), mittleres Keimblatt (Mesoderm) und inneres Keimblatt (Entoderm) bezeichnet werden. Aus dem Ektoderm entwickeln sich Sinnesorgane (sowie der größte Teil des Kopfes), Nervensystem und Haut. Das Mesoderm entwickelt sich zu zahlreichen Geweben und inneren Organen weiter, z. B. zur Muskulatur, zum Herz, zu Nieren, Blutgefäßen oder Blutzellen. Aus dem Entoderm gehen unter anderem die Epithelien der Atmungs- und Verdauungsorgane hervor.

Das Stratum functionale der Gebärmutter hat sich zunächst in die glykogen- und lipidreiche Dezidua umgewandelt. Dies reicht jedoch schon nach kurzer Zeit zur Ernährung des Embryos nicht mehr aus. Daher bildet sich die Plazenta heraus. Der Synzytiotrophoblast wird zunehmend von Lakunen durchzogen, die sich über den Anschluss an das mütterliche Gefäßsystem mit Blut füllen. Aus dem Zytotrophoblasten wachsen nun zottenförmige Ausstülpungen in den Synzytiotrophoblasten ein. Es entwickelt sich die Zottenhaut (Chorion), die die Frucht vollständig umgibt und aus der 15–20 Zottenbäume entstehen, die auf die aus der Dezidua der Mutter hervorgegangenen Basalplatte zuwachsen. Auf diesem Wege entsteht mit der Plazenta ein Organ, das sowohl aus dem mütterlichen Gewebe als auch aus dem Gewebe des Embryos besteht. Durch das besondere Wachstumsmuster, bei dem die embryonalen Zotten in die mit mütterlichem Blut gefüllten Lakunen hineinragen, entsteht die Blut-Plazenta-Schranke. Sie ermöglicht eine Übertragung von Sauerstoff, Nährstoffen und IgG-Antikörpern, nicht aber von Blutzellen oder großen Proteinen. Die Plazenta dient daneben auch der Produktion von Schwangerschaftshormonen, wie Progesteron oder hCG. Embryo bzw. Fetus und Plazenta sind über die Nabelschnur verbunden. Sie besteht aus gallertigem Bindegewebe, um ein Abknicken der sie durchziehenden Gefäße zu verhindern. Sie führt zwei Nabelarterien (Aa. umbilicales), die sauerstoffarmes Blut in die Blutgefäße der Zottenbäumchen drainieren, und einer Nabelvene (V. umbilicalis), die sauerstoff- und nährstoffreiches Blut für den Fetus enthält.

Nach 10–12 Tagen ist der Embryoblast über die Plazenta an den mütterlichen Kreislauf angeschlossen (➤ Abb. 13.1). Bis zur 8. Woche bilden sich die inneren Organe aus. Insbesondere in dieser Phase der Schwangerschaft ist das Risiko für Fehlbildungen durch Alkoholkonsum (dieser kann die Blut-Plazenta-Schranke problemlos überwinden) oder medikamentöse Einflüsse besonders hoch. Nach der 8. Woche ist die Embryogenese abgeschlossen und die Fetogenese beginnt (➤ Tab. 13.1).

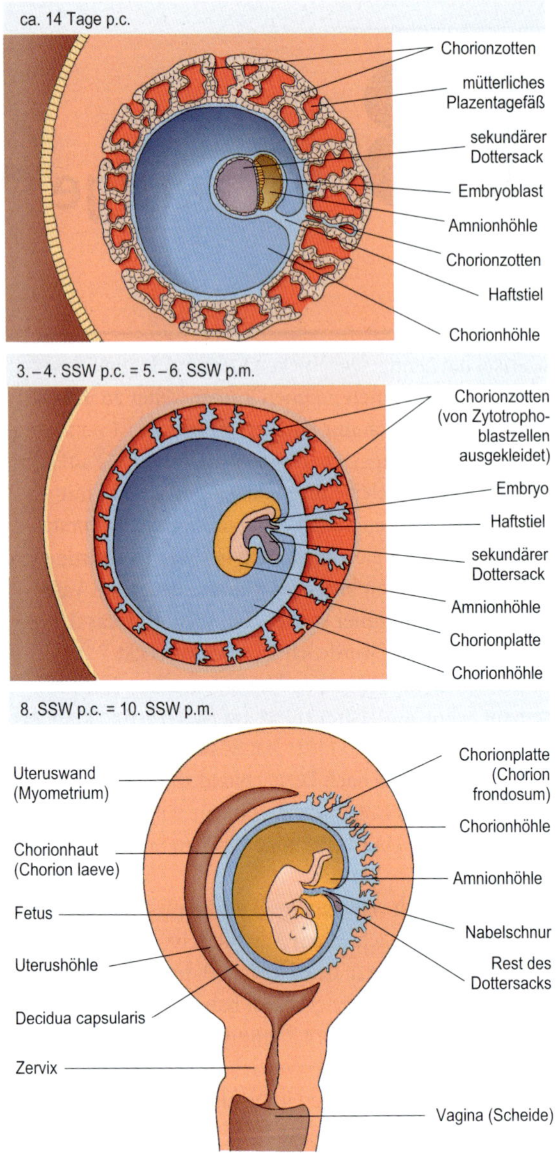


**Abb. 13.1** Entwicklung im Mutterleib in verschiedenen Entwicklungsstadien der Embryogenese. Nach den dargestellten Entwicklungsschritten beginnt die Fetogenese. [L190]

## 13.2 Schwangerschaft

Die gesamte Schwangerschaft wird in drei Abschnitte (1.–3. Trimenon) unterteilt. Es existieren zwei unterschiedliche Möglichkeiten zur Angabe des Gestationsalters:

- post conceptionem (p. c.) und
- post menstruationem (p. m.).

Wird die aktuelle Schwangerschaftswoche mit der Zusatzangabe p. c. versehen, wird ab der Empfängnis gezählt. Im medizinischen Alltag wird das Gestationsalter post menstruationem angegeben. Die Schwangerschaft dauert dann 40 Wochen bzw. 281 Tage.

Tab. 13.1 Überblick der Embryonalentwicklung

| Schwangerschaftswoche | „Meilensteine" (Auswahl) |
|---|---|
| 1. Woche | • Implantation<br>• Weiterentwicklung zu Embryoblast und Trophoblast |
| 2. Woche | • Zweiblättrige Keimscheibe entsteht<br>• Amnionhöhle und Dottersack entstehen |
| 3. und 4. Woche | • Differenzierung des Embryos und Entwicklung der Organanlagen, z. B. der Schlundbögen, des Neuralrohres (Neurulation) oder des Darmrohrs |
| 5. Woche | • Zügiges Wachstum vom Kopf und Extremitätenknospen<br>• Entstehung der Urniere<br>• Herzschlag vorhanden (aber in der Regel erst eine Woche später sonografisch sichtbar) |
| 6. Woche | • Ausbildung von Netzhäuten und Ohrmuscheln<br>• Ausbildung der Fingerstrahlen |
| 7. Woche | • Beginn der Ossifikation der proximalen Armknochen |
| 8. Woche | • Menschliche Form erkennbar<br>• Beginn der Ossifikation der proximalen Beinknochen<br>• Erste Bewegungen |

Tab. 13.2 Veränderungen des mütterlichen Körpers während der Schwangerschaft

| Organsystem | Veränderungen (Auswahl) |
|---|---|
| Herz-Kreislauf-System | • Erhöhung von Herzfrequenz und Herzminutenvolumen<br>• Absinken des mittleren arteriellen Drucks (MAD) |
| Atmung | • Erhöhung des Atemminutenvolumens<br>• Abfall der Totalkapazität |
| Harnsystem | • Erhöhung der glomerulären Filtrationsrate (GFR)<br>• Aktivierung des Renin-Angiotensin-Aldosteron-Systems (RAAS) |
| Blut und Immunsystem | • Zunahme des Plasmavolumens<br>• Relativer Abfall der Erythrozytenzahl<br>• Vermehrte Leukozytenfreisetzung<br>• Verstärkte Gerinnungsneigung und Erhöhung der Thrombozytenzahl |
| Verdauungssystem | • Verminderung der Motilität |
| Haut und oberflächliche Gefäße | • Auftreten von Hämorrhoiden und Varizen<br>• Ödembildung<br>• Rissbildung der Unterhaut (Subcutis), dadurch Ausbildung von „Schwangerschaftsstreifen" |
| Mamma | • Größenzunahme<br>• Vorbereitung der Laktation |

Dokumentiert wird das Gestationsalter mit folgender Schreibweise:

[Woche+Tag] SSW

Eine Schwangerschaft, die bereits 23 Wochen und 4 Tage andauert, würde also mit „23+4 SSW" angegeben werden.

Während das 1. Trimenon vor allem von Einnistung, Plazentaausbildung und Organanlage bestimmt wird, erfolgen im 2. und 3. Trimenon vor allem Größenwachstum und Ausreifung des Organismus. Oftmals wird das 2. Trimenon von vielen Schwangeren als die angenehmste Phase angegeben. Während Morgenübelkeit, Schwindel und ein gesteigerter Geruchssinn vor allem im 1. Trimenon zu Beschwerden führen können, treten im 3. Trimenon oft Beschwerden auf, die mit der Größe des Fetus zu tun habe. Dazu gehören Wassereinlagerungen, Krampfadern, Rückenschmerzen oder Nierenstauungen. Über den gesamten Zeitraum verändert sich nicht nur das werdende Kind. Auch bei der Mutter können zahlreiche körperliche Veränderungen beobachtet werden (➤ Tab. 13.2).

## 13.3 Geburt

Noch bevor Marisol die Küche erreicht, spürt sie einen reißenden Schmerz im Unterleib und ihr wird beinahe schwarz vor Augen. Plötzlich ist Erik hinter ihr und hilft ihr, sich auf einen Stuhl zu setzen. Sie versucht, gegen die Schmerzen anzuatmen. Nach Wehen fühlt sich das nicht an.

Das Krankenhaus ist nur wenige Autominuten entfernt. Kurz überlegen sie, einen Rettungswagen zu rufen, entscheiden sich dann aber dagegen. Erik wird sie selbst fahren, das geht sicherlich schneller. Ihre Mutter wird später die bereits gepackte Tasche mit ins Krankenhaus bringen.

In der Notaufnahme angekommen, wird Marisol kurz untersucht. Der diensthabende Internist hält es jedoch für recht wahrscheinlich, dass die Symptome mit der Schwangerschaft zusammenhängen. Die weitere Diagnostik wird im Kreißsaal stattfinden. Während sie auf die Gynäkologin warten, legt eine Hebamme schon einmal einen Wehenschreiber an. Marisol hofft inständig, dass mit ihrem Sohn alles in Ordnung ist. Vielleicht sind es ja doch nur Wehen und das alles gehört zum Geburtsprozess?

Die regelhafte Geburt verläuft in drei Phasen:

- Eröffnungsphase
- Austrittsphase (früher: Austreibungsphase)
- Nachgeburtsphase

Die **Eröffnungsphase** beginnt mit den Eröffnungswehen, die sich durch regelmäßige Kontraktionen der Uterusmuskulatur (Myometrium) auszeichnen und so den typischen Schmerz verursachen. Dieser Abschnitt der Geburt kann wenige Stunden bis etwa einen Tag andauern.

Bereits vor Eintritt der Wehen hat sich der weibliche Körper auf die Geburt vorbereitet. Während der Eröffnungsphase finden allerdings noch weiter Veränderungen statt, wie die Weitung des Muttermundes und die Verkürzung des Gebärmutterhalses. Am Ende der Eröffnungsphase kommt es normalerweise zum Blasensprung.

Manchmal findet der Blasensprung auch zu anderen Zeitpunkten statt:

- Früher vorzeitiger Blasensprung: Vor vollendeter 37. SSW
- Vorzeitiger Blasensprung: Vor Beginn der Eröffnungsperiode
- Frühzeitiger Blasensprung: Während der Eröffnungswehen bei noch nicht vollständig eröffnetem Muttermund
- Rechtzeitiger Blasensprung: Am Ende der Eröffnungswehen bei vollständig eröffnetem Muttermund
- Verspäteter Blasensprung: In der Austrittsperiode nach vollständiger Eröffnung des Muttermundes

Die **Austrittsphase** ist kürzer als die Eröffnungsphase. Sie ist als der Zeitraum zwischen voller Eröffnung des Muttermundes und vollständiger Geburt des Kindes definiert. Im Normalfall tritt das Kind mit dem Kopf zuerst in das Becken ein. Es rotiert dann mehrfach um einige Grad, sodass es mit dem Gesicht nach dorsal blickt. Bei den Drehungen sind die verschiedenen Durchmesser des weiblichen Beckens von Bedeutung (➤ Abb. 13.2). So muss unter anderem die Engstelle zwischen Steißbein und Symphyse überwunden werden. In der Beckeneingangsebene liegt das Kind zunächst mit dem Kopf zu einer der Hüftschaufeln gewendet. Nun dreht es sich beim Tiefertreten um 45° und überwindet damit die Beckenmitte, bevor es eine weitere 45°-Drehung durchführt und über den Beckenausgangsraum mit dem Vaginalkanal geboren werden kann.

Die **Nachgeburtsphase** bezeichnet den Zeitraum zwischen Geburt des Kindes und der Geburt von Plazenta und Eihäuten. Sie dauert etwa eine halbe Stunde und geht mit einem physiologischen Blutverlust von bis zu 500 ml einher. Höhere Blutverluste müssen näher untersucht werden. Der Uterus bildet sich in den Folgetagen zurück.

Da die Position des Kindes im Mutterleib variieren kann, haben sich einige Begriffe zur Beschreibung gebildet:

- Lage
- Stellung
- Haltung
- Einstellung

Bei den regelhaften **Lagen** handelt es sich entweder um die häufigere Schädellage (SL) oder die Beckenendlage (BEL). Immer regelwidrig und damit im Rahmen der Geburt besonders gefährlich ist die Querlage (QL).

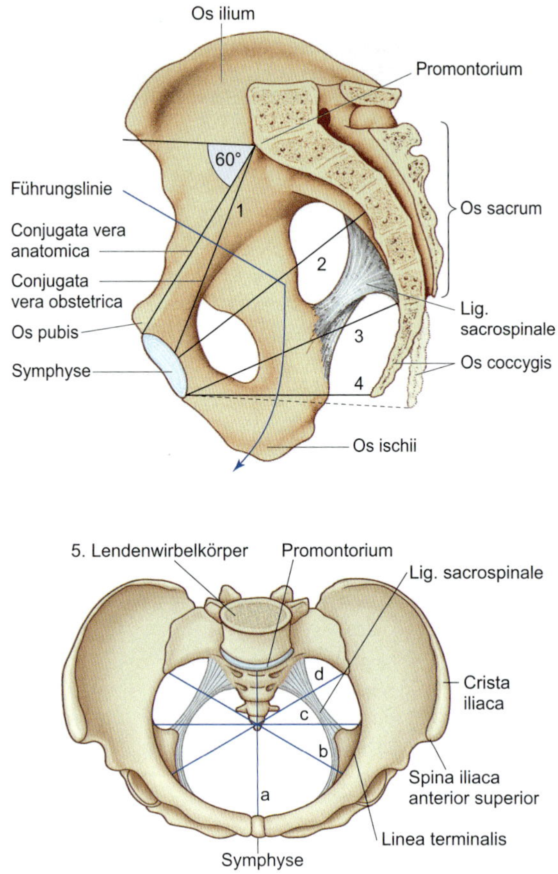


**Abb. 13.2** Beckenebenen und -durchmesser im Überblick. Die Zahlen 1–4 bezeichnen die Beckenebenen. Sie spielen ähnlich wie die Beckendurchmesser (a–d) vor allem in der Geburtsmedizin eine wichtige Rolle. [L234]
1) Beckeneingangsebene (Conjugata vera anatomica und obestrica), 2) Beckenweite, 3) Beckenenge, 4) Beckenausgangsebene
a) Conjugata anatomica (Abstand zwischen Oberrand der Symphyse und Promontorium, b) Diameter obliqua I (schräger Innendurchmesser des Beckens I), c) Diameter transversa (querer Innendurchmesser des Beckens), d) Diameter obliqua II (schräger Innendurchmesser des Beckens II)

Die **Stellung** beschreibt die Position des Rückens aus der Sicht der Schwangeren. In der 1. Stellung liegt der Rücken links, in der 2. Stellung befindet er sich rechts. Die 1. Stellung ist häufiger.

Die **Haltung** beschreibt die Beziehung der kindlichen Teile zueinander. Regelhaft ist die vordere Hinterhauptslage. In Ausnahmefällen kann auch das Gesicht (Gesichtslage) oder die Stirn (Stirnlage) vorangehen.

Als **Einstellung** meint den vorangehenden Kindsteil in Relation zum Geburtskanal. Regelhaft ist hier nur die Hinterhaupteinstellung. Regelwidrig ist hier zum Beispiel die Schulterdystokie, bei der der kindliche Schultergürtel die Geburt blockieren oder es zu irreversiblen Schädigungen der Armnerven (Plexuslähmung) kommen kann.

## 13.4 Gebärmutter

„Das Herz ihres Sohnes schlägt langsamer, als es sollte. Ich weiß, dass Ihnen das Angst macht, aber versuchen Sie erstmal, sich so gut es geht zu entspannen. Wir schauen, woran das liegt, und sehen dann weiter."
Die Hebamme schaut skeptisch auf den Ausdruck. Ihr ruhiger Tonfall vermittelt Marisol ein gutes Gefühl. Allerdings spürt sie, dass die Hebamme angespannt ist.

Die Gynäkologin, die inzwischen dazu gekommen ist, gibt sich ebenfalls Mühe, Marisol und Erik zu beruhigen. Dennoch schaut auch sie besorgt. Marisol schließt die Augen und versucht, sich auf ihre Atmung zu konzentrieren.

Die Ärztin führt eine Ultraschalluntersuchung durch und überprüft dabei ihre Gebärmutter wie auch den Zustand ihres Sohnes.

Die Gebärmutter (Uterus) ist eines der weiblichen Geschlechtsorgane (➤ Abb. 13.3). Sie dient der Einnistung der befruchteten Eizelle und infolgedessen dem Schutz und der Ernährung des ungeborenen Kindes. Sie hat in etwa die Größe einer geschlossenen Faust, nimmt aber während der Schwangerschaft im Umfang deutlich zu. Sie lässt sich in Gebärmutterkörper (Corpus uteri) und Gebärmutterhals (Zervix uteri) unterteilen. Der Corpus uteri nimmt etwa ⅔ der Gebärmutter ein. An ihrem kranialen Enden befindet sich das Gebärmutterdach (Fundus uteri). Jeweils zu einer Seite gehen auf dieser Höhe auch die Eileiter (Tubae uterinae) ab, über die zum einen die Eizellen aus den Eierstöcken (Ovarien) in Richtung Gebärmutterkörper transportiert werden und durch die sich zum anderen die Spermien in Richtung der Eizelle bewegen. Am kaudalen Ende des Gebärmutterhalses befindet sich der Muttermund (Portio), der die Grenze zum vaginalen Abschnitt des Geburtskanals darstellt. Die Gebärmutter ist kranial von Peritoneum überzogen, grenzt nach ventral an die Blase und dorsal ans Rektum.

Die Wand des Uterus besteht aus drei Schichten: Perimetrium, Myometrium und Endometrium. Das Perimetrium verfügt im kranialen Bereich über eine Tunica serosa. Das Myometrium hat drei verschiedene Muskelschichten, mit unterschiedlichen Faserverlaufsrichtungen. Das Endometrium verfügt über eine Schleimhautschicht, die aus einem konstant vorhandenen Stratum basale und einem Stratum functionale besteht. Das Stratum functionale wird durch hormonelle Einflüsse im Rahmen des weiblichen Zyklus aufgebaut und im Rahmen der Menstruation abgestoßen. Es dient der Einnistung der befruchteten Eizelle.

Die Lage des Uterus wird durch drei Begriffe beschrieben:

- **Flexio:** Winkel des Corpus uteri im Verhältnis zur Cervix uteri
  - Anteflexio (Neigung nach ventral, Regelfall)
  - Retroflexio (Neigung nach dorsal, Normvariante)
- **Versio:** Neigung der Cervix uteri im Verhältnis zum Vaginalkanal
  - Anteversio (Neigung nach ventral, Regelfall)
  - Retroversio (Neigung nach dorsal, Normvariante)
- **Positio:** Lage des Uterus im Verhältnis zur Medianebene im kleinen Becken
  - Mittig (zentropositioniert, Regelfall)
  - Rechtsverlagert (dextropositioniert, Normvariante)
  - Linksverlagert (sinistropositioniert, Normvariante)

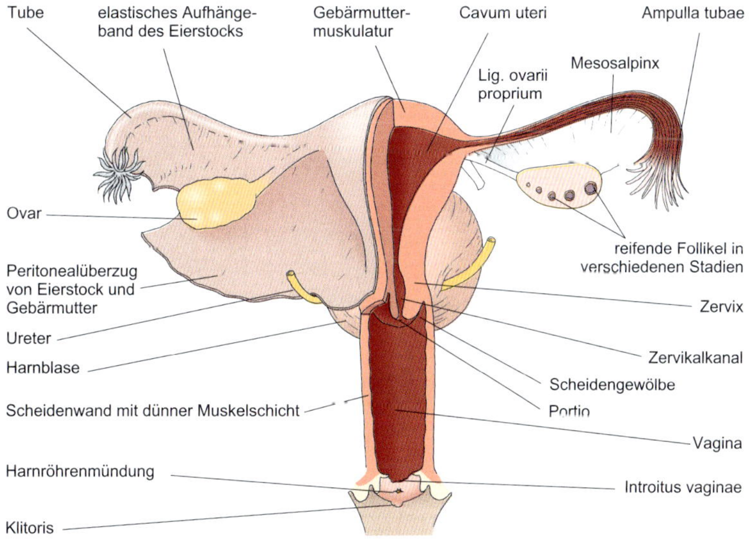


**Abb. 13.3** Uterus. Links mit Peritoneum überzogen, rechts mit frei präparierter Gebärmutterhöhle, Eileiter und Ovar. [L190]

Die Blutversorgung des Uterus erfolgt über die Aa. uterinae aus den Aa. iliacae internae. Die venöse Drainage erfolgt über den Plexus venosus uterinus in die Vv. uterinae, die in die Iliakalvenen münden.

Der Uterus ist durch einen bandhaften Halteapparat im kleinen Becken verankert. Das breiteste Band ist das Ligamentum latum uteri. Es verbindet die laterale Uteruswand mit der lateralen Beckenwand. Ein weiteres Band, das Ligamentum teres uteri verbindet den Tubenwinkel über die laterale Beckenwand und den Leistenkanal mit dem inneren Anteil der großen Schamlippen (Labia majora).

## 13.5 Leistenband und Leistenkanal

Die Bauchwand reicht bis zum Leistenband (Ligamentum inguinale), das von der Spina iliaca anterior superior zum Tuberculum pubicum verläuft. Der Leistenkanal (Canalis inguinalis) stellt eine Verbindung zwischen innerer und äußerer Bauchwand dar. Durch ihn verlaufen der N. ilioinguinalis, der R. genitalis des N. genitofemoralis sowie bei der Frau das Ligamentum teres uteri bzw. beim Mann der Samenstrang (Funiculus spermaticus). Die Öffnungen werden als innerer und äußerer Leistenring bezeichnet (Anulus inguinalis profundus und superficialis). Im Bereich des Leistenkanals kann es zu Leistenhernien kommen, bei denen es zu Ausstülpungen des Peritoneums (➤ Kap. 3.9) mit oder ohne Vorfallen von Darmanteilen kommt (➤ Abb. 13.4).

## 13.6 Rumpfmuskulatur

Das Ultraschallbild ist eindeutig. Hinter Marisols Plazenta befindet sich Blut. Ihre Plazenta hat sich gelöst (➤ Abb. 13.5). Dies ist auch der Grund für die Schmerzen und den langsamen Herzschlag ihres Kindes.

Im OP des Kreißsaals angekommen, geht alles sehr schnell. Es sind bereits mehrere Ärzte anwesend, die sie in aller Kürze über den bevorstehenden Eingriff aufklären: Es bestünde die Gefahr, dass ihr Sohn derzeit nicht ausreichend mit Sauerstoff versorgt würde. Zudem müsse die Blutung gestillt werden. Man erklärt ihr, dass ein Kaiserschnitt daher die einzige Möglichkeit sei, mit dieser Situation umzugehen. Das Team der Gynäkologie werde dafür Marisols Bauchdecke eröffnen und die Muskulatur auseinanderschieben, um Zugriff auf den Uterus zu erhalten. Danach werde die Gebärmutter eröffnet und ihr Sohn auf die Welt gebracht. Während die Blutung gestillt werde, würde sich ein zweites Team um die Versorgung ihres Sohnes kümmern. Der Eingriff werde in Vollnarkose stattfinden, voraussichtlich aber nicht sehr lange dauern. Erik könne direkt vor der Tür warten und dürfe sobald wie möglich zu ihrem Sohn.

Bei operativen Eingriffen im Bereich des Abdomens, so auch bei der Durchführung eines Kaiserschnittes muss die Rumpfmuskulatur, genauer die untere Bauchwand, eröffnet werden. Der Rumpf besteht aus Thoraxwand, Bauchwand und Rücken.

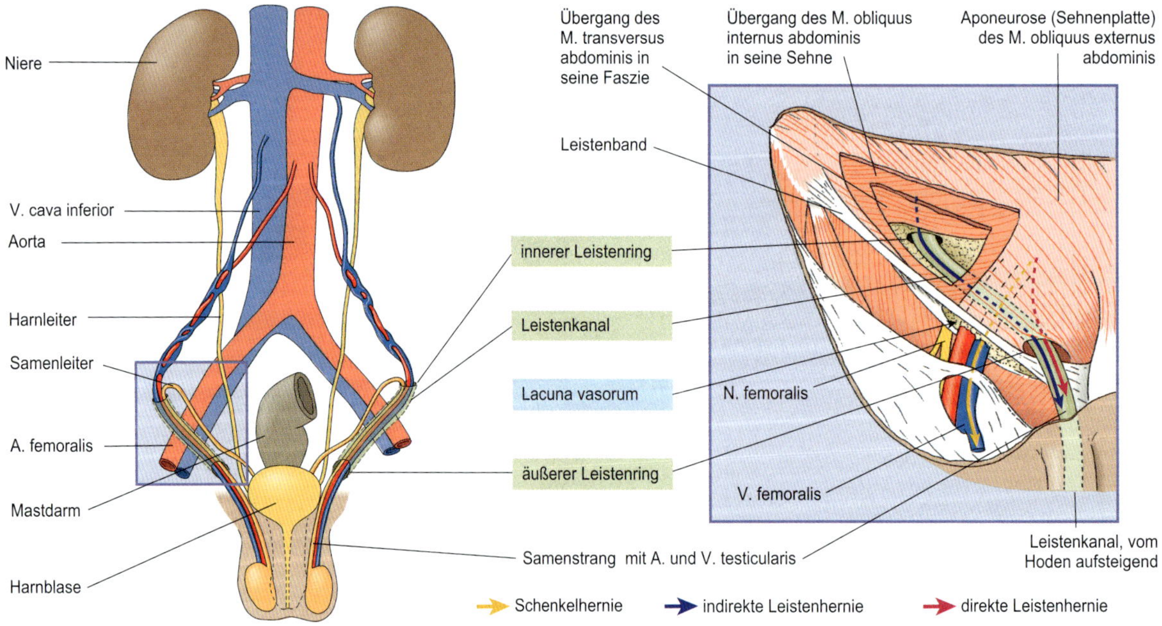


**Abb. 13.4** Leistenkanal. In dieser Abbildung ist, entgegen der Fallschilderung, der männliche Körper dargestellt. Beim Mann zieht der Samenleiter mit durch den Leistenkanal, bei der Frau das Ligamentum teres uteri. [L190]

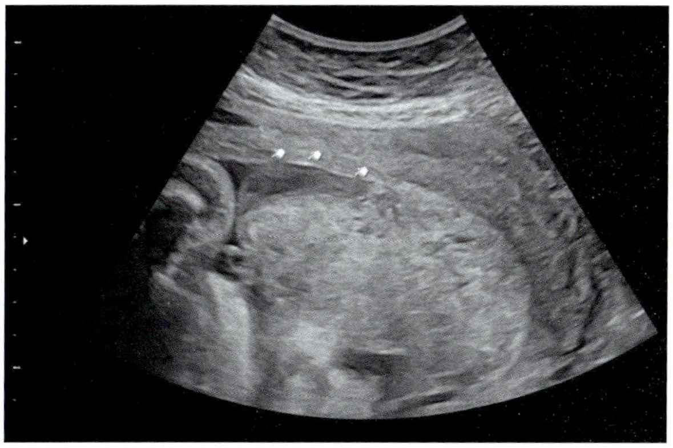

**Abb. 13.5** Vorzeitige Plazentalösung im Ultraschall [T1261]

Die Thoraxwand ist Teil des Brustkorbs, der durch 12 Rippenpaare, die Brustwirbel und das Sternum gebildet wird. In seinem Inneren ist der Brustkorb mit der Pleura ausgekleidet. Zwischen den Rippen liegt die Interkostalmuskulatur, die aus drei Schichten mit jeweils unterschiedlicher Faserausrichtung, besteht:

- Mm. intercostales externi
- Mm. intercostales interni
- Mm. intercostales intimi

Die **Interkostalmuskulatur** hat vor allem bei der Atmung eine unterstützende Funktion. Auch die Schulter-, Hals- und Nackenmuskulatur, wie etwa die Rotatorenmanschette (➤ Kap. 7.6), setzt am Thorax an. Der Kopf wird über den M. sternocleidomastoideus mit dem Sternum verbunden. Er gehört zur oberflächlichen Halsmuskulatur. Zur tiefen Halsmuskulatur zählen die Mm. scaleni (Skalenusgruppe) und die prävertebrale Muskulatur. Daneben setzen die Muskeln der Skalenusgruppe an den ersten beiden Rippen an und ziehen zu den Querfortsätzen der Halswirbelkörper. Dabei bilden sie eine vordere und eine hintere Skalenuslücke aus, durch Letztere zieht der Plexus brachialis. Die prävertebrale Muskulatur besteht aus M. longus colli und M. longus capitis.

Die **Halsmuskulatur** dient der Rotation, Ventralflexion und Lateralflexion des Halses.

Die Dorsalextension des Halses wird vor allem durch die Nackenmuskulatur ermöglicht. Zu ihr zählen autochthone und nicht-autochthone Muskeln:

- Autochthone Nackenmuskeln
  - M. rectus capitis posterior minor
  - M. obliquus capitis superior
  - M. rectus capitis posterior major
  - M. obliquus capitis inferior
- Nicht-autochthone Nackenmuskeln
  - M. rectus capitis lateralis
  - M. rectus capitis anterior

Auch im weiteren Verlauf des Rückens spielt die Einteilung in autochthone und nicht-autochthone Muskulatur eine Rolle. Die autochthonen Muskeln sitzen tiefer und stabilisieren die Wirbelsäule teilweise sogar nur zwischen einzelnen Wirbelpaaren. Das Wort autochthon kommt aus dem Griechischen und bedeutet so viel wie „an dieser Stelle entstanden". Es bezieht sich darauf, dass diese Muskeln embryonal bereits dort angelegt wurden, wo sie sich beim voll entwickelten Menschen befinden.

Zu den autochthonen Rückenmuskeln gehören:

- Medialer Trakt
  - Mm. interspinales
  - Mm. spinales
  - Mm. rotatores breves
  - Mm. rotatores longi
  - Mm. multifidi
  - Mm. semispinales
- Lateraler Trakt:
  - M. iliocostalis
  - M. longissimus
  - M. splenius capitis
  - M. splenius cervicis
  - Mm. intertransversarii posteriores cervicis
  - Mm. intertransversarii thoracis
  - Mm. intertransversarii lumborum mediales

Die nicht-autochthone Muskulatur hingegen wird auch als „eingewanderte Rückenmuskulatur" bezeichnet. Sie liegt oberflächlicher und arbeitet zusammen mit den beiden gut fühlbaren Muskeln M. latissimus dorsi und M. trapezius, denen auch eine wichtige Rolle bei der Bewegung von Schultern und Armen zukommt.

Zur nicht-autochthonen Rückenmuskulatur gehören:

- M. serratus posterior superior
- M. serratus posterior inferior
- Mm. intertransversarii anteriores cervicis
- Mm. intertransversarii lumborum laterales

Die **Muskulatur der Bauchwand** besteht aus drei Gruppen (➤ Abb. 13.6). Zu den vorderen Bauchwandmuskeln gehört vor allem der gerade Bauchmuskel (M. rectus abdominis), der sich vom Schambein bis zu Sternum und Rippen spannt. Er verfügt über acht Muskelbäuche und mehrere Zwischensehnen, die die sehr bekannte Bauchmuskelform bei trainierten, schlanken Personen erzeugen (eigentlich müsste der umgangssprachlich als „Sixpack" bezeichnete Muskel daher „Eightpack" heißen).

Die seitliche Bauchwandmuskulatur besteht aus den beiden schrägen Bauchmuskeln (M. obliquus abdominis externus/internus) und dem querverlaufenden M. transversus abdominis. Die hintere Bauchwandmuskulatur besteht aus dem M. quadratus lumborum und dem M. psoas major und minor (Kap. 7.5).

Bei Patienten mit akuten, rezidivierenden oder chronischen Rückenbeschwerden wird oftmals ein intensives Training der Rumpfmuskulatur empfohlen. Dazu gehört neben der Stärkung der Muskulatur immer auch die gezielte Reduktion von Verspannungen durch Entspannungsübungen oder manuelle Therapie.

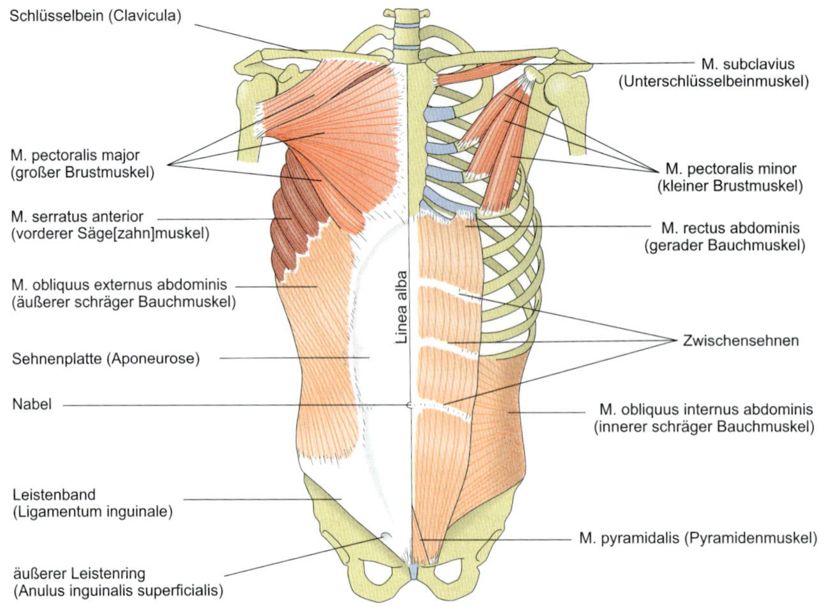


**Abb. 13.6** Bauchmuskulatur. Links: frei präpariert bis zur Aponeurose, rechts: mit Darstellung des M. rectus abdominis. [L190]

## 13.7 Mamma

Als Marisol aus der Narkose erwacht, braucht sie etwas Zeit, um sich zu orientieren. Alles ist so schnell gegangen, aber langsam kommt die Erinnerung zurück: Was war mit ihrem Sohn? Sie wird unruhig. Der Monitor hinter ihr macht ein lautes Geräusch, und plötzlich steht eine Pflegekraft neben ihrem Bett. Sie lächelt und legt ihr eine Hand auf die Schulter: „Frau Pérez, ich bin Veronika. Sie sind eben aus der Narkose aufgewacht. Nicht wundern: Der Monitor piept, weil ein Sensor von ihrem Finger gerutscht ist. Haben Sie Schmerzen?"

„Wissen Sie, wie es meinem Sohn geht?"

Die Pflegerin lächelt immer noch. „Er ist bei ihrem Mann. Ihm geht es gut. Die Kollegen haben mir erzählt, dass auch Ihre Mutter hier in der Klinik ist. Sie können ihn gleich sehen."

Marisol fällt ein Stein vom Herzen, doch die Unruhe bleibt, bis sie ihren Sohn das erste Mal auf dem Arm hält. Er schläft seelenruhig. Ganz so, als sei heute nichts Aufregendes geschehen.

Das anschließende Gespräch mit der Ärztin macht ihnen Mut. Marisols Operation sei gut verlaufen. Sie habe etwas Blut verloren und würde wohl in den nächsten Tagen noch relativ schwach sein und überwacht werden müssen. Ansonsten würden aber keine größeren Probleme vorliegen. Sie könne aber Besuch empfangen und gleich heute, wenn sie möchte, mit dem Stillen beginnen.

Die weibliche Brust (Mamma) zählt zu den **sekundären Geschlechtsorganen**. Sie ist eine Körperdrüse, die sich in den einzelnen Lebensphasen unterschiedlich stark entwickelt. Sie dient der Ernährung von Säuglingen und dient bei vielen Menschen als Attraktivitätssignal.

Die Mammae (➤ Abb. 13.7) liegen hälftig auf den Mm. pectorales majores und zu je einem Viertel auf den Mm. serrati anteriores bzw. Mm. recti abdominis, oft auf Höhe der 2.–6. Rippe. Muskulatur und Brustdrüsen sind durch die

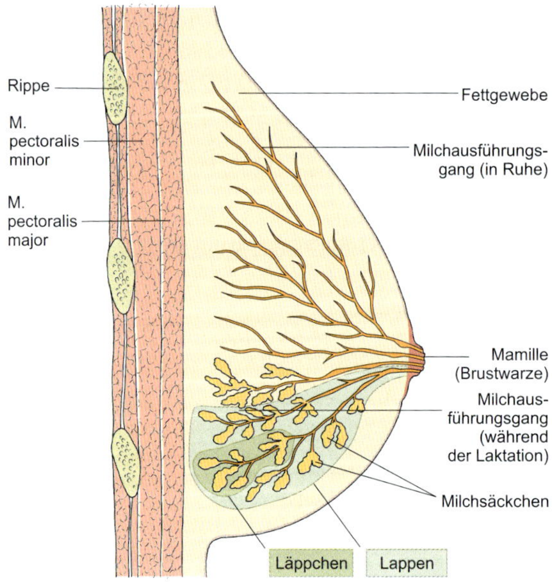


**Abb. 13.7** Weibliche Brust. Oben: nicht laktierend, unten: laktierend. [L190]

Thoraxfaszie getrennt, mit der das Bindegewebe der Brüste verwachsen ist. Die Brustdrüsen sind jeweils in 10–20 Drüsenlappen (Lobi glandulae mammariae) untergliedert. Sie verfügen alle über ihren eigenen Milchausführungsgang, die strahlenförmg in die Brustwarze (Mamille) münden. Umgeben sind die Drüsenlappen von Fett- und Bindegewebe, die den Brüsten ihre charakteristische Form geben. Die Drüsen selbst sind nur während bzw. nach einer Schwangerschaft voll entwickelt. Die Mamille ist äußerlich von einem Warzenvorhof (Areola mammae) umgeben, der gut an seiner scharfen Begrenzung erkennbar ist und in dem zahlreiche Talgdrüsen liegen, die die Brustwarze mit ihrem Sekret vor allem in der Stillperiode schützen.

Die arterielle Versorgung erfolgt über die Rr. Mammarii der A. thoracia interna und der A. thoracia lateralis sowie den Interkostalarterien. Der venöse Abfluss erfolgt analog dazu über die V. thoracia interna in die V. subclavia, über die V. thoracia lateralis in die V. axillaris und über die Vv. intercostales in das Azygos-System.

Durch die hormonelle Umstellung während und nach der Schwangerschaft ändern sich die Strukturen in der Mamma. Das Östrogen führt zu einer Proliferation der Milchgänge. Progesteron und Prolaktin initiieren die Differenzierung der Drüsenendstücke. Der Grundaufbau bleibt erhalten, die Größe des Drüsenkörpers nimmt zu. Es kommt zur Vergrößerung und Ausdifferenzierung der Lobuli glandulae mammariae, während das bindegewebige Stroma kleiner wird. Die Drüsen bereiten sich so auf die Laktation vor.

Bereits in der Schwangerschaft kommt es zur Produktion von Vormilch (Kolostrum). Einige Tage nach der Geburt ändert sich die Zusammensetzung der **Muttermilch**. Sie wird nun Übergangsmilch genannt. Zwei bis vier Wochen nach der Geburt wird die Muttermilch als reife Frauenmilch bezeichnet. Relativ betrachtet enthält die Vormilch mehr Fettsäuren und Kohlenhydrate und weniger Proteine und Mineralien als die reife Frauenmilch, im Laufe der Zeit dreht sich das Verhältnis um. Bemerkenswert ist, dass bereits im Kolostrum zahlreiche Immunfaktoren, wie IgA und Komplementfaktoren vorhanden sind, die das Neugeborene vor Infektionen schützen können.

Neben Prolaktin spielt vor allem auch Oxytocin eine wichtige Rolle beim Stillvorgang. Prolaktin ist ein Hormon, das im Hypophysenvorderlappen produziert und ausgeschüttet wird und dessen Freisetzung nach der Schwangerschaft durch das Saugen des Säuglings an den Brustwarzen der Mutter verstärkt wird. Auf diese Weise kommt es zum Milcheinschuss. Oxytocin wird im Hypothalamus produziert und über den Hypophysenhinterlappen ausgeschüttet. Es bewirkt die Milchentleerung, indem es eine Kontraktion der Muskulatur in den Milchausführungsgängen bewirkt. Zudem gilt Oxytocin als „Bindungshormon". Typische Komplikationen beim Stillen sind der Milchstau und die Mastitis puerperalis. Beim Milchstau kommt es im Regelfall nicht zu systemischen Symptomen. Bei der Mastitis kann es schlimmstenfalls sogar zu einem Mamma-Abszess kommen.

## 13.8 Beckenbodenmuskulatur

Marisol muss sechs Tage im Krankenhaus bleiben. Die Wunden verheilen zwar gut, aber ihre Schmerzen sind im Verlauf doch sehr stark.

Erik pausiert, gegen den Widerstand von Marisol, das Studium, um sie im Alltag zu unterstützen, doch er fühlt sich im Umgang mit dem kleinen Carlos und mit Marisols Einschränkungen etwas unsicher. Sie darf sich nicht überanstrengen, insbesondere nicht schwer heben, um die Heilung von Bauchdecke und Gebärmutter nicht zu gefährden. Aber zum Glück ist ja ihre Mutter da.

Als diese zwei Monate später abreist, ist fast alles wieder gut. Carlos trinkt ausreichend, Marisols Schmerzen sind abgeklungen und sie hat mit der Rückbildungsgymnastik begonnen.

Der Beckenboden ist die untere Begrenzung des Beckens. Er bildet damit eine Verschlussebene des Rumpfes nach unten und trägt einen Teil des Gewichts der darüber liegenden Organe. Er setzt sich aus Bindegewebe und der Beckenbodenmuskulatur zusammen und ist neben seiner Begrenzungsfunktion wichtig für den Kontinenzerhalt. Er kann von oben nach unten in **drei Etagen** unterteilt werden (➤ Abb. 13.8):

1. Diaphragma pelvis, bestehend aus dem M. levator ani und dem M. coccygeus
2. Diaphragma urogenitale, bestehend aus dem M. transversus perinei profundus und dem M. transversus perinei superficialis
3. Schließ- und Schwellkörpermuskelebene, bestehend aus dem M. bulbospongiosus, dem M. ischiocavernosus und dem M. sphincter ani externus

Die Beckenbodenmuskulatur spielt bei einer Reihe von Erkrankungen eine Rolle. So etwa wird die Beckenbodenmuskulatur im Rahmen von Schwangerschaften, bei starkem Übergewicht oder im Alter geschwächt, kann aber Kontinenzförderung gezielt trainiert werden. Daneben könnte sie auch bei Rückenschmerzen eine wichtige Rolle spielen, da sie das Körperzentrum mit stabilisiert. Hier kann ebenfalls ein physiotherapeutengeleitetes Training helfen.

Carlos krabbelt in aller Eile auf Marisols Handy zu, das sie gerade noch rechtzeitig vor ihrem Sohn in Sicherheit bringen kann. Sie hat die Zeit vergessen. Ist es tatsächlich

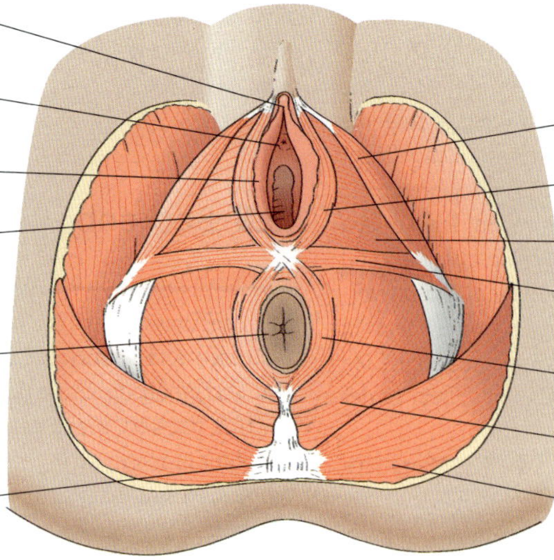


**Abb. 13.8** Beckenbodenmuskulatur im Überblick [L190]

schon zehn Monate her, dass ihr Sohn auf die Welt gekommen ist?

Nach den ersten Wochen ist alles viel ruhiger geworden. Erik und sie haben sich inzwischen an die neuen Abläufe gewöhnt. Sie haben sich aufgeteilt: Er kümmert sich um den Haushalt, muss dafür aber nachts nicht aufstehen, damit er sich an den Vormittagen in der Bibliothek auf seine Prüfungen vorbereiten kann. Sein Examen wird bereits in vier Monaten sein. Danach wollen sie ihre Familie in Mexiko besuchen und für ein paar Wochen dort bleiben, bevor er sich eine Stelle sucht. Sie setzt sich wieder zurück aufs Sofa. Wenn sie so zurückdenkt, ist sie sehr dankbar, dass alles ein so glückliches Ende genommen hat.

**STECKBRIEF**

### Vorzeitige Plazentaablösung

**Definition:**
- Teilweise oder vollständige Ablösung der Plazenta vor der Geburt.
- Geht im Falle einer großflächigen Ablösung mit Lebensgefahr für Mutter und Kind einher.

**Epidemiologie:**
- Auftreten bei etwa 1 % aller Schwangerschaften.
- In Industrieländern: In 10 % Ursache für eine Frühgeburt und in 10–20 % Ursache für einen intrauterinen Fruchttod.

**Ätiologie:**
- Traumatisch
- Hypertoniebedingt, z. B. im Rahmen einer Präeklampsie
- Vorangehende Plazentaablösungen, Mehrlingsschwangerschaften oder Veränderungen des Uterus
- Idiopathisch

**Pathophysiologie:**
- Die Pathophysiologie ist nicht restlos geklärt.
- Es scheint Zusammenhänge mit einer plazentaren Minderperfusion durch Präeklampsie oder Nikotinabusus zu bestehen.
- Daneben werden Entzündungsreaktionen in der Plazenta, ausgelöst durch Infektionen oder Traumata, als mögliche Entstehungswege diskutiert.

**Symptome:**
- Asymptomatische Verläufe möglich
- (Stärkste) Schmerzen
- Brettharter Uterus
- Ggf. dunkle vaginale Blutungen
- Anzeichen eines Volumenmangelschocks
- Hypoxiezeichen beim Fetus (Abfall der Herzfrequenz)

**Behandlung:**
- Im Stadium I (minimale Ablösung, kaum bis keine Symptome) kann eine abwartende Therapie erfolgen. Die Patientinnen müssen in diesem Fall strenge Bettruhe einhalten und werde engmaschig überwacht.
- Dieses Vorgehen ist unter Umständen auch in Stadium II (geringe Blutung, Zustand des Fetus unauffällig) noch möglich.
- Ab Stadium III (starke Blutung, ausgeprägte Schmerzen, Beeinträchtigung des Fetus) muss ein sofortiger Kaiserschnitt erfolgen.
- Im Falle eines intrauterinen Fruchttods und bei stabilem Zustand der Mutter kann auch eine vaginale Geburt erfolgen. Dies ist bei der Trauerbewältigung mitunter ein Vorteil, muss aber gut besprochen werden.

**Prognose:**
- Wird die Störung früh erkannt, ist die Prognose relativ günstig.
- Die Erkrankung kann allerdings sowohl zum Tod des Fetus als auch zum Tod der Mutter führen. Auch dauerhafte Schädigungen des Fetus durch Sauerstoffmangel sind möglich.

| Themen im Überblick | Curriculare Einheiten der Pflegeausbildung (CE) |
|---|---|
| **Anatomie**<br>• Gebärmutter<br>• Weibliche Brust<br>• Rumpfmuskulatur<br>• Beckenbodenmuskulatur<br>• Leistenkanal<br>**Biologie, Biochemie und Physiologie**<br>• Entwicklung im Mutterleib<br>• Schwangerschaft<br>• Geburt<br>**Krankheitslehre**<br>• Vorzeitige Plazentaablösung<br>**Untersuchungstechniken**<br>• Kardiotokografie (CTG)<br>• Ultraschall<br>**Therapien**<br>• Kaiserschnitt (Sectio caesarea) | • **Schwangerschaftkomplikationen:**<br>CE 08 Menschen in kritischen Lebenssituationen und in der letzten Lebensphase begleiten;<br>Fach: Pflegehandeln in ausgewählten Pflegeanlässen<br>(2. ABD, 3. TB)<br>• **Schwangerschaft:**<br>CE 02a Zu pflegende Menschen in der Bewegung und Selbstversorgung unterstützen;<br>Fach: Unterstützung bei der selbstbestimmten Lebensführung und Selbstpflege<br>(1. ABD, 1. TB)<br>• **Geburt und Neugeborenes:**<br>CE 10 Entwicklung und Gesundheit in Kindheit und Jugend in pflegerischen Situationen fördern; Fach: Gesundheit und Entwicklung fördern<br>(1. ABD, 3. TB) |

## ZUM WEITERLESEN

- Leitlinie „Die vaginale Geburt am Termin": https://www.awmf.org/leitlinien/detail/ll/015-083.html (letzter Zugriff 31.10.2022)
- Leitlinie „Die Sectio caesarea": https://www.awmf.org/leitlinien/detail/ll/015-084.html (letzter Zugriff 31.10.2022)
- Leitlinie „Peripartale Blutungen, Diagnostik und Therapie": https://www.awmf.org/leitlinien/detail/ll/015-063.html (letzter Zugriff 31.10.2022)

## ZUM WEITERDENKEN

1. Wie oft werden Ultraschalluntersuchungen während der Schwangerschaft durchgeführt?
2. Wie kann der Geburtstermin bestimmt werden?
3. Nennen Sie zwei Beispiele für gefährliche plazentagängige Stoffe, Substanzen oder Krankheitserreger.
4. Erläutern Sie das APGAR-Schema.
5. Erläutern Sie die Funktionsweise eines Kardiotokogramms.
6. Was sind Uterusmyome?
7. Welche Anästhesieform wird bei einem geplanten Kaiserschnitt gewählt?
8. Bei welchen medikamentösen Therapien sollte unbedingt abgestillt werden?
9. Erläutern Sie das Krankheitsbild der Mastitis.
10. Welche Sportarten können zur Kräftigung der Beckenbodenmuskulatur empfohlen werden?

# Lösungen

## Kapitel 1

1. **Was sind wichtige Differenzialdiagnosen, die im Rahmen von Brustschmerzen bedacht werden müssen?**
   In den meisten Fällen sind die Ursachen für Brustschmerzen harmlos. Insbesondere bei jungen Menschen gehen sie oft auf Störungen des Bewegungsapparates zurück. Das Problem ist allerdings, dass es einige schwerwiegende Erkrankungen mit dem Leitsymptom Brustschmerz gibt, die in keinem Falle übersehen werden dürfen. Dazu gehören beispielsweise die Lungenembolie, das akute Koronarsyndrom, die Aortendissektion oder der (Spannungs-)Pneumothorax. Aus diesem Grunde müssen diese Störungen bei jedem Patienten mit Brustschmerzen ausgeschlossen werden.
2. **Welche zwei wichtigen Komplikationen können im Rahmen eines Myokardinfarkts auftreten?**
   Bei einem Myokardinfarkt kommt es zu einer Schädigung der Kardiomyozyten. Diese Zellen haben zwei sehr spezifische Eigenschaften. Zum einen sind sie kontraktil und zum anderen können sie elektrische Signale erzeugen und übertragen. Daher sind die beiden wichtigsten Hauptkomplikationen das mechanische und das elektrische Pumpversagen. Beim mechanischen Pumpversagen kommt es zu einer vorübergehenden oder dauerhaften Schwächung der Kontraktilität. Beim elektrischen Pumpversagen kommt es zu einer Störung der elektrischen Störung am Herzen, die bis hin zum funktionellen Herzstillstand im Rahmen einer pulslosen ventrikulären Tachykardie oder eines Kammerflimmerns führen kann.
3. **Was versteht man unter einem AV-Block im EKG?**
   Ein AV-Block liegt dann vor, wenn die Weiterleitung des elektrischen Signals über den AV-Knoten gestört ist. Er kann in drei Schweregrade eingeteilt werden. Beim AV-Block 1. Grades liegt lediglich eine leichte Verlangerung der PQ-Strecke vor. Dies muss nicht zwangsläufig zu Symptomen führen. Beim AV-Block 2. Grades können zwei Subtypen unterschieden werden. Beim AV-Block 2. Grades Mobitz I verlängert sich das PQ-Intervall mit jeder Erregung und nach einer Zeit fällt ein QRS-Komplex (und damit eine Kammererregung) aus. Das PQ-Intervall ist nun wieder kürzer und verlängert sich erneut nach und nach. Beim AV-Block 2. Grades Mobitz II ist das PQ-Intervall stets gleich lang. Allerdings fällt regelmäßig ein QRS-Komplex aus. Beim AV-Block 3. Grades sind P-Wellen und QRS-Komplexe vollständig voneinander entkoppelt. Die Vorhöfe schlagen also unabhängig von den Kammern.
4. **Erläutern Sie, welche Symptome bei einem Mangel eines Blutgerinnungsfaktors auftreten.**
   Der Mangel eines Blutgerinnungsfaktors geht in der Regel mit einer erhöhten Neigung zu Blutungen einher. Da es sich bei den meisten Gerinnungsfaktormangelerkrankungen um angeborene Erkrankungen handelt, sind von den Komplikationen nicht nur Erwachsene, sondern auch Neugeborene betroffen. So zum Beispiel kommt es hier zu starken Blutungen aus der Nabelschnur. Auch Hirnblutungen und Wundheilungsstörungen können auftreten. Je nachdem, welcher Faktor betroffen ist, können die Symptome allerdings weniger stark ausgeprägt sein. Auch existieren ähnlich klingende Erkrankungen, wie die Faktor-V-Leiden-Mutation, bei der die Leistung eines Gerinnungsfaktors sogar erhöht ist. Hier kommt es dann zu vermehrten Thrombosen und Embolien.
5. **Erläutern Sie, welche Vorteile eine transösophageale Echokardiografie hat.**
   Ähnlich wie beim EKG geht es auch bei der Echokardiografie darum, unterschiedliche Perspektiven des Herzens beobachten und untersuchen zu können. Da der Ösophagus sehr dicht an der dorsalen Fläche des Herzens liegt, können die Herzhöhlen und Klappen bei der transösophagealen Echokardiografie deutlich besser beurteilt werden. Dies ermöglicht auch die Erkennung minimaler Entzündungen des Endokards oder kleinster Thromben in den Vorhöfen.
6. **Nennen Sie mindestens 4 Symptome einer Perikarditis.**
   Ausgewählte Symptome: Brustschmerz, Zeichen der Rückstauung (gestaute Halsvenen, Aszites, Ödeme), Tachykardie, Hypotonie, eingeschränkte Leistungsfähigkeit, Temperaturerhöhung
7. **Worauf muss bei der Arbeit mit einem C-Bogen geachtet werden?**
   Da es sich beim C-Bogen um eine Strahlenquelle handelt, die während interventionellen Eingriffen verwendet wird, bestehen hohe Risiken für das Personal. Im Gegensatz zu einer Röntgen- oder CT-Untersuchung kann es während der Strahlenabgabe den Raum nicht verlassen und muss daher umfangreiche Schutzmaßnahmen befolgen. So dürfen etwa Schwangere nicht in der Nähe eines C-Bogens arbeiten, es müssen durchgängig Bleischürzen und ein Schilddrüsenschutz getragen werden und alle Mitarbeitenden benötigen ein Dosimeter, dass kontinuierlich die Strahlenbelastung erfasst und regelmäßig ausgelesen werden kann.
8. **Wie ist die Wand von Venen aufgebaut?**
   Venen und Arterien haben prinzipiell denselben Grundaufbau ihrer Wände. Durch ihre unterschiedlichen Funktionen bestehen allerdings einige wichtige Unterschiede. Insbesondere periphere Venen enthalten Venenklappen, damit das Blut nicht im venösen System versackt. Dies ist notwendig, da sie kaum glatte Muskelzellen in ihrer Media haben und sehr dehnbar sind. Sie können ein hohes Blutvolumen aufnehmen und speichern und werden daher auch Kapazitätsgefäße genannt. Etwa 85 % des Blutvolumens sind kontinuierlich im venösen System.
9. **Wodurch entsteht eine Herzinsuffizienz?**
   Eine Herzinsuffizienz wird manchmal auch Herzschwäche genannt. Die Hauptaufgabe des Herzens ist das Pumpen des Blutes durch Lungen- und Körperkreislauf. Liegt eine Herzinsuffizienz vor, kommt es dieser Aufgabe nicht mehr in ausreichendem Maße nach. Dies kann sich zunächst nur durch Beschwerden bei Belastung bemerkbar machen. Allerdings haben Herzinsuffizienzen eine Tendenz dazu, sich mit der Zeit zu verstärken, sodass irgendwann auch Beschwerden in Ruhe auftreten können. Die Ursachen für Herzinsuffizienzen sind vielfältig. So können Durchblutungsstörungen, Entzündungen, angeborene Störungen des Herzmuskelgewebes, Klappenfehler oder erhöhte Druck- bzw. Volumenbelastungen des Herzens ursächlich sein. All diese Erkrankungen haben allerdings ähnliche Auswirkungen: Die Struktur des Herzmuskels wird nach und nach geschädigt, sodass dieser in seiner Funktion geschwächt wird.
10. **Welche psychische Erkrankung geht mit einem deutlich erhöhten Risiko für einen Herzinfarkt einher?**
    Ein sehr deutlicher Zusammenhang besteht zwischen Herzinfarkten (bzw. dem Vorliegen einer koronaren Herzkrankheit) und Depressionen. Beide Erkrankungen scheinen sich gegenseitig zu verstärken. Die

Mechanismen dafür sind noch nicht abschließend geklärt. Vieles deutet allerdings darauf hin, dass herzkranke Patienten, möglicherweise durch vermehrte Ängste oder Einschränkungen in ihrem Alltagsleben, ein erhöhtes Risiko für Depressionen entwickeln. Gleichzeitig begünstigen Depressionen das Auftreten von Herzerkrankungen. Dies könnte beispielsweise über einen dauerhaft erhöhten Kortisolspiegel, eine ungesündere Lebensweise oder mangelnde soziale Unterstützung vermittelt sein.

## Kapitel 2

1. **Wie wird ein Rachenabstrich korrekt durchgeführt?**
   Der Tupfer muss steril bleiben. Man sollte ihn daher erst kurz vor dem Abstrich aus der Verpackung entnehmen. Die Spitze des Tupfers darf dabei nicht berührt werden. Die Zunge des Patienten kann mit einem Spatel etwas heruntergedrückt werden und er sollte „A" sagen, um das Gaumensegel etwas zu heben. Beim Einführen des Tupfers dürfen Zähne, Wangenschleimhaut und Zunge nicht berührt werden. Nun muss der Tupfer kreisförmig über die hintere Rachenschleimhaut geführt werden. Der Patient sollte durch eine gute Aufklärung vorbereitet sein, damit er bei einem eventuell aufkommenden Würge- oder Hustenreiz versuchen kann, diesen zu unterdrücken. Es ist auch ein nasaler Rachenabstrich möglich. Hier ist es wichtig, dass der Kopf in Neutralstellung gehalten und der Tupfer sehr vorsichtig eingeführt wird, um keine Strukturen der Nasenhöhle zu verletzen.
2. **Wie sind die Bronchien mikroskopisch aufgebaut? Welches Epithel weisen Sie auf?**
   Die Bronchien sind mit Flimmerepithel ausgekleidet. Hierbei handelt es sich um ein mehrreihiges, hochprismatisches Epithel, dass mit Flimmerhärchen (Kinozilien) besetzt ist, die den Schleim und die darin gelösten Fremdstoffe durch den Zilienschlag aus den Lungen entfernen können. Der Schleim wird in den ebenfalls vorhandenen Becherzellen produziert. Daneben finden sich Bindegewebe und Muskelzellen in den Bronchien. Die Knorpelspangen bestehen aus hyalinem Knorpel.
3. **Was ist der Unterschied zwischen grampositiven und gramnegativen Bakterien?**
   Die Bezeichnung „gram" bezieht sich auf die verwendete Färbung (benannt nach dem Bakteriologen Hans Gram). Hierbei wird zuerst eine rote, dann eine blaue Färbung durchgeführt. Grampositive Bakterien sind nach der Färbung blau, was auf das Vorhandensein einer Zellwand hindeutet. Gramnegative Bakterien sind lediglich rot gefärbt. Sie verfügen über eine deutlich dünnere Zellwand aus Murein, die daher nicht mit der blauen Färbung dargestellt werden kann. Grampositive und gramnegative Bakterien müssen unterschiedlich antibiotisch behandelt werden.
4. **Beschreiben Sie die Durchführung einer Feuchtinhalation.**
   Bei der Feuchtinhalation wird eine spezielle Inhalationsmaske oder ein Inhalationsgerät verwendet. Die Inhalationsmaske muss mit einer Druckluft- oder einer Sauerstoffzufuhr versehen werden. Das Medikament, das verabreicht werden soll, wird nach Herstellervorgaben (verdünnt oder unverdünnt) in der angeordneten Dosierung in die Flüssigkeitskammer gefüllt. Nun kann die Inhalationstherapie beginnen. Der Patient sollte dabei eine aufrechte Körperhaltung haben.
5. **Erläutern Sie die richtige Vorgehensweise beim An- und Ausziehen von Infektionsschutzkleidung.**
   Modifiziert nach den Empfehlungen des Center for Disease Control and Prevention (CDC):
   - Anlegen: (Händedesinfektion,) Anzug, Maske, Schutzbrille/Face Shield, Handschuhe
   - Ablegen: Handschuhe, Schutzbrille/Face Shield, Anzug, Maske, Händedesinfektion
6. **Welche Aufgabe hat Kalium in Bezug auf die Bioelektrizität der Zellmembran?**
   Eine sehr wichtige Aufgabe des Kaliums ist die Aufrechterhaltung des Ruhemembranpotenzials. Kalium liegt in der Zelle in einer deutlich höheren Konzentration vor als im Zellzwischenraum. Dementsprechend strömt das Kalium aus der Zelle, wenn Kaliumkanäle geöffnet werden, damit es zum Konzentrationsausgleich kommt. Im Ruhezustand sind allerdings nur einige wenige Kanäle geöffnet, die zu einem Kaliumleckstrom führen. Etwas Kalium fließt aus der Zelle, zieht dabei aber durch seine positive Ladung negativ geladene Moleküle mit, die die Zellmembran nicht passieren können und sich daher an ihrer Innenseite anlagern. Dies führt dazu, dass die Außenseite der Zellmembran positiv und die Innenseite negativ geladen wird.
7. **Welche drei Medikamentengruppen werden für eine Narkose benötigt?**
   Hypnotika (Schlafmittel), Analgetika (Schmerzmittel) und Muskelrelaxanzien (Muskelaktivitätshemmer). Muskelrelaxanzien können in vielen Fällen auch weggelassen werden. Daneben werden oftmals auch andere Medikamente eingesetzt, zum Beispiel Atropin zur Erhöhung der Herzfrequenz, um auf Narkosekomplikationen zu reagieren.
8. **Wie funktioniert eine extrakorporale Membranoxygenierung (ECMO)?**
   Das Blut der behandelten Patienten wird über einen großlumigen Zugang mit Hilfe einer Pumpe durch einen Oxygenator geleitet. Hier wird es außerhalb des Körpers (extrakorporal) über eine Membran mit Sauerstoff angereichert (Membranoxygenierung). Im Anschluss erfolgt der Rückfluss des Blutes über einen weiteren großlumigen Zugang. Eine ECMO kann veno-arteriell (VA-ECMO) oder veno-venös (VV-ECMO) erfolgen. Bei der veno-arteriellen Variante wird das Herz umgangen, sodass es bei einer gestörten Pumpfunktion nicht zusätzlich belastet wird. Die ECMO-Katheter müssen unbedingt gut gesichert sein. Im Falle einer Dislokation besteht eine hohe Gefahr des Verblutens.
9. **Was ist Atemgymnastik?**
   Atemgymnastik bezeichnet ein therapeutisches Verfahren, das im Rahmen physiotherapeutischer oder pflegerischer Interventionen durchgeführt werden kann. Es existieren verschiedene Übungen zur Verbesserung der Lungenbelüftungen und zur Selbstreinigung des Bronchialsystems, die mit und ohne Hilfsmittel durchgeführt werden können. Atemgymnastik ist Teil der Pneumonieprophylaxe und kann teilweise auch eigenständig von den Patienten durchgeführt werden.
10. **Welche Entspannungsverfahren werden im Rahmen einer Rehabilitationsbehandlung oftmals vermittelt?**
    Häufig werden die Progressive Muskelentspannung nach Jacobson und Autogenes Training vermittelt, da diese relativ leicht zu erlernen sind. Daneben können auch andere Verfahren wie Meditation, Yoga oder Tai-Chi trainiert werden, wenn das Personal eine entsprechende Expertise mitbringt.

## Kapitel 3

1. **Ab welchem Alter sollte eine regelmäßige Darmkrebsvorsorge durchgeführt werden?**
   Insbesondere im Rahmen familiärer Veranlagungen kann Darmkrebs in beinahe jedem Lebensalter auftreten. Im Normalfall allerdings ist das Risiko für Darmkrebs vor dem 50. Lebensjahr für Männer bzw. vor dem 55. Lebensjahr für Frauen sehr gering. Ab diesem Alter beginnt daher auch die systematische Darmkrebsvorsorge.
2. **Welche Erkrankungen können zu Blutbeimengungen im Stuhl führen?**
   Blut im Stuhl ist ein gelegentlich auftretendes, aber oftmals nicht lebensbedrohliches Symptom. In den meisten Fällen sind Verände-

rungen im Analkanal, wie Hämorrhoiden oder Analfissuren, ursächlich. Allerdings ist Blut im Stuhl immer ein Warnzeichen für ernstere Erkrankungen und muss in jedem Falle abgeklärt werden. So könnten etwa eine Colitis ulcerosa, andere Entzündungen des Magen-Darm-Traktes oder ein Tumor vorliegen. Blut im Stuhl kann entweder in Form von frischem Blut bzw. von dunklen Blutkoageln oder in Form von Teerstuhl vorliegen.

3. **Welche therapeutische Besonderheit ergibt sich aus der speziellen Durchblutungssituation des unteren Rektums?**
   Das Rektum drainiert im unteren Bereich in die Iliakalgefäße, sodass der Abfluss ins venöse System erfolgt. Etwas höher erfolgt die Drainage allerdings ins portalvenöse System, sodass das Blut zunächst die Leber durchfließt, bevor es im Körper verteilt wird. Werden nun Zäpfchen verabreicht, dürfen diese nicht zu tief eingeführt werden, um die eingesetzten Wirkstoffe nicht durch die frühe Leberpassage in ihrer Wirkung zu beeinträchtigen.
4. **Welche Notfallmaßnahmen müssen im Rahmen von Komplikationen bei einer Koloskopie ergriffen werden?**
   Für Notfallsituationen wurde das ABCDE-Schema entwickelt. Die Buchstaben stehen für Airway (Atemweg), Breathing (Atmung), Circulation (Kreislauf), Disability (neurologische Störungen) und Exposure (Entblößung, also das Entkleiden bzw. genauere Untersuchen des Körpers). Vor allem die ersten drei Buchstaben sind bei jeder Notfallsituation von größter Bedeutung. Der Atemweg muss freigemacht und freigehalten werden. Im Rahmen einer Koloskopie mit fehlerhafter Vorbereitung könnte es zum Beispiel zum Erbrechen kommen. Die Atmung bzw. Sauerstoffversorgung muss sichergestellt werden. Bei Koloskopien könnte die Atmung durch die Medikamente beeinträchtigt sein. Der Kreislauf muss aufrechterhalten werden. Im Rahmen einer Koloskopie könnte es zu Herzrhythmusstörungen, Blutdruckabfällen, Blutungen oder einem Herz-Kreislauf-Stillstand kommen. Kleinere Komplikationen, wie eine Blutung, die endoskopisch versorgt werden kann, können ambulant behandelt werden. Schwerwiegende Komplikationen müssen durch ein Notfallteam versorgt werden.
5. **Welche Informationsbedürfnisse haben Patienten im Rahmen einer Krankenhausaufnahme?**
   Eine Krankenhausaufnahme (oder die Aufnahme in eine Pflegeeinrichtung) stellt immer eine Ausnahmesituation dar. Je nach Alter, Konstitution oder Vorerfahrungen können die Bedürfnisse der Menschen sehr unterschiedlich sein. Aus diesem Grunde kann es helfen, die Betroffenen direkt zu fragen, was sie wissen möchten und ihnen gegebenenfalls auch etwas Zeit zu geben, sich Fragen zu notieren. Grundsätzlich aber kann man sich an einigen W-Fragen orientieren: Menschen möchten wissen, WAS mit ihnen WANN passiert, WER ihr Ansprechpartner ist und WO sie zu welchem Zeitpunkt sein werden. Darüber hinaus ist bei jeder dieser Fragen das WARUM von großer Bedeutung. Dabei sollten stets drei Grundsätze befolgt werden: Menschen möchten empathisch behandelt, in Prozesse einbezogen und durchgängig informiert werden.
6. **Was muss bei der Pflege eines Anus praeter beachtet werden?**
   Ein Anus praeter ist ein künstlicher Darmausgang, der durch eine Verbindung von Darmanteilen mit der Bauchdecke (Stoma) geschaffen wird. Die Betroffenen sollten so früh wie möglich den Umgang mit dem Stoma erlernen. Es gibt grundsätzlich zwei verschiedene Systeme, bei einteiligen Systemen sind Haftplatte und Stomabeutel fest verbunden, bei zweiteiligen Systemen sind Haftplatte und Stomabeutel getrennt und können durch einen Mechanismus verbunden werden. Die genaue Handhabung wird durch gezielt ausgebildete Stomatherapeuten vermittelt. Die Reinigung des Stomas erfolgt mit Wasser und notfalls mit pH-neutraler Seife. Die Umgebung rund um das Stoma muss haarfrei gehalten werden und sollte stets in kreisförmigen Bewegungen von außen nach innen gereinigt werden.
7. **Warum erfolgt bei Darmkrebsoperationen oftmals die Anlage eines Periduralkatheters?**
   Viele postoperative Komplikationen, wie Thrombosen oder Stürze, haben mit dem Schmerzniveau der Patienten zu tun. Leiden die Betroffenen sehr unter den Nachwirkungen der Operation, können sie erst später mobilisiert werden und sind kraftloser. Zudem müssen höhere Dosen an Schmerzmitteln eingesetzt werden, was sich insbesondere bei Opioiden auch kurzfristig negativ auswirken kann. Ein Periduralkatheter (PDK) ermöglicht eine effektive Schmerztherapie nach der Operation, durch eine gezielte Kombination aus Periduralanästhesie (PDA) und Schmerzmittelgabe (oral, subkutan oder intravenös). Dies reduziert sowohl die unmittelbaren Schmerzen als auch andere negative Folgewirkungen.
8. **Welche Beschwerden haben Patienten nach einer Hemikolektomie regelmäßig?**
   Die wichtigste (regelhafte) Nachwirkung einer Hemikolektomie ist die Veränderung des Stuhlgangs. Da ein Teil des Dickdarms entfernt wurde, ist die Eindickung des Stuhls gestört. Dies führt zu breiigem Stuhlgang, der mehrfach täglich auftreten kann. Oftmals normalisiert sich dieses Phänomen mit der Zeit.
   Darüber hinaus kann es zu Schmerzen kommen. Stärkste Schmerzen sind, genau wie Anzeichen einer Nachblutung, immer ein Warnsignal.
9. **Was ist der Unterschied zwischen DNA und RNA?**
   Sowohl Desoxyribonukleinsäure (DNA) als auch Ribonukleinsäure (RNA) sind Träger der Erbinformation. DNA enthält die Base Thymin, während RNA die Base Uracil enthält. RNA verfügt zudem über eine Hydroxygruppe (-OH) mehr am Zucker (der Ribose). Dies führt zu einer geringeren Stabilität. Die DNA ist der dauerhafte Speicher der Erbinformationen. Sie dient als Blaupause für alle neu entstehenden Zellen und Proteine. Die RNA hat vor allem wichtige Funktionen in der Proteinbiosynthese. Die Unterschiede im Aufbau und damit der Stabilität richten sich also nach ihren Funktionen.
10. **Was ist mit „Immuntherapie" im Rahmen von Krebsbehandlungen gemeint?**
    Immuntherapeutika nutzen das Immunsystem des Patienten zur Bekämpfung der Krebserkrankung. Bei gesunden Menschen werden durch das Immunsystem täglich erfolgreich Zellen bekämpft, die zu Tumoren werden könnten. Durch verschiedene Immuntherapeutika, etwa Antikörper, Impfungen oder Checkpoint-Inhibitoren, kann das Immunsystem des Patienten bei der Krebsbekämpfung genutzt werden. Allerdings ist zu beachten, dass viele der Immuntherapeutika die Immunantwort derart verstärken, dass es z. B. zu Autoimmunreaktionen kommen kann.

## Kapitel 4

1. **Welche Medikamente werden im Rahmen der Depressionsbehandlung eingesetzt?**
   Die Therapie erfolgt unter Einsatz mehrerer möglicher Wirkstoffklassen. Zur ersten Wahl gehören SSRI (Selektive Serotonin-Wiederaufnahmehemmer), z. B. Sertalin, SSNRI (Selektive Serotonin-Noradrenalin-Wiederaufnahmehemmer), z. B. Venlafaxin oder SNRI (Selektive Noradrenalin-Wiederaufnahmehemmer), z. B. Reboxetin, sofern keine Sedierung erwünscht ist.
   Sollte ein sedierender Effekt angestrebt werden, erfolgt der Einsatz von Mirtazapin oder trizyklischen Antidepressiva (z. B. Amitriptylin). Als Medikamente der zweiten Wahl gelten MAO-Hemmer (Monoaminooxidase-Hemmer).

2. **Welche nicht-pharmakologischen Interventionen können durch Pflegende im Rahmen der stationären Therapie von Depressionserkrankten durchgeführt werden?**
Im Rahmen von Depressionen wird die Verhaltenstherapie mit hohem Erfolg eingesetzt. Patienten erhalten dabei auch Aufgaben und Übungen, die sie im Alltag durchführen sollen. Hierbei können Pflegende in bestimmten Situationen Hilfestellung leisten. Daneben sind gerade in der stationären Therapie die Strukturierung des Tages und die Motivation zur selbstständigen Bewältigung anfallender Aufgaben, wie der Körperpflege, sehr wichtige pflegerische Aufgaben.
3. **Was ist das Courvoisier-Zeichen?**
Das Courvoisier-Zeichen ist das Ertasten einer schmerzlosen, aber prall gefüllten Gallenblase im rechten oberen Quadranten. Es deutet auf eine Gallenstauung hin, die auf ein Pankreaskopf-Karzinom zurückgehen kann.
4. **Wie unterscheiden sich die verschiedenen Insulinpräparate?**
Die verschiedenen Insulinpräparate unterscheiden sich vor allem nach ihrer Wirkdauer bzw. ihrer Anschlagszeit. Altinsulin (Normalinsulin) war das erste entwickelte Insulin. Es hat eine schnelle Anschlagszeit bzw. eine kurze Wirkdauer und dient damit vor allem der kurzfristigen Korrektur des Blutzuckerspiegels. Langwirksame Insuline sollen den Blutzuckerspiegel über einen längeren Zeitraum stabilisieren. Sie eignen sich allerdings nicht zur Behandlung kurzfristiger Blutzuckerspitzen. Daneben existieren auch Mischinsuline. Viele Patienten erhalten eine Kombination verschiedener Insulinpräparate.
5. **Beschreiben Sie die Wirkweise von Schleifendiuretika.**
Schleifendiuretika wirken an der Henle-Schleife. Dort blockieren sie den Natrium-Kalium-2-Chlorid-Symporter (NKCC). Aufgabe dieses Transporters ist es, die aufgezählten Elektrolyte zurück ins Interstitium zu transportieren und sie auf diesem Wege im Körper zu halten. Wird er blockiert, werden mehr Elektrolyte mit dem Sekundärharn ausgeschieden, was auch eine erhöhte Ausscheidung von Wasser zur Folge hat. Einige Nebenwirkungen beim Einsatz von Schleifendiuretika können also leicht erahnt werden: Hypovolämie und Hypokaliämie.
6. **Nennen Sie die wichtigste Maßnahme bei der diabetischen Retinopathie.**
Die wichtigste Maßnahme ist die strenge Einstellung des Blutzuckerspiegels auf normale bzw. (sofern dies toleriert wird) tiefnormale Werte.
7. **Schätzen Sie den Leistungsumsatz von Pflegenden unter Zuhilfenahme des PAL-Werts ein.**
Pflegende dürften je nach konkreter Tätigkeit einen PAL-Wert zwischen 1,6 und 1,9 aufweisen. Männer haben durchschnittlich einen Grundumsatz von etwa 1.700 kcal/24 h. Der Leistungsumsatz männlicher Pflegender liegt also ungefähr zwischen 2.720 und 3.230. Frauen haben einen durchschnittlichen Grundumsatz von etwa 1.500 kcal/24 h. Der Leistungsumsatz weiblicher Pflegender liegt also ungefähr zwischen 2.500 und 2.850. Allerdings können hier starke Variationen auftreten.
8. **Nennen Sie die fettlöslichen Vitamine.**
Vitamin E, Vitamin D, Vitamin K, Vitamin A
Merkwort: EDEKA
9. **Was sind nicht-proteinogene Aminosäuren und welche kennen Sie?**
Nicht-proteinogene Aminosäuren sind Aminosäuren, die nicht zum Aufbau von Proteinen verwendet werden können. Es liegen deutlich mehr nicht-proteinogene als proteinogene Aminosäuren vor. Für lediglich 20 (proteinogene) Aminosäuren existieren Codons auf der DNA.
Nicht-proteinogene Aminosäuren können zahlreiche Funktionen, etwa im Stoffwechsel oder im Hormonhaushalt, haben. Die bekanntesten von ihnen dürften beispielsweise Gamma-Aminobuttersäure (GABA), ein Neurotransmitter, oder L-Thyroxin, ein Schilddrüsenhormon, sein.
10. **Beschreiben Sie die Glukoneogenese in Kürze.**
Die Glukoneogenese ist die Fähigkeit des Körpers, Glukose aus Fettsäuren und Aminosäuren herzustellen. Sie findet vorwiegend in Leber und Nieren statt. Die Glukoneogenese nutzt ähnliche Stoffwechselwege wie die Glykolyse, kehrt diese Prozesse jedoch teilweise um. Auf diesem Weg kann aus Laktat (oder anderen Substraten) eine Form der Fruktose hergestellt werden, die dann in mehreren Schritten zu Glukose weiterverarbeitet wird. Die Glukoneogenese ist besonders in Zeiten aktiv, in denen keine Nahrungsaufnahme stattfindet (z. B. in der Nacht).

## Kapitel 5

1. **Nennen Sie vier B-Vitamine und erläutern Sie kurz ihre Funktion.**
   - Vitamin B1 (Thiamin): Funktion im Glukosestoffwechsel der Mitochondrien, v. a. wichtig für das Nervensystem
   - Vitamin B3 (Niacin): Funktion im Eiweiß-, Fett- und Kohlenhydratstoffwechsel, v. a. wichtig für Haut, Muskeln, Nerven und DNA-Replikation
   - Vitamin B9 (Folsäure): Funktion bei der Nukleotidbildung, v. a. wichtig für die DNA-Replikation
   - Vitamin B12 (Cobalamin): Funktion bei der Nukleotidbildung, v. a. wichtig für das Nervensystem und bei der Blutbildung

   Anmerkung: Da es sich bei beinahe allen B-Vitaminen um Koenzyme im Zellstoffwechsel handelt, überschneiden sich ihre Wirkungen teilweise sehr stark. Dennoch können bei einem spezifischen Mangel sehr konkrete Störungsbilder auftreten (z. B. Neuralrohrdefekte im Rahmen eines Folsäuremangels während der Schwangerschaft).
2. **Erläutern Sie die Aufgaben des in der Leber gebildeten Albumins.**
Albumin hat vor allem zwei Funktionen. Es dient der Aufrechterhaltung des kolloidosmotischen Drucks im Gefäßsystem und fungiert als Transportprotein für wasserunlösliche Stoffe (z. B. Kortisol oder Vitamin D).
3. **Unterscheiden Sie Leberfibrose und Leberzirrhose.**
Bei beiden Störungen handelt es sich um einen bindegewebigen Umbau der Leber. Im Falle der Leberfibrose ist die Läppchenstruktur allerdings noch erhalten, während sie bei der Leberzirrhose bereits verloren gegangen ist.
4. **Erläutern Sie die negativen Effekte von Paracetamol in Bezug auf die Leber.**
Paracetamol wird in der Leber verstoffwechselt. Ist die toxische Schwelle bei der Dosierung überschritten, kommt es zu einer Überforderung des Stoffwechselweges. Dabei fällt der toxische Zwischenmetabolit N-Acetyl-p-benzochinonimin (NAPQI) im hohen Maße an, der durch die beschriebene Überforderung nicht angemessen abgebaut werden kann. Dies führt zu Leberzellnekrosen und damit zum Leberversagen innerhalb weniger Tage. Daher muss auch bei dem vermeintlich sicheren Analgetikum Paracetamol streng auf die korrekte Dosierung geachtet werden.
5. **Beschreiben Sie das Krankheitsbild der rheumatoiden Arthritis und erläutern Sie, was das Störungsbild mit den Händen zu tun hat.**
Die rheumatoide Arthritis ist eine Autoimmunerkrankung, bei der es zur Ausbildung von Antikörpern gegen körpereigene Strukturen und zur Phagozytenaktivierung kommt. Besonders davon betroffen sind die Gelenkknorpel. Dies führt zu Gelenkentzündungen, die in

Gelenkverschleiß übergehen können. Insbesondere in der Frühphase der Erkrankung sind die Hände (v. a. die Fingergelenke) betroffen.

6. **Was ist das WHO-Stufenschema und was ist in der Schmerztherapie mit „by the clock" gemeint?**
   Das WHO-Stufenschema stellt ein Basisvorgehen im Rahmen der Schmerztherapie dar. Das Schema besteht aus drei Stufen:
   - Stufe 1: Nicht-Opioide
   - Stufe 2: Schwache Opioide
   - Stufe 3: Starke Opioide

   Die 1. Stufe kann mit den Stufen 2 oder 3 kombiniert werden, um sowohl eine periphere als auch eine zentrale Schmerzmittelwirkung zu ermöglichen. Daneben können auf jeder Stufe Koanalgetika verabreicht werden.
   „By the clock" ist ein Teilprinzip des Leitschemas „By the ladder, by the mouth, by the clock" in der Schmerztherapie. Mit „by the ladder", also „Mit der Leiter", ist das WHO-Stufenschema gemeint, das befolgt werden sollte. „By the mouth" bedeutet, dass Schmerzmittel, die über einen längeren Zeitraum verabreicht werden, idealerweise oral eingenommen werden sollten. „By the clock", also „nach der Uhr" meint, dass Schmerzmittel besser regelmäßig als nach Bedarf eingenommen werden sollten, um einen Wirkstoffspiegel aufzubauen. Das spricht nicht grundsätzlich gegen eine Bedarfsmedikation. Es sollte aber immer gründlich geprüft werden, ob es sich um einen Bedarf in gelegentlichen Akutfällen oder einen täglichen Bedarf handelt. Trifft Letzteres zu, ist es sinnvoller, die regelmäßigen Analgetikagaben angemessen hoch zu dosieren und auf die Einhaltung der regelmäßigen Einnahme zu achten.
7. **Was sind Koanalgetika?**
   Koanalgetika sind Medikamente, die nicht als Schmerzmittel entwickelt wurden, aber schmerzmodulierende Eigenschaften haben und daher insbesondere bei chronischen Schmerzen als Begleitmedikation zu den verordneten Analgetika eingesetzt werden. Sie stammen aus den unterschiedlichsten Wirkstoffgruppen, darunter Glukokortikoide, Antidepressiva oder Antiepileptika. Sie werden oftmals geringer dosiert als bei ihren Ursprungsindikationen. Besonders wirksam sind viele von ihnen bei neuropathischen Schmerzen.
8. **Welche pflegerischen Maßnahmen müssen bei Vorliegen eines ausgeprägten Aszites regelmäßig durchgeführt werden?**
   Die konkreten pflegerischen Maßnahmen hängen von den individuellen Gesamtumständen des jeweiligen Patienten ab. Dennoch können einige grundsätzliche Aspekte herausgearbeitet werden. So sollten die Patienten in der oftmals nur noch schwierig möglichen Mobilisation unterstützt werden. Auch die gezielte Hilfe bei der Lagerung, unter anderem zur Unterstützung der Atemtätigkeit, sollte stets gewährleistet sein. Der Pflege der Bauchhaut kommt eine weitere wichtige Bedeutung zu: Sie ist stark beansprucht und sollte entsprechend schonend behandelt und unterstützend gepflegt werden. Zudem muss die Kontrolle von Ein- und Ausfuhr und ggf. eine Trinkmengenrestriktion erfolgen. Regelmäßiges Wiegen ermöglicht eine gezielte Überwachung des Ödemvolumens.
9. **Beschreiben Sie die Anlage eines TIPS.**
   Bei einem TIPS (Transjugulärer intrahepatischer portosystemischer Shunt) wird eine Verbindung zwischen der Portalvene und der Vena cava geschaffen. Hierfür wird ein Katheter über die Jugularvene eingeführt. Durch den Katheter erfolgt die Punktion der Leber, sowie die Einführung eines Drahtes (Seldinger-Technik), über den der Shunt eingebracht werden kann.
10. **Auf was müssen Patienten nach einer Milzentfernung achten?**
    Nach einer Milzentfernung ist das Risiko für schwerste (bakterielle) Infektionen deutlich erhöht. Dies gilt vor allem, wenn die Milz bereits im Kindesalter entfernt werden musste. Die Betroffenen müssen hierfür sensibilisiert werden. Idealerweise erfolgen zudem alle empfohlenen Schutzimpfungen. Auch Antibiotikaprophylaxen können in bestimmten Situationen eingesetzt werden.
    Zudem steigt das Risiko für Thrombosen und Embolien (Portalvenenthrombose, Herzinfarkte) im späteren Lebensalter an. Dennoch kann auch nach einer Milzentfernung ein normales Leben möglich sein.

## Kapitel 6

1. **Wie unterscheiden sich Vorhof- und Kammerflimmern?**
   Bei beiden Erkrankungen handelt es sich um Herzrhythmusstörungen und in beiden Fällen kommt es zu unkoordinierten Erregungen und damit zum funktionellen Stillstand bestimmter Herzregionen. Durch die elektrische Trennung von Vorhöfen und Herzkammern bleiben die jeweiligen Flimmerphänomene allerdings auf die jeweiligen Herzanteile beschränkt. Dies bedeutet, dass im Falle eines Vorhofflimmerns nur die Vorhöfe unzureichend schlagen, was mit einer milden Abnahme der Herzleistung einhergeht. Im Falle eines Kammerflimmerns wird allerdings kein Auswurf mehr generiert, sodass ein (funktioneller) Herz-Kreislauf-Stillstand vorliegt.
2. **Was sind Gliazellen und welche Rolle spielen sie im Gehirn?**
   Gliazellen sind Stütz- und Hilfszellen mit zahlreichen Aufgaben. Der Begriff umfasst eine relativ große Gruppe unterschiedlicher Zelltypen, die von den Neuronen abgegrenzt werden können. So etwa die Astrozyten, die eine Stütz- und Ernährungsfunktion haben und die an der Blut-Hirn-Schranke beteiligt sind oder die Oligodendrozyten, die die Markscheiden der zentralen Neurone bilden. Auch im peripheren Nervensystem finden sich Gliazellen, etwa die Schwann-Zellen (sie bilden die Markscheiden) oder die Mantelzellen (sie ummanteln den Zellkörper der Neurone, vor allem in den Ganglien).
3. **Beschreiben Sie den Aufbau des Mittelhirns.**
   Das Mittelhirn (Mesencephalon) ist ein Teil des Hirnstamms und umfasst an ihrer vorderen Basis die Großhirnschenkel (Crura cerebri), dorsal davon die Mittelhirnhaube (Tegmentum mesencephali) und das Mittelhirndach (Tectum mesencephali). Die Großhirnschenkel leiten die Signale der Großhirnrinde weiter. In der Mittelhirnhaube liegt die Substantia nigra, die für die Bewegungssteuerung wichtig ist. Das Mittelhirndach besteht aus der Vierhügelplatte, die wichtig für optische Reflexe und die Hörbahn ist.
4. **Welche Aufgaben hat der Thalamus?**
   Der Thalamus wird manchmal auch als „Tor zum Bewusstsein" bezeichnet. Er liegt im Zwischenhirn und dient als Umschaltzentrale für eingehende Signale aus der Körperperipherie. Die Signale werden hier nach Wichtigkeit gefiltert und ins Großhirn weitergeleitet. Auch befinden sich Opioidrezeptoren im Thalamus, sodass hier beispielsweise die Schmerzwahrnehmung verändert wird.
5. **Erläutern Sie, wieso eine Schädigung des Hirnstamms, etwa durch eine Dens-axis-Fraktur, tödlich sein kann.**
   Im Hirnstamm befinden sich unter anderem die Atem- und Kreislaufzentren. Werden sie durch den abgebrochenen Dens axis im Rahmen einer Halswirbelverletzung verletzt, hat dies ihren unmittelbaren Funktionsausfall und damit den Tod zur Folge.
6. **Wodurch zeichnen sich Kopfschmerzen im Rahmen einer Subarachnoidalblutung am ehesten aus?**
   Eine Subarachnoidalblutung zeichnet sich am ehesten durch einen plötzlichen, heftigsten Kopfschmerz aus („Wie ein Schuss in den Kopf!"), der okzipital am stärksten ausgeprägt sein kann, aber nicht muss. Zudem kann eine Nackensteifigkeit hinzukommen.

7. **Welche Bedeutung haben Blut-Hirn- und Blut-Liquor-Schranke?**
Blut-Hirn- und Blut-Liquor-Schranke verhindern, dass es zu einem unregulierten Stoffaustausch von Blut und Hirn bzw. Blut und Liquor kommt. Am einfachsten ist dies an bestimmten Medikamenten nachvollziehbar. So wirken Lokalanästhetika (z. B. Lidocain) auch bei intravenöser Gabe nicht zentral, obwohl sie einen starken Einfluss auf die Natriumkanäle haben. Sie sind nicht fettlöslich und es findet sich kein spezifisches Transportsystem für sie. Sedativa (z. B. Diazepam) hingegen sind lipophil und können die Blut-Hirn-Schranke daher überwinden.
8. **Welche Therapie erfolgt bei Patienten mit einem ischämischen Schlaganfall als Sekundärprophylaxe?**
Bei Patienten mit Vorhofflimmern wird das Vorhofflimmern behandelt. Sollte dies nicht möglich sein, werden Cumarine (Marcumar) oder „Direkte orale Antikoagulanzien (DOAKs)" (z. B. Eliquis®) verabreicht. Bei Patienten ohne Vorhofflimmern werden Thrombozytenaggregationshemmer eingesetzt (z. B. ASS oder Clopidogrel®). Zudem werden Hypercholesterinämien durch Statine (z. B. Simvastatin®) behandelt und der Blutdruck wird auf normale bis hochnormale Werte eingestellt (120/70–140/90 mmHg).
9. **Was ist der Unterschied zwischen eine Hemiparese und einer Hemiplegie?**
Sowohl bei einer Hemiparese als auch bei einer Hemiplegie ist eine Körperhälfte von einer Lähmung betroffen. Bei einer Hemiplegie ist diese vollständig ausgeprägt, bei der Hemiparese ist sie unvollständig.
10. **Worauf weist der Babinski-Reflex hin?**
Der Babinski-Reflex zeichnet sich durch eine Dorsalextension des großen Zehs und einer Spreizung der übrigen Zehen bei Bestreichen des lateralen Fußrandes aus. Er gilt als sogenanntes „Pyramidenbahnzeichen" und weist auf eine Schädigung der Störung der Pyramidenbahn in Form einer Läsion (z. B. durch einen Schlaganfall) oder einer funktionellen Störung (nach einem Grand-Mal-Anfall). Bis zur Vollendung des ersten Lebensjahres gilt der Babinski-Reflex als physiologisch.

## Kapitel 7

1. **Warum ist es wichtig, die Ursache eines Sturzes zu erfragen?**
Sowohl äußere als auch innere Ursachen können zu Stürzen führen. Ein vermeintlich einfaches Stolpern über eine Teppichkante kann auf eine bisher unerkannte neurologische Störung zurückgehen und ein Sturz in Folge einer Synkope muss anders betrachtet werden als ein Sturz, der bei voller Fahrt mit dem Rad auf glattem Untergrund erfolgte.
2. **Beschreiben Sie, wie Aktin und Myosin im Sarkomer zusammenarbeiten und welche Rolle Titin dabei spielt.**
Aktin, Myosin und Titin sind Strukturproteine, die in der Muskelzelle vorkommen. Das Aktin ist an den Z-Scheiben aufgehängt und liegen somit seitlich im Sarkomer. Myosin befindet sich in der Mitte des Sarkomers und ist über das Titin mit den Z-Scheiben verbunden. Myosin verfügt über kleine Köpfchen, die in das Aktin greifen und das Sarkomer im Rahmen einer Schlagbewegung verkürzen können. Im Ruhezustand ist das Aktinfilament durch Troponin und Tropomyosinfäden blockiert. Im Rahmen einer Muskelkontraktion fließt $Ca^{2+}$ in die Muskelfaser ein, sorgt für eine Spaltung von ATP durch das Myosinköpfchen, um die nötige Energie bereit zu stellen und bindet an das Troponin. Auf diese Weise löst sich die Blockade und es kann zur Schlagbewegung kommen. Der Zyklus wird durch eine neue Anlagerung von ATP beendet. Liegt, etwa bei Verstorbenen, kein ATP mehr vor, verbleiben die Muskeln in ihrer Starre (Totenstarre). Diese löst sich erst wieder, wenn die Muskelfasern sich zersetzen.
3. **Unterscheiden Sie Schalt- und Generallamellen.**
Schaltlamellen sind die Reste alter Osteone. Sie wurden durch Osteoklasten teilweise abgebaut und liegen zwischen den intakten Osteonen. Die Generallamellen umfassen sowohl die innere als auch die äußere Zirkumferenz (Ausdehnung/Einfassung) des Knochens.
4. **Beschreiben Sie das Vorgehen im Rahmen einer Gelenkpunktion.**
1. Aufsuchen und Befühlen der Punktionsstelle
2. Desinfektion der Hände und der Punktionsstelle
3. Anziehen steriler Handschuhe und steriles Abdecken der Punktionsstelle (Einstichstelle und Umgebung nun nicht mehr berühren!)
5. Ggf. Lokalanästhesie
6. Stichinzision (Vermeidung einer Keimverschleppung durch Hautstanzzylinder)
7. Punktion, ggf. unter sonografischer oder radiologischer Kontrolle
8. Aspiration (ohne starken Sog!) oder Injektion
9. Wundverband (steril), ggf. Kompressionsverband
5. **Was ist die Mikulicz-Linie?**
Die Mikulicz-Linie wird auch als Tragelinie des Beines bezeichnet. Sie ist eine gedachte Linie, die vom Zentrum des Femurkopfes zum Zentrum des oberen Sprunggelenks zieht. Auf ihr ruht das Gewicht des Körpers. Bei Patienten mit X- oder O-Beinen verläuft die Mikulicz-Linie nicht durch das Kniegelenk (Normalstellung), sondern weicht davon ab. Sowohl X- als auch O-Beine führen zu Schädigungen von Gelenken und Knorpeln durch die Fehlbelastung der Beine.
6. **Welche Bewegungen sind durch die einzelnen Muskeln der Rotatorenmanschette möglich?**
- Musculus infraspinatus: Außenrotation des Armes, Abduktion beim gesenkten und Adduktion beim gehobenen Arm
- Musculus supraspinatus: Außenrotation des Armes, Abduktion beim gesenkten Arm
- Musculus subscapularis: Innenrotation, Adduktion beim gehobenen Arm
- Musculus teres minor: Außenrotation, Retroversion und Adduktion des Armes
7. **Was ist die PECH-Regel?**
Die PECH-Regel kann bei stumpfen Verletzungen angewendet werden. P = Pause (Ruhigstellung), E = Eis (Kühlung), C = Compression (Kompression) – z. B. durch stabilisierenden Verband, H = Hochlagerung
8. **Beschreiben Sie den Aufbau des Unterschenkels.**
Der Unterschenkel besteht aus zwei Knochen, Tibia (Schienbein) und Fibula (Wadenbein). Er reicht vom Kniegelenk bis zum oberen Sprunggelenk und umfasst die vordere (Strecker und Wadenbeinmuskulatur) und die hintere Unterschenkelmuskulatur (oberflächliche und tiefe Schicht) mit insgesamt 11 Muskeln, die in 4 Muskellogen organisiert sind, die durch Faszien voneinander getrennt sind. Durch diese enge Anordnung kann es im Rahmen von Einblutungen oder sehr starker, andauernder äußerer Kompression zum Kompartmentsyndrom kommen.
9. **Welche besonderen pflegerischen Herausforderungen ergeben sich durch Verletzungen des Bewegungsapparates bei alleinstehenden älteren Menschen?**
Verletzungsfolgen sind bei älteren Menschen oft langandauernd und schwerwiegend. Nicht selten führt zum Beispiel eine Fraktur des Oberschenkelhalses zur Pflegebedürftigkeit. Je nachdem in welcher Phase der Behandlung sich ein Patient befindet, werden unterschiedliche pflegerische Unterstützungsangebote und Schwerpunktsetzungen

erforderlich. So müssen Folgeschäden und Komplikationen bereits in der Frühphase einer Verletzung durch die richtigen Prophylaxen verhindert werden. Eine wesentliche Rolle spielt auch die frühestmögliche Mobilisation der Betroffenen. Im Verlauf muss immer wieder der Unterstützungsbedarf unter Einbeziehung der Patientenwünsche ermittelt werden, auf dem dann die einzelnen Maßnahmen aufbauen können.

10. **Welche Unterschiede in Bezug auf Knochenfrakturen bestehen zwischen älteren Menschen und Kindern?**
Ältere Menschen weisen eine schlechtere Wund- und Knochenheilung auf als Kinder. Frakturen sind bei ihnen im Regelfall langwieriger. Zudem splittern Knochen des älteren Menschen öfter und sind, etwa durch eine Osteoporose, schwächer, sodass Frakturen auch bei Bagatelltraumen auftreten können. Kinder hingegen haben weichere Knochen, die elastisch auf Krafteinwirkungen reagieren. Bei ihnen kann es sogar zu einer sogenannten Grünholzfraktur kommen, bei der der Knochen zwar gebrochen ist, aber ein intaktes Periost aufweist (ähnlich wie ein geknickter Ast).

## Kapitel 8

1. **Wie sehen Aphten auf schwarzer Haut aus?**
Viele Hauterkrankungen oder Hautsymptome sehen bei Menschen unterschiedlicher Hautfarbe auch unterschiedlich aus. So zum Beispiel wirkt der typische Masernausschlag bei Menschen mit schwarzer oder brauner Hautfarbe nicht rötlich, sondern zeichnet sich durch kleine fleckige Knötchen aus, die dunkler sein können als die eigentliche Hautfarbe. Aphten hingegen sehen auf dunkler Haut ähnlich aus wie auf heller. Auch hier handelt es sich um ulzerative Veränderungen, die weißliche Beläge aufweisen können.
2. **Erläutern Sie kurz die Entstehung von Karies.**
Karies ist eine zerstörende Erkrankung des Zahnhartgewebes. Auch bei Gesunden sind die Zähne von einer Mikroflora umgeben. Einige der Bakterien können, wenn ihnen ausreichend viele Kohlenhydrate zur Verfügung stehen, organische Säuren produzieren, die den lokalen pH-Wert absenken und so Kalzium aus dem Zahn herauslösen. Es kommt zur Bildung von kariösen Läsionen, die man umgangssprachlich als „Löcher im Zahn" bezeichnet.
3. **Geben Sie an, auf welcher Perzentile ein 6-jähriger Junge mit einem BMI von 15 liegt, und erläutern Sie, was dies bedeutet.**
Ein 6-jähriger Junge mit einem BMI von 15 liegt etwa auf der 10. Perzentile. Dies bedeutet, dass 90 % der Jungen im selben Alter einen höheren BMI haben als er. Das ist nicht zwangsläufig ein pathologisches Zeichen. Dennoch sollte bei diesem Jungen darauf geachtet werden, wie er sich weiterentwickelt. Außerdem sollte eine gründliche Untersuchung möglicher Ursachen erfolgen.
4. **Beschreiben Sie den Aufbau des oberen Sprunggelenks.**
Das obere Sprunggelenk setzt sich aus den distalen Enden von Wadenbein (Fibula) und Schienbein (Tibia) sowie dem Sprungbein (Talus) zusammen. Fibula und Tibia bilden die zangenförmige Malleolengabel und fassen damit das Sprungbein ein. Das obere Sprunggelenk ermöglicht Plantarflexion (Absenken des Fußes) und Palmarextension (Anheben des Fußes). Gesichert wird es durch das Ligamentum collaterale laterale und das Ligamentum collaterale mediale (Ligamentum deltoideum), die sich noch in einzelne Bänder unterteilen lassen.
5. **Erläutern Sie den Unterschied zwischen Sensitivität und Spezifität.**
Sensitivität und Spezifität sind Gütekriterien für diagnostische Tests. Die Sensitivität beschreibt, wie gut ein Test eine Störung korrekt aufdecken kann. Die Spezifität beschreibt, wie verlässlich ein unauffälliges Ergebnis eines Tests ist. Beide Gütekriterien werden in Prozent ausgedrückt. Hat ein Test eine Sensitivität von 90 %, so werden 90 von 100 Erkrankten positiv getestet, 10 erhalten ein falsch negatives Ergebnis. Hat ein Test eine Spezifität von 95 %, so werden 95 von 100 Gesunden korrekt als gesund erkannt, 5 erhalten ein falsch positives Ergebnis.
6. **Nennen Sie zwei seltenere Anämieformen, die vor allem bei Kindern und Erwachsenen aus Afrika auftreten können.**
   - Sichelzellanämie
   - Thalassämie
7. **Nennen Sie 3 mögliche Komplikationen einer Darmspiegelung.**
   1. Ateminsuffizienz durch Sedierungszwischenfall
   2. Ruptur der Darmwand
   3. Gefäßverletzung mit Blutungskomplikation
8. **Eine mögliche Begleitkomplikation der Colitis ulcerosa ist die „primär sklerosierende Cholangitis". Um was für ein Krankheitsbild handelt es sich hier?**
Die primär biliäre Cholangitis ist eine Autoimmunerkrankung der Leber, die in über 90 % der Fälle Frauen betrifft. Es kommt zu chronischen Entzündungen der Gallengänge, die zu Narbenbildung führen und damit den Galleabfluss erschweren. Zudem ist das Risiko, ein Gallengangskarzinom zu entwickeln, durch den ständigen Entzündungsreiz erhöht.
9. **Warum sollen Ballaststoffe im akuten Schub eines Morbus Crohn gemieden werden?**
Ballaststoffe sind Nahrungsbestandteile, die vom Körper nicht aufgenommen werden können. Sie regen den Darm zur Peristaltik an und können somit als eine Art Training für den Darm verstanden werden. Im Falle eines akuten Schubs eines Morbus Crohn ist die Darmwand stark entzündet und rissig. Wird sie nun durch Ballaststoffe verstärkt zur Peristaltik angeregt, können sich sowohl die Schmerzen als auch die entzündeten Wunden der Darmwand verstärken.
10. **Welche Nebenwirkungen hat eine länger andauernde Kortisoltherapie?**
Die wichtigste Nebenwirkung ist die Entstehung einer Osteoporose, da vermehrt Kalzium aus dem Knochen ausgebaut wird. Kortisol sorgt als Stresshormon für eine Bereitstellung von Kalzium, eine Erhöhung des Blutzuckerspiegels und eine Erhöhung des Blutdrucks. Seine Aufgabe ist es also, dem Körper Energie für mögliche Krisensituationen bereitzustellen. Zudem kommt es oftmals zur Fettumverteilung bis hin zur Stammfettsucht, zur Hautatrophie und zur Ausbildung einer Steroidakne.

## Kapitel 9

1. **Beschreiben Sie die geistigen und körperlichen Veränderungen bei einer Trisomie 18.**
Die Trisomie 18 wird auch „Edwards-Syndrom" genannt. Das 18. Autosom liegt dreifach vor, somit ist der Karyotyp entweder 47,XX,+18 (männlich) oder 47,XY,+18 (weiblich). Typische Symptome sind Veränderungen der Hände und der Ohren, ein langgezogener, schmaler Schädel, Veränderungen des Mittelgesichtes, wie etwa eine

Lippen-Kiefer-Gaumen-Spalte sowie Fehlbildungen des Gehirns und der anderen inneren Organe. Nur 5 % der Betroffenen werden älter als 12 Monate. Patienten, die länger überleben, weisen im Regelfall schwere geistige und körperliche Behinderungen auf.

2. **Wann erfolgt die Anlage der weiblichen Eizellen?**
Die Anlage erfolgt bereits vor der Geburt. Die Zellen treten jedoch in einen Teilungsstillstand ein, sodass die Meiose erst durch die hormonellen Veränderungen im Rahmen der Pubertät fortgeführt wird.
3. **Um welche Erkrankung handelt es sich bei einem Grünen Star?**
Der Fachbegriff für den Grünen Star lautet Glaukom. Es können eine akute (Engwinkelglaukom) und eine chronische Form (Offenwinkelglaukom) unterschieden werden. In beiden Fällen kommt es zu einer Erhöhung des Kammerwasservolumens und damit zur Erhöhung des Augeninnendrucks. Beim Engwinkelglaukom ist diese jedoch deutlich stärker ausgeprägt. Es kann unter anderem zu Schäden der Linse kommen. Beim Offenwinkelglaukom wird der Sehnerv durch den chronischen Druck belastet, sodass die Sehnervenfasern nach und nach untergehen.
4. **Was sind Dioptrien?**
Dioptrien (dpt) ist der Begriff für die Brechkraft einer Linse. Oftmals wird der Begriff allerdings bei Menschen mit Störungen des Sehens verwendet, um auszudrücken, welche Brillen- oder Kontaktlinsenstärke sie benötigen (SPH-Wert). Es geht also nicht um die Brechkraft der Augenlinse. Je nachdem, ob eine Person kurz- oder weitsichtig ist, können nur Gegenstände in der Nähe (Kurzsichtigkeit) oder in der Ferne (Weitsichtigkeit) scharf gestellt werden. Kurzsichtige Menschen benötigen Sehhilfen mit negativem SPH-Wert, weitsichtige Menschen mit positivem.
5. **Was sind Plasmaproteine und wo werden die meisten von ihnen gebildet?**
Plasmaproteine sind die im Blutplasma vorhandenen Proteine. Sie haben unterschiedliche Aufgaben, wie etwa Blutgerinnung (Gerinnungsfaktoren), Transport (Albumin, Lipoproteine), Immunabwehr (Antikörper) oder die Aufrechterhaltung des onkotischen Drucks (Albumin). Die meisten von ihnen werden in der Leber gebildet, einige jedoch auch in anderen Geweben. So zum Beispiel werden Antikörper von Plasmazellen produziert, die sich vor allem im Knochenmark befinden.
6. **Welche Aufgaben haben Natürliche Killerzellen?**
Natürliche Killerzellen können antigenunabhängig den Zelltod von virusinfizierten Zellen einleiten und sind somit Teil der angeborenen Immunabwehr. Sie haben die Aufgabe, Zellen zu zerstören, bei denen eine Auffälligkeit der Oberflächenproteine (v. a. der MHC-I-Moleküle) besteht.
7. **Was ist ein Lymphom? Wodurch unterscheidet es sich von einer Leukämie?**
Lymphome umfassen eine große Gruppe von Erkrankungen, die mit einer unkontrollierten Vermehrung von B- oder T-Lymphozyten einhergehen. Sie lassen sich in Hodgkin- und Non-Hodgkin-Lymphome unterteilen. Lymphomzellen finden sich unter anderem in den lymphatischen Organen. Die Abgrenzung zu lymphatischen Leukämien ist allerdings nicht trennscharf. Die CLL, also die Chronische Lymphatische Leukämie, ist gleichzeitig ein niedrigmalignes Non-Hodgkin-Lymphom.
8. **Was ist eine Transfusionsreaktion?**
Transfusionsreaktionen lassen sich in immunologische und nicht-immunologische Transfusionsreaktionen unterteilen. Zu den nicht-immunologischen Transfusionsreaktionen gehören Störungen des Wasser-Elektrolythaushalts und die Gefahr der Hypothermie. Zu den immunologischen Transfusionsreaktionen gehören allergische Komplikationen, Hämolysen bei AB0-Inkompatibilitäten und weitere sehr spezielle Störungen. Zur Verhinderung von AB0-Inkompatibilitäten wird durch das Labor eine Kreuzprobe durchgeführt, bei der eine Blutprobe des Patienten mit dem Spenderblut gekreuzt und so auf Verträglichkeit geprüft wird. Zur Absicherung wird durch den transfundierenden Arzt direkt vor der Gabe der Transfusion ein Bedside-Test durchgeführt, bei dem das Blut des Patienten auf zwei Testfelder aufgetragen wird. Auf diese Weise wird getestet, mit welchen Antigenen das Blut des Patienten reagiert (Anti-A und/oder Anti-B). Im Anschluss daran wird überprüft, ob die gekreuzte Blutkonserve, die mit der Blutgruppe beschriftet ist, verabreicht werden darf.
9. **Wie funktioniert ein Port?**
Ein portosystemischer Shunt (Port) ist ein unter der Haut implantiertes Injektionskissen, das über eine Drainage im Gefäßsystem mit dem rechten Vorhof verbunden ist. Ein Port hat zwei Vorteile. Zum einen ist es nicht nötig, regelmäßig nach neuen Gefäßen zu suchen, die bei häufigen Punktionen zunehmend vernarben können. Zum anderen können auch aggressivere, gefäßwandreizende Medikamente, wie etwa Chemotherapeutika, verabreicht werden, ohne dass es zu Gefäßschäden kommt.
10. **Welche Symptome treten bei einem Leukostase-Syndrom auf?**
Beim Leukostase-Syndrom kommt es zu Mikrozirkulationsstörungen durch massenhaft unreife Leukozyten im Blutgefäßsystem. Die Symptome sind unter anderem Dyspnoe, Hypoxie, Kopfschmerz, Thrombosen, retinale und zerebrale Blutungen und Bewusstseinsstörungen.

## Kapitel 10

1. **Erläutern Sie die Funktionsweise einer Dialysemaschine.**
Eine Dialysemaschine besteht aus einer Pumpe, zu- und wegführenden Schläuchen und einem Dialysator, der mit dem Dialysat gefüllt ist. Dem Patienten wird kontinuierlich Blut entnommen und durch den Dialysator gepumpt. In kleinen Kunststoffkapillaren befindet sich hier bereits das Dialysat, das eine spezielle Mischung aus Flüssigkeit und Teilchen enthält. Blut und Dialysat sind durch die semipermeablen Kapillarmembranen getrennt. Während Wasser und Moleküle bis zu einer mittleren Größe passieren können, werden Blutzellen und größere Proteine daran gehindert, in das Dialysat überzutreten. Es kommt nun zur Angleichung der Teilchenkonzentration zwischen Dialysat und Blutplasma, sodass gezielt Stoffe aus dem Blut entfernt (z. B. Kalium) oder hinzugefügt (z. B. Kalzium) werden können. Das auf diese Weise „gereinigte“ Blut wird im Anschluss daran zurück in das Gefäßsystem des Patienten geleitet.
2. **Was ist eine Peritonealdialyse?**
Bei einer Peritonealdialyse handelt es sich um ein Dialyseverfahren, für das kein Shunt und keine große Dialysemaschine benötigt wird. Der Patient verfügt über einen Bauchdeckenkatheter, an dem ein Beutel mit Dialysat angeschlossen werden kann. Die Flüssigkeit wird nun in den Bauchraum geleitet und verbleibt dort für mehrere Stunden. Über die Peritonealwand kommt es zum Teilchenaustausch und das Dialysat kann abgelassen werden. Das Dialysat wird mehrfach täglich gewechselt, sodass zwar immer Flüssigkeit im Bauchraum des Patienten verbleibt, er aber einer verhältnismäßig normalen Alltagsgestaltung nachgehen kann, da er nicht mehrfach die Woche mehrere Stunden im Dialyseinstitut verbringen muss. In einigen Fällen können, vor allem zur Nacht, auch Pumpsysteme eingesetzt werden, die den Wechsel des Dialysats in Teilen automatisieren.

3. **Welche Ernährungsregeln gelten für Menschen, die auf eine Dialysebehandlung angewiesen sind?**
Dialysepatienten sollten sich ausgewogen ernähren. Dazu gehören viele pflanzliche Nährstoffe, ausreichend Kalorien und Proteine. Speisesalz, Kalium und Phosphat sollten nicht übermäßig konsumiert werden. Die Wasseraufnahme sollte kontrolliert erfolgen und kontrolliert werden.
4. **Was ist eine Amyloidose?**
Amyloidosen sind eine Gruppe von Erkrankungen, bei der sich fehlgefaltete Proteine, die als Amyloide bezeichnet werden, in Organen und Geweben ablagern und ihre Funktion beeinträchtigen können. Amyloidosen können angeboren oder erworben sein. Erworbene Amyloidosen können als Alterserscheinung (Zunahme von Proteinfehlfaltungen durch Funktionsstörungen im Alter) oder als Folge von chronischen Entzündungs- bzw. Immunprozessen auftreten.
5. **Erläutern Sie den Aufbau des Juxtaglomerulären Apparats.**
Der Juxtaglomeruläre Apparat besteht aus drei Elementen: extraglomeruläre Mesangiumzellen, juxtaglomeruläre Zellen (Polkissen) und Macula densa. Er liegt am Kontaktpunkt von Glomerulus und distalem Tubulus. Die Aufgabe des Juxtaglomerulären Apparats sind die Bildung von Renin, die Regulation der Nierendurchblutung und die Messung der Chlorid-Konzentration im distalen Tubulus zur Bestimmung der Filtrationsleistung der Niere.
6. **Was darf an einem Arm mit Dialyse-Shunt nicht durchgeführt werden?**
An einem Shuntarm dürfen keine Blutdruckmessungen und Gefäßpunktionen durchgeführt werden. Zudem müssen Verletzungen, Druckstellen durch zu enge Kleidungsstücke und Verschmutzungen vermieden werden.
7. **Wie wird der „Hirntod" definiert? Was ist der Unterschied zu „klinischem" und „biologischem Tod"?**
Der Hirntod ist der „irreversible Funktionsausfall des Gehirns". Dies umfasst Großhirn, Kleinhirn und Hirnstamm. Der Hirntod folgt dem klinischen Tod, der als Erlöschen von Kreislauf und Atmung definiert ist. Letzterer ist durch Reanimationsmaßnahmen potenziell umkehrbar. Es folgt der biologische Tod, mit dessen Eintreten der Patient endgültig verstorben ist. Da der Hirntod nur eine sehr kurze Phase im Sterbeprozess darstellt und ein fließender Übergang zwischen klinischem Tod, Hirntod und biologischem Tod besteht, ist mit Hirntod meistens der irreversible Funktionsausfall des Gehirns bei beatmeten Patienten gemeint. Werden Atmung und ggf. Kreislauf künstlich aufrechterhalten, werden die Organe anhaltend mit Sauerstoff versorgt und bleiben damit funktionsfähig.
8. **Nennen Sie verschiedene Formen der Abstoßungsreaktion.**
Es existieren drei Formen der Abstoßungsreaktion:
1. Hyperakute Abstoßungsreaktion – innerhalb von Minuten bis Stunden nach der Transplantation durch bereits vorhandene Antikörper gegen das Transplantat. Das Transplantat muss sofort entfernt werden; diese Abstoßungsreaktion wird durch Cross-Match-Untersuchungen im Vorfeld verhindert.
2. Akute Abstoßungsreaktion – innerhalb von Tagen bis Wochen nach der Transplantation durch Erkennung fremder MHC-Moleküle durch T-Zellen. Immunsuppression notwendig.
3. Chronische Abstoßungsreaktion – innerhalb von Wochen bis Jahren nach der Transplantation werden die Gefäße des Transplantats durch T-Zellen angegriffen. Unter Umständen Entfernung des Transplantates notwendig.
9. **Erläutern Sie den Unterschied zwischen respiratorischer und metabolischer Azidose.**
Bei einer respiratorischen Azidose kommt es durch mangelnde Abatmung von $CO_2$ zu einer Kumulierung von sauren Protonen und somit zu einer Absenkung des pH-Werts. Bei metabolischen Azidosen erfolgt die Kumulierung der Protonen durch Stoffwechselprozesse, etwa durch die Anhäufung von Ketonkörpern im Rahmen eines Diabetes Typ 1.
10. **Erläutern Sie, warum andere Impfempfehlungen für immunsupprimierte Patienten gelten.**
Die Impfempfehlungen unterscheiden sich aus zwei Hauptgründen: Zum einen kann es sein, dass Impfstoffe weniger wirksam sind, wenn eine Immunsuppression eingeleitet wurde, denn ihre Aufgabe ist es, das Immunsystem gegen bestimmte Erreger zu trainieren. Zum anderen können insbesondere Lebendimpfstoffe zu Komplikation führen, da sie abgeschwächte Erreger enthalten, sie sich in einem geschwächten Immunsystem pathologisch vermehren könnten.

## Kapitel 11

1. **Was ist ein 10-für-10?**
Ein 10-für-10 ist ein in der Notfall- und Akutmedizin weit verbreitetes Hilfsmittel zur Koordination der Teamarbeit. Es wurde von den Anästhesisten David Gaba und Marcus Rall entwickelt. 10-für-10, im englischen Original „10-for-10", bedeutet, dass sich ein Team 10 Sekunden Zeit nehmen soll, um die nächsten 10 Minuten der eigenen Arbeit zu planen und zu koordinieren. Die Zeitangaben sind selbstverständlich nicht exakt, sondern sollen lediglich ausdrücken, dass eine kurze Besprechung des Patientenzustands einen großen Vorteil für die Koordination im Team über einen mittleren Zeitraum bietet. Ein 10-für-10 sollte von einem Teamleiter strukturiert geführt werden. Zunächst wird die Situation des Patienten zusammengefasst, mögliche Herausforderungen werden benannt, Lösungsvorschläge werden gesammelt und Aufgaben verteilt.
2. **Nennen Sie die vier Formen der intrakraniellen Blutung.**
1. Epidurales Hämatom/Epiduralblutung: Ein epidurales Hämatom befindet sich zwischen Schädelknochen und äußerer Hirnhaut. Im Regelfall entsteht es durch einen Einriss der A. meningea media. Es ist häufig die Folge eines schweren Schädeltraumas.
2. Subdurales Hämatom/Subduralblutung: Das subdurale Hämatom befindet sich zwischen Dura mater und Arachnoidea mater. Es entsteht durch die Zerreißung der Brückenvenen und kommt vor allem im höheren Alter auch nach Bagatelltraumata vor. Es kann über mehrere Monate vorliegen und auf diese Weise zu zunehmenden unspezifischen neurologischen Symptomen führen.
3. Subarachnoidalblutung: Hierbei handelt es sich um eine Blutung zwischen Arachnoidea mater und Pia mater. Zumeist handelt es sich um eine Aneurysmablutung. Sie kann spontan durch Blutdruckspitzen auftreten, etwa beim Husten oder bei einer starken Aktivierung der Bauchpresse. Einige Autoren zählen sie zu den blutigen Schlaganfällen hinzu.
4. Intrazerebrale Blutung/Massenblutung: Diese Form der Blutung liegt direkt im Gehirn. Sie gehört zu den blutigen Schlaganfällen. Ihr Loco typico (typische Lokalisation) liegt im Bereich der Basalganglien, des Thalamus oder im Bereich von Pons und Kleinhirn. Ihre Ursachen sind vielfältig. So kommen etwa Gefäßveränderungen, Blutgerinnungsstörungen oder Tumoren in Frage.

3. **Unterscheiden Sie Pneumothorax, Spannungspneumothorax, Hämatothorax, Pyothorax und Chylothorax.**
Pneumothorax: Ein Pneumothorax ist definiert durch das Eindringen von Luft in den Pleuraspalt. Damit geht der physiologische Unterdruck verloren und die Lunge kollabiert.
Spannungspneumothorax: Gelangt im Rahmen eines Pneumothorax weiterhin Luft in den Pleuraspalt, aber nicht mehr hinaus, kommt es zu einem lebensbedrohlichen Druckanstieg, der zu einer Mediastinalverlagerung mit Verminderung des venösen Rückstroms führt.
Hämatothorax: Im Rahmen eines Hämatothorax ist Blut in den Pleuraraum eingedrungen. Er kann auch in Form eines Hämatopneumothorax vorliegen.
Pyothorax: Bei einem Pyothorax befindet sich Eiter im Pleuraspalt. Dies kommt vor allem bei septischen Erkrankungen des Lungengewebes oder der ans Zwerchfell angrenzenden Bauchorgane vor.
Chylothorax: Bei einem Chylothorax hingegen ist Lymphflüssigkeit in den Pleuraspalt eingedrungen. Meistens geschieht dies durch eine Verletzung des Ductus thoracicus.
4. **Was ist ein suprapubischer Blasenkatheter?**
Ein suprapubischer Blasenkatheter ist ein Blasenkatheter, der mittels einer Punktion der Bauchdecke in die Blase eingebracht wird. Er wird vor allem dann angelegt, wenn eine längerfristige Harnableitung erfolgen soll. Auf diesem Wege wird die sensible Harnröhre geschont. Die Anlage erfolgt unter sonografischer Kontrolle und mit sterilem Material.
5. **Beschreiben Sie die pathophysiologischen Abläufe im Rahmen der Schockspirale.**
Die Schockspirale beschreibt die pathophysiologischen Vorgänge bei der Entwicklung eines Kreislaufschocks. Ein Schock ist definiert als Missverhältnis zwischen systemischem Sauerstoffbedarf und Sauerstoffangebot. Je nach Ursache des Schocks, ist die Schockspirale leicht unterschiedlich. Grundsätzlich kommt es aber immer durch eine absolute oder relative Hypovolämie zu einer Abnahme des Herzzeitvolumens und damit zu einer Gewebsazidose, die die Kapillarpermeabilität erhöht. Dieser Mechanismus verstärkt die Hypovolämie und führt darüber hinaus zu einem erneuten Absinken des Herzzeitvolumens.
6. **Beschreiben Sie den Aufbau der Speicheldrüsen.**
Bei der Operation des Kiefers muss vor allem auf die Ohrspeicheldrüse (Glandula parotis), die im Bereich des Kieferwinkels liegt, geachtet werden. Durch sie verläuft der Nervus facialis, der sich aufspaltet und die mimische Muskulatur innerviert. Insgesamt können drei große und viele weitere kleine Speicheldrüsen unterschieden werden. Neben der Ohrspeicheldrüse, deren Gang über den M. masseter führt und deren Ausführungsgang auf Höhe der 2. oberen Molaren einmündet, existieren als große Speicheldrüsen noch die Unterzungenspeicheldrüse (Glandula sublingualis) und die Unterkieferspeicheldrüse (Glandula submandibularis). Sie liegen im Trigonum submandibulare bzw. in der Fossa sublingualis. Ihre Ausführungsgänge münden gemeinsam in die Curunculae sublinguale, die unter der Zunge beidseitig direkt neben dem Zungenbändchen liegen.
7. **Beschreiben Sie die Zusammensetzung des Speichels.**
Speichel (Saliva) besteht aus Wasser, Muzin, der kohlenhydratspaltenden Amylase, Bicarbonat und antibakteriellen Stoffen, wie Lysozym. Die Glandula submandibularis und die Glandula sublingualis geben sowohl seröse als auch muköse Bestandteil des Speichels ab. Die Glandula parotis hingegen gibt nur ein seröses Sekret ab.
8. **Unterscheiden Sie Vorsorgevollmacht und Patientenverfügung.**
Eine Vorsorgevollmacht regelt, wer im Falle einer Geschäfts- bzw. Einwilligungsunfähigkeit die anfallenden Rechtsgeschäfte im Sinne des Vollmachtgebers regeln darf. Dies umfasst, je nach Ausgestaltung der Vollmacht, z. B. die Regelung finanzieller Angelegenheiten, die Entscheidungen für oder gegen bestimmte medizinische Maßnahmen oder das Aufenthaltsbestimmungsrecht. Eine Patientenverfügung ist eine im Vorfeld erfolgte Festlegung des eigenen Willens in Bezug auf medizinische Behandlungen im Falle des Verlusts von Geschäfts- oder Einwilligungsfähigkeit.
9. **Was ist eine Split-Leber?**
Eine Split-Leber-Operation ist eine besondere Form der Aufbereitung einer Spenderleber. Da die Leber ein sich regenerierendes Organ ist, kann sie postoperativ geteilt und in unterschiedliche Empfänger verpflanzt werden. Zumeist wird der kleinere linke Leberlappen einem Kind und der rechte Leberlappen einem Erwachsenen implantiert.
10. **Unter welchen Bedingungen können die Angehörigen eines Organspenders und ein Organempfänger in Kontakt treten?**
Sollten die Organempfänger einwilligen, können die medizinischen Ergebnisse der Transplantation in anonymisierter Form an die Angehörigen des Organspenders übermittelt werden. Darüber hinaus besteht die Möglichkeit, dass die Organempfänger einen anonymen Dankesbrief an die Spenderangehörigen senden. Dieser kann auch beantwortet werden. Der erste Kontakt muss jedoch vom Organempfänger ausgehen. Ein persönliches Kennenlernen oder eine Auflösung der Anonymität ist in Deutschland nicht möglich. Diese strikten Regeln sollen verhindern, dass Schuld- oder Verpflichtungsgefühle bei Organempfängern auftreten.

## Kapitel 12

1. **Beschreiben Sie die Symptome bei einer Hashimoto-Thyreoiditis.**
Bei einer Hashimoto-Thyreoiditis werden im Rahmen einer Autoimmunreaktion Antikörper gegen Schilddrüsengewebe gebildet. Diese führen zu einer anhaltenden Schädigung der Schilddrüse und damit schlussendlich zu einer Unterfunktion. Diese zeichnet sich unter anderem durch trockene Haut, Kraftlosigkeit, Müdigkeit, Verstopfung, Bradykardien und verlangsamtes Sprechen bzw. verlangsamte Bewegungen aus. Insbesondere zu Beginn der Erkrankung kann auch eine Schilddrüsenüberfunktion vorliegen, die mit den gegenteiligen Symptomen einhergeht.
2. **Erläutern Sie, worum es sich bei einer „sekundären Schilddrüsenüberfunktion" handelt.**
Bei einer primären Schilddrüsenüberfunktion liegt die Störung direkt auf der Ebene des Schilddrüsengewebes. Sie wird zwar mitunter durch andere Faktoren (z. B. eine Autoimmunreaktion) vermittelt, allerdings geschieht die eigentliche Reaktion innerhalb der Schilddrüse, ihre Steuerung über Hypophyse und Hypothalamus ist nicht betroffen. Bei einer sekundären Schilddrüsenüberfunktion liegt die Schädigung auf der Ebene der Hypophyse (z. B. durch einen Tumor) und führt so zu einer Fehlsteuerung der Schilddrüse.
3. **Welche Funktionen hat Kortisol im Organismus?**
Kortisol ist ein Stresshormon, das vielfältige Aufgaben im Organismus hat. So beeinflusst es den Tag-Nacht-Rhythmus, den Blutzuckerspiegel, die Verteilung von Muskulatur und Fett, den Blutdruck und den Kalziumspiegel. Liegt über einen längeren Zeitraum zu viel Kortisol vor, zeichnet sich dies durch einen erhöhten Blutglukosespiegel, einen Hypertonus, Fettverteilungsstörungen und eine Osteoporose aus.
4. **Welche Warnsymptome sollten im Rahmen einer Schwindelerkrankung immer angefragt bzw. untersucht werden?**
Der Leidensdruck bei Schwindel-Betroffenen ist mitunter sehr groß, sodass eine zügige Therapie sinnvoll ist. Die meisten Schwindelerkrankungen sind allerdings nicht unmittelbar gefährlich bzw.

müssen nicht unbedingt notfallmäßig behandelt werden. Allerdings kann Schwindel auch ein Zeichen einer akuten neurologischen oder kardiologischen Erkrankung sein, z. B. einem Schlaganfall oder einer Herzrhythmusstörung. Es muss daher insbesondere auf das Vorliegen anderer Symptome geachtet werden, die auf derartige Erkrankungen hinweisen könnten. Dazu zählen Lähmungen, Sprachstörungen, Wesensveränderungen, Gangunsicherheit, Augenbewegungsstörungen, Synkopen, Brustschmerz, Kaltschweißigkeit, Hypotonie oder Palpitationen.

5. **Worum handelt es sich beim „Benignen paroxysmalen Lagerungsschwindel"?**
   Beim „Benignen paroxysmalen Lagerungsschwindel (BPS)" liegt vermutlich eine Ablösung einzelner oder einiger Otolithen aus dem Utriculus vor. Diese können sich im Kanalsystem frei bewegen und reizen somit die dortigen Sinneszellen. Dies führt zu einer fehlerhaften Reaktion auf Bewegungen und damit zu lagerungsabhängigem Schwindel. Da sich die Otolithen bei allen Menschen mit der Zeit lösen (allerdings nicht immer in die Bogengänge geraten) wird die Erkrankung mit zunehmendem Alter häufiger. Therapeutisch erfolgen Lagerungsübungen, die die Otolithen aus den Bogengängen herausbefördern sollen.
6. **Beschreiben Sie eine Lagerungsübung, die Betroffenen helfen kann.**
   Das Epley-Manöver ist eine einfache Übung, die im Falle des Vorliegens eines BPS erfolgen kann. Der Betroffene sitzt zunächst auf einer Liege (oder einer anderen flachen Unterlage) und dreht den Kopf im Winkel von 45° zu einer Seite. Dann legt er sich zügig um 90° zurück und positioniert den Kopf zusätzlich noch etwas tiefer, indem er ihn über den Rand der Liege hängen lässt. Nun tritt Schwindel auf. Der Betroffene bleibt eine Minute in dieser Position und dreht dann den Kopf um 90° zur Gegenseite. Nach einer weiteren Minute werden Kopf und Körper um weitere 90° gedreht, sodass der Blick zum Boden gerichtet ist. Aus dieser Position, die ebenfalls für eine Minute gehalten wird, richtet sich der Betroffene wieder an die Kante der Liege auf und verharrt dort. Das Manöver kann nun auf der anderen Seite wiederholt werden. Manchmal reicht eine einzelne Übung aus, um die Beschwerden zu beseitigen (da der Otolith aus den Bogengängen geschwemmt wurde). Allerdings müssen einige Patienten die Übung auch mehrfach am Tag durchführen.
7. **Unterscheiden Sie Otitis externa und Otitis media.**
   Die durch die Namen der Erkrankungen erkennbar, handelt es sich um eine Entzündung des äußeren Ohres bzw. eine Entzündung des Mittelohrs. Die Otitis externa ist äußerlich sichtbar (Papeln, Pusteln, Ulzera etc.) und zeichnet sich durch Schmerzen, insbesondere den Tragusdruckschmerz, aus. Daneben kann es zu Juckreiz kommen. Die Otitis media ist gekennzeichnet durch Ohrenschmerzen, ein pochendes Ohrengeräusch und/oder eine Hörminderung. Zudem können bei beiden Erkrankungen Fieber und Schüttelfrost auftreten.
8. **Worum handelt es sich bei einem Knalltrauma?**
   Bei einem Knalltrauma kommt es durch sehr hohe kurzfristig einwirkende Schalldrücke zu einer Schädigung des Innenohrs (Haarzellen des Corti-Organs). Damit ist das Knalltrauma eine Art akustisches Trauma. Typische Symptome eines Knalltraumas sind Tinnitus, Hörverlust und Schwindel. Auch eine Hyperakusis, also eine Überempfindlichkeit gegenüber Schall, kann auftreten. Bei länger einwirkenden Schalldrücken können auch Trommelfell oder Gehörknöchelchen geschädigt werden. Dann wird allerdings nicht von einem Knalltrauma gesprochen.
9. **Nennen Sie drei Antiemetika.**
   - Metoclopramid (Paspertin®): Dopaminrezeptorantagonist
   - Dimenhydrinat (Vomex®): Histaminrezeptorantagonist
   - Ondansetron (Zofran®): Serotoninrezeptorantagonist
10. **Erläutern Sie in Kürze die Grundprinzipien eines gelungenen Beratungsgespräches.**
   Eine Beratung ist ein „ergebnisoffener, dialogischer Prozess, in dem eine individuelle und bedürfnisgerechte Problemlösung vorbereitet wird" (Darmann-Finck, 2017). Sie dient also dem individuellen Umgang mit einer Problemstellung oder Herausforderung. Ihr wesentliches Ziel ist, neben der Informationsvermittlung, das Finden einer passenden Lösung für einen handlungskompetenten Patienten, Klienten oder Bewohner. Beratung geschieht also im Spannungsfeld zwischen dem Recht eines Menschen, medizinisch und sozial vor Fehlentscheidungen geschützt zu werden, und seiner Eigenverantwortung.

## Kapitel 13

1. **Wie oft werden Ultraschalluntersuchungen während der Schwangerschaft durchgeführt?**
   Es erfolgen im regelhaften Vorsorgeplan drei Ultraschalluntersuchungen zur Beurteilung der Kindesentwicklung. Eine zwischen der 9. und der 12. Woche, eine zwischen der 19. und der 22. Woche und eine weitere zwischen der 29. und der 32. Woche. Bei den anderen sieben der insgesamt etwa zehn Vorsorgetermine werden zum Beispiel Urinproben beurteilt, der Blutdruck kontrolliert, der Impfstatus erfasst oder auf Komplikationen, z. B. einen Schwangerschaftsdiabetes, getestet.
2. **Wie kann der Geburtstermin bestimmt werden?**
   Zur Bestimmung des Geburtstermins wird die Naegele-Regel angewendet. Sie lautet wie folgt:
   *[Erster Tag der letzten Regelblutung] – 3 Monate + 1 Jahr + 7 Tage*
   Diese Regel gilt für einen Zyklus mit einer Standardlänge von 28 Tagen. Ist der Zyklus kürzer oder länger, werden die fehlenden oder überzähligen Tage am Ende abgezogen:
   *[Erster Tag der letzten Regelblutung] – 3 Monate + 1 Jahr + 7 Tage +/– [Abweichung in Tagen]*
3. **Nennen Sie zwei Beispiele für gefährliche, plazentagängige Stoffe, Substanzen oder Krankheitserreger.**
   Zwei sehr wichtige plazentagängige Stoffe sind Alkohol und zahlreiche Viren, hier vor allem die Rötelnviren. Trinken Schwangere weiterhin Alkohol, kann es auch schon bei geringeren Mengen zur Alkoholembryopathie bzw. Alkoholfetopathie kommen. Dies kann zu Fehlbildungen der Organe oder des Skeletts und zu geistigen Einschränkungen des Kindes führen. Rötelnviren verursachen bei nicht-geimpften Müttern eine Rötelnembryopathie, die sich durch die Gregg-Trias auszeichnet: Herzfehler, Innenohrtaubheit, Katarakt.
   Die von Ihnen gewählten Beispiele können natürlich von den beiden genannten abweichen.
4. **Erläutern Sie das APGAR-Schema.**
   Das APGAR-Schema wird zur Beurteilung von Neugeborenen eingesetzt. Der Score wird 1, 5 und 10 Minuten nach der Geburt erhoben. Bei dem Wort APGAR handelt es sich sowohl um den Namen der Erfinderin (Virginia Apgar) als auch um eine Merkformel: A steht für Atmung, P steht für Puls, G steht für Grundtonus, das zweite A steht für Aussehen und das R steht für Reflexe. Jeder Aspekt kann mit 0, 1 oder 2 Punkten bewertet werden. Idealerweise haben Kinder nach

einer Minute mindestens einen Wert von 7. Je tiefer der Wert ist, desto bedrohlicher ist die Situation des Kindes.

5. **Erläutern Sie die Funktionsweise eines Kardiotokogramms.**
   Ein Kardiotokogramm wird durch einen Kardiotokografen erstellt, der auch als Wehenschreiber bekannt ist. Gemessen werden durch die Systeme sowohl die Wehentätigkeit bei der Mutter als auch die kindliche Herzfrequenz. Dazu werden zwei unterschiedliche Technologien kombiniert. Die Wehentätigkeit wird mittels eines mechanoelektrischen Sensors ermittelt, der den Anspannungszustand der Muskulatur misst. Die Herzfrequenz wird durch Dopplersonographie gemessen. Die wesentlichen Messwerte sind die Basalfrequenz (mittlere fetale Herzfrequenz), die Oszillationen (Schwankungen der basalen fetalen Herzfrequenz), Akzelerationen und Dezelerationen (Beschleunigungen und Abfälle der fetalen Herzfrequenz) und die Wehenfrequenz.
6. **Was sind Uterusmyome?**
   Myome sind gutartige Tumoren, die aus Muskelgewebe hervorgehen. Sie stellen die häufigsten Tumoren des Uterus dar. Sie finden sich nach dem 30. Lebensjahr bei etwa einem Viertel aller Frauen. Sie verursachen oftmals keine Beschwerden und sind somit nicht therapiebedürftig. Sie gehen vom Myometrium aus und ihr Wachstum wird durch die hormonellen Einflüsse der Östrogene beschleunigt.
7. **Welche Anästhesieform wird bei einem geplanten Kaiserschnitt gewählt?**
   Bei einem Kaiserschnitt wird im Normalfall eine Regionalanästhesie, zumeist in Form einer Spinalanästhesie, durchgeführt. Sie bieten den Vorteil, dass die Mutter während des Eingriffs wach ist und ihr Kind zeitnah sehen kann. Anästhesiekomplikationen sind auf diesem Wege sehr selten. In Notfällen wird allerdings auch eine Allgemeinanästhesie durchgeführt.
8. **Bei welchen medikamentösen Therapien sollte unbedingt abgestillt werden?**
   Einige Medikamentengruppen, bei denen unbedingt abgestillt werden muss, ergeben sich bereits intuitiv. So muss bei allen Medikamenten, die muttermilchgängig sind und schwerste Nebenwirkungen auf Körperzellen oder die DNA haben (etwa Chemotherapeutika), abgestillt werden. Bei vielen anderen Medikamenten ist die Beurteilung jedoch deutlich schwieriger. Eine große Hilfe ist die Website https://www.embryotox.de, mit der gezielt überprüft werden kann, ob ein Medikament in Schwangerschaft oder Stillzeit verabreicht werden darf.
9. **Erläutern Sie das Krankheitsbild der Mastitis.**
   Eine Mastitis ist eine Brustdrüsenentzündung. Sie wird in zwei Gruppen unterteilt: Mastitis puerperalis (Mastitis im Wochenbett) und Mastitis non-puerperalis (bakteriell und abakteriell). Die Symptome sind Schwellung, Schmerzen, Rötung und Überwärmung der Brust sowie eine Veränderung des Milchsekrets.
10. **Welche Sportarten können zur Kräftigung der Beckenbodenmuskulatur empfohlen werden?**
    Im Allgemeinen können Sportarten, wie Laufen, Walken oder Schwimmen empfohlen werden, da diese einen positiven Effekt auf die Beckenbodenmuskulatur haben. Im Speziellen helfen gymnastische Sportarten, wie Yoga und Pilates. Zudem kann auch eine gezielte Beckenbodengymnastik erfolgen. Die Übungen können gut in den Alltag integriert werden, da sie auf einem Stuhl, im Stehen oder im Liegen ohne den Einsatz von Sportgeräten durchgeführt werden können.

# Normwerttabellen

**Tab. 1** Atmungssystem

| | Neugeborene | Säuglinge | Kleinkinder | Schulkinder | Jugendliche | Erwachsene | Senioren |
|---|---|---|---|---|---|---|---|
| **Atemfrequenz (pro Minute)** | 30–50 | 20–40 | 20–30 | 18–24 | 12–16 | 12–16 | 12–16* |
| **$SpO_2$ (%)** | 95–100** | 95–100 | 95–100 | 95–100 | 95–100 | 95–100 | 95–100 |
| **$etCO_2$ (mmHg)** | 35–45 | 35–45 | 35–45 | 35–45 | 35–45 | 35–45 | 35–45 |

* Die Atemfrequenz nimmt in vielen Fällen im Alter wieder zu. Dies ist jedoch nicht zwangsläufig so und kann pathologisch sein.
** In den ersten Lebensminuten liegt der $SpO_2$-Wert lediglich bei etwa 50 % und steigt dann langsam an.

**Tab. 2** Herz-Kreislauf-System

| | Neugeborene | Säuglinge | Kleinkinder | Schulkinder | Jugendliche | Erwachsene | Senioren |
|---|---|---|---|---|---|---|---|
| **Herzfrequenz/Pulsfrequenz (pro Minute)*** | 120–180 | 100–140 | 90–120 | 70–100 | 60–80 | 60–80 | 60–80** |
| **Blutdruck (systolisch, mmHg)** | 50–70 | 70–90 | 80–100 | 90–120 | 100–130 | 100–130 | 100–130** |
| **Blutdruck (diastolisch, mmHg)** | ~ 40 | ~ 50 | ~ 60 | ~ 60 | ~ 70 | ~ 80 | < 90** |
| **Rekapillarisierungszeit (s)** | 5–7*** | < 3 | < 3 | < 3 | < 3 | < 3 | < 3 |

* Herz- und Pulsfrequenz sind beim gesunden Menschen gleich.
** Bei vielen älteren Menschen nimmt die Herzfrequenz wieder zu. Zudem neigen ältere Menschen auch tendenziell zu höheren Blutdruckwerten. Dies ist jedoch nicht zwangsläufig so und kann pathologisch sein.
*** Die Rekapillarisierungszeit ist bei Neugeborenen lediglich bis zum 7. Lebenstag so hoch und gleicht sich dann an den Wert der Säuglinge an.

**Tab. 3** Glasgow-Coma-Scale

| | | |
|---|---|---|
| **Augen öffnen** | Spontan | 4 |
| | Auf Aufforderung | 3 |
| | Auf Schmerzreiz | 2 |
| | Keine | 1 |
| **Verbal** | Orientiert | 5 |
| | Desorientiert | 4 |
| | Unzusammenhängende Worte | 3 |
| | Stöhnen/unverständliche Laute | 2 |
| | Keine | 1 |
| **Motorik** | Spontan | 6 |
| | Auf Schmerzreiz, gezielt | 5 |
| | Auf Schmerzreiz, ungezielt | 4 |
| | Beugesynergismen | 3 |
| | Strecksynergismen | 2 |
| | Keine | 1 |

**Tab. 4** Glasgow-Coma-Scale für Kinder

| | | |
|---|---|---|
| **Augen öffnen** | Spontan | 4 |
| | Auf Aufforderung | 3 |
| | Auf Schmerzreiz | 2 |
| | Keine | 1 |
| **Verbal** | Plappern, Brabbeln | 5 |
| | Schreien, tröstbar | 4 |
| | Schreien, nicht tröstbar | 3 |
| | Stöhnen/unverständliche Laute | 2 |
| | Keine | 1 |
| **Motorik** | Spontan | 6 |
| | Auf Schmerzreiz, gezielt | 5 |
| | Auf Schmerzreiz, ungezielt | 4 |
| | Beugesynergismen | 3 |
| | Strecksynergismen | 2 |
| | Keine | 1 |

**Tab. 5** Weitere Vitalwerte

| | |
|---|---|
| **Blutzucker, nüchtern (mmol/L bzw. mg/dl)*** | 3,1–5,6 (55–100) |
| **Temperatur (°C)**** | 35,7 bis 37,3 |

* Bei Neugeborenen liegt der Blutzuckerwert deutlich tiefer (ca. 40–50 mg/dl). Er passt sich innerhalb der ersten 48 Stunden nach Geburt an.

** Die Temperatur ist je nach Messort unterschiedlich. Am genauesten sind rektale und tympanale sowie invasive Messungen.

**Tab. 6** Blutgasanalyse

| Laborparameter | Referenzwert* |
|---|---|
| **pH** | 7,35–7,45 |
| **$pCO_2$** | 4,3–6,0 kPa (32–45 mmHg) |
| **$pO_2$** | 8,7–13,3 kPa (65–100 mmHg) |
| **Standardbikarbonat** | 22–26 mmol/L |
| **Base Excess (BE)** | –2 bis +3 mmol/L |
| **Laktat** | 0,6–1,7 mmol/L (5–15 mg/dL) |
| **Hb** | ♀: 7,45–9,31 mmol/L (120–150 g/L)<br>♂: 8,44–10,68 mmol/L (136–172 g/L) |

* Aus Übersichtsgründen werden hier nur die Referenzwerte für Erwachsene aufgezeigt.

**Tab. 7** Laboruntersuchungen

| Laborparameter | Referenzwert* |
|---|---|
| Blutbild | |
| **Erythrozyten** | ♀: 3,5–5,0/pL<br>♂: 4,3–5,9/pL |
| • **Retikulozyten** | 0,5–2,0 % |
| • **Hämoglobin** | ♀: 7,45–9,31 mmol/L (120–150 g/L)<br>♂: 8,44–10,68 mmol/L (136–172 g/L) |
| • **Hämatokrit** | ♀: 0,33–0,43<br>♂: 0,39–0,49 |
| • **MCV** | 81–100 fL |
| • **MCH** | 1,67–2,11 fmol (27–34 pg) |
| • **MCHC** | 19,85–22,34 mmol/L (320–360 g/L) |
| **Leukozyten** | 4.000–10.000/µL |
| • **Myelozyten/Metamyelozyten** | 0–1 % |
| • **Stabkernige neutrophile Granulozyten** | 150–400/µL (3–5 %) |
| • **Segmentkernige neutrophile Granulozyten** | 3.000–5.800/µL (50–70 %) |
| • **Eosinophile Granulozyten** | 50–250/µL (1–4 %) |
| • **Basophile Granulozyten** | 15–50/µL (0–1 %) |
| • **Lymphozyten** | 1.500–3.000/µL (25–45 %) |
| • **Monozyten** | 285–500/µL (3–7 %) |
| **Thrombozyten** | 150–400/nL |
| Gerinnung | |
| **Thromboplastinzeit (TPZ; Quick)** | 70–130 % |
| **aktivierte partielle Thromboplastinzeit (aPTT)** | 26–36 s |
| **Plasma-Thrombinzeit (PTZ)** | 17–24 s |
| **Fibrinogen** | 4,4–10,3 µmol/L (1,8–3,5 g/L) |
| **Antithrombin III** | 0,14–0,39 g/L |
| **D-Dimere** | <0,5 mg/L |

**Tab. 7** Laboruntersuchungen *(Forts.)*

| Laborparameter | Referenzwert* |
|---|---|
| Klinische Chemie | |
| **Alanin-Aminotransferase (ALT, GPT)** | ♀: ≤0,58 µkat/L (≤35 U/L)<br>♂: ≤0,75 µkat/L (≤45 U/L) |
| **Albumin** | 35–50 g/L |
| **Alkalische Phosphatase (AP)** | ♀: 0,58–1,75 µkat/L (35–105 U/L)<br>♂: 0,66–2,16 µkat/L (40–130 U/L) |
| **α-Amylase** | ≤1,67 µkat/L (≤100 U/L) |
| **Aspartat-Aminotransferase (AST, GOT)** | ♀: ≤0,50 µkat/L (≤30 U/L)<br>♂: ≤0,58 µkat/L (≤35 U/L) |
| **Bilirubin, gesamt** | <19 µmol/L (<1,1 mg/dL) |
| • **Bilirubin, direkt** | <10 µmol/L (<0,6 mg/dL) |
| **Chlorid** | 98–106 mmol/L |
| **Cholesterin (Cholesterol), gesamt** | ≤5,2 mmol/L (≤200 mg/dL) |
| • **HDL-Cholesterin** | >0,9 mmol/L (>35 mg/dL) |
| • **LDL-Cholesterin** | <4,0 mmol/L (<155 mg/dL) |
| **C-reaktives Protein (CRP)** | <5 mg/L |
| **Eisen** | 7–29 µmol/L (45–160 µg/dL) |
| **Ferritin, 18–45 Jahre** | ♀: 6–81 µg/L<br>♂: 30–233 µg/L |
| • **Ferritin, ≥ 46 Jahre** | ♀: 14–186 µg/L<br>♂: 32–284 µg/L |
| **Glukose (nüchtern)** | 3,1–5,6 mmol/L (55–100 mg/dL) |
| **Glutamat-Dehydrogenase (GLDH)** | ≤0,1 µkat/L (≤6 U/L) |
| **γ-Glutamyl-Transferase (γ-GT)** | ♀: ≤0,63 µkat/L (≤38 U/L)<br>♂: ≤0,92 µkat/L (≤55 U/L) |
| **Harnsäure** | ♀: 137–363 µmol/L (2,3–6,1 mg/dL)<br>♂: 214–488 µmol/L (3,6–8,2 mg/dL) |
| **Harnstoff, ≤65 Jahre** | 3–8,3 mmol/L (20–50 mg/dL) |
| • **Harnstoff, >65 Jahre** | <12 mmol/L (<72 mg/dL) |
| **Kalium** | 3,6–5,2 mmol/L |
| **Kalzitonin, basal (hCT)** | ♀: <2–10 ng/L<br>♂: <2–48 ng/L |
| **Kalzium, gesamt** | 2,20–2,65 mmol/L (8,8–10,6 mg/dL) |
| • **Kalzium, ionisiert** | 1,15–1,35 mmol/L (4,6–5,4 mg/dL) |
| **Kreatinin** | ♀: ≤80 µmol/L (≤0,9 mg/dL)<br>♂: ≤100 µmol/L (≤1,1 mg/dL) |
| **Kreatinkinase, CK** | ♀: ≤2,42 µkat/L (≤145 U/L)<br>♂: ≤2,83 µkat/L (≤170 U/L) |
| • **Kreatinkinase, CK-MB** | ♀: <0,36 µkat/L (<22 U/L)<br>♂: <0,41 µkat/L (<25 U/L) |
| **Laktat** | 0,6–1,7 mmol/L (5–15 mg/dL) |
| **Laktat-Dehydrogenase (LDH)** | 2–4 µkat/L (120–240 U/L) |
| **Lipase** | ≤1,0 µkat/L (≤60 U/L) |
| **Magnesium** | ♀: 0,77–1,03 mmol/L (1,9–2,5 mg/dL)<br>♂: 0,73–1,06 mmol/L (1,8–2,6 mg/dL) |
| **Natrium** | 135–145 mmol/L |
| **Phosphat** | 0,84–1,45 mmol/L (2,6–4,5 mg/dL) |
| **Thyreoidea-stimulierendes Hormon (TSH)** | 0,4–4,0 mU/L |
| **Thyroxin, gesamt (T4)** | 77–142 nmol/L (55–110 µg/L) |
| • **Thyroxin, freies (fT4)** | 10–23 pmol/L (8–18 ng/L) |
| **Transferrin** | 200–360 mg/dL |
| **Triglyzeride** | ≤2,3 mmol/L (≤200 mg/dL) |
| **Triiodthyronin, gesamt (T3)** | 1,4–2,8 nmol/L (0,90–1,80 µg/L) |
| • **Triiodthyronin, freies (fT3)** | 5,4–12,3 pmol/L (3,5–8,0 pg/mL |
| **Troponin I** | <0,1–2,0 µg/L |
| **Troponin T** | <0,1 µg/L |
| **Troponin T-hs** | <14 ng/L |
| **Vitamin B1** | 5,2–20,0 nmol/L (0,2–0,7 µg/dL) |
| **Vitamin B12** | 148–738 pmol/L (20–100 ng/dL) |

* Aus Übersichtsgründen werden hier nur die Referenzwerte für Erwachsene aufgezeigt.

# Glossar

| | |
|---|---|
| **aboral** | vom Mund weg (also in Richtung Anus) gelegen |
| **adjuvant** | unterstützend; adjuvante Chemotherapie: im Anschluss an eine operative Behandlung eines Tumors erfolgende Chemotherapie |
| **afferent** | hintragen, zuführen; zu einem Organ hinführend |
| **Akkumulation** | Anhäufung |
| **Akutes Koronarsyndrom** | Abk.: ACS (Acute Coronary Syndrome); klinisches Notfallbild, das auf die instabile Angina pectoris, den Nicht-ST-Strecken-Hebungsinfarkt (NSTEMI) oder den ST-Strecken-Hebungsinfarkt (STEMI) zurückgehen kann |
| **akzessorisch** | zusätzlich, nebensächlich; akzessorische Drüsen sind Nebendrüsen |
| **Allogen** | fremder Herkunft; (humanes) Fremdgewebe im Rahmen einer Transplanatation |
| **Amyloidose** | pathologische Ablagerung von Eiweißen (Amyloiden) in den Organen; kann z. B. zu Magen-Darm-Beschwerden sowie Herz- und Niereninsuffizienz führen |
| **Anastomose** | Verbindung zwischen Hohlorganen (Darmanteilen, Blutgefäße) oder Nerven; kann physiologisch vorliegen oder operativ angelegt sein |
| **Androgene** | männliche Sexualhormone |
| **Antigen** | Oberflächenstruktur, die von der spezifischen Immunabwehr erkannt wird, woraufhin eine Immunreaktion erfolgt |
| **Antikoagulation** | medikamentöse Hemmung der Blutgerinnung |
| **Aortendissektion** | Einriss der Tunica interna der Aorta mit Eindringen von Blut in die tieferen Gefäßwandschichten |
| **Apraxie** | Unfähigkeit praktische Aufgaben zu bewältigen, für die Bewegungsmuster aus dem Gedächtnis abgerufen werden müssen |
| **Areflexie** | Reflexverlust |
| **Acetylsalicylsäure** | Abk.: ASS; Medikament zur Thrombozytenaggregationshemmung |
| **Auskultation** | diagnostisches Abhören von Herz, Lunge oder Darmgeräuschen mittels eines Stethoskops |
| **Autolog** | Übertragung von körpereigenen Zellen |
| **Autosom** | Chromosomen, die in den Zellen beider Geschlechter gleichermaßen vorkommen; abzugrenzen von den Gonosomen (Geschlechtschromosomen) |
| **Azidose** | Abfall des Blut-pH-Wertes unter den Normalbereich (7,36–7,44) |
| **benigne** | gutartig |
| **bilateral** | beidseitig |
| **Bindegewebsseptum** | Scheidewand aus Bindegewebe |
| **Brachyzephalie** | Deformität des Schädels bei vorzeitigem Verschluss von Schädelnähten (Suturen) |
| **Bradykardie** | Abfall der Herzfrequenz auf < 60/min. |
| **C-Bogen** | Röntgengerät zur intraoperativen Bildgebung |
| **Cholangiopathie** | Erkrankung der Gallenwege |
| **Chorea Huntington** | autosomal-dominant vererbte Erkrankung mit extrapyramidalen Bewegungsstörungen, Wesensveränderungen, Demenz und vorzeitigem Tod |
| **Chromosomenabberation** | lichtmikroskopisch sichtbare Abweichung von der normalen Chromosomenzahl oder der Struktur der Chromosomen |
| **Cofaktor** | Substanz, die zum Ablauf einer biochemischen Reaktion beiträgt |
| **Cyclooxygenase** | Enzym, das Prostaglandine synthetisiert; spielt bei Entzündungsreaktionen einen wichtige Rolle |
| **D-Dimere** | Fibrinspaltprodukt; kann zum Nachweis von Thrombosen und Embolien eingesetzt werden (z. B. nach Herzinfarkt) |
| **Dekondensation** | Abnahme der Verdichtung der DNA |
| **Derivate** | Abkömmlinge |
| **Diffusion** | gleichmäßige Teilchenverteilung in einem Medium |
| **Diploidie** | Vorliegen eines doppelten Chromosomensatzes |
| **drainieren** | Ableiten |
| **Dual Energy X-ray Absorptiometry** | Röntgenverfahren, bei dem anhand der Strahlenaufnahme des Gewebes dessen Zusammensetzung untersucht werden kann. |
| **Efferenz** | wegtragen, wegführen; von einem Organ wegführend |
| **Ektopie** | Vorkommen eines Gewebes an einer untypische Stelle; ektope Zentren im im Myokard sind Bereiche, die sich an einer unphysiologischen Erregungsbildung beteiligen |
| **elektrotonisch** | passive und sehr schnelle Form der Erregungsleitung |
| **Embolus** | Material, das, über den Blutweg verschleppt, einen Gefäßverschluss auslöst; kann auf einen Thrombus (Thrombembolie) oder andere Substanzen (z. B. Luftembolie, Fettembolie) zurückgehen |
| **En-Bloc-Resektion** | Entfernung in einem Stück |
| **endexspiratorisch** | am Ende der Ausatmung |
| **Endokrin** | Sekretionsmechanismus von Drüsenzellen in die Blutbahn (z. B. Hormone) |

| | |
|---|---|
| **Enzephalopathie** | Erkrankung des Gehirns |
| **Enzym** | organische Verbindung, die als Katalysator für biochemische Reaktionen dient |
| **Ependymzellen** | Teil der Neuroglia; kleiden Ventrikel aus und trennen damit Hirngewebe und Liquor |
| **Euthyreot** | physiologische Konzentration an Schilddrüsenhormonen |
| **exkretorisch** | ausscheidend |
| **exprimieren** | ausdrücken (die Genexpression ist der „Ausdruck der Gene"), gemeint sind Transskription, Translation und weitere Schritte vom Gen zum Protein |
| **Extension** | Streckung |
| **extraperitoneal** | außerhalb der Peritonealhöhle gelegen |
| **Fenestriert** | gefenstert (kleine Schlitze z. B. in Kapillaren) |
| **Fibrinolytikum** | Wirkstoff, der Fibrin spaltet und somit ein Blutgerinnsel auflösen kann |
| **Fissur** | Einriss |
| **Flexion** | Beugung |
| **Gap Junction** | Zell-Zell-Verbindung, über die Stoffaustausch stattfinden kann |
| **Gilchrist-Verband** | spezieller Verband zur Immobilisation des betroffenen Armes bei Humerusfrakturen |
| **Glandotrop** | auf eine oder mehrere Drüsen bezogen |
| **Gliazellen** | nicht-neuronale Zellen des Nervensystems; sehr vielgestaltig |
| **Glukoneogenese** | Neusynthese von Glukose (z. B. aus Fett- und/oder Aminosäuren) |
| **Glykogen** | Speicherform der Kohlenhydrate in Leber- oder Muskelzellen |
| **Glykoprotein** | Makromolekül, das aus einem Protein mit kovalent gebundenen Kohlenhydratmolekülen besteht |
| **Granulopoese** | Bildung von Granulozyten (im Knochenmark) |
| **Granulozytose** | Vermehrung der Granulozyten im peripheren Blut |
| **Halbwertszeit** | Zeitraum, in dem die Hälfte eines bestimmten Stoffes zerfallen ist oder eliminiert wurde |
| **Haploidie** | Vorliegen eines einfachen Chromosomensatzes |
| **Harnröhrenstriktur** | Verengung der Harnröhre |
| **Haustren** | Ausbuchtungen der Dickdarmwand, hervorgerufen durch die Ringmuskulatur |
| **Hemineglect** | Vernachlässigung einer Körper- bzw. Raumhälfte bis zum vollständigen Ignorieren; Folge einer Gehirnschädigung |
| **Histokompatibilität** | auch: HLA-Kompatibilität; immunologische Passung zweier Gewebe; wichtig im Rahmen von Transplantationen |
| **homolog** | übereinstimmend, gleich liegend; Chromosomen mit gleichen Genen von Mutter und Vater (Autosomenpaare) werden als homolog bezeichnet |
| **Homöostase** | Aufrechterhaltung des inneren Milieus |
| **Hydrozephalus** | Missverhältnis zwischen Liquorproduktion und Liquorabfluss bzw. -resorption |
| **Hyperkapnie** | Erhöhung der Kohlendioxidkonzentration |
| **Hyperosmolarität** | Osmolarität einer Lösung (Teilchenkonzentration bzw. Molarität) ist höher als die Osmolarität einer Vergleichslösung |
| **Hypertonie** | Bluthochdruck |
| **Hypokapnie** | Verminderung der Kohlendioxidkonzentration |
| **Hypotonie** | Blutdruckabsenkung |
| **Hypoxämie** | Verminderung der Sauerstoffkonzentration im Blut |
| **idiopathisch** | ohne erkennbare Ursache |
| **Ikterus** | Gelbfärbung der Haut durch Erhöhung der Bilirubinkonzentration (z. B. Verschluss von Gallenwegen) |
| **Induktionstherapie** | erste Behandlungphase einer Chemotherapie mit dem Ziel, möglichst viele Tumorzellen zu zerstören |
| **Inhibiting-Hormone** | Hormone, des Hypothalamus, die die Ausschüttung von Hypophysenhormonen hemmen |
| **innervieren** | nerval versorgen |
| **inserieren** | im Gewebe verankern |
| **intraperitoneal** | innerhalb der Peritoneums gelegen |
| **ipsilateral** | sich auf der selben Seite befindend |
| **Juxtaglomerulärer Apparat** | funktionelle Einheiten innerhalb der Niere, die den Glomerulusschlingen anliegen und die für die Regulation von Wasser-Elektrolythaushalt und Blutdruck verantwortlich sind |
| **Kaliber** | Gefäßdurchmesser |
| **Kapillarbett** | Gesamtheit der Kapillargefäße in einem Versorgungsbereich |
| **Ketoazidotisches Koma** | komatöser Zustand mit Vorliegen einer Azidose, der vor allem bei Typ-1-Diabetikern auftreten kann; Überproduktion von Ketonkörpern als Reaktion auf Glukosemangel in den Neuronen |
| **Klappeninsuffizienz** | Aufweitung einer Herzklappe mit mangelhaftem Klappenschluss und Volumenbelastung der vorangehenden Herzregion |
| **Klappenstenose** | Verengung einer Herzklappe mit Rückstau des Blutes und Druckbelastung der vorangehenden Herzregion |
| **Kollagen** | Protein des Bindegewebes; Kollagenfasern sind fest und stabil |
| **Kompartiment** | Abschnitt |
| **Kondensation** | Verdichtung (z. B. der DNA) |
| **kongenital** | angeboren |
| **Konsil** | Hinzuziehung einer anderen Fachdisziplin in der klinischen Patientenversorgung |
| **kontralateral** | sich auf der Gegenseite befindend |

| | |
|---|---|
| **kontraktil** | kontraktionsfähig |
| **korpuskulär** | aus Körperchen bestehend (Zellen) |
| **Kortex** | Rinde |
| **Kretinismus** | kindliche Entwicklungsstörung bei einem Mangel an Schilddrüsenhormonen; gekennzeichnet u. a. durch Kleinwuchs und Intelligenzminderung |
| **Leukopoese** | Bildung der weißen Blutkörperchen |
| **Limbisches System** | Hirnareale, die für Triebverhalten und Emotionen verantwortlich sind |
| **Lungenfibrose** | Bindegewebiger Umbau des Lungengewebes; oftmals Folge von Umwelteinflüssen |
| **Lymphknotenexstirpation** | chirurgische Lymphknotenentfernung |
| **Lymphom** | Lymphknotenvergrößerung; kann gut- oder bösartig sein |
| **Lymphopenie** | Mangel an Lymphozyten im Blut (< 1500 Zellen/µl) |
| **Lymphopoese** | Bildung von Lymphozyten im Knochenmark |
| **Magill-Zange** | speziell gebogene Zange, mit der Fremdkörper aus den Atemwegen entfernt werden können; im Regelfall zusammen mit einem Laryngoskop eingesetzt |
| **maligne** | bösartig |
| **Mastzellen** | Zellen des Immunsystems, die u. a. Histamin und Heparin freisetzen können; sind mit IgE-Antikörpern besetzt und spielen eine wichtige Rolle bei der Abwehr von Parasiten und bei Allergien |
| **Megakaryozyten** | kernhaltige Vorläuferzellen der Thrombozyten; Thrombozyten entstehen durch Plasmaabschnürungen der Megakaryozyten und haben daher selbst keinen Zellkern |
| **Meningitis** | Hirnhautentzündung |
| **Mikroglia** | Gewebsmakrophagen des zentralen Nervensystems |
| **Mikrometastase** | mit dem Auge nicht sichtbare Metastase |
| **Monoaminooxidase** | Abk.: MAO; Enzyme, die Monoamine (z. B. Katecholamine, Serotonin) zu Aldehyden, Ammoniak und Wasserstoffperoxid abbauen |
| **Monopoese** | Bildung von Monozyten im Knochenmark |
| **Motilität** | Bewegungsfähigkeit |
| **Motorische Aphasie** | Wortbildungsstörung |
| **Mydriasis** | Weitstellung der Pupillen |
| **Myelinscheide** | Ummantelung der Nervenzellfortsätze; führt zu Beschleunigung der Erregungsleitung |
| **Myeolopoese** | Bildung aller myeloischen Zelltypen (Erythrozyten, Thrombozyten, Granulozyten, Osteoklasten, Makrophagen und Mastzellen) |
| **Myeoloproliferatives Syndrom** | maligne Erkrankungen der myeloischen Zellreihen |
| **Neurodegeneration** | Untergang von Neuronen |
| **Neuropathie** | Neuronen-/Nervenschädigung |
| **Nicht-steroidale Antirheumatika** | Abk.: NSAR; Medikamemte, die die Cyclooxygenasen und damit die Produktion von Bradykininen und Prostaglandienen hemmen |
| **Nystagmus** | unkontrollierte, rhythmische Zitterbewegungen der Augen; pathologisches Zeichen z. B. im Rahmen von Schwindelerkrankungen |
| **Obliterieren** | Verschließen oder zurückbilden (physiologisch bei embryonalen Strukturen oder Gefäßen) |
| **Oraler Glukosetoleranztest** | Test zum Nachweis einer Glukoseverwertungsstörung; nach der Gabe einer hochdosierten Glukoselösung wird in regelmäßigen Abständen der Blutzuckerspiegel gemessen |
| **Osmose** | gerichteter Teilchenfluss durch eine semipermeable (halbdurchlässige) Membran zum Konzentrationsausgleich |
| **Ösophagusvarizen** | Erweiterung der Ösophagusvenen mit hohem Blutungsrisiko |
| **Ossifikation** | Verknöcherung |
| **Palpation** | diagnostisches Betasten des Körpers |
| **Paraffin** | Wachs, das zur Einbettung von Gewebe für die pathologische Untersuchung verwendet wird |
| **Parenchym** | (Funktionell aktives) Organgewebe |
| **paroxysmal** | plötzlich, sporadisch |
| **Penumbra** | mindersorgtes Gewebeareal, das bei zügiger Wiedereröffnung des zuführenden Gefäßes erhalten werden kann; wird vom irreversibel geschädigten Nekroseareal unterschieden |
| **Perineuralscheide** | Diffusionsbarriere, die den Endoneuralraum vom Epineurium abtrennt |
| **Phagozytose** | Aufnahme und Auflösung von Gewebetrümmern, Mikroorganismen und anderen Fremdstoffen |
| **Phänotyp** | tatsächliches Erscheinungsbild des Organismus; Ausprägung der Körpermerkmale auf Basis von Genotyp (genetische Grundlage) und Umwelteinflüssen |
| **Phosphat** | Mineralstoff |
| **Polyp** | Ausstülpung der Schleimhaut; manchmal umgangssprachlich, aber fachlich nicht korrekt für vergrößerte Rachenmandeln (Adenoide) bei Kindern genutzt |
| **Portale Hypertension** | Bluthochdruck in der Portalvene (< 12 mmHg) |
| **Potenzial** | Fähigkeit, eine Arbeit zu verrichten |
| **Präoxygenierung** | Verabreichung von 100%-igem Sauerstoff vor einer Narkose; dadurch Auswaschen des Stickstoffs aus der Lunge und Bildung einer Sauerstoffreserve für die Narkoseeinleitung |
| **Pronation** | Einwärtsdrehung von Hand oder Fuß |

**Proteinrestriktion** Verminderung der Proteinaufnahme

**Pruritus** Juckreiz

**Pulpa** gefäßreiche Gewebemasse der Milz (oder des Zahns)

**Rekapillarisierungszeit** Füllungszeit der Kapillargefäße nach ihrer Entleerung durch Auspressen (z. B. bei der Nagelbettprobe)

**Releasing-Hormone** Hormone des Hypothalamus, die die Ausschüttung von Hypophysenhormonen fördern

**Remission** Nachlassen der Krankheitszeichen, ohne eine vollständige Genesung (Restitutio ad integrum) zu erreichen

**renal** auf die Niere(n) bezogen

**Repolarisation** Wiederherstellung eines Potenzials

**resezieren** chirurgisches Entfernen

**Retentionsparameter** Laborparameter (Harnstoff, Kreatinin), deren Anstieg auf eine Nierenfunktionsstörung hindeutet

**Rezeptor** Molekül zum Auslösen einer Signaltransduktion

**Schaufeltrage** Rettungsgerät, um einen am Boden liegenden Patienten mit nur minimaler Bewegung anzuheben und umzulagern; wird im Kombination mit einer Vakuummatratze verwendet

**Sekretolyse** Schleimlösung

**Sensorische Aphasie** Wortfindungsstörung

**Shaldon-Katheter** großlumiger zentraler Venenkatheter, der zur Dialysebehandlung und zur Verabreichung größerer Flüssigkeitsmengen genutzt werden kann

**SI-Einheit** aus dem Französischen für „Système international d'unités"; international standardisiertes Einheitensystem für physikalische Größen

**Sichelzellanämie** erblich bedingte (sichelförmige) Erkrankung der Erythrozyten mit unterschiedlicher Schwere; Sauerstoffmangel führt zu einer Verfomung der Erythrozyten

**Spastik** andauernder Muskelkrampf

**Splenomegalie** Milzvergrößerung

**Stratum** Schicht

**subakut** zwischen akut und chronisch; wird genutzt um den zeitlichen Verlauf einer Krankheit zu beschreiben

**Substanz P** Cotransmitter, der bei der Schmerzübertragung eine wichtige Rolle spielt

**substituieren** Ersetzen; Substitution erfolgt oftmals im Rahmen der Suchttherapie

**Supination** Auswärtsdrehen von Hand oder Fuß

**Supplementierung** gezielte Versorgung mit einzelnen Nährstoffen als Ergänzung zur konventionellen Ernährung

**Tachykardie** Erhöhung der Herzfrequenz auf > 100/min.

**Tetraplegie** Lähmung aller vier Extremitäten

**Thermogenese** Erzeugung von Wärme; dient der Aufrechterhaltung der Körpertemperatur

**Thrombophilie** erhöhte Thromboseneigung

**Thrombus** Blutgerinnsel

**Thymus** primär lymphatisches Organ, das im Mediastinum liegt; ist im Kindesalter am stärksten ausgeprägt und bildet sich mit dem Alter zurück

**Tight Junction** sehr dichter Zellkontakt durch spezielle Transmembranproteine; dient der mechanischen Barrierefunktion von Zellverbünden

**Tonus** Spannung; der Muskeltonus ist die Grundspannung der Muskulatur

**Transkribieren** Übersetzung von DNA in RNA

**Transurethral** durch die Harnröhre

**Tusche** Färbemittel zur Markierung von Geweben

**Ulzeration** durch alle Wandschichten reichender (Schleim-)Hautdefekt

**Urämie** Ansammlung harnpflichter Substanzen im Blut

**Ureterschiene** Katheter, der in einen Harnleiter eingebracht wird, um diesen offenzuhalten

**Vakuummatratze** Rettungsgerät zur Immobilisation eines verletzten Patienten; durch Entfernung der Luft verfestigt sich die Matratze und bildet damit eine Ganzkörperschiene

**Vasodilatation** Weitstellung der Gefäße

**Vasokonstriktion** Engstellung der Gefäße

**vegetativ** das vegetative Nervensystem betreffend

**Verblindung** Methode im Rahmen klinischer Forschung; bei einer Einfachverblindung weiß der Proband nicht, welche Intervention (z. B. Medikament) er erhält, bei einer Doppelverblindung wissen sowohl Probanden als auch Behandler nicht, welche Intervention erfolgt; bedarf aus ethischen Gründen einer Einwilligung im Vorfeld

**vestibulär** auf das Gleichgewichtsorgan bezogen

**Vollelektrolytlösung** Elektrolytlösung, die dem physiologischen Milieu des Blutes nahe kommt

**xABCDE-Schema** Arbeitstechnik in der Notfallmedizin, durch die kritische Störungen priorisiert behandelt werden können; x = kritische Blutung (Exsanguination); A = Atemwege, B = Beatmung; C = Kreislauf (Circulation); D = Neurologische Prüfung (Disability); E = Untersuchung von Patient und Umfeld (Exposure/Environment)

**Zygote** diploide Zelle nach Verschmelzung von Ei- und Samenzelle

**Zytokine** Botenstoffe des Immunsystems

**Zytokinsturm** lebensbedrohliche Entgleisung des Immunsystems mit sehr hohen Zytokinspiegeln

# Register